PTOT

標準理学療法学・作業療法学　［専門基礎分野］

内科学

第5版

■ 編集

前田眞治　国際医療福祉大学大学院リハビリテーション学分野・教授

■ 執筆

前田眞治　国際医療福祉大学大学院リハビリテーション学分野・教授
上月正博　山形県立保健医療大学・理事長・学長
飯山準一　熊本保健科学大学保健科学部・特任教授

医学書院

標準理学療法学・作業療法学 専門基礎分野
内科学

発　行　2000 年 7 月 15 日　第 1 版第 1 刷
　　　　2003 年 10 月 15 日　第 1 版第 9 刷
　　　　2004 年 3 月 1 日　第 2 版第 1 刷
　　　　2013 年 3 月 15 日　第 2 版第 13 刷
　　　　2014 年 1 月 1 日　第 3 版第 1 刷
　　　　2019 年 9 月 15 日　第 3 版第 7 刷
　　　　2020 年 11 月 15 日　第 4 版第 1 刷
　　　　2023 年 12 月 15 日　第 4 版第 4 刷
　　　　2024 年 10 月 15 日　第 5 版第 1 刷©

編　集　前田眞治
発行者　株式会社　医学書院
　　　　代表取締役　金原　俊
　　　　〒113-8719　東京都文京区本郷 1-28-23
　　　　電話　03-3817-5600(社内案内)
印刷・製本　三美印刷

本書の複製権・翻訳権・上映権・譲渡権・貸与権・公衆送信権(送信可能化権
を含む)は株式会社医学書院が保有します.

ISBN978-4-260-05608-3

本書を無断で複製する行為(複写,スキャン,デジタルデータ化など)は,「私
的使用のための複製」など著作権法上の限られた例外を除き禁じられています.
大学,病院,診療所,企業などにおいて,業務上使用する目的(診療,研究活
動を含む)で上記の行為を行うことは,その使用範囲が内部的であっても,私的
使用には該当せず,違法です.また私的使用に該当する場合であっても,代行
業者等の第三者に依頼して上記の行為を行うことは違法となります.

JCOPY 〈出版者著作権管理機構　委託出版物〉
本書の無断複製は著作権法上での例外を除き禁じられています.
複製される場合は,そのつど事前に,出版者著作権管理機構
(電話 03-5244-5088,FAX 03-5244-5089,info@jcopy.or.jp)の
許諾を得てください.

＊「標準理学療法学・作業療法学」は株式会社医学書院の登録商標です.

第5版　序

　本書の初版が2000年に出版されてから25年，1/4世紀が経過した．この間，医療の発展は著しく，内科学も医療機器の進歩に加えて，AI（人工知能：Artificial Intelligence）診断学の発展，遠隔診療・治療の普及，血管内治療や分子標的治療，遺伝子学的治療などの進展に伴い，変革の時代の中にいる．

　2019年12月に発生した新型コロナウイルス感染症は世界中で猛威をふるい，理学療法士・作業療法士の養成校の講義なども対面で行うことができず，リモートで行われたこともあった．コロナ禍の中でリハビリテーションが必要な高齢者や障害者は外出の制限を受け，自宅内に留まることも多くなり，社会活動は大幅に制約されることとなった．

　近年，リハビリテーションの対象者は，呼吸リハビリテーション，心臓リハビリテーション，腎臓リハビリテーション，悪性腫瘍のリハビリテーションなどの領域にも広がってきており，内科的知識は患者の状態を理解するのに必要不可欠となっている．また，第2次世界大戦後のベビーブーム世代が2025年には後期高齢者になり，リハビリテーション対象者のほとんどが何らかの内科的疾患を合併していることが想定される．このため，内科的管理なしにリハビリテーションを安全・円滑に行うことは困難である．

　理学療法士・作業療法士などのリハビリテーション専門職が内科的知識を身につけることは，日常臨床の中で対象者に自身の状態を内科的な観点からも的確に把握してもらっているという心理的な安心感を与え，患者-医療者間の良好なコミュニケーションや信頼関係の構築に大きく寄与することになる．

　本書の内容は理学療法士・作業療法士国家試験出題基準に準拠して書かれているが，国家試験の範疇にとどまらず，広範な内科学の知識が網羅されており，臨床の現場でもすぐに役立つ豊富な情報が得られる内容であると自負している．

　初めて内科学を学ぶ人が理解しやすく親しみやすい内科書であることを念頭に，内科学とはどのようなものであるかに触れ，診察のしかたや症状のとらえかた，症候学，検査法などを最初の部分で解説している．その後に，臓器別・系統別に疾患の病態生理・症状・治療法などを最新の知見を含めて記述した．

　本書の最大の特徴は，実際にリハビリテーション医療に従事して，常に対象者の内科学的管理も行いながら医療を実践しているリハビリテーション専門医が執筆している点であり，リハビリテーションに必要な内科学という視点に立って必須の知識を的確に網羅している点にある．

　第5版も，熱意をもってリハビリテーション関連専門職の育成に心血を注いでおられる山形県立保健医療大学の上月正博教授，熊本保健科学大学の飯山準一教

授に引き続き執筆いただいた．本書をとおして，理学療法士・作業療法士などの専門職が内科学的知識をもち，最良のリハビリテーション医療を行うために貢献することを期待する．

2024年9月

編者　前田眞治

初版　序

　高齢社会に突入したわが国では，疾病の構造や原因そのものが大きく変化してきており，PT・OT をはじめとするコメディカルの協力がなくては，わが国の医療はもはや医師だけでは成り立たない時代となっている．

　PT・OT にとって内科学を学ぶ意味は，大きく分けると 2 つあると考える．第 1 は，内科学がカバーする幅広い疾患のうち，いわゆる内部障害のリハビリテーションなど，PT・OT が担当する医療行為の直接の対象となる疾患の理解である．第 2 は，日常の理学療法実施において不可欠な，患者の医学的情報（症候学）や病気の成り立ち（病態生理学，病態生化学など）の理解である．

　内科学は医学・医療の基本であり，内科学を学ぶことは医師と PT・OT が患者を共通に理解するための道具を習得することでもある．

　この教科書は単なる国家試験の参考書を目的として書かれたものではなく，広く内科学を系統的に学習することを目的としている．しかし，内科学の分野の国家試験問題は病気の成り立ちや病態生理学など基本的な内容からの出題が多いという筆者の分析をもとにして，本著には以下のような特徴をもたせ，国家試験にも十分対応できるよう配慮した．

　第 1 に，内科学初学者のための配慮である．第 1 章では，内科学の現在の動向から将来への展望などの総論，そして内科学の成り立ちについて述べている．第 2 章は内科学に特有な診断学の記述であり，特に PT・OT の診断学的手法との対比が理解されるよう配慮した．さらに第 3 章では症候学を独立させ，代表的な症候の説明と病態生理学的裏づけに重点をおいた．

　第 2 に，内科的疾患については，臓器別あるいは病因論別に分類して記載したことである．第 4 章以降の各章においては，解剖学，生理学（病態生理学），症候学および検査学について詳述し，国家試験対策も視野に入れた．また各章のはじめに学習目標を，章末には PT・OT との関連事項，復習のポイントを配置した．紙面の都合から，治療学は医師の領域と考え，最小限にとどめた．呼吸器疾患と虚血性心疾患についてはリハビリテーションの項目を立て詳しく記述した．

　第 3 に，各章にわたって可能なかぎり図と表を掲載して理解の助けとした．また重要な事柄については，別に「NOTE」，「Advanced Studies」の欄を設けた．

以上のような特徴をもたせることによって，理学・作業療法学を学ぶ学生諸君にとっても，またすでに現場で活動している PT・OT にとっても，内科学全体を理解する参考書として機能することを確信している．皆様のご批判と指導をお願いする次第である．

2000 年 4 月

大成　浄志

刊行のことば

　わが国に最初の理学療法士・作業療法士養成校がつくられたときから，はや30余年が過ぎた．いま全国の理学療法士・作業療法士養成校の数は，それぞれ100を超えるに至っている．はじめパラメディカル（医学に付属している専門職）を標榜していた2つの職種は，いつしかコメディカル（医学と協業する専門職）を自称するようになり，専門学校のみで行われていた養成教育は，短期大学，大学でも行われるようになった．そこで教授されているのは，いまや理学療法，作業療法ではなく，理学療法学，作業療法学である．教育大綱化の波はこの世界にも及び，教育の細部を法令によって細かく規制される時代は去った．

　だがこうした変革のなかでも，ほとんど変わらずに引き継がれてきたものはある．それは，専門基礎教育と呼ばれるものである．「人」「疾患と障害」「保健医療福祉の理念」についての教育科目群を関係者はこのように呼ぶ．特に前2者はいわゆる基礎医学系科目，臨床医学系科目と見かけが同じであるが，実際は理学療法学・作業療法学教育にふさわしいものとなるように，力点を変えて教えてきたものである．内容再編の方法は個々の教師にゆだねられていた．理学療法学生，作業療法学生専用のテキストはなかった．

　しかしいま，固有の教科書を生み出すべき時がやってきた．全国にかつてないほど沢山の理学療法学生，作業療法学生，そして新任の教師たちが生まれている．ベテランの教師たちに，テキストの公開を要請すべき時がやってきたのである．

　かくして，本教科書シリーズ「標準理学療法学・作業療法学 専門基礎分野」は企画された．もちろんこのほかに，それぞれの「専門分野」を扱うシリーズがなくてはならないが，これは別の企画にゆだねることになった．

　コメディカルを自称してきた人々のなかに，医学モデルからの離脱を宣言する人々が現れるようになって久しい．この傾向は今後加速されるであろうが，しかしどのような時代が来ようとも，理学療法学・作業療法学教育のなかで，人の身体と心，その発達，そして疾患と障害の特性を学ぶことの意義が失われることはないであろう．理学療法が理学療法であり，作業療法が作業療法であるために，これらの知識は常に必須の基盤を提供してきたのだから．

1999年12月

シリーズ監修

奈良　勲，鎌倉矩子

目次

序説 理学療法士・作業療法士にとって内科学を学ぶ意義　前田眞治　1

1 内科学とは　前田眞治　2

A　内科学の概念…………………………2
1　内科学の歴史的背景………………2
2　内科学の専門分化…………………2
3　最近の内科学の変遷………………3
B　内科学とリハビリテーション………4
1　リハビリテーション医学…………4
2　リハビリテーションに必要とされる内科学………………………………4
3　リハビリテーションと理学療法士・作業療法士…………………………5
4　本書の内容…………………………5

2 内科的診断と治療の実際　前田眞治　6

A　診断・鑑別診断の進め方……………6
1　診断の意義と目的…………………6
B　カルテの書き方………………………7
1　病歴のとり方………………………7
2　問題志向型診療録（POMR）………8
C　診察法…………………………………12
1　視診…………………………………13
2　聴診…………………………………21
3　打診…………………………………25
4　触診…………………………………27
D　臨床検査………………………………28
1　血液検査……………………………28
2　尿・便検査…………………………30

3　培養検査……………………………30
4　画像診断……………………………30
E　内科的治療……………………………37
1　薬物療法……………………………37
2　生体内での薬物動態………………37
3　薬物投与時の注意事項……………38
F　理学療法・作業療法との関連事項………38

3 症候学　前田眞治　40

A　発熱……………………………………40
1　体温調節……………………………40
2　発熱の分類…………………………40
3　熱型…………………………………41
4　発熱をきたす疾患…………………41
5　発熱の治療…………………………42
B　全身倦怠感……………………………42
C　食欲不振・食思不振…………………42
1　概念…………………………………42
2　病態生理……………………………43
3　食欲不振を呈する主な病態・疾患………43
D　悪心・嘔吐……………………………43
1　概念…………………………………43
2　病態生理と原因疾患………………44
3　医療面接のポイント………………44
4　観察のポイント……………………45
5　リハビリテーション実施中の対応………45
E　易感染性………………………………45
1　概念…………………………………45
2　感染防御機構………………………45
3　易感染性の発生メカニズム………46
4　易感染性患者への対応……………46

F	意識障害	47
1	概念	47
2	生理学的機構	47
3	診察上のポイント	47
G	めまい	49
1	概念	49
2	原因疾患	49
3	対応と処置	50
H	浮腫・むくみ	50
1	概念	50
2	分類と原因疾患	50
3	対応と処置	51
I	レイノー現象	51
J	頭痛	52
1	概念	52
2	頭痛の分類	52
K	リンパ節腫脹	54
1	概念	54
2	病態生理	54
3	リンパ節腫脹をきたす疾患	54
L	ショック	55
1	概念	55
2	病態	55
3	ショック時の対応	56
M	理学療法・作業療法との関連事項	56

4 循環器疾患　上月正博　58

A	循環器系の解剖と生理	58
1	心臓の解剖	58
2	心臓の生理	60
B	循環器疾患の主要な症候	62
1	呼吸困難	62
2	胸痛	62
3	動悸	62
4	浮腫	63
5	チアノーゼ	63
6	失神	64

C	循環器疾患の診断法	64
1	病歴	64
2	身体診察	64
3	心電図	65
4	画像診断	71
5	その他の一般検査	72
D	循環器疾患各論	73
1	高血圧症	73
2	低血圧症	77
3	虚血性心疾患	78
4	心筋疾患	81
5	弁膜症	83
6	先天性心疾患	85
7	心不全	87
8	不整脈	92
9	肺性心	95
10	大動脈疾患	96
11	末梢血管疾患	99
E	心臓リハビリテーション	102
F	理学療法・作業療法との関連事項	105

5 呼吸器疾患　上月正博　106

A	肺の解剖と生理	106
1	肺の解剖	106
2	肺の生理	109
B	呼吸器疾患の症候とその病態生理	110
1	咳嗽, 喀痰	110
2	喘鳴	111
3	呼吸困難	111
4	胸痛	111
5	チアノーゼ	112
6	起座呼吸	112
C	臨床検査所見	112
1	画像検査	112
2	生理学的検査	113
3	喀痰検査	116
4	胸水検査	116

| 5 | 肺生検 | 116 |

D　呼吸器疾患各論 116
1	感染性肺疾患	116
2	慢性閉塞性肺疾患（COPD）	126
3	びまん性汎細気管支炎	128
4	リンパ脈管筋腫症	130
5	気管支喘息	130
6	サルコイドーシス	131
7	多発血管炎性肉芽腫症	131
8	拘束性肺疾患	132
9	肺腫瘍	135
10	肺循環障害	138
11	胸膜の疾患	140
12	横隔膜の疾患	142
13	異常呼吸	143
14	呼吸不全	145

E　呼吸リハビリテーション 146
F　理学療法・作業療法との関連事項 148

6　消化管疾患　飯山準一　149

A　消化管の解剖と生理 149
1	口腔	149
2	唾液腺	149
3	咽頭と嚥下作用	150
4	食道	150
5	胃	151
6	小腸	152
7	大腸	154
8	消化，吸収および排泄	154
9	消化管のホルモン調節	155

B　消化管疾患の症候とその病態生理 156
1	腹痛	156
2	悪心・嘔吐	156
3	消化管出血（吐血，下血）	156
4	便秘	157
5	下痢	158
6	胃もたれ・胸やけ・げっぷ・	

| | 腹部膨満感 | 159 |
| 7 | 嚥下障害 | 159 |

C　消化管疾患の検査法 160
| 1 | 身体診察 | 160 |
| 2 | 画像検査 | 161 |

D　消化管疾患各論 161
1	口腔疾患	161
2	食道疾患	163
3	胃疾患	166
4	小腸・大腸疾患	172
5	肛門疾患	176

E　理学療法・作業療法との関連事項 176

7　肝胆膵疾患　飯山準一　178

A　肝臓 178
1	肝臓の解剖と循環系	178
2	肝臓のミクロ解剖	178
3	肝臓の多彩な生理機能	179
4	肝不全の病態生理と症候	181

B　胆道系 183
| 1 | 胆管と胆囊の解剖 | 183 |
| 2 | 胆囊の生理機能と胆汁うっ滞 | 183 |

C　膵臓 183
| 1 | 解剖学的特徴 | 183 |
| 2 | 生理学的機能 | 184 |

D　腹膜 185
| 1 | 腹膜の解剖 | 185 |
| 2 | 腹膜の生理機能 | 185 |

E　肝胆膵疾患の検査・診断法 186
1	肝・胆道機能検査	186
2	膵機能検査	188
3	画像診断法	190

F　肝胆疾患各論 190
1	急性ウイルス性肝炎	190
2	劇症肝炎	193
3	慢性肝炎	193
4	脂肪肝	194

5	非アルコール性脂肪性肝疾患	194
6	肝硬変症	195
7	肝癌	196
8	肝膿瘍	196
9	胆石症	196
10	胆囊炎	199
11	先天性胆道閉鎖症	199
12	先天性胆道拡張症	199
13	胆道の悪性腫瘍	199

G　膵疾患各論 200
　1　急性膵炎 200
　2　慢性膵炎 200
　3　膵癌 200
　4　膵内分泌系腫瘍 201

H　腹壁・腹膜疾患各論 201
　1　鼠径ヘルニア 201
　2　腹膜炎 201

I　理学療法・作業療法との関連事項 202

8　血液・造血器疾患　上月正博　203

A　血液の成分と生理 203
　1　血液の生理 203
　2　ヘマトクリット 203
　3　血漿蛋白 203
　4　細胞成分の形態と機能 204

B　造血と血液細胞の分化 205
　1　造血の場 205
　2　骨髄 205
　3　造血幹細胞の分化と増殖 205

C　血液疾患の主要な症候 207
　1　貧血 207
　2　発熱 207
　3　脾腫 207
　4　リンパ節腫脹 207
　5　出血傾向 207
　6　血栓形成傾向 208

D　血液の検査法 208
　1　血算（血球数算定） 208
　2　血清学的検査 208
　3　出血傾向の検査 208
　4　骨髄検査 209
　5　リンパ節生検 209
　6　血液生化学検査 209

E　血液疾患各論 210
　1　赤血球系の疾患 210
　2　白血球系の疾患 215
　3　リンパ性細網内皮系の疾患 218
　4　M 蛋白血症 220
　5　出血性疾患 221
　6　血栓性素因 226

F　理学療法・作業療法との関連事項 229

9　代謝性疾患　飯山準一　230

A　代謝調節の仕組み 230
　1　代謝 230
　2　栄養素とエネルギー 230
　3　糖質と代謝 232
　4　蛋白質 234
　5　脂質 236
　6　ビタミン 239
　7　無機質（ミネラル）とその所要量 239

B　代謝性疾患各論 242
　1　糖尿病 242
　2　インスリノーマ 247
　3　脂質異常症 248
　4　メタボリックシンドローム 248
　5　痛風，高尿酸血症 248
　6　骨粗鬆症 250
　7　ビタミン欠乏症・過剰症 250
　8　先天性代謝疾患 251

C　理学療法・作業療法との関連事項 253

10 内分泌疾患 飯山準一 254

A 内分泌総論 254
1 内分泌系の仕組み 254
2 ホルモンの分類 254
3 ホルモンの分泌調節機構 255
4 ホルモンの作用機構 255
5 ホルモンと内分泌疾患 256

B 内分泌腺とホルモンの解剖・生理 256
1 視床下部 256
2 下垂体 257
3 甲状腺 257
4 副甲状腺 257
5 副腎 258
6 性腺 260

C 内分泌検査法 260
1 診断過程 260
2 負荷試験 260

D 内分泌疾患各論 261
1 視床下部の疾患 261
2 下垂体疾患 261
3 視床下部-下垂体後葉系の機能欠損・
　機能亢進に起因する疾患 263
4 甲状腺疾患 263
5 副甲状腺疾患 265
6 副腎疾患 266

E 理学療法・作業療法との関連事項 268

11 腎・泌尿器疾患 上月正博 270

A 腎臓の解剖と生理 270
1 腎臓の解剖 270
2 腎臓の生理 272

B 腎疾患の症候とその病態生理 273
1 尿量の異常 273
2 排尿の異常 274
3 尿の性状の異常 274

C 腎・尿路系疾患の検査 275
1 尿検査 275
2 血液生化学検査 276
3 腎機能検査 276
4 画像診断 277
5 腎生検 278

D 腎・泌尿器疾患各論 278
1 腎不全 278
2 糸球体の疾患 281
3 全身性疾患による腎障害 283
4 高血圧による腎障害 284
5 薬物による腎障害 285
6 尿路の疾患 286
7 腎・尿路系の腫瘍 287
8 前立腺の疾患 288

E 電解質代謝の異常 289
1 水・電解質代謝の生理学 289
2 水・電解質の調節とその異常 289
3 酸塩基平衡の異常 293

F 腎臓リハビリテーション 295

G 理学療法・作業療法との関連事項 296

12 アレルギー疾患，膠原病と類縁疾患，免疫不全症 前田眞治 297

A 免疫系の働き 297
1 免疫とは 297
2 免疫担当細胞 297
3 免疫グロブリン 299
4 体液性免疫 300
5 細胞性免疫 300
6 アレルギー 300

B アレルギー疾患 301
1 気管支喘息 302
2 花粉症 302
3 アレルギー性鼻炎 303
4 アナフィラキシーショック 303
5 アトピー性皮膚炎 304
6 食物アレルギー 304

7　職業アレルギー‥‥‥‥‥‥‥‥‥305	
C　膠原病‥‥‥‥‥‥‥‥‥‥‥‥‥‥305	
1　概要‥‥‥‥‥‥‥‥‥‥‥‥‥‥305	
2　主な膠原病‥‥‥‥‥‥‥‥‥‥306	
D　リウマチ性疾患‥‥‥‥‥‥‥‥‥317	
E　免疫不全症‥‥‥‥‥‥‥‥‥‥‥317	
1　概要‥‥‥‥‥‥‥‥‥‥‥‥‥‥317	
2　原発性（先天性）免疫不全症‥‥‥318	
3　続発性免疫不全症‥‥‥‥‥‥‥319	
F　理学療法・作業療法との関連事項‥‥‥320	

13　感染症　前田眞治　321

- A　感染症総論‥‥‥‥‥‥‥‥‥‥‥321
  - 1　感染症とは‥‥‥‥‥‥‥‥‥‥321
  - 2　感染症をおこす病原体‥‥‥‥‥322
  - 3　感染経路と感染部位‥‥‥‥‥‥322
  - 4　感染防御能と日和見感染‥‥‥‥324
  - 5　耐性菌と菌交代現象‥‥‥‥‥‥324
  - 6　感染症の病態生理と臨床症状‥‥‥324
  - 7　検査所見‥‥‥‥‥‥‥‥‥‥‥325
  - 8　感染症の予防‥‥‥‥‥‥‥‥‥326
- B　感染症各論‥‥‥‥‥‥‥‥‥‥‥329
  - 1　細菌感染症‥‥‥‥‥‥‥‥‥‥329
  - 2　真菌症‥‥‥‥‥‥‥‥‥‥‥‥334
  - 3　ウイルス感染症‥‥‥‥‥‥‥‥334
  - 4　原虫感染症‥‥‥‥‥‥‥‥‥‥338
  - 5　寄生虫病‥‥‥‥‥‥‥‥‥‥‥338
  - 6　プリオン病‥‥‥‥‥‥‥‥‥‥339
- C　理学療法・作業療法との関連事項‥‥‥339

14　リハビリテーションに必要な栄養学　前田眞治　340

- A　栄養，栄養素‥‥‥‥‥‥‥‥‥‥340
- B　食物の消化吸収と代謝‥‥‥‥‥‥340
  - 1　食物の消化吸収‥‥‥‥‥‥‥‥340
  - 2　三大栄養素の代謝‥‥‥‥‥‥‥341

- C　体内で合成できない栄養素‥‥‥‥342
  - 1　必須アミノ酸‥‥‥‥‥‥‥‥‥342
  - 2　必須脂肪酸‥‥‥‥‥‥‥‥‥‥343
  - 3　ビタミン，ミネラル‥‥‥‥‥‥343
- D　必要栄養量の決定‥‥‥‥‥‥‥‥344
  - 1　必要なエネルギー‥‥‥‥‥‥‥344
  - 2　必要な蛋白質量‥‥‥‥‥‥‥‥345
  - 3　必要な脂質量‥‥‥‥‥‥‥‥‥345
  - 4　その他必要な栄養素‥‥‥‥‥‥346
  - 5　必要量の再評価‥‥‥‥‥‥‥‥346
- E　栄養評価・診断と栄養サポート‥‥‥346
  - 1　栄養スクリーニング‥‥‥‥‥‥346
  - 2　栄養アセスメント‥‥‥‥‥‥‥347
  - 3　低栄養の診断と重症度判定‥‥‥348
- F　代替栄養法‥‥‥‥‥‥‥‥‥‥‥349
  - 1　代替栄養法の倫理的問題‥‥‥‥349
  - 2　投与ルートの決定‥‥‥‥‥‥‥349
  - 3　可能な範囲の経口摂取‥‥‥‥‥350
  - 4　嚥下機能の再評価‥‥‥‥‥‥‥350
- G　理学療法・作業療法との関連事項‥‥‥351

付録　救命救急の知識　前田眞治　353

- A　リハビリテーションで必要な救急処置‥‥‥353
- B　具体的な救急救命処置‥‥‥‥‥‥354
  - 1　倒れた人を見たら‥‥‥‥‥‥‥354
- C　窒息時の対応‥‥‥‥‥‥‥‥‥‥358
  - 1　背部叩打法‥‥‥‥‥‥‥‥‥‥358
  - 2　上腹部突き上げ法‥‥‥‥‥‥‥358
  - 3　ハイムリック法‥‥‥‥‥‥‥‥359

付録　リハビリテーションで必要な薬剤の知識　上月正博　360

- A　薬の種類と効き方‥‥‥‥‥‥‥‥360
  - 1　薬理作用‥‥‥‥‥‥‥‥‥‥‥360
  - 2　剤形‥‥‥‥‥‥‥‥‥‥‥‥‥360
  - 3　体内動態‥‥‥‥‥‥‥‥‥‥‥361

4　投与量……………………………363
　　5　医薬品添付文書…………………363
〔表〕主な薬剤の作用・適応と注意点………367

索引　373

序説

理学療法士・作業療法士にとって内科学を学ぶ意義

リハビリテーションの実施に際し，理学療法士（PT）・作業療法士（OT）は他の関係医療職とチームを組んで治療にあたる．対象となる患者・障害者の身体の状態をチーム全員が同様のレベルで把握しなければ，安全に治療を進めることができない．医師に任せておけばよい，コメディカルスタッフだから知らなくてもよいといったようなことは許されない．

よいチーム医療を展開していくためには，各専門職がカンファレンスで話し合えるだけの内科的情報を理解しなければならない．チームカンファレンスでは，患者・障害者の身体状況を含めたさまざまな情報が報告され討議される．その情報のなかには内科的情報も多く，それが理解できなければ，患者・障害者の全体像を頭のなかに描くことができない．質の高いリハビリテーションを展開するためには内科学的情報は必要不可欠なものである．チームを構成する1人ひとりが内科的知識をもつことが，より良好なリハビリテーションに結びつき，よりよい状態に患者・障害者を導くことができるのである．

超高齢社会を迎えた現在，理学療法・作業療法が対象とする高齢者も多く，内科的疾患を有することも必然的に高率になる．このような対象者の全身状態を把握するためにも，内科学を知る必要がある．また，理学療法・作業療法の対象とする疾患は，神経疾患や運動器障害だけでなく，糖尿病をはじめとする内分泌代謝性疾患，心臓疾患，腎臓疾患，呼吸器疾患，悪性腫瘍などに広がっている．実際にこれらの疾患を合併している患者・障害者が多く，今後さらに内科学の十分な知識が要求されるであろう．また，近年リハビリテーション中の栄養管理も重要視され，知識が必要とされている．

さらに，医療者として必要な救急時の対応についても，その方法を熟知する必要がある．

第1章

内科学とは

学習目標
- 内科学の概念を理解する.
- 内科学とリハビリテーション医療について理解を深める.

A 内科学の概念

1 内科学の歴史的背景

内科学（internal medicine）は，臨床医学の根幹をなすもので，未発達の時代には，医学（medicine）とは，内科学を示すものであった．時代の進歩とともに，外科などの独立性の強いものが分化していったが，いまなお基本的な医学として内科学が存在している．

太古の昔は，種々の疾患が悪霊や悪い神の仕業と考えられ，呪術や魔術としての医術があった．しかし人類の経験や反省によって，疾患には，一定の治療法の法則性が見出され，科学的治療に結びつくようになった．

一方，特に理髪業からヒントを得た特殊な手技としての手術は，人体にメスを入れるといった独特の治療法が確立し，外科が独立していくことになる．そして，外科的要素の強い臓器として，脳神経外科，胸部外科，腹部外科，整形外科など，多彩な外科系学問が分化していく．

残されたものの本幹が内科学であるが，体表面から観察のできる臓器についてはその扱いが特殊化し，加えて外科的手法をこれら特殊な臓器に適用していくことにより，眼科学，皮膚科学，耳鼻咽喉科学，歯科学などの臓器別の臨床医学が独立

していった．これら以外の内部臓器を対象とした医学が，その後，内科学を形成していくことになる．

内部臓器は相互に関係性が深く，独立して治療することが論じにくいこともあり，治療技術面からも切り離すことができない．そのため，この内部臓器をまとめる必要があり，ここに現在の内科学が存在するに至っている．

2 内科学の専門分化

内科学における専門分化は，侵される臓器別に，循環器系，呼吸器系，消化器系，血液系，内分泌系，腎・尿路系，神経系などとなっている．さらに，特定の臓器に限らず，その病因や細胞・組織の機能障害，全身性など共通の病態から分化した感染症，代謝性疾患，アレルギー疾患，膠原病などがある．これらの分化により高度な診断・治療技術や学問的体系が発達し，専門分化は細分化したともいえる．

このようななかで，より高度な医療技術や学問の専門性が求められ，各学会が専門医という高度に分化した医師を育成するに至っている．専門化が高度に進んだがゆえに，内科医1人ですべての疾患の診断・治療を行うことが困難になり，今日多くの病院や医療機関でみられるような専門科別の診療を行っている現状がある．

一方，超高齢社会を迎えたわが国において，高

齢者にはさまざまな疾患が発生しやすいためリハビリテーションの対象となる高齢者は，多くの疾患が重なり合った状態であることがほとんどである．したがって，個々の専門科で診ることも重要であるが，多くの疾患は相互関係が強いため，これらをまとめて診る必要性がある．

さらに，地方に在住する高齢者の割合が増加している．そのなかでは，大病院での専門分化した診療とは別に，地域に根ざす中小の中核病院・医院での内科診療は細かく専門分化して診療するより，種々の臓器や疾患を統合して診ることのできる医療体制が必要となり，「一般内科」や「総合内科」などといわれる統合された内科診療が求められる．

このような時代的・地域的背景から，一方ではより専門性の高い内科専門医の育成が，もう一方では多くの疾患を同時に診ることのできる総合的な内科医の育成が，現代の医療教育体制となっている．そして，QOL（quality of life）の向上を目指す医療の考え方が加わり，生活環境，生き方など総合的な医療を行うため，かかりつけ医などの家庭医やプライマリ・ケアにかかわる医師の育成などに重点がおかれつつある．このような社会的背景にあっては，患者の全身状態が把握できる内科学がよりいっそう必要となることはいうまでもない．

③ 最近の内科学の変遷

現代の主な死因は，悪性新生物，心臓病，脳血管障害など高齢者に多い疾患や生活習慣病を基盤とする疾患であるが，ごく近年までは結核などの感染症によるものであった．しかし，抗菌薬や抗結核薬の登場と飛躍的進歩，栄養改善などの生活体系の変化，健康診断の普及，公衆衛生の向上，国民の健康への関心の高まりなどにより，その疾病構造は大きく変化した．

抗菌薬や抗結核薬治療の普及や公衆衛生の改善により，腸チフス，赤痢，コレラ，結核，梅毒による感染症は激減し，今や多くの感染症は治療可能となっている．しかし，この治療法の普及に伴い，細菌が薬物に対して抵抗性をもつように変化し，メチシリン耐性黄色ブドウ球菌（MRSA）や，最近ではほとんどの抗菌薬が効かないニューデリー・メタロβラクタマーゼ1（New Delhi metallo-β-lactamase-1；NDM-1）産生多剤耐性菌も出現している．結核菌も抗結核薬耐性の菌が出現してきており，今後の警戒が必要となっている．

また，輸血や医療事故により肝硬変や肝癌を引き起こす，B型肝炎ウイルス（HBV）やC型肝炎ウイルス（HCV）の感染，HTLV-1（成人T細胞性白血病ウイルス）による成人T細胞性白血病，ヘリコバクター・ピロリ（*Helicobacter pylori*）菌による胃・十二指腸潰瘍や胃癌，ヒトパピローマウイルス（human papillomavirus；HPV）による子宮頸癌，ヒト免疫不全ウイルス（human immunodeficiency virus；HIV）による後天性免疫不全症候群（AIDS）など多くの感染症が現在も問題になっている．さらに，治療法が確立されていないSARS（severe acute respiratory syndrome：重症急性呼吸器症候群），MERS（Middle East respiratory syndrome：中東呼吸器症候群），COVID-19（coronavirus disease-2019）などコロナウイルスによる感染症が注目されている．

医学的治療の発達と公衆衛生の向上，経済発展，食生活の変化により，平均寿命や平均余命が格段に延伸し，わが国は世界屈指の長寿国となっている．このような変化のなかで，生活習慣や加齢に伴う病気がもとになる，生活習慣病の急激な増加が大きな社会問題となっている．特に内科学で扱う生活習慣病は，癌，高血圧，虚血性心疾患，糖尿病，脂質異常症，肥満などである．これら生活習慣病の予防・治療の確立は早急の課題と考えられる．

このような時代的背景にあって，早期発見・治療，在宅医療の充実，QOLの観点などから，プ

ライマリ・ケアや緩和ケアへの関心も大きくなってきている.

さらに，ヒトの遺伝子解析と疾病との関係の研究が進むにつれ，遺伝子および遺伝子発現に関連する疾患の原因解明とその治療法の進歩が今後得られると考えられる．また，幹細胞治療をはじめとする再生医療への関心も高まり，その期待は大きい.

B 内科学とリハビリテーション

1 リハビリテーション医学

リハビリテーション（rehabilitation）は，患者・障害者が人間的権利の回復のために行うすべてのことを指す広範な概念であり，その対象者の身体的・生理的・社会的・教育的・心理的状態が最も良好になるようにするための過程すべてを指したものである．そのなかにあって，内科学は疾患の診断・治療・管理の理解をはじめ，効率よく安全にリハビリテーションが進められるための知識の根幹をなしている．種々のリハビリテーションを展開するうえで，疾患管理はその基本であり，それなくしては，リハビリテーションの展開も困難である.

現代のリハビリテーション医学は，運動器疾患や神経疾患だけではなく，活動の制限をきたす疾患も対象とし，他の専門診療科と連携しながら，QOLを重視した治療を進めている．活動の制限をきたす疾患には，骨関節疾患，脳卒中をはじめとする中枢性疾患，脳外傷，関節リウマチを含む膠原病，脊髄損傷，四肢切断，神経筋疾患，脳性麻痺，廃用症候群，内部疾患などがある．さらに，疼痛性疾患，熱傷，摂食・嚥下機能障害なども対象になっている．これらの疾患・病態を理解しながら，その障害の診断・治療を行うことが要求されるのがリハビリテーション医学である.

2 リハビリテーションに必要とされる内科学

さらに，リハビリテーションの変遷の1つに，慢性閉塞性肺疾患（COPD）や胸部疾患術後の呼吸器障害に対するアプローチ（呼吸リハビリテーション），心筋梗塞や心不全などの循環器障害へのアプローチ（心臓リハビリテーション），癌などの悪性腫瘍をもちながらも身体機能を維持向上させる癌リハビリテーションなど，多様な疾患と障害へと拡大してきていることがあげられる.

呼吸リハビリテーションでは，疾患の病態と経過，その上に成り立つ身体状況を熟知しながら，リハビリテーションを行う必要がある．血液中の酸素の状態，人工呼吸器や酸素を使用しながらの理学療法・作業療法には，呼吸器に対する内科的知識が必要不可欠となっている.

心臓血管系疾患による障害に対しても，ベッドサイドやリハビリテーション室で患者が変調をきたしたときに，その症状の把握，血圧・脈拍などのバイタルサインとともに心電図モニターなどを即座に把握して対応しなければ，安全なリハビリテーションを行うことはできない．そのためにはバイタルサインが示す病態の解釈ができなければならず，心電図などを読むことも要求される.

さらに，癌などの悪性腫瘍のリハビリテーションを行う際には，その悪性腫瘍の性状や進行の状態，さまざまな臓器に対する影響，転移による症状の合併など，身体に対する総合的な知識と判断が求められてきている.

このような背景から，理学療法士・作業療法士にとって，内科学の知識は臨床を行ううえでも基本的な知識として修得しなければならない.

3 リハビリテーションと理学療法士・作業療法士

多種多様なニーズが存在するリハビリテーションを展開するにあたり，実際の治療を担当するのが理学療法士（PT）・作業療法士（OT）である．特に最近のリハビリテーションにおいては，合併症の内科学的管理だけでなく，呼吸リハビリテーションや心臓リハビリテーション，癌リハビリテーションなど，幅広い疾患に対し治療を行うことも増えてきており，内科学の疾患的な知識の理解も必要とされてきている．

理学療法士・作業療法士にとって，保健・医療・福祉などさまざまな分野で活躍するためにも，リハビリテーションチームの共通言語として，内科学の理解が必要不可欠なものとなっている．

4 本書の内容

本書の内容として，臓器別の立場と，共通の病因・病態の立場から総合的に著すほうがより理解しやすく一般的であると思われ，本書ではこの2つの立場からとらえることにした．また，理学療法士・作業療法士にとって臨床場面で高頻度に接する機会の多い疾患を扱っている．さらに理解が深まるように，解剖生理学的発生メカニズムなどをわかりやすく解説している．

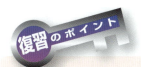

- □ 内科学とはどのようなものか説明しなさい．
- □ 内科学の歴史的変遷について説明しなさい．
- □ 最近の内科学の変遷について述べなさい．
- □ リハビリテーション医学と内科学とのかかわりについて述べなさい．
- □ 理学療法士・作業療法士にとって，なぜ内科学の知識が必要なのか説明しなさい．

第2章 内科的診断と治療の実際

学習目標

- 内科的診断の意義と目的を理解する.
- 病歴のとり方, 診断の進め方の方法と, その意義を理解する.
- 内科的診断で行われる診察法とその臨床的意義を理解する.
- 臨床検査について, その内容, 実施方法, 検査値などの意義を理解する.
- 内科的薬物療法の位置づけ, 注意しなければならない点について理解する.

A 診断・鑑別診断の進め方

1 診断の意義と目的

a 内科的診断学

　疾病や病名は, その患者の示す病態について表したものであるが, 患者の診察を通して, その異常状態を正確に表現することが何よりも大切である. これが**診断**（diagnosis）であって, 単に病名をつけることだけではない. 正しい診断をするためには, 異常状態の把握を正確に行いながら, どの疾患グループのどの臓器あるいはどの病因によるものかを推測し, さらにどの疾患に一致するのかを検討していく過程が必要である. そしてその一致の状態によって診断名や病状などを決めていくのである.

　この診断の過程には, 確かにこの診断名であるという必要条件と, 逆にこの診断名ではないとする除外の2つの面がある. たとえば, 胸の痛みに対して, 自覚症状や心電図などから心筋梗塞である可能性が高いとすることと, X線検査などの画像所見や血液所見から他の病気の可能性が低いこ

とを合わせることで, 正しい診断につなげるのである.

　また, よく似た症状を呈しやすい疾患をいくつか挙げ, それらのいずれであるかを他の症状や検査所見から鑑別していく診断方法があり, これを**鑑別診断**（differential diagnosis）という.

　診察から診断に至る過程は, 熟練した医療者の診察技術と, これまでの経験に基づく知識の蓄積によって統合され判断される. これを体系化したものが診断学である.

　近年の医療機器や検査技術の発達により, 患者の診察よりも検査に頼ろうとする傾向がある. 医療機器による検査で, 結果が正確で迅速に得られるようになってきているが, 検査結果はあくまでも補助的手段であり, 診断の本質は患者への医療面接, 身体診察によるものである.

b 診断を記載するカルテとPOS

　カルテ〔Karte（独）（診療録, medical record, chart）〕は, 診療経過を記録したものである. 「医師法施行規則」では, 診療録には, ①診療を受けた者の住所, 氏名, 性別および年齢, ②病名および主要症状, ③治療方法（処方および処置）, ④診療の年月日, を記載しなければならないとされている（第23条）.

カルテに記載する内容の概念として，1968 年に Lawrence Weed 博士が考案した **POS**（problem-oriented system：問題志向型方式）がある．POS の基本的概念には以下のような思考過程がある．

（1）現状の分析を行い，問題点を見つける

対象患者の問題点を明らかにすることから始める．

（2）重要な問題点を抽出し明確化する

何が問題点であるのか，さまざまな情報を集め，検査データなどと照らし合わせながら，整理して重要な問題点を絞り込んで抽出する．

（3）問題解決に結びつく計画を立案する

正しい診断をするための計画と，その病気の治療計画を立案する．

（4）立案された計画を実行する

診断計画や治療計画に基づき，それを実行する．

（5）得られた結果を評価し，必要ならば
修正する

治療計画に従って治療を行い，その結果，病状がどのように変化したかを評価する．効果が十分に現れていなければ，再び，問題点の抽出に戻る．

B カルテの書き方

カルテは英語やドイツ語で書かれることもあるが，チーム医療を円滑に行うためには他の専門職が読んでもわかる言葉で書くほうがよい．

カルテは，単に記憶の補助のために書かれるのではない．正確かつ明確で構成のよいカルテを書くことは，正しく臨床判断をする助けとなる．また，診療に参加している医療従事者の意思疎通にとっても，よいカルテが必要とされる．さらに，医師法においても，きちんとカルテを付けることが要求されている．順序立てた問題解決への思考過程を学んだり，詳細な正しい記載から，今まで

▶表 2-1　医療面接のポイント

1. 患者の訴える言葉を大切にすること．
2. 必要なだけ十分に時間をかけること．
3. 記録に残すこと．
4. 誘導尋問をしないこと．
5. やさしい言葉づかいで患者をリラックスさせて聞くこと．
6. 家族が付き添っていれば，家族からも聞くとよい．ただし，患者からの情報収集を妨げることもあるので注意を要すること．
7. 痛み・苦痛・緊急性のある訴えが聞かれる場合はその処置を優先させる．しばらくして患者が落ち着いてから医療面接を行うこと．

気がつかなかったことを発見できるなど，医学教育や医学研究に寄与することもある（理学療法士，作業療法士は「医師法」に準じて記入することになる）．

1 病歴のとり方

a 医療面接

患者あるいは家族などから病気についての内容を聞くことから始める．対話形式をとることが多いので「**医療面接**」という．▶表 2-1 に医療面接のポイントをまとめた．

また医療面接の最後に，言い残したことがないかを患者に確認する．

さらに患者の訴えを聞き出すときの質問は，相手が自由に答えられるように工夫する必要がある．つまり質問は，「どうなさいましたか」「どのように具合が悪いのですか」など，応答内容を相手にゆだねるように，**開かれた質問**（open question）をするとよい．これに対し，相手が「はい・いいえ」あるいは一言で答えられるような形式は **閉ざされた質問**（closed question）といい，これを医療面接で最初から用いると，患者が本当に訴えたいことを聞き逃す可能性がある．しかし，理解力の低下しているような高齢者には，ある程度は「はい・いいえ」で答えられる質問をするほうが正確で効率的な場合がある．

b 高齢者の医療面接における注意点

患者との医療面接において，特に理学療法士・作業療法士が訴えを聞くことの多い高齢者では，話の内容が乏しく，何度も同じ話を繰り返したりする場合もある．また，聴力低下のために大きな声で話す必要があったり，物忘れのために答えられなかったり，質問が理解できなかったりする．その際，医療者のいら立ちが顔や態度に現れると十分な話ができず，結果として診断ができなくなることがある．

高齢者の訴えには，以下のような特徴があるので注意が必要である．

（1）あいまいな記憶

発症年月日，時間，経過など，あいまいな記憶に基づいた表現をすることが多い．また時系列が逆になっていることもある．時に，その不正確な記憶を補うために，つじつまを合わせようと作話をすることがある．

（2）あいまいな表現

訴えがはっきりせず，あいまいな表現をするために，誤診をまねくことがある．たとえば「腹が痛い」にもかかわらず「胸が痛い」と言ったり，「痛い」ことを「しびれる」と言ったりすることがある．

（3）目先の症状の強調

病歴を説明する際に，目先の気がかりなことのみを話す傾向がある．医療の専門家ではないため，ある程度はやむをえないが，高齢者では特にこの傾向が強い．たとえば，心筋梗塞の患者で悪心がある場合，胸の痛いことにふれず，食べ物の話からとりとめもない家人の話を長々としたりすることがある．その後，胸の痛みのことを医療者が聞いて初めて，強い痛みがその前にあり，現在は少しおさまっていることがわかる場合などがある．

（4）まわりくどい表現

肝心の症状を言う前に，症状に関係のないことを長々と話し，まわりくどく思われることがあ

る．患者との信頼関係を深めるために傾聴することも必要であるが，大切な症状を言い忘れていることがあるので時には適切な誘導も必要になる．

（5）反応の鈍さ

聴力の低下，理解力や判断力・思考力の低下などの理由により，こちらの質問に対する反応が鈍いことが多く，しばらく間をおかないと答えが返ってこない場合がある．早口でせかせかと質問しても，適切な答えは得られない．

また，「気分が悪い」「苦しい」といったような漠然とした表現が入りがちなので，具体的な答えが得られるように質問する必要がある．

（6）訴えの多い場合，少ない場合

些細な症状を頻回に訴える高齢者は，わずかな症状でも，死につながる重大な疾病ではないかとの不安をかかえていることが多い．記銘力の低下も伴って，同じことを何度も訴えることが少なくない．注意を要するのは訴えの少ない場合であり，重大な症状があっても訴えないことがある．"高齢者では訴えのないことと変化のないこととは別である"ことを銘記すべきである．

（7）不可逆性症状の増加による訴えの特徴

高齢になるほど不可逆性の障害をもっていることが多くなり，しかも二重三重に重複してくるので，それに伴う訴えも増加する．たとえば心臓疾患のための息切れ，動悸，めまい，糖尿病による疲労感，しびれなどである．

息切れ，動悸，めまいのほかに高齢者がよく訴える症状として，頭重感，肩こり，記憶力低下，不眠，排便・排尿異常などがある．

2 問題志向型診療録（POMR）

カルテは，医療者の主観的な記載になってはならない．近年，科学的問題解決型思考に基づくカルテの記載法として，**問題志向型診療録**（problem-oriented medical record；POMR）が普及しつつある．POMR は POS 理論をカルテに応用したものである．

▶表2-2 POMRの構成要素

A. 包括的な病歴 (comprehensive history)
   1. 主訴 (chief complaint)
   2. 現病歴 (present history)
   3. 既往歴 (past history)
   4. 家族歴 (family history)
   5. 患者プロファイル (patient profile, personal/social history)
   6. 系統別病歴 (review of system)

B. 身体診察 (physical examination)

C. 臨床検査や画像検査の結果

D. 問題リスト (problem list)

E. アセスメント (assessment)

F. プラン (plan)
   1. 診断計画 (diagnostic plan ; Dx plan)
   2. 治療計画 (therapeutic plan ; Tx plan)
   3. 教育計画 (educational plan ; Edu plan)

G. 経過ノート (progress note)
   1. S (subjective)
   2. O (objective)
   3. A (assessment)
   4. P (plan)

H. 退院時要約 (discharge summary)

A〜Fは初診時に記載されるが,再診時には簡略なG. 経過ノートのみの記載でよい.

POMRを使うことによって,医療従事者の的確な臨床判断が可能になった.また,多くの医療関係者がPOMRを使うようになって,リハビリテーションチームの職種を問わず,患者情報をより効率的に抽出し,活用している.

POMRには,次の構成要素がある (▶表2-2).

(1) 包括的な病歴 (comprehensive history)

①主訴 (chief complaint)

患者がいかなる訴えで来院しているか,一言で表現したものをいう.現病歴のなかから推察して書く.できるだけ患者自身の言葉を使ったほうがよい.また,症状の続いている期間も記載したほうがよい.

②現病歴 〔present history, Anamnese（独）〕

主訴の内容を具体的に記載したものである.現病歴では,症状の部位,性質,程度 (強さ),時間 (いつ始まって,どのくらい持続し,どのくらいの頻度でおこるか,経過はどうなっているか),

症状がおこる状況 (環境,活動,感情など) と増悪・改善因子,随伴症状などの情報を含める.また生じた順に記載するとわかりやすい.鑑別診断上重要な症状は,症状がなくても記載しておく.大切なことには,下線などを引いておく.

前医で受けた検査結果や治療もここに記載する.また,患者がどのように疾患を理解しているかも,ここに記載したほうがよい.

さらに,主訴以外の随伴症状,治療による病状の変化などを書くようにする.

③既往歴 (past history)

現在罹患している病気を含めて,今までに罹患した病名,時期,その治療方法を記載する.外傷も同様にここに記す.アレルギーや予防接種状況,また最近受けた健康診断の結果などの情報も得て記載する.特に薬物などにアレルギーがある場合は,カルテの表紙など,誰もが目につく場所にも赤字などで目立つように書いておいたほうがよい.

女性の場合,月経の状態 (サイクル,期間,量など) も記載したほうがよい.

④家族歴 (family history)

家族歴は,疾患のおこりやすさを示してくれることがある.遺伝的疾患ばかりでなく,同じ環境 (生活習慣など) にいることが関係して疾患がおこっている場合もある.詳細な家族歴は,家族構成員の健康状態にも資する可能性がある.さらに,家族へのアプローチのためにも,家族について詳細な情報をとることは大切になってくる.家族歴を示すには,家系図または家族図を書くのが一般的である.3世代くらいまでさかのぼって記載したほうがよい.家族に病気がある場合,病名とともに罹患した年齢も記載する (▶図2-1).

⑤患者プロファイル (個人歴：patient profile, personal/social history)

• 職業歴

仕事内容にも注意が必要である.疾患と関連する仕事に就いている場合がある.粉塵作業,高熱環境,特殊な化学物質を使用する環境での仕事,

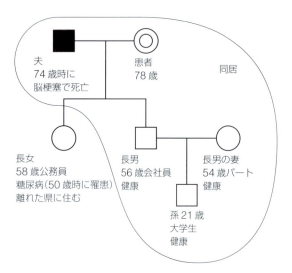

▶図2-1　家族歴の書き方
ここでは男性が□，女性が○，患者本人が◎，同居者を線で囲っている．

騒音，不規則な勤務時間，昼夜逆転などによって引き起こされる疾患がある．
　また，理学療法士・作業療法士にとって，職業復帰を前提とする場合，目標とする仕事内容を把握するためにも，職業歴を詳細に聴取する必要がある．

・**生活歴**
　個人の生活環境は疾病の理解に重要な情報を与える．1日の生活リズム，日課，家庭内のストレス，食生活，睡眠状態，喫煙習慣，アルコール飲用習慣，運動習慣，趣味活動，常用薬物，結婚歴，妊娠・出産歴など，疾病の発症やその経過に関与する生活環境についての情報を記載する．

⑥**系統別病歴**（review of system）
　患者の症状（symptom）を，聞き漏らしがないように，系統的に身体の各部について確認する．これによって，患者が言及しなかった症状が明らかになることがある．

(2) **身体診察**（physical examination）
　身体診察では，全般的な所見を記載したあと，頭の先から足の先までの各部の身体所見を記入していく．以前はphysical findingsの"physical"を"physics"から訳して「理学所見」といわれていたが，正確な訳は「身体所見」である．ここでは，少なくとも医療面接を行って予測される鑑別診断に関係する項目は，陽性でも陰性でも診察結果を記載する．詳細については後述する．

・全般：体格〔身長，体重，BMI（Body Mass Index）など〕，栄養，姿勢，運動，顔貌，意識状態（Japan Coma Scale，Glasgow Coma Scaleなど），精神状態
・バイタルサイン：脈拍，呼吸，血圧，体温
・皮膚
・頭部，眼，耳，鼻，口腔・咽頭
・頸部（頸動脈，リンパ節，甲状腺を含む）
・胸郭・肺
・心臓・血管
・乳房
・腹部
・直腸
・生殖器
・筋骨格系，四肢
・神経系

(3) **臨床検査や画像検査の結果**
　得られた臨床検査・画像検査結果を記載する．ここでも，医療面接や身体診察を行って，可能性があると考えられる鑑別診断に関連する臨床検査・画像検査結果は，陽性でも陰性でも記載する必要がある．前述したように，前医で得られた臨床検査や画像検査の結果は，「包括的な病歴」に含める．画像については，できるだけ図示するようにしたほうがよい〔臨床検査の項（→28頁）参照〕．

(4) **問題リスト**（problem list）
　身体診察の所見のあと，臨床検査・画像検査結果がある場合はその後に書くことになる．しかし，実際のカルテでは，問題リストはカルテを開いた1ページ目にあることも多い．また電子カルテでもPOMR方式を取り入れて，問題の整理をしやすくしているものもある．これらは医療従事者が一目で患者の問題を確認できるようにするた

めである.

　問題リストには，問題番号，問題名，問題発現の日付，問題解決または問題の非活動（inactive）化の日付を記載する．

　問題番号は解決すべき問題の索引にあたるものであり，必ず付けておかなければならない．発現の時間順，重症度順，または問題が取りあげられた順につけられる．一度付けられた番号は，変更しない．

　問題名としては，以下のものがある．

・確定している診断名
・自覚的症状（symptom）または他覚的症状（sign）
・自・他覚所見を伴わない異常検査所見や異常画像など
・患者プロフィールや家族歴上の問題
・その他，治療期間中および治療終了後に留意しなくてはならないこと（例：膠原病の日光過敏症）

　問題名をさらに活動性（active）と非活動性（inactive）に区別するとよい．問題がなくなったと思っても，あとになって健康に大きな影響を与えることが少なからずあるからである．

　これらの問題の発現した日付も記載する．問題発現の日付は記載した日付と異なる場合が多いことに注意する．その問題が解決または非活動化したら，その日付を記載しておく．

(5) アセスメント（assessment）

　問題リストであがったそれぞれの問題について，アセスメント（評価や考察など）を行う．初診時にアセスメントを省く医療従事者もいるが，臨床においてこの部分が最も大切であるので，ぜひともアセスメントは書いてほしい．

　確定した診断名が問題リストにあがっている場合は，その診断をつけた理由を記載する．また，診断名があげられていない場合は，鑑別診断名をあげて，それに可能性の順位を付ける．鑑別診断にあがった疾患で，医療面接や身体診察で陽性になると思われる項目が陰性だった場合は，これに

ついても考察を記載しておく.

(6) プラン（plan）

　問題リストにあがったそれぞれの問題について，プランを立てる．1つの問題ごとに，すべての問題についてアセスメントとプランを書き，次の問題点をあげて，アセスメントとプランを書いていく．

　プランには次の3つがある．

①診断計画（diagnostic plan；Dx plan）：アセスメントに基づき，さらに必要がある臨床検査や画像検査についての計画である．しばらく様子を観察するときもその旨を記載する．

②治療計画（therapeutic plan；Tx plan）：現時点で治療する必要がある場合に，その計画を記載する．

③教育計画（educational plan；Edu plan）：現時点で患者・家族などに教育する必要がある場合に，その計画を記載する．

その他，再診の予定も記入する．

(7) 経過ノート（progress note）

　再診の場合は，初診時のPOMRであげられた問題に関して，経過ノートが記録される．すなわち，経過ノートはPOMRの更新された記録のみ記載される．

　まず，問題番号と問題名を書き，おのおのの問題について，次の要領で記載する．

　この記載形式は4段階の頭文字をとって，SOAPと覚えるとよい（▶表2-3）．

①S（subjective）：前回から今回の受診またはカンファレンスまでの，主観的症状の変化を記載する．

②O（objective）：今回の受診またはカンファレ

▶表2-3　SOAP法

S：subjective	患者の主観的な訴え
O：objective	医師または医療者が意思決定のために抽出する客観的データ
A：assessment	問題に対する評価・考察
P：plan	各問題に対する具体的な対応の計画

ンスで得られた身体診察の所見，臨床検査・画像検査の結果を記載する．

③A（assessment）：アセスメント（評価や考察など）を行う．このアセスメントによって，症状名や異常検査所見から問題名が変更になった場合は，問題リストも変更しておく．

④P（plan）：初診時のPOMRと同様に診断計画，治療計画，教育計画を立てる．

(8) カルテ記載のうえで注意すべきこと

以下に注意を要する．

①アセスメントに必要なデータは，それが陽性でも陰性でも記載する．たとえば，医療面接・身体診察から異常が予想される項目は，それが陰性でも，きちんと記載する（「関節可動域制限なし」「筋力正常範囲内」など）．

②アセスメントに不必要な項目は，場合によっては記載しなくてもよい．

③貴重な時間とカルテの紙面を無駄に使わない．記載の重複は避ける．短い言葉で表現する．診察で「どんなことをしたか」を記載するのではなく，「どんな所見が得られたか」を記載したほうがよい．

④カルテは，感情を含めずに客観的に記載する．カルテは，医療者の感情を記載するものではない．

⑤カルテは科学的かつ公文書であるので，誰もがわかるように記載する．たとえば，「大きさは小豆大」などのあいまいな表現を避けて，○○mmなど具体的な数値を示す．これは，カルテ開示が請求されるときにも重要となってくる．

⑥忘れてしまう前に，カルテは記載する．患者のカルテの記載は，その患者の診療に与えられている時間中に行うようにする．何人もの患者をみているうちに，どの患者のことかわからなくなってしまう．特に，身体診察で得た細かい数値は，その身体診察のときに記載してしまっても良い．ただし，カルテの記載に夢中になって目の前にいる患者を忘れてはならない．

(9) 経過要約，退院時要約（summary note, discharge summary）

中間要約，経過要約は，診断・治療経過を要約して記載し，医療者間の引き継ぎや，処置，治療の区切りなどの時点で作成する．内容は確定診断名，転帰，合併症，入院経過抄録，退院時報告・指示などを確定診断名ごとに記載する．特に，退院時紹介のためにも問題別のアセスメント（assessment）とプラン（plan）の記載は重要である．問題一覧を掲示するとわかりやすい．

以上のPOMRの考え方に沿って理学療法・作業療法の記録内容をまとめる（▶表2-4）．

退院時要約は入院中の全経過を簡潔にまとめたものである．経過や入院中の重要な検査結果，処置や手術，治療の内容，それらの結果，今後の問題点などを外来カルテに挿入する．また，転医先があれば紹介状にも添付する．

(10) POMRの進め方

POMRには4つの段階があり，最初にデータを集め（Database），次に独立した病態にまとめて問題リスト（Problem List）を作る．この問題リストごとに初期計画（Initial Plan）を立てる．それに沿って，その後のカルテがSOAPの項目で記載される（▶図2-2）．

最後に忘れてならないのは，カルテの記載には，カルテ記載者の署名または捺印が必要であることである．最後に署名を終えるまではカルテは完成していない，と思ってよいだろう．

C 診察法

医療面接に続いて診察し，現症（患者の現在の状態）を把握する．診察は五感をとぎすませ，情報を得るようにする．診察には視診，聴診，打診，触診の4つの方法があり通常この順で行われる（▶表2-5）．

▶表 2-4 理学療法・作業療法の POMR の考え方とカルテ記載内容（前田私案）

①基本情報
　1) 医師の診断，検査結果（臨床検査や画像所見），治療計画
　2) 他部門からの情報
　3) 主訴，現病歴，既往歴，家族歴，職業歴，生活歴
　4) 理学療法士・作業療法士による身体診察，検査結果，評価

②問題リスト
　1) 問題番号と問題名を付ける
　2) 活動性（active：すぐに解決しなければいけない問題）と非活動性（inactive：それ以外の問題）の区別をする

③アセスメント（評価・考察）
　問題点に関する評価・考察を，理学療法・作業療法的な観点も含めて行う

④プラン
　医師の指示に沿った理学療法・作業療法の内容を計画する
　1) 診断計画（例：筋力低下や可動域狭小化などに対する診断計画を立てる）
　2) 治療計画（例：運動プログラム，作業プログラムなど治療計画を立てる）
　3) 教育計画（例：患者の訓練・練習の意味などを説明し了解を得る）

⑤経過ノート
　1) S（subjective）：患者の訴え
　2) O（objective）：検査や測定の結果
　3) A（assessment）：患者の訴え，検査や測定の結果に対する判断，その根拠と考察
　4) P（plan）：今後の診断・治療計画

⑥経過要約（summary note）・退院時要約（discharge summary）
　これまで行ってきた診断・治療・経過の要約と，今後の計画について考察も含めてまとめる

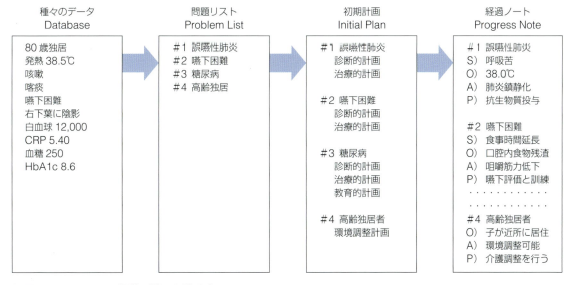

▶図 2-2　POMR の段階に沿った進め方

1 視診

視診は，眼で見て全身状態の把握を行う．患者の姿勢，歩行，動作，表情，皮膚・粘膜の色調など身体各部について情報を得る身体診察法である．

14 ● 第2章：内科的診断と治療の実際

▶表2-5 診察法

視診（inspection）	患者と会ったとき，見たときの印象でどのような状態であるか判断すること．顔色が悪い（赤い，黄色い），おなかを押さえている，胸に手を置いているなど
聴診（auscultation）	聴診器を用いて，ある部位の体内部の状態を聴覚をもって知る方法
打診（percussion）	身体のある部位を指または簡単な器具を用いて叩いて，そのときに生じる音や感触によってその部位の変化を知る方法．心臓の大きさ，腸内ガスなど
触診（palpation）	患者に触れてその状態を知ること．発汗状態，腹部圧痛点など

▶表2-6 姿勢の異常

疼痛緩和肢位	苦痛の部位をかばう肢位
エビ姿勢	激痛のために体をエビのように屈曲する（胆石，尿路結石）
起座位	呼吸困難などにより上体を起こして座る（重症心疾患・肺疾患，気管支喘息）
ウェルニッケ・マン（Wernicke-Mann）肢位	麻痺側の肘は屈曲，下肢は痙性内反尖足（脳血管障害，頭部外傷）
前傾姿勢，小刻み歩行，突進現象	頭部前屈，肘軽度屈曲，前腕回内位，上半身が前かがみ，すくみ足，歩き出すと加速的（パーキンソン病）
後弓反張	背筋が強く緊張伸展して弓ぞりになる（脳脊髄膜炎，破傷風）

a 姿勢，運動

患者の診察は，会ったときから始まる．部屋に入って来るときの姿勢，動作，歩き方，身だしなみ，表情，あいさつなどの観察を行う（▶表2-6）．前かがみな姿勢や痛い部位に手を当てている，ふるえている，ふらつきながら入室する，杖や手すりを使っている，車いすに座っているなど，この際の所見が患者の重症度を表す指標になることが多い．体格の変化，全身倦怠，無気力状態，無表情などの観察も加わり，大まかな疾患の状態をみるだけで把握できる．

b 身長

身長は日本人の同年齢の平均値と標準偏差から評価する．身長は暦年齢，身体年齢（身長平均値と標準偏差），骨発育年齢，性的発育などとのバ

ランスで評価される．

（1）低身長

症状として低身長をきたすさまざまな疾患がいわゆる低身長症（dwarfism）といわれる．著しい低身長〔通常，−2SD 以下（標準身長−標準偏差の2倍以下）〕であり，かつ本人が治療を希望したり重大な疾患を合併して治療対象となる場合に，治療が必要な（病的な）低身長として扱われる．

原因には，以下のようなものがある．

①特発性低身長：他の低身長になる原因を除外し，現代医学で原因が解明されていないもの．体質性発育不全といわれる．

②骨疾患：軟骨無形成症，くる病（ビタミンD欠乏）など．

③胎内発育不全性低身長：在胎週数別の出生時身長，出生時体重のどちらかが標準値の−2SD以下で，2〜3歳時の身長が−2SD以下である場合に診断される．3歳までに健常児に成長が追いつくことが多いが，思春期になっても低身長の状態のままであることもある．

④成長ホルモン分泌不全性低身長症：下垂体からの成長ホルモンの欠乏により引き起こされる．骨盤位分娩や交通外傷による下垂体損傷，頭蓋咽頭腫などの腫瘍が原因でおこる．

⑤他の内分泌疾患：甲状腺機能低下症，性的早熟など．

⑥染色体異常：性染色体異常のターナー（Turner）症候群や軟骨形成不全などは，染色体や遺伝子の異常によって低身長が生じる．

⑦全身疾患に伴うもの：心臓奇形を含む心疾患，

肺疾患，腎疾患，消化管疾患，代謝性疾患などによっても低身長が生じる．

(2) 高身長（巨人症）

高身長（巨人症：gigantism）は標準より著しく高い身長を示す病態で，ほとんどが体質性高身長である．

①体質性高身長：現在の医学では明確な原因がわからず，多くは出生時から高身長であることが多い．

②下垂体機能亢進性巨人症：成長ホルモン産生下垂体腺腫による過剰な成長ホルモン分泌に原因がある．骨の成長を担う骨端線が閉鎖される以前の年齢で発症すると，身長が異常に伸びて巨人症となり，閉鎖後の年齢では先端巨大症となる．

③性腺機能低下症：性ホルモン分泌不全に伴い骨端線閉鎖遅延が生じ，巨人症となる．

C 体重

体重は一般に体重計によって測定する客観的な数値で，通常 kg で表現する．定期的に体重を測定し，体重の変化を把握することは，生活習慣病の診断・予防に役立つ．

脂肪組織が過剰に蓄積した状態を肥満（obesity）といい，肥満の判定と肥満症については以下のような診断基準（日本肥満学会，2022 年）がある．

(1) 肥満の判定

肥満の判定は身長あたりの体重指数（body mass index；BMI）＝体重（kg）/身長（m）^{2} をもとに ▶表 2-7 のように判定する．

(2) 肥満症の定義

肥満症とは，「肥満に起因ないし関連する健康障害を合併するか，その合併が予測される場合で，医学的に減量を必要とする病態をいい，疾病単位として取り扱う」（日本肥満学会）としている．

(3) 肥満症の診断

BMI 25 以上の肥満のうち，以下のいずれかの

▶表 2-7　肥満の BMI の判定と WHO 基準

BMI	判定	WHO 基準
＜18.5	低体重	underweight
18.5≦〜＜25	普通体重	normal range
25≦〜＜30	肥満 1 度	preobese
30≦〜＜35	肥満 2 度	obese class Ⅰ
35≦〜＜40	高度肥満 3 度	obese class Ⅱ
40≦	高度肥満 4 度	obese class Ⅲ

• 肥満（BMI≧25）とは，必ずしも医学的に減量を要する状態とは限らない．
• 標準体重は，最も疾病の少ない BMI 22 を基準として，標準体重（kg）＝身長（m）^{2}×22 で計算された値である．

▶表 2-8　肥満に起因ないし関連し，減量を要する健康障害

1) 2 型糖尿病・耐糖能異常
2) 脂質代謝異常
3) 高血圧
4) 高尿酸血症・痛風
5) 冠動脈疾患：心筋梗塞・狭心症
6) 脳梗塞：脳血栓・一過性脳虚血発作
7) 睡眠時無呼吸症候群・ピックウィック（Pickwick）症候群
8) 脂肪肝
9) 整形外科的疾患：変形性関節症・腰椎症
10) 月経異常

• 肥満には，過良や運動不足による単純性（本態性）肥満と，内分泌疾患，視床下部疾患などの症候性（二次性）肥満に分けることができる．
• 症候性肥満には①視床下部性肥満〔高インスリン血症：プラダー・ウィリー（Prader-Willi）症候群，フレーリッヒ（Fröhlich）症候群，ローレンス・ムーン・ビードル（Laurence-Moon-Biedl）症候群など〕，②クッシング（Cushing）症候群（副腎皮質ホルモンの過剰分泌），③甲状腺機能低下症，④薬物性肥満（副腎皮質ホルモン・エストロゲン・インスリンなどの副作用）などがある．

条件を満たすものを肥満症とする．

①肥満に起因ないし関連し減量を要する健康障害を有する人：減量で改善・進展防止可能（▶表 2-8）．

②健康障害を伴いやすいハイリスク肥満：身体計測スクリーニングで上半身肥満を疑われ，腹部 CT 検査で確定診断された内臓脂肪型肥満．

(4) るいそう

逆に体重が少ない場合，標準体重（BMI 22）より−10% でやせ，20% 以上少ないものは臨床

▶表2-9　クレッチマー（Kretschmer）の体型分類

やせ型	やせ型で筋肉の発達が悪く，力が弱い感じ
肥満型	太っていて，ずんぐりしている感じ
闘士型	筋肉がきわめてよく発達している感じ

的に問題になることが多く，るいそう（emaciation）あるいはやせ症（thinness）としている．

原因には下記があげられる．

①栄養摂取量の減少：悪性腫瘍や消耗性疾患（慢性的な炎症性疾患など），内分泌疾患〔アジソン（Addison）病など〕，精神疾患（神経性食欲不振症，うつ病，統合失調症）など．

②消化器疾患：消化性潰瘍，慢性膵炎などに伴う食欲低下など．

③栄養素利用障害：糖尿病など．

④代謝亢進性疾患による熱量消費の増大：甲状腺機能亢進症や褐色細胞腫，慢性の感染症．

肥満と同様にるいそうも，現時点の体重が問題になるが，その後の増減も重要なことである．進行する体重減少は，悪性腫瘍や糖尿病など重症疾患の存在と悪化を意味することも多く注意が必要である．

d 体格，体型

体格は体型ともいい，身長・体重・胸囲・座高・その他の要素を総合した身体の外見的状態で，身体発育のバランスを示すものである．特に骨組み・肉づき・太り具合などからみた身体の形をいうことが多い（▶表2-9）．

この指標は，疾患と結びつく根拠は希薄であるが，発育状態，運動状態，栄養状態などの観察の指標として有用である．

e 顔貌

正常の顔貌は表情が豊かで，感情や気分でさまざまに変化することが観察される（正常顔貌）．顔貌と顔色の特徴から，以下のような顔貌が知られている．

①苦悶状顔貌：激しい疼痛と苦痛で，けわしい表情．

②有熱顔貌：体温上昇のために顔面が紅潮しているもの．

③無欲状顔貌：先天性筋ジストロフィーなどの筋疾患やうつ病，意識障害で生き生きとした活動的な表情がみられないもの．

④仮面様顔貌：パーキンソン病などで，顔面筋の固縮や運動性の減少により表情の変化が乏しいもの．

⑤ヒポクラテス顔貌：消耗性疾患で，顔色が蒼白・鉛灰色．眼がくぼみ，眼光が鈍く，鼻先がとがって死期が近い顔．

⑥満月様顔貌：クッシング（Cushing）症候群や副腎皮質ホルモン薬（ステロイド）の多用により顔の輪郭が丸くなったもの．

⑦眼瞼下垂：まぶたが垂れ下がって瞳孔にかかっているものが重症筋無力症などで出現する．

⑧痙笑：破傷風では特異的な顔面痙攣により，ひきつりながら笑っているようにみられるもの．

f 皮膚

皮膚の視診から得られる所見には，重要なものがあり，診断に不可欠の要素である．

色調は，黄色人種では，蒼白・紅潮しても，黄色くなっても比較的わかりやすい場合が多い．

皮膚の色，特に顔色はさまざまな疾患で変化し，その局所症状としてきわめて重要な情報を提供してくれる．皮膚の色調は照明によっても大きく左右されるので，見ている場所が自然光（天候にも左右される）なのか蛍光灯なのか，その種類によっても見え方が異なるので注意が必要である．白い光の下では蒼白を見落とし，黄色く暗い光の下では黄疸を見逃す可能性がある．

(1) 皮膚蒼白

皮膚蒼白（pale）は正常な皮膚または粘膜の色が薄くなることをいい，唇，舌，手のひら，口の中，およびまぶたの裏も蒼白になることがある．皮膚の血管内で血色素量が少ない場合〔貧血

（anemia）〕や血液量の減少した場合（精神的緊張，末梢血管収縮，ショック，低血糖など）で生じる.

（2）顔面紅潮

顔面紅潮（facial flush）は皮膚の血流量が増加したり，血液中のヘモグロビンの量が増加したときにみられる.

血液量が増加するのは発熱時や運動後などで，体温の上昇と発汗が通常みられる．副腎皮質ホルモンの過剰分泌を伴うクッシング症候群でも紅潮する．また，精神的な緊張でも顔が紅潮する場合がある.

血液中のヘモグロビンが増加する場合は多血症となり，暗赤紫色の色調を呈する.

また，一酸化炭素中毒では，ヘモグロビンと結合して鮮紅色を示し，また血管が拡張するために明るく鮮やかな赤色になる.

（3）チアノーゼ

チアノーゼ（cyanosis）とは皮膚や粘膜が青紫色である状態をいう．血液中の酸素濃度が低下した際に，爪床や口唇周囲に現れやすい．皮膚の毛細血管血液中の還元ヘモグロビンが5 g/dL 以上になると出現する．貧血患者はヘモグロビンの絶対量が少ないため発生しにくい.

主な原因は，呼吸器疾患，循環器疾患，心房中隔欠損などで静脈血が動脈血へ流入している場合などである．本来，還元ヘモグロビンは静脈を通って肺に運ばれ，酸素と結びついて酸化ヘモグロビンとして動脈を通り全身に運ばれる．しかし呼吸器疾患で還元ヘモグロビンが酸素と結びつかなかったり，循環器疾患で還元ヘモグロビンの数が異常に多くなると，チアノーゼの症状が現れる.

（4）手掌紅斑

肝硬変に特異的に出現し，手のひら，母指球，小指球などに赤みを帯びる現象である．肝臓でエストロゲンが代謝されないため，血中濃度が上昇し過剰に作用した血管拡張であり，圧迫すれば消失する.

▶表2-10 色素沈着をおこす疾患の例

色調	鑑別疾患
黄色	黄疸（急性肝炎など），甲状腺機能低下症，柑皮症
黄褐色	内分泌疾患（アジソン病），黄疸（肝硬変），癌
黒色（表皮）	悪性黒色腫
褐色（表皮基底層）	母斑・母斑症，強皮症
灰褐色（真皮浅層）	薬疹，接触性皮膚炎
青色（真皮中下層）	母斑（蒙古斑，青色母斑）
紫・茶褐色（ヘモジデリン沈着）	出血性病変
白色	尋常性白斑

（5）色素沈着（▶表2-10）

全身性，限局性の皮膚の色素が増加したために色調変化をきたしたものをいう．メラニンによるものがほとんどであるが，ヘモジデリン，カロチン，胆汁色素などによるものもある．色素量の増加につれ黒色調を帯びてくる．黄色，黒色，褐色，灰褐色，青色などがある.

逆に色素がなく白く見えるものの代表的なものに尋常性白斑がある.

（6）血管拡張

全身性の血管拡張には，肝硬変でみられるくも状血管腫がある．手掌紅斑と同様，肝臓でエストロゲンが代謝されないため，血中濃度が上昇し過剰に作用して血管拡張を生じる．中心が点状で，この中心から糸状の拡張した血管が放射状に伸び，クモの足に似ていることからこの名称がついた．ガラス板などで圧迫すると消失する.

（7）皮膚の発疹

最も多くみられるものが湿疹で，急性のものは紅斑，丘疹，小水疱などを生じ，かゆみが強く，じめじめと湿潤する炎症である．よくみられる発疹の種類と主な疾患を▶表2-11，12に示した.

（8）黄色腫

黄色腫（xanthoma）は皮膚にリポ蛋白質を貪食したマクロファージ（貪食細胞）が集まってできる，黄色の盛り上がったまだら状の腫瘤．脂質

▶表2-11 発疹の種類

皮膚面に存在	紅斑, 血管拡張, 紫斑, 白斑, 色素斑
皮膚面より隆起	膨疹, 丘疹, 結節, 水疱, 膿疱, 囊胞
皮膚面よりくぼむ	萎縮, びらん, 潰瘍, 亀裂
発疹の上に乗っている	鱗屑, 痂皮

▶表2-12 発疹の種類と疾患

湿疹	アトピー性皮膚炎, 脂漏性湿疹, 皮脂欠乏性湿疹, 接触性皮膚炎, 痒疹, 乳児湿疹, 主婦湿疹(手湿疹), 突発性発疹, 薬疹
紅斑	結節性紅斑, 環状紅斑, 多形紅斑, 伝染性紅斑(りんご病), 酒さ
丘疹	蕁麻疹, 突発性発疹, 虫刺され, 麻疹(はしか), 風疹
落屑, 鱗屑	尋常性魚鱗癬, 乾癬(尋常性乾癬, 膿疱性乾癬, 関節症性乾癬), 掌蹠角化症, ベーチェット(Behçet)病
水疱, 膿疱	水ぼうそう(水痘), 帯状疱疹, ヘルペス, よう・せつ, にきび(痤瘡), 吹き出物, とびひ(伝染性膿痂疹), 水いぼ(伝染性軟属腫), 毛包炎, 熱傷, あせも(汗疹)
膠原病	全身性エリテマトーデス, 強皮症, 皮膚筋炎, 結節性多発動脈炎, シェーグレン(Sjögren)症候群, 混合性結合組織病, 成人発症スチル(Still)病, 川崎病, ベーチェット病
色素異常	尋常性白斑, 老人性白斑, 雀卵斑, 肝斑, アジソン(Addison)病
良性腫瘍	脂漏性角化症, エクリン汗囊腫, アポクリン汗囊腫, 単純性血管腫, リンパ管腫, 皮膚線維腫, ガングリオン, 脂肪腫, ケロイド
悪性腫瘍	メラノーマ(悪性黒色腫), 基底細胞癌, 有棘細胞癌, ケラトアカントーマ, 脂肪肉腫, 皮膚悪性リンパ腫, 多発性骨髄腫

発疹が広範囲か限局性か, 感染症の既往, 発疹の種類, 持続時間(一過性か持続性か), 発熱を伴うか, リンパ節腫脹の有無や関節痛の有無, 服用している薬物, きっかけとなる食べ物などが診断の参考となる.

異常症に合併することが多い. 眼の周囲やアキレス腱などに発生することが多いが, 肘, 膝, 殿部などにもできることがある.

(9) 皮下出血

一般に, 打ち身などの外傷に伴う皮下出血がほとんどであるが, 外傷を伴わず皮下に出血する場合は, 血液が固まりにくい現象である出血性素因を疑わせる所見である. 皮下出血は大きさによって, 2 mm 以下を点状出血, 2～5 mm のものを紫斑, それ以上のものを斑状出血, 大量の皮下出血で皮膚が盛り上がっているものを血腫という.

皮下出血をきたす出血傾向のある疾患は, 免疫性血小板減少症(immune thrombocytopenia；ITP), 血栓性血小板減少性紫斑病(thrombotic thrombocytopenic purpura；TTP), アレルギー性紫斑病, 血友病, ビタミン K 欠乏症, 再生不良性貧血, 白血病, 播種性血管内凝固症候群(disseminated intravascular coagulation；DIC), 肝硬変, 多発性骨髄腫である. 抗血小板製剤・抗凝固薬投与中にもみられる.

(10) 皮膚の緊張度

皮下組織の圧力は, 皮膚の水分量によって決まる. 緊張度(turgor)が増すと張りのある皮膚となり, 病的には浮腫, 腫瘍, 皮下血腫で生じる. 緊張度の低下は, 加齢に伴う皮下水分量の減少により, たるみ, しわとなって現れ, 病的には脱水や筋萎縮で生じる.

(11) 皮膚の乾燥・湿潤

皮膚が乾燥する病的な状態は, 脱水, 甲状腺機能低下症, 全身性硬化症, 糖尿病, 慢性腎不全, 乾燥性皮膚炎, 魚鱗癬などである.

一方, 湿潤する状態は, 発汗, 興奮, 甲状腺機能亢進症, 情緒不安, 乳児アトピー性湿疹などである.

(12) 皮膚描記症 (機械性蕁麻疹)

皮膚を引っかいたり, 擦ったりした部分が, 赤く膨れ上がる蕁麻疹. 刺激によって生じることから, 機械性蕁麻疹(人工蕁麻疹, 皮膚描記症)などと呼ばれる.

g 毛髪

毛髪の異常に少ない状態を稀毛症(oligotrichosis)といい, 消失した状態を無毛症(atrichosis)という. 頭髪は生理的にも脱毛(alopecia)がおこることがあり, アンドロゲン分泌と関連しているとされ, 遺伝的要素の関与する現象である. 毛髪の少なくなる疾患として甲状腺機能低下症や筋

緊張性ジストロフィーがあり，睫毛をはじめとする脱毛が生じる．また抗癌剤治療中も脱毛が生じることがある．

逆に多毛症をきたすのは，クッシング症候群，副腎性器症候群，副腎皮質ホルモン製剤やフェニトイン（抗てんかん薬）長期投与などである．

h 爪

人間の手の爪は成人で1日に約0.1 mm伸び，左右差はない．一般的に若年ほど早く，冬季より夏季のほうが早く伸びるといわれる．一時的な栄養不良などがあると爪に変化がみられる．爪根（基部）からの距離により，変化のあった時期がおおよそわかることがある．

爪の変化には，以下のようなものがある．

① スプーン状爪：爪がスプーンのように凹型にそる変化で，鉄欠乏性貧血など重症の貧血で生じる．

② 白色爪：成長不全のため空気の粒が爪にできて爪全体が白色になる．

③ 巻き爪：足の爪が横に曲がっている状態で，親趾の爪におこる場合が多い．巻き込み方と深さによって，爪が皮膚に食い込んで炎症をおこすことがあり，それを陥入爪と呼ぶ．

④ 横方向帯状白線：爪の栄養不足により横に白線が入る．ネフローゼ症候群などでみられる．

⑤ 爪白癬：爪の白癬菌症で爪が白く厚くもろくなり，変形する．

⑥ ばち状指：手指，または足趾の末梢指節の軟部組織の腫大によって，爪が丸みを帯びる状態で，通常指と爪がなす角は160°程度であるが，180°以上になり，太鼓のばち状になった状態を指す．ファロー（Fallot）四徴症などの慢性的な心疾患や，慢性閉塞性肺疾患（COPD）・気管支拡張症などの呼吸器疾患でもみられる．

i 舌

正常な舌は，やや赤みがかっており唾液などで適度に湿潤し，わずかに舌苔がある．全身状態が悪化すると乾燥することが多く，舌苔は増加ないしは消失する．

(1) 萎縮

ビタミン B_{12} の欠乏による悪性貧血では，舌の表面の突起である乳頭が萎縮して表面が平滑になる．舌尖部の灼熱感や痛みを伴い赤色病変を呈する〔ハンター舌炎（Hunter's glossitis）〕．

鉄欠乏性貧血でも乳頭が著しく萎縮して表面が平滑になり，赤い平らな舌炎が生じる．口角炎や口腔乾燥症を伴うこともある．

脳神経麻痺である球麻痺のときには舌が萎縮して，線維束性攣縮（fasciculation）がみられる．

(2) 肥大

舌が大きくなるものを巨大舌といい，先端巨大症，甲状腺機能低下症，アミロイドーシスなどでみられ，大きくなると口唇の間から突出する．

(3) 偏位

舌を前に出させると，左右どちらかに曲がる現象で，片側の舌下神経麻痺のときに生じる．

(4) 乾燥

脱水や加齢，シェーグレン（Sjögren）症候群患者は，舌が乾燥する．

(5) 舌苔

舌の表面の苔状の付着物である．

① 白色：カンジダなどの真菌の感染が疑われる．

② 褐色・黒色：唾液欠乏，喫煙者，消化管疾患，抗菌薬長期使用者．

③ イチゴ舌：猩紅熱（scarlet fever）では，赤い舌の上に，肥厚した真紅色の乳頭がみられ，イチゴに似ていることからイチゴ舌（strawberry tongue）と名づけられている．

④ 黒色：腸チフスでは舌苔が厚く黒色を呈する．

j 頸部

頸部筋の筋力低下のために頭部を支えられない場合がある．重症筋無力症や筋萎縮症などで顕著である．また，左右一方の筋力が強い筋性斜頸などでは首が傾いている．

首の動きでは，てんかんや進行性核上性球麻痺

などでは後ろにそらすことがある．本態性振戦や小脳失調，種々の不随意運動ではさまざまな特徴的な動きを呈する．

また，甲状腺の大きさに注意し，腫大がみられたときには，甲状腺機能亢進症や橋本病，甲状腺癌などを疑う．

K 胸部

(1) 胸郭

胸郭（thorax）は体格の良し悪しを判定するのに基準となることが多い．形状は，ほぼ左右対称で，前後径より左右径のほうが大きい．胸郭変形に以下のものがある．

①扁平胸：胸郭が細長くて前後に扁平で，肋間腔が広いものをいい，無力型，麻痺型ともいう．必ずしも病的ではない．

②漏斗胸：胸骨下部・剣状突起が内方に陥没しているような形状を漏斗胸という．

③鳩胸：漏斗胸とは逆に胸骨の下方が突出して，両側が扁平になっている胸を鳩胸という．くる病などにみられる．

④樽状胸：胸郭の前後径が長く，肋骨の走行も水平に近く，胸郭が太く樽のような形状でありCOPDの特徴的な所見である．

(2) 脊柱

脊柱が前方に曲がったものを前弯，後方に曲がったものを後弯，左右側方に曲がったものを側弯という．前弯は筋ジストロフィーなどの筋疾患に，後弯は脊椎圧迫骨折や脊椎カリエスに，側弯は特発性側弯症などにみられる．

(3) 呼吸運動

呼吸運動では呼吸数や深さ，胸郭の動きやパターンなどの呼吸様式に注意して視診を進める．

呼吸数は通常1分間に14〜20回程度で，時に深呼吸が入る．そして加齢とともにわずかに減少する．呼吸パターンは胸式と腹式があり，通常は両者が混ざった胸腹式であることが多い．また，女性には胸式が多い．

①呼吸数：通常より多いものを頻呼吸あるいは呼吸促進（tachypnea），少なくなったものを徐呼吸（bradypnea）という．頻呼吸は，心不全，肺疾患，発熱時などでみられる．徐呼吸は脳腫瘍などで脳圧亢進の生じているときにみられる．

②呼吸困難（dyspnea）：呼吸することが困難であり，努力して呼吸している状態．喘息などで気管が狭まり呼気の延長する呼気性呼吸困難と，気道異物などによる上気道閉塞のような状態で吸気が延長する吸気性呼吸困難がある．

③起座呼吸（orthopnea）：臥床していると呼吸困難を生じるため，座位など上半身を起こしている状態．

④無呼吸：呼吸運動をしていない状態．

⑤呼吸亢進・呼吸低下：呼吸の深さが増した状態を呼吸亢進，浅くなった状態を呼吸低下という．

⑥換気過多（過換気）：人体が必要とする換気以上に呼吸が深くなり呼吸数が増す状態．心理的な緊張などで生じる過換気症候群（hyperventilation syndrome）や，糖尿病性昏睡や尿毒症で生じるものがある．

⑦チェーン・ストークス（Cheyne-Stokes）呼吸：数秒〜数十秒の無呼吸後に徐々に呼吸が始まり，次第に大きく深くなり過呼吸となり，再び徐々に浅くゆっくりとなり無呼吸になる．これが繰り返される呼吸で，脳内出血（橋出血など），髄膜炎，脳腫瘍などの重篤な疾患でみられる．

⑧ビオー（Biot）呼吸：チェーン・ストークス呼吸に似ているが，呼吸の深さも回数も変動し，数秒の無呼吸から浅い呼吸を4〜5回行い再び無呼吸になる状態を繰り返す．脳圧亢進などの重篤な場合に出現する．

(4) 心尖拍動

通常，第5肋間鎖骨中線やや内側に心臓の拍動がみられることがある．心拡大などでは外側に移動することがある．

I 腹部

腹部は正常では平坦でやや陥凹し軟らかい．腹部全体の状態，大きさ，膨隆，陥凹，皮疹，出血斑などをチェックする．

(1) 腹部全体の状態

皮膚の色から，貧血，黄疸などに注意し，手術瘢痕がある場合は，いつどのような手術をしたのかを医療面接と照合する．また，毛細血管の怒張などは肝硬変でみられることがある．

(2) 膨隆，陥凹

腹部の膨隆は肥満でも生じるが，腹水，巨大結腸症，妊娠，鼓腸，巨大腹部腫瘍などでみられる．

陥凹は，栄養不良，悪性腫瘍による消耗状態（悪液質）などでみられる．

(3) 蠕動不穏

機械的イレウス（腸閉塞）など腸管の閉塞に伴い，その上部腸管の蠕動運動の亢進が，腹部の視診で確認できる場合がある．

III 四肢

先端巨大症では，手全体，特に末端が大きいことが確認される．マルファン（Marfan）症候群では背が高く，細く長い指が観察される．四肢の動きや不随意運動からさまざまな神経疾患の特徴がみられるが，詳細は神経内科学の成書を参照されたい．

2 聴診

聴診とは体表に聴診器を当てて，体内から生じる音を耳で聞いて診察する方法である．聴診器は通常，音を集める集音部と耳に伝える部分から成り立っている．集音部は膜型とベル型があり，膜型のほうは高音が聴取しやすく感度も良好である．ベル型は皮膚に押しつける強さによって皮膚の緊張度を変えて，聞きたい音の高さを変えて聞くものであり，低音が比較的聴取しやすい．

また，聴診器が冷たい状態で身体に触ると皮膚や筋肉が緊張するので必ず手などで温めてから行うようにする．

a 心臓

心音の聴診は心疾患の診断に欠かすことのできない診察法である．リハビリテーションを実施しているときなどに患者が異常を呈したときには聴診することがあるので，基本的技術は熟知する必要がある．聴診に際しては，座位または仰臥位にして行うのが普通である．

(1) 聴診部位

各心臓弁より発する音が体表に伝わり最もよく聴取できる場所を聴診部位という（▶図2-3, 4）．

①僧帽弁域（心尖部）：僧帽弁狭窄症や閉鎖不全の雑音が聴取しやすい．

②大動脈弁域〔第2肋間胸骨右縁と第3肋間胸骨左縁（エルプ［Erb］領域）〕：大動脈弁狭窄や閉鎖不全の音が聴取しやすい．特に閉鎖不全の音はエルプ領域でよく聴取できる．

③三尖弁域（第5肋間胸骨右縁）：三尖弁狭窄や閉鎖不全，肺動脈弁閉鎖不全や心室中隔欠損の雑音もよく聴取できる．

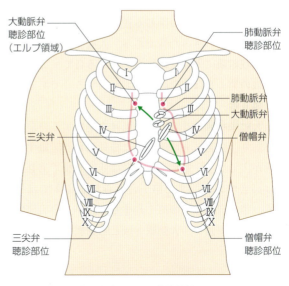

▶図2-3 心臓の各弁とその聴診部位

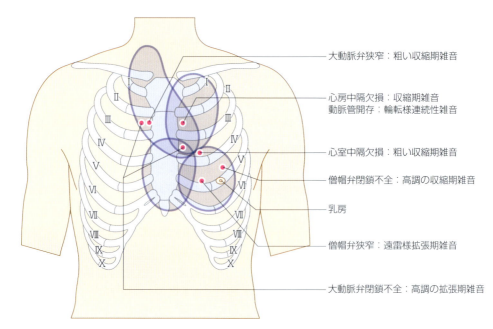

▶図2-4 心弁膜疾患および先天性心疾患の聴診部位

④肺動脈弁域（第2肋間胸骨左縁）：肺動脈弁狭窄や閉鎖不全，動脈管開存の音が聴取できる．

(2) 正常心音

正常心音は通常，心室収縮期の始まりに発する第Ⅰ音と，心室収縮期の終わりの第Ⅱ音が聴取され，時に第Ⅲ音が聴取できる（▶図2-5）．

①第Ⅰ音

僧帽弁と三尖弁の閉じる音と心室収縮時の心筋の緊張が合わさった音である．大動脈弁域の第Ⅰ音は収縮期に大動脈の拡大緊張する音で，肺動脈弁域の第Ⅰ音は肺動脈の拡大緊張する音である．

②第Ⅱ音

大動脈弁域第Ⅱ音は大動脈弁の閉鎖する音が主であり，肺動脈弁域第Ⅱ音は肺動脈弁の閉鎖する音が主である．通常，第Ⅰ音は低音で長く第Ⅱ音は高音で短い．また第Ⅰ音から第Ⅱ音までは短く，第Ⅱ音から次の第Ⅰ音までは長い．心尖部では第Ⅰ音が強く，大動脈弁域と肺動脈弁域第Ⅱ音が強い．

③第Ⅲ音

正常では聴取しにくいが，若年者や小児では第

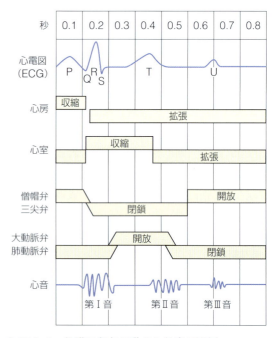

▶図2-5 心臓の各弁の動きと心音の関係

Ⅱ音のすぐ後で拡張期に第Ⅲ音が聴取される．心室壁と僧帽弁の振動といわれ心尖部で聴取しやすい．病的な意味はあまりない．

(3) 心音の亢進と減弱

①第Ⅰ音の亢進

正常でも運動時や発熱時にも亢進するが，病的には心肥大，僧帽弁狭窄症，三尖弁狭窄症，心房中隔欠損症などで亢進する．

②第Ⅰ音の減弱

心不全，心筋梗塞など重篤な心機能障害のときや，僧帽弁閉鎖不全症，大動脈閉鎖不全症などで減弱する．

③第Ⅱ音の亢進

大動脈弁域第Ⅱ音は高血圧，大動脈の動脈硬化症で，肺動脈弁域第Ⅱ音は僧帽弁狭窄症や閉鎖不全で亢進する．

④第Ⅱ音の減弱

大動脈弁域第Ⅱ音は大動脈弁狭窄，血圧低下で，肺動脈弁域第Ⅱ音は肺動脈弁狭窄，右心不全で減弱する．

(4) 心膜摩擦音

急性心膜炎の初期に聴取され，心膜の摩擦によって生じる音である．第3・4肋間胸骨左縁で聞こえることが多い．

(5) 心雑音

心臓や大血管に生じる雑音は，血流が急に狭いところを通り抜けたり，急に広いところに出たりするときに生じる．

①心雑音の部位

雑音の最強点は，僧帽弁では心尖部，肺動脈弁は第2肋間胸骨左縁，三尖弁は第5肋間胸骨上，大動脈弁は第2肋間胸骨右縁（大動脈閉鎖不全では第3肋間胸骨左縁：エルプ領域），と通常各弁膜域に一致して聴取される．さらにその雑音は血流方向に伝達されて聴取できる．

②雑音の強さ

一般に心雑音の強さはレヴァイン（Levine）分類（▶表2-13）を用いる．

③器質的雑音と機能的雑音

弁膜症などの器質的変化があって雑音が生じているものを器質的雑音といい，器質的病変がない雑音を機能的雑音という．機能的雑音は発熱，貧血，甲状腺機能亢進症などで聞かれ，多くは血流速度の増大によって生じている．

④弁膜症と心雑音

▶表2-14参照．

⑤先天性心疾患の心雑音

▶表2-15参照．

⑥雑音聴取部位と疾患

▶表2-16参照．

▶表2-13 レヴァイン（Levine）分類

第Ⅰ度	聴診器を当ててかなり注意すれば数拍目から聴取できる
第Ⅱ度	聴診器を当てて1拍目から聴取できる弱い雑音
第Ⅲ度	中等度の雑音で，よく聴取できる
第Ⅳ度	スリル（thrill，振動）を伴う強い雑音
第Ⅴ度	聴診器で聴取できる最強の雑音．しかし，聴診器を胸壁から離すと聞こえなくなる
第Ⅵ度	聴診器を用いないでも聞こえる雑音

▶表2-14 弁膜症と心雑音

僧帽弁狭窄症（MS）	心尖部に拡張期雑音・漸増性前収縮期雑音，第Ⅰ音の心尖部での増強，第4肋間胸骨左縁に僧帽弁開放音（mitral opening snap）が聴取される
僧帽弁閉鎖不全症（MR）	心尖部に収縮性雑音．心尖部第Ⅰ音の減弱，肺動脈第Ⅱ音の亢進
大動脈弁狭窄症（AS）	第2肋間胸骨右縁で長く強い収縮期雑音．頸動脈方向へ放散．大動脈第Ⅱ音は減弱〜消失
大動脈弁閉鎖不全症（AR）	第2肋間胸骨右縁で第Ⅱ音に続く高調の拡張期雑音．エルプ領域で最も強く聞こえる
三尖弁閉鎖不全症（TR）	胸骨下縁の収縮期雑音
肺動脈弁閉鎖不全症（PR）	第2〜3肋間胸骨左縁に灌水様の収縮期雑音．肺動脈第Ⅱ音が亢進

▶表2-15 先天性心疾患の心雑音

心房中隔欠損症（ASD）	第2〜第3肋間胸骨左縁に中等度の収縮期雑音．第Ⅱ音分裂．肺動脈第Ⅱ音が亢進
心室中隔欠損症（VSD）	第3〜第4肋間胸骨左縁に粗雑で強い収縮期雑音．スリル（thrill，振動）を触れる．肺動脈第Ⅱ音の亢進
動脈管開存症（PDA）	第2肋間胸骨左縁に輪転様の連続性雑音

▶表2-16 雑音聴取部位と疾患

聴取部位	収縮期雑音	拡張期雑音
心尖部	僧帽弁閉鎖不全症	僧帽弁狭窄症
肺動脈弁域	肺動脈狭窄症，動脈管開存症	肺動脈弁閉鎖不全症
大動脈弁域	大動脈弁狭窄症，大動脈瘤	大動脈弁閉鎖不全症
第2〜第3肋間胸骨左縁	心房中隔欠損症	
第3〜第4肋間胸骨左縁	心室中隔欠損症	

▶表2-17 正常呼吸音の種類

気管呼吸音	空気が高速で流入し音は強く粗い．吸気時より呼気時に音が大きく，持続時間も長い
気管支呼吸音	気管呼吸音より音は弱くて小さい．吸気時と呼気時は音の大きさも持続時間も同じ
気管支肺胞呼吸音	気管支呼吸音と肺胞呼吸音の中間の音．吸気時のほうが少し音が高く大きい
肺胞呼吸音	低音で弱い音．吸気時に全体が聴けるが，呼気時は初期だけ聴取できる

▶表2-18 副雑音の種類と疾患

副雑音		音の性状	疾患
連続性ラ音	いびき音（ロンカイ：rhonchi）	低音で「ボーボー」呼気・吸気とも聴取	慢性閉塞性肺疾患気管支拡張症
	笛音（ウィーズ：wheezes：喘鳴）	高音で「ヒューヒュー」呼気で聴取	気管支喘息慢性閉塞性肺疾患うっ血性心不全
	スクォーク（squawk）	笛音より高音「ヒュゥヒュゥ」呼気で聴取	間質性肺炎びまん性汎細気管支炎
断続性ラ音	捻髪音（ファインクラックル：fine crackles）	高音で「パチパチ，バリバリ」吸気終末期に聴取	間質性肺炎
	水泡音（コースクラックル：coarse crackles）	粗く低音で短い「パチパチ」吸気〜呼気初期まで連続	肺炎気管支拡張症肺水腫
胸膜摩擦音		こすれ合うような「ギュッギュッ」	転移性癌など（胸膜間の水分不足による）

b 肺

呼吸器疾患などでは異常な呼吸音を聴診で聴き分ける必要がある．聴診は左右対称に行う．

気道の部位によって，気管呼吸音，気管支呼吸音，気管支肺胞呼吸音，肺胞呼吸音に分かれる（▶表2-17）．

異常な肺の呼吸音をラ音（rale：ラッセル音）といい，通常の呼吸音に異常音が重なって聞こえる．持続する連続性ラ音と，短い不連続な断続性ラ音に分けられる．連続性ラ音は気道狭窄によって生じると考えられ，太い気道では低音，細い気道では高音となり，呼気時に発生しやすい．断続性ラ音は気道内分泌物の状態を反映し，細かい捻髪音と粗い水泡音が聴取される．さらにラ音に胸膜摩擦音などを加えたものを副雑音という（▶表2-18）．

c 腹部の聴診

腹部では腸の蠕動運動に伴うグル音と腹部動脈の血管雑音が聴ける．下痢のときなどでは水様の蠕動運動亢進が聴取できる．イレウスのうち機械性イレウスでは間隔をおいて疼痛発作とともに高い音色の金属音が聴取される．麻痺性イレウスの場合は腸管の蠕動は消失するため蠕動音を聴取できない．

また大動脈瘤，腎動脈・内腸骨動脈の狭窄などがあると腹部動脈の血管雑音が聴取できる．

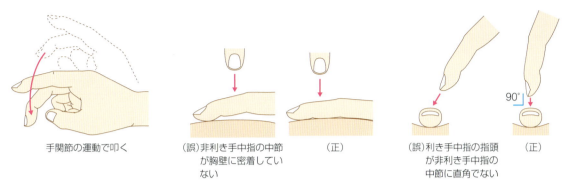

▶図2-6　指指打診法

3 打診

　身体のある部位を叩いて振動させ，その振動の状態によって状態を知る方法である．ハンマーや打診板を使ったものもあるが，最も広く行われているのが指指打診法（finger-finger percussion）である．この方法は，非利き手中指の中節を皮膚に密着させ，遠位指節間関節と近位指節間関節の間を，その上から鉤状に曲げた利き手の中指頭で叩く方法である（▶図2-6）．指の腹に感じる振動とその性状を感知することに習熟しなければならない．

　叩く強度により弱打診，中打診，強打診とあるが通常は弱打診を用い，強打診は用いない．

a 打診音の性状

(1) 清音と濁音

　正常の肺のように空気を多く含んだ臓器の部位を叩くと，振幅の大きい打診音が聴取できる．このような音を清音（clear）という．また，空気を含まない筋肉などの部位を叩くと，ほとんど振動音は聴取されず音の持続も短い．このような音を濁音（dullness）という．また，心臓と肺に挟まれたような部位では，清音と濁音の中間的な打診音となり，このような音を比較的濁音という．

(2) 鼓音

　胃や腸の中に空気が入っていると，単音に近い高音の規則正しい音が聴取できる．これを鼓音（tympanitic resonance）という．肺には無数の肺胞があるために鼓音は呈さない．

b 胸部

　胸部の打診は心臓や肺の疾患で重要な診察手技である．

(1) 胸部打診の手技

　通常，座位で向かい合って行う．前面では右鎖骨上縁から始め，左右対称に打診しながら，徐々に下方に移動する．同様に背面でも行う．

(2) 肺肝境界

　胸部の前面と背面で，肺と肝臓の境界を清音と濁音を聞き分けて見極める．通常の肺肝境界は，前面の鎖骨中線上では第6肋骨下縁～第7肋骨上縁であり，背面では肩甲骨線で第10肋骨にある．呼吸性変動があり，通常呼吸で約1cm程度，深呼吸で3～5cm程度である．

　病的な両側性の下降は肺気腫でみられ，両側性の上昇は腹水，妊娠，腹部腫瘤，一側性の上昇は無気肺，肺癌などによる片側性胸水などである．

(3) 心濁音界

　心臓が直接胸壁に接している部分を絶対的濁音界，肺組織が間に入って心臓の濁音を示す部分を比較的濁音界という（▶図2-7，8）．

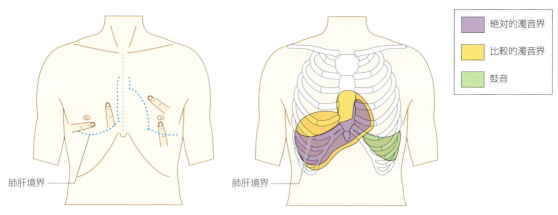

▶図2-7 胸部の打診法（心濁音界と肺肝境界の決定）

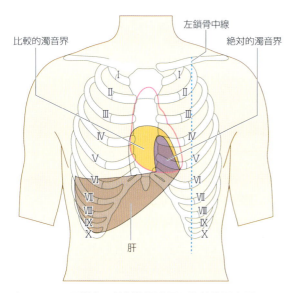

▶図2-8 正常心の絶対的濁音界と比較的濁音界

最初に左中指を右第5肋間付近に置いて肺肝境界を求め，その少し上を左中指を縦にして右胸骨線に向かって移動しながら打診を進めて，音がわずかに変わるところを比較的濁音界右界とする．

次に胸骨に向かって平行に進めて，音が非常に小さくなるところを見つけて絶対的濁音界右界とする．

さらに左中指を横にして，胸骨左縁のわずか左よりのところを上方から打診を進め，比較的濁音界の上界と絶対的濁音界の上界をさぐる．

最後に左鎖骨中線の左から心尖拍動に向かって打診して，比較的濁音界の左界と絶対的濁音界の左界を決める．

正常の絶対的心濁音界は右：胸骨左縁，上方：第4肋骨，左：心尖拍動であり，比較的心濁音界は右：胸骨右縁，上方：第3肋骨，左：心尖拍動より約0.5 cm外側である．

C 肺

正常の肺の打診は清音で左右，上下，前後で差がない．

(1) 濁音

肺野の濁音は含気量の低下，胸膜の肥厚，液体の貯留の際にみられる．濁音を呈する疾患は大葉性肺炎や肺結核，肺膿瘍，無気肺などである．胸水の貯留でも濁音となるが，400 mL以上の胸水がないと出現しない．その際の濁音は，指の腹に抵抗を感じるような濁音である．

(2) 鼓音

胸部で正常な鼓音は胃泡の部分に呈するものだけである．これ以外はすべて異常で，次のものがある（tympanitic resonance）．

①胸壁近くに嚢胞や空洞がある場合：肺結核，肺嚢胞
②肋膜腔に空気がある場合：気胸
③肺組織に広範な浸潤性の炎症がある場合：急性

肺炎の初期
④ボール箱を叩くときのようなドンドンという音がする場合（紙画音）：高度の肺気腫（肺の空気の量が極端に多い）

d 腹部

腹部の打診では，診断的価値のある所見はほとんどなく，腸管内の空気があれば鼓音を示し，腹水であれば濁音を呈し，波動が観察されることがある．

4 触診

触診を行うときには，緊張させないために必ず手を温めてから行う．

a 胸部

胸部の触診では，心尖拍動のほかに，背部胸壁に手を当てて声を出させると滲出液のある側で声のふるえ（声音振盪）が少なくなることがある．
肝硬変などでは，男性でもしこりのある女性化乳房をきたすことがある．

b 腹部

患者を仰臥位にして，腹部の緊張を和らげるために枕などを入れ頸部をやや屈曲位にして，膝を曲げて，平静な呼吸をさせて行うのがよい．まず手のひらを平らに腹壁に軽く当てて腹部全体の性状，緊張などをみていく．また疼痛を感じる部位は緊張度が高まるので，最後に行うのがよい．
部位の名称は▶図2-9の通りである．

(1) 腹壁の緊張
腹壁の緊張の多くは炎症性の病変によって生じる．腹壁全体にみられるときには，腹壁全体の腹膜炎のことが多い．限局性の場合には，虫垂炎や胆囊炎などが考えられる．触診のときに腹壁が反射的に緊張して硬くなる場合があり，これを筋性防御という．

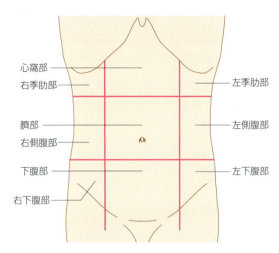

▶図2-9　腹部の区分

(2) 腹部の圧痛
腹膜炎などでは軽く圧迫して浅いところに痛みを訴えることが多い．やや強く押して圧痛が出る場合は，胃・十二指腸潰瘍，虫垂炎，胆嚢炎，膵炎，腸炎などが考えられる．
虫垂炎を示唆する圧痛点としてマックバーニー（McBurney）点やランツ（Lanz）点がある．また虫垂炎のときには圧痛点を押しているときよりも，急に手を離したときに痛みが増強するブルンベルグ（Blumberg）徴候や，仰臥位より左側臥位における圧痛が強く感じるローゼンシュタイン（Rosenstein）徴候が，有用な所見となる．

(3) 腹部腫瘤
触診で腹部腫瘤が触れるときには，圧痛の有無のほかに，次の点にも注意をはらう．
①腫瘤の位置：心窩部，側腹部，下腹部など
・心窩部：胃，膵頭部など
・右季肋部：肝，胆嚢，右腎
・左季肋部：脾腫，左腎，横行結腸，下行結腸
・右下腹部：虫垂炎による限局性腹膜炎，回盲部・上行結腸の腫瘍
・左下腹部：下行結腸・S状結腸の腫瘍
・下腹部中央：妊娠子宮，卵巣囊腫
②大きさ：雀卵大，鶏卵大，手拳大などの表現も

あるが，○○cm とするほうが正確である．

③硬さ：軟らかい，ゴム状（弾性硬），板状など

④表面の性状：平坦，凹凸不整など

⑤移動性：胃は呼吸性移動があるが，呼気時に固定される．肝臓の呼吸性移動は呼気時も固定できない．

(4) 胃

胃は通常触れることはできない．触れる場合は腫瘍を疑う．心窩部の圧痛は胃，十二指腸，胆嚢などの疾患でも生じる．

(5) 腸

胃と同じく正常では腸は触れない．しかし，糞便や腸管ガスがたまっているときには触知することもある．大腸の炎症ではその部位に圧痛を伴う索状物として触知する場合もある．

(6) 肝臓

肝臓は正常者の7~8割で触れることができる．肝臓を触診するときは，仰臥位で腹壁をできるだけ弛緩させ，おなかを膨らませたり，しぼませたりと腹式呼吸をさせる．右乳線上で肋骨下縁2~3cm 下方に右手指を伸ばして当て，呼吸に合わせて手を軽く上下させたあとで，吸気時に少しタイミングを遅らせて，やや強く腹壁を圧迫すると肝臓の下縁を指先で触れることができる．性状は辺縁はシャープ（sharp）で軟らかいゴム状（soft），表面は平滑（smooth）である．

肝腫大があると辺縁は鈍（dull）で表面は不整，右乳線上肋骨下縁から○○cm（あるいは○○横指）と表現する．圧痛は急性肝炎ではあるが，肝硬変，肝癌では通常認められない．

(7) 胆嚢

胆嚢も正常では触れない．膵頭部癌では稀に腫大した胆嚢を触れることがある．

(8) 脾臓

脾臓は正常では触れない．白血病，溶血性黄疸，バンチ（Banti）症候群などでは臍の方向に腫大した脾臓を触れることがある．

(9) 腎臓

腎臓は片手を背中側に，もう一方の手を季肋部に当て，挟むように触知すると下縁が触れることがある．水腎症，遊走腎，嚢胞腎などで触知できる．

(10) 腹部大動脈

正中部に手を当てると，やせた人では拍動のある腫瘤を触れることができる．大きく拡大している場合は腹部大動脈瘤を疑う．

D 臨床検査

内科診療において，医療面接や診察によって得られた情報から診断を進めたり，経過を観察するための客観的指標として臨床検査がある．診察と臨床検査結果を総合して，どのような疾患かを推測し，さらに詳細な臨床検査へと進め，確定診断を行っていく．診断したら治療を行い，その経過の指標として臨床検査が並行して行われる．

1 血液検査

診察に応じて必要な検査を行う．その際，基準値という数値が表示されることがあるが，これは健康であると判断された個体について測定された値の上限と下限の間の95% を示している．したがって健常者でも上限と下限を超えることがおのおの2.5% 程度あることになる．

赤血球数，白血球数，血小板数などをまとめて血算という．また，総蛋白，肝機能，腎機能などを検査するのに主に血清を使うことからそれらを血清検査という．その他，免疫検査，ウイルス検査，免疫グロブリン検査，内分泌検査などがある．

a 血算，凝固系検査

貧血や多血症の指標となる赤血球数，ヘモグロビン（Hb），ヘマトクリット（Ht）と，その3者から計算され，赤血球の大きさやヘモグロビンの濃さをみる平均赤血球血色素量（MCH），平均赤

▶表2-19 血算，凝固系検査

検査項目	略語	基準値	異常を示す主な病気
赤血球数	RBC	男性）400〜550万個/μL 女性）350〜500万個/μL	高）多血症，血栓症 低）鉄欠乏症貧血，悪性貧血，巨赤芽球性貧血，再生不良性貧血，溶血性貧血など
ヘモグロビン	Hb	男性）13〜17 g/dL 女性）12〜16 g/dL	高）多血症．ただし，新生児や月経前の女性にみられる高値は，病気ではない 低）貧血．ただし，妊娠中の女性や高齢者はやや低値となる傾向があるが，最低値が11 g/dL以上なら問題ない
ヘマトクリット	Ht	男性）40〜52% 女性）33〜45%	高）多血症．ただし，新生児や月経前の女性にみられる高値は例外であり，多血症に結びつかない．脱水が原因の場合もある 低）貧血
平均赤血球血色素量	MCH	男性）28〜34 pg 女性）26〜33 pg	赤血球に含まれるヘモグロビンの平均値 MCH＝(Hb/RBC)×1,000 高）多血症　正常）再生不良性貧血　低）鉄欠乏性貧血
平均赤血球血色素濃度	MCHC	32〜36%	赤血球容積に対するヘモグロビンの割合 MCHC＝(Hb/Ht)×100 高）多血症　正常）再生不良性貧血　低）鉄欠乏性貧血
平均赤血球容積	MCV	男性）83〜100 fL 女性）82〜97 fL	赤血球の大きさがわかる MCV＝(Ht/RBC)×1,000 大）巨赤芽球性貧血 小）鉄欠乏性貧血
フィブリノゲン	Fib	200〜400 mg/dL	高）癌，脳梗塞，心筋梗塞など 低）肝硬変など
プロトロンビン時間	PT	11〜13秒	延長）肝臓，胆道の疾患
活性化部分トロンボプラスチン時間	APTT	25〜40秒	延長）血友病，肝炎，肝硬変など
赤沈（赤血球沈降速度）	FSR	1〜7 mm/時	亢進）炎症
白血球数	WBC	4,000〜8,000個/μL	高）感染症，急性炎症，白血病など
白血球像	Neut	好中球40〜60%	高）細菌感染症，急性炎症
	Baso	好塩基球0〜1%	高）寄生虫
	Eosino	好酸球1〜5%	高）アレルギー
	Mono	単球4〜10%	高）伝染性単核球症
	Lymp	リンパ球30〜45%	高）ウイルス感染，結核
血小板数	Plt	15〜40万個/μL	高）原発性血小板血症，慢性骨髄性白血病，多血症 低）免疫性血小板減少症，急性白血病，再生不良性貧血，肝硬変

血球血色素濃度（MCHC），平均赤血球容積（MCV）がある．

血液の固まりやすさ（凝固）の指標であるフィブリノゲン，プロトロンビン時間，血小板，炎症反応の指標になる赤沈，感染症などの指標としての白血球数などがある（▶表2-19）．

ｂ 血清検査

血液中の蛋白の状態を把握する総蛋白，アルブミンなど，肝機能の指標としてのビリルビン，AST（GOT），ALT（GPT），γ-GTPなど，膵臓の指標であるアミラーゼ，筋肉融解の指標であるアルドラーゼやCK，糖尿病などに関与するグルコース，脂質異常症の指標であるLDLコレスレ

ロールや中性脂肪，腎機能をみる尿素窒素（BUN）やクレアチニン，痛風に関与する尿酸，血液中電解質としてのナトリウムやカリウムなどの検査がある（▶表2-20）．

c 免疫検査

炎症反応としてのCRP，関節リウマチの指標としてのリウマチ因子や抗CCP抗体，他の膠原病でも出現する抗核抗体，感染症の診断に用いる梅毒血清反応や抗ストレプトリジンOなどが代表的な免疫検査である（▶表2-21）．

d 内分泌検査・ペプチド検査

心不全の指標となる脳性ナトリウム利尿ペプチド（BNP），内分泌ホルモンの量から内分泌異常を診断する甲状腺刺激ホルモン（TSH）や副腎皮質刺激ホルモン（ACTH）など，前立腺癌の指標としての酸性ホスファターゼ（ACP）などがある（▶表2-22）．

e ウイルス検査

血清肝炎としてのB型肝炎ウイルスや肝硬変を引き起こすC型肝炎ウイルス，AIDS（エイズ）の原因であるヒト免疫不全ウイルスなどがある（▶表2-23）．

f 免疫グロブリン検査

母子免疫としてのIgA，アレルギー反応に関与するIgE，感染症の抗体としてのIgMやIgGなどがある（▶表2-24）．

g 腫瘍マーカー

悪性腫瘍の際に血液検査で増加する場合があり，悪性腫瘍の可能性や経過観察の指標に役立つことがある．腫瘍と主な腫瘍マーカーを示す（▶表2-25）．なかでも，胃癌や大腸癌でのCEA，肝癌のαFP（α-フェトプロテイン），膵癌のCA19-9，前立腺癌のPSAなどはよく用いられる．

2 尿・便検査

体外に排出される尿や便からは，膀胱や腎臓の炎症などがわかる尿潜血や尿蛋白，糖尿病でスクリーニングなどに用いられる尿糖，消化器系の潰瘍や悪性腫瘍などの早期発見につながる便潜血などがある（▶表2-26）．

3 培養検査

感染していると思われる検体を培養することで，原因菌などを同定する．

(1) 尿

尿培養検査は，尿を培養して病原菌を特定する検査である．表在菌の混入を防ぐために，中間尿を用いる．10^5/mL個以上の細菌が存在したら尿路感染の起因菌とする．

(2) 血液

血液培養検査は，敗血症などで用いられる．

(3) 喀痰

喀痰培養検査は，肺炎，気管支炎，結核などで用いられる．

4 画像診断

a X線単純撮影

(1) 胸部単純X線

胸部X線像では，心臓，肺，肋骨，縦隔，気管，気管支などが見える．胸部単純X線像の読影手順は以下のようになる．

①撮影条件の評価

最初に，撮影時の姿勢が立位，座位，仰臥位のいずれか，またポータブル撮影かどうかをチェックする．撮影姿勢とP-A（背部からX線を当て前に検出器を置く方法），A-P（その逆）の相違により心陰影が過剰に評価されるおそれがあり，立位P-A撮影以外での**心胸郭比**（CTR：胸郭に

D 臨床検査 ● 31

▶表 2-20　血清検査

検査項目	略語	基準値	異常を示す主な病気
総蛋白	TP	6.5〜8.3 g/dL	低）腎疾患，肝疾患，栄養不良，加齢など
アルブミン	alb	3.6〜4.8 g/dL	低）低栄養，ネフローゼ，肝硬変
ガンマ-グロブリン	γ-gl	10.7〜20.0%	高）肝炎，心筋梗塞，感染症など
アルブミン/グロブリン比	A/G 比	1.2〜2	低）急性肝炎，肝硬変，ネフローゼ
総ビリルビン	T. Bil	0.2〜1.0 mg/dL	高）肝炎，肝癌，胆嚢炎など．2＜で黄疸
直接ビリルビン	D. Bil	0〜0.4 mg/dL	高）肝硬変，肝炎，胆嚢炎など
間接ビリルビン	ID. Bil	0.8 mg/dL 以下	高）溶血性貧血
AST（GOT）		9〜32 IU/L	高）肝臓機能障害
ALT（GPT）		5〜35 IU/L	高）肝炎，脂肪肝，肝硬変，アルコール性肝炎など
乳酸脱水素酵素	LDH	180〜245 IU/L	高）肝・心・骨格筋・血液疾患など．5 種類に区分けされ病気が特定
アルカリホスファターゼ	ALP	68〜220 IU/L	高）肝炎，肝硬変，骨粗鬆症，癌など
ロイシンアミノペプチダーゼ	LAP	12〜56 IU/L	高）肝炎，肝硬変，膵臓癌など
コリンエステラーゼ	ChE	135〜413 U/L	高）ネフローゼ，糖尿病など 低）肝臓疾患
ガンマ-グルタミルトランスペプチダーゼ	γ-GTP	男性）13〜82 IU/L 女性）9〜43 IU/L	高）アルコール性肝障害
アミラーゼ	Amy	血清）26〜115 IU/L	高）膵炎，膵癌など
アルドラーゼ	ALD	1.7〜5.7 IU/L	高）筋ジストロフィー，多発性筋炎，心筋梗塞，急性肝炎など
クレアチンキナーゼ	CK, CPK	男性）57〜197 IU/L 女性）32〜180 IU/L	高）心筋梗塞，筋ジストロフィーなど 低）甲状腺機能亢進症など
クレアチンキナーゼアイソザイム	CK-BB	1% 未満	高）脳梗塞，癌，腎不全など
	CK-MB	1〜4%	高）心筋梗塞など
	CK-MM	88〜96%	高）筋肉疾患など
血糖（グルコース）	BS, Glu	74〜118 mg/dL	高）糖尿病　低）低血糖
グリコヘモグロビン	HbA1c	4.3〜5.8%	高）糖尿病コントロール不良
ブドウ糖負荷試験	GTT	負荷前血糖値：110 mg/dL 未満 負荷後 2 時間血糖値：140 mg/dL 未満	高）耐糖能異常，糖尿病
総コレステロール	T-Cho	140〜219 mg/dL	高）動脈硬化，狭心症，心筋梗塞，脂質異常症など
HDL-Cho（善玉コレステロール）	HDL-Cho	男性）38〜64 mg/dL 女性）43〜77 mg/dL	低）脂質異常症
LDL-Cho（悪玉コレステロール）	LDL-Cho	70〜139 mg/dL	高）脂質異常症
中性脂肪（トリグリセリド）	TG	40〜150 mg/dL	高）脂質異常症
尿素窒素	BUN	8〜20 mg/dL	高）腎炎，腎不全など

つづく

32 ● 第 2 章：内科的診断と治療の実際

表 2-20　つづき

検査項目	略語	基準値	異常を示す主な病気
クレアチニン	Cr, Cre	男性）0.5～1.1 mg/dL 女性）0.3～0.8 mg/dL	高）腎炎，腎不全など 低）筋ジストロフィーなど
クレアチニンクリアランス	Ccr	100～110±20 mL/分	低）腎不全，糸球体腎炎，心不全
推算糸球体濾過量	e-GFR	60 mL/分/1.73 m² 以上	低）慢性腎臓病（CKD）
尿酸	UA	男性）3.5～6.5 mg/dL 女性）2.5～5.5 mg/dL	高）痛風，アルコール多飲，肥満（過食）
ナトリウム	Na	138～145 mmol/L	高）塩分過剰摂取 低）腎不全など
カリウム	K	3.5～4.8 mmol/L	高）腎不全 低）熱傷，下痢
クロール	Cl	100～109 mmol/L	高）脱水症など 低）栄養不良など
カルシウム	Ca	8.3～9.9 mg/dL	高）悪性腫瘍，白血病など 低）慢性腎不全など
リン	P	2.4～4.4 mg/dL	高）腎不全，甲状腺機能低下 低）副甲状腺機能亢進など
マグネシウム	Mg	1.7～2.4 mg/dL	高）腎不全，便秘薬服用
血清鉄	Fe	男性）60～210 µg/dL 女性）50～160 µg/dL	低）鉄欠乏性貧血

▶表 2-21　免疫検査

検査項目	略語	基準値	異常を示す主な病気
C 反応性蛋白	CRP	＜0.3 mg/dL	高）感染，関節リウマチ，肺炎，肺結核，心筋梗塞など
リウマチ因子	RF	陰性（－）	高）関節リウマチ
抗 CCP 抗体	ACPA	陰性（－）	高）早期関節リウマチの診断
抗核抗体	ANA	陰性（－）	高）膠原病など
梅毒血清反応	STS	陰性（－）	高）梅毒
抗ストレプトリジン O	ASO	＜120 Todd 単位	高）溶血性連鎖球菌の感染，リウマチ熱，腎炎，猩紅熱など

▶表 2-22　内分泌検査・ペプチド検査

検査項目	略語	基準値	異常を示す主な病気
脳性ナトリウム利尿ペプチド	BNP	20 pg/mL 以下	高）心不全，腎不全など
甲状腺刺激ホルモン	TSH	0.34～3.50 µU/mL	高）甲状腺機能低下症
抗利尿ホルモン	ADH	0.3～4.2 pg/mL	低）尿崩症
卵胞刺激ホルモン	FSH	性周期により異なる	卵巣異常
成長ホルモン	GH	男）0.42 ng/mL 以下 女）0.66～3.68 ng/mL	高）巨人症，先端巨大症 低）低身長症
副腎皮質刺激ホルモン	ACTH	9～52 pg/mL	高）アジソン病，クッシング病 低）クッシング症候群（副腎腺腫）
エストラジオール	E₂	性周期により異なる	卵巣異常
酸性ホスファターゼ	ACP	14.3 IU/L 以下	高）前立腺癌，肝癌，白血病，癌転移など

D 臨床検査 ● 33

▶表2-23 ウイルス検査

検査項目	略語	基準値	異常を示す主な病気
B型肝炎ウイルス	HBV	陰性（−）	B型肝炎
C型肝炎ウイルス	HCV	陰性（−）	C型肝炎
ヒト免疫不全ウイルス	HIV	陰性（−）	AIDS（エイズ）

▶表2-24 免疫グロブリン検査

検査項目	略語	基準値	特性
免疫グロブリンA	IgA	110〜410 mg/dL	乳汁中の抗体
免疫グロブリンE	IgE	〜358 IU/mL	アレルギー反応
免疫グロブリンG	IgG	870〜1,700 mg/dL	慢性期の抗体
免疫グロブリンM	IgM	35〜220 mg/dL	急性期の抗体

▶表2-25 腫瘍と腫瘍マーカー

腫瘍	腫瘍マーカー
食道癌	SCC
胃癌	CEA
肝癌	αFP, PIVKA-Ⅱ
胆道癌	CA19-9, CEA
膵癌	CA19-9
大腸癌	CEA
前立腺癌	PSA
肺癌：腺癌	SLX
肺癌：扁平上皮癌	CYFRA
肺癌：小細胞癌	ProGRP, NSE
乳癌	CA15-3
子宮頸癌	SCC
卵巣癌	CA125
神経芽細胞腫	NSE

▶表2-26 尿検査・便検査

検査項目	略語	基準値	異常を示す主な病気
尿潜血	UB	陰性（−）	腎炎，膀胱炎，尿管結石など
尿蛋白	UP	陰性（−）	腎炎，ネフローゼなど
尿糖	US	陰性（−）	糖尿病，腎性糖尿病など
便潜血		陰性（−）	大腸癌，大腸ポリープ，大腸の炎症・潰瘍など

対する心臓の大きさの比）測定は正確性を欠く．

続いて，左右の鎖骨胸骨端が椎体突起から等距離になっていることで斜位撮影でないことを確認する．斜位撮影では，気管偏位が読めない，右傍気管線が比較できない，CTRが測定できない，肺野陰影の大きさが比較できないといった欠点がある．

次に，胸水の有無を調べるために，**肋骨横隔膜角**（CPA）が左右下肺野に確認できるかどうかをチェックする．

②軟部組織の評価

厚い皮下脂肪や乳房などの軟部組織は肺野陰影に大きな影響を与える．乳房切除などでは明らかに左右差があるように見える場合もある．衣服，長い毛髪，金属なども判断を狂わせやすい．また軟部組織の異所性石灰化も注意して見るようにする．

③骨の評価

骨と骨に重なる病変を鑑別する．骨折，石灰化，骨浸潤が骨の所見である．また肋軟骨の石灰化などの正常でも見られる非特異的な変化もある．

肺の膨らみ方の評価も骨を用いて行う．正常では右横隔膜の高さは後方第10肋間である．また右肺中央部に見られるほぼ水平の線状のminor fissure（毛髪線）の位置は，正常ならば前方第3肋間下縁である．

④上縦隔の評価

気管の偏位の有無を調べる．高齢者で動脈硬化があると下方気管がやや右に偏位することが多いが，甲状腺腫大など縦隔疾患で偏位を認める場合がある．右傍気管線が5 mmを超えた場合の多くは傍気管リンパ節の腫大で，異常ととらえる．

⑤心臓の評価

心陰影の評価として重要な所見にCTRがあり，心不全の指標などになる．それ以外の所見は心臓，大血管の走行も想定して読影する．正常な心陰影の形か，心臓の辺縁は追跡できるか，心陰影を通じて下行大動脈が見えるかどうかをみる．

⑥横隔膜の評価

正常の横隔膜の高さは後方第10肋間くらいである．肝臓があるので右側横隔膜は左側横隔膜よりも高い．右側より左側の横隔膜が高い場合や，右側が左側の横隔膜より半椎体以上高い場合は肺疾患や横隔膜疾患を疑う．

⑦肺門の評価

右肺門とは中心静脈（右上肺静脈）と肺動脈の中点であり，左肺門とは左肺動脈上縁と左主気管支の上縁の中点である．正常では左肺門部が右肺門部より高く見える．肺動脈拡張や肺門リンパ節腫脹，肺門と重なる肺病変などの肺門部の異常は，鑑別困難で疑ったらCTなどで確認すべきである．

⑧心陰影の評価

通常，心陰影はP-A像で評価する．臥床しかできない患者の経過をみるだけならば，A-P像を用いることもある．

心陰影の上側は縦隔とつながり，下側は横隔膜と連続していて明確な境界はない．右側は2つの膨らみからなり，上から右第1弓，右第2弓という．左側は4つの膨らみからなり，上から左第1弓，左第2弓，左第3弓，左第4弓という（▶図2-10）．

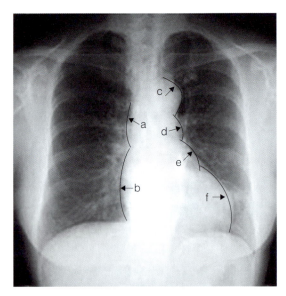

▶図2-10　成人女性の胸部X線像
a〜fは本文参照．

- **右第1弓（矢印a）**：正常の右第1弓は上大静脈の影である．すぐ内側を上行大動脈が走行しており，動脈硬化や高血圧の患者では右方の突出を認める．
- **右第2弓（矢印b）**：正常の右第2弓は右心房の影である．右心不全などで右心房が拡大すると突出してくる．右心室拡大でも右心房の右方偏位があるため突出する．左心房拡大が著明な僧帽弁疾患では右心房の内側に左心房辺縁が観察されることがある．これをdouble shadowという．
- **左第1弓（矢印c）**：正常の左第1弓は大動脈弓の影である．高齢者，動脈硬化，高血圧で拡大する．大動脈の石灰化と第1弓がずれている場合は大動脈解離の可能性を考える．大動脈の石灰化は内膜に生じるため，外壁に石灰化があるほうが真腔である．また大動脈狭窄症の場合の狭窄後拡張によって左第1弓の拡大が見られることがある．
- **左第2弓（矢印d）**：正常の左第2弓は肺動脈本幹および左肺動脈の影である．肺動脈拡張をきたす疾患では拡大する．たとえば左→右シャントのある心房中隔欠損症，心室中隔欠損症，肺動脈狭窄症，肺高血圧が存在すると拡大する．逆に肺血流の低下をきたす疾患，たとえば完全大血管転位症（Ⅲ型）やファロー（Fallot）四徴症では左第2弓の消失，平坦化が見られる．
- **左第3弓（矢印e）**：正常の左第3弓は左心耳の影である．左心房の拡大で膨隆する．正常では弓として認めにくい．心房細動などの基礎疾患がある場合に見られることがある．
- **左第4弓（矢印f）**：正常の左第4弓は左室の影である．左室拡大により突出が認められる．左心室拡大では左下方に垂れ下がる方向で拡大する．大動脈弁閉鎖不全症，心室瘤が認められる場合にみられやすい．大動脈弁狭窄症や肥大

型心筋症などで右心室拡大や左心室肥大が認められる場合は心尖部が挙上する．右心室の拡大のときは左心室が後上方に挙上されることが多い．僧帽弁閉鎖不全症では著明な左室拡大によって球状となる．

(2) 腹部単純X線

腹部X線では，右上方に肝臓，その下に右腎臓，左側には胃泡，その下に左腎臓，上方の脊柱から斜め左右方向に伸びる大腰筋の直線状の影が見える．立位では横隔膜全容と消化管ガスのガス像がみられる（▶図2-11）．臥位では立位で下垂していた左右の腎臓などが上方へ移動しているのがわかる．時に胆嚢結石や腎臓・尿管・膀胱結石などが見られることがある．

消化管穿孔のときは，腹腔内に腸管内のガスが漏れ出し，遊離ガスが存在する．そのために，立位正面撮影では横隔膜の下にガス像が見られ急性腹症のサインとなる．腹腔内遊離ガスの検出に有効な撮影法は，腹部立位正面撮影，腹部左側臥位正面撮影，胸部立位正面撮影などである．

機械的腸閉塞（イレウス）では多くの鏡面像を伴う腸管が見られる．また，便秘時の腸管内糞便像も診断に役立つ．

b 造影検査

腸管内にバリウムなどの溶液を注入して内壁を詳細に映し出す検査が，消化管の精密検査として行われる．内視鏡検査もこれと併せて行うことでより精密な検査ができる．

また，血管内に造影剤を投与する方法で，血管内に取り込まれた造影剤が腎臓から排出されることを利用して，腎臓や腎盂，尿管，膀胱などの詳細な所見を得ることができる．

各臓器に動脈を経由して造影剤を入れることで，詳細な検査が可能となる．心臓の冠動脈造影，腎動脈造影，肝血管造影，腸間膜動脈造影などがそれにあたる．詳細は各疾患の項を参照されたい．

c 超音波検査（エコー）

超音波を用いて，肝臓，胆嚢，腎臓，副腎，骨盤内臓器などが評価できる．特に胆石や腎結石，尿管結石では有用な検査法である．また動きをとらえる超音波検査では，心臓の動きや血流なども詳細に検査することができる．

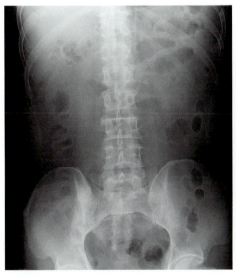
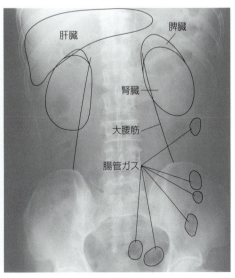

▶図2-11　腹部単純X線像

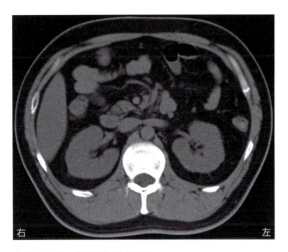
▶図2-12　単純X線CT像

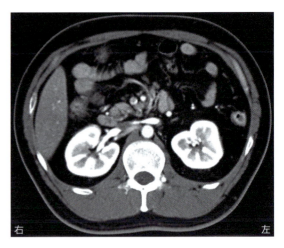
▶図2-13　造影X線CT像

d CT検査

(1) 単純X線CT（▶図2-12）

CT（computed tomography）とは人体を主に水平断の断層像としてX線検査するものである．造影剤を使わずに撮影を行うものを単純CTという．一般的なスクリーニングや造影剤が使えない患者に用いられる場合が多い．胸部では肺や心臓，縦隔などが，腹部では，肝臓，膵臓，脾臓，腎臓，骨盤内臓器などがその主な検査対象となる．

(2) 造影X線CT（▶図2-13）

X線吸収率の高いヨード造影剤を血管内に投与したあとに撮影を行うものを造影CT（contrast enhanced CT；CECT）という．肝癌，膵癌などの腫瘍性疾患の描出に優れている．また血管の描出が明確であることから大動脈瘤などの疾患の診断に大いに役立つ．

e MRI検査

MRI（magnetic resonance imaging）は核磁気共鳴という現象を利用した画像検査で，X線CTに比べ詳細な情報が得られる．胸部や腹部の任意の方向から詳細な画像を得ることができるが，動きに弱く時間がかかるのと，強い磁場を発生させるため，ペースメーカ装着者や体内に金属のある人などは検査ができない場合があることが欠点である．

f 核医学検査

核医学検査（RI検査，アイソトープ検査）は，ごく微量の放射性物質〔ラジオアイソトープ（RI）〕を含む薬を用いて病気を診断する検査である．この放射性薬物が注射などで体内に入ると，特定の臓器（骨や腫瘍など）に集まり放射線が出る．この放射線をガンマカメラ（シンチカメラ）で体外から測定し，その分布を画像（シンチグラム）にして診断する．核医学検査には，骨シンチグラム（骨に集積する）（▶図2-14），ガリウムシンチグラム（腫瘍や炎症を描出する）（▶図2-15），心筋シンチグラム，脳血流シンチグラム，肺シンチグラム，肝機能シンチグラム，腎臓シンチグラム，甲状腺シンチグラムなどがある．

g PET検査

PETは，positron emission tomography（陽電子放射断層撮影）の略で，癌などの発見と経過観察に役立つ．

通常，癌はある程度大きくなったり，身体に

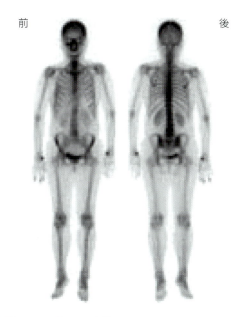
▶図2-14　骨シンチグラム

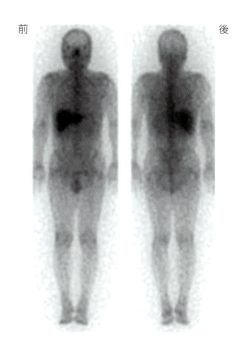
▶図2-15　ガリウムシンチグラム

種々の変化がおこったりしてから発見されることが多く，ある程度進行しないと発見しにくい病気である．早期発見のために特殊な検査薬を使うことで癌細胞に目印を付け，検査することができるのがPET検査の特徴である．

PET検査は，癌細胞が正常細胞に比べて3～8倍のブドウ糖を取り込む性質を利用している．ブドウ糖の類似体（FDG）を体内に注射し，しばらくして全身をPETで撮影すると，FDGが多く集まるところがわかり，癌の早期発見の手がかりになる．PETは，従来の検査よりずっと小さな早期癌も発見することができる．

E　内科的治療

以前は，内科的治療といえば薬物療法のことを指していたが，現在はカテーテル治療や内視鏡的治療など非薬物療法も発達しており，さまざまな治療法が確立している．非薬物治療は各疾患特有のものが多いので，疾患別の治療の項を参照してほしい．ここでは，薬物療法の基本について記述する．

1　薬物療法

薬物療法とは，薬物を患者に投与することにより，病態の改善や安定，病気の治癒，あるいはQOLの改善を目指す治療である．種々の薬物療法があるが，癌と感染症に対して行う薬物療法を特に化学療法（chemotherapy）という．薬物の開発にあたっては安全性と効果が確認されているが，薬物は人体に投与すれば異物であり，治療効果以外の生体反応をきたすこともあるので注意が必要である．

2　生体内での薬物動態

内服や注射などで薬物が生体内に投与されると，薬物は①体内に吸収され，②分布作用し，③代謝後，④排泄されるという4つの過程を経る．この過程を薬物動態という．

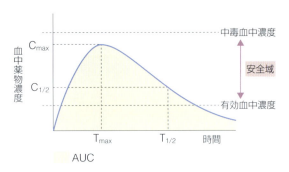

▶図2-16　血中薬物濃度時間曲線

　図2-16は，薬物投与後の血中濃度の時間的経過を示したものである．薬が投与されてから一定の時間が経過すると，薬物の血中濃度は最高に達する．この最高に達した血中濃度が最高血中濃度 C_{max} で，これに達するまでの時間が最高血中濃度到達時間 T_{max} である．その後，薬物は代謝・排出され徐々に濃度が下がっていく．最高血中濃度 C_{max} の半分に達した濃度のときの最高血中濃度到達時間 T_{max} からの時間を血中濃度半減期 $T_{1/2}$ という．通常，半減期の6倍の時間でほぼ体内から消失する．

　また，曲線の下の部分の面積を，血中薬物濃度時間曲線下面積（area under the curve；AUC）といい，薬物が生体に利用された量を示す．この部分の面積と投与された薬物の全体の比率を生物学的利用能（bioavailability）といって，どれだけ薬物が体内に入って利用されるかの指標になる．

　薬物が生体内に入って，効果が出る最低の濃度を有効血中濃度という．また濃度が高すぎると中毒を呈するようになる（中毒血中濃度）．この有効血中濃度から中毒血中濃度までを安全域という．薬物によっては有効血中濃度と中毒血中濃度の幅が小さいものがあり，血中濃度を測定しながら投与する薬物もある．

　この血中薬物濃度時間曲線は，性別，乳幼児，高齢者，妊婦，人種などで差がある．また肝障害や腎障害の有無，併用薬物によって変化を受けるので，注意を要する．

3 薬物投与時の注意事項

　薬物の反応には個人差があり，期待される血中濃度と効果が人によって異なることがあるので，投与後注意して観察しなければならない．通常，添付文書中の「使用上の注意」を参照することになるが，その内容は以下のものが含まれる．

①適応症：どのような疾患病態に効果が期待できるか
②薬効の機序：効果のメカニズムについて
③用法・用量：通常用いられる薬物量や経口，注射などの投与の方法，回数
④禁忌：副作用などのために使用してはならない疾患・病態
⑤特定の背景を有する患者に関する注意（以前の慎重投与）：投与すると，副作用などが出現しやすく投与を慎重に行うべき疾患・病態
⑥副作用：肝臓・腎臓・脳などへの副作用は通常，「重大な副作用」として取り扱う．胃腸障害などは「軽度な副作用」として記載されていることが多い．その際，「稀に生じることがある」は0.1%未満，「時に生じることがある」は0.1〜5%程度の出現率を意味することが多い．たとえば，血液を固まりにくくするような薬物は，同時に出血しやすくなる副作用をもつなど，主作用がそのまま副作用となることもあり注意を要する．

F 理学療法・作業療法との関連事項

　医療者が患者・障害者と接して最初に行うのが問診をはじめとする診察である．医療面接の方法や診察の手順などを理解することは，カルテなどから情報を得る際にも欠かすことができない知識や技能である．コミュニケーションのとり方を体

得することから信頼関係が生まれ，その後の治療を円滑かつ安全に行うことにつながる．血液検査や生理検査，画像検査などがどのような目的で行われるかを熟知し，その結果を解釈することは，身体的制限を考慮しながらリハビリテーションを展開する場合など，理学療法や作業療法を行ううえでのさまざまな注意事項につながり，ひいては，効果的な治療に結びつく．臨床で患者・障害者の確実な診断治療を行うためにも，これら内科学の基本を身につけることは医療者にとって必須である．

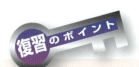

- □ 理学療法・作業療法における POMR に基づく包括的病歴の書き方をまとめなさい．
- □ POMR における経過ノートの書き方をまとめなさい．
- □ 医療面接における注意点を述べなさい．
- □ 視診・聴診・打診・触診の方法とその要点をまとめなさい．
- □ 臨床検査の種類とその内容について述べなさい．
- □ 薬物療法における留意点をまとめなさい．

第3章

症候学

学習目標
- 症候とは何かを学習する.
- 発熱, 全身倦怠感, 頭痛などの主要な症候の概念とそのメカニズムを理解する.
- 主要な症候を生じる病態と関連疾患を学習する.

　症候とは,「症状」と「徴候」の総称である. 症状と徴候については, ▶表3-1 のような使い分けがなされている.

▶表3-1　症状と徴候

症状（symptom）	広く病気の所見を表すのに使うが, 痛みやかゆみなど患者自身でしかわからない主観的な所見に限定することもある
徴候（sign）	第三者がわかる脈拍・呼吸数の増加など客観的な所見をいう
症候（sign & symptom）	両者を総称するときに使う

「熱感」は本人だけが自覚できるので症状,「体温上昇」は徴候と呼ぶべきものである.

A　発熱

1 体温調節

　ヒトの体温は, 一定の範囲内で多少の生理的動揺がみられるが, ほぼ恒常性を示している. 体内では栄養素の代謝はすべて酵素の働きで化学的に行われている（化学的熱生成）. これは主に筋肉と肝臓で行われるが, ほとんどが筋肉で, 安静時でも75%を占めている. 1gの糖質が代謝された場合は4kcal, 蛋白質4kcal, 脂肪9kcalのエネルギーとなる. 発熱直前に手足がふるえる悪寒戦慄は, 全身の筋肉の細かいふるえによって熱をつくり出す現象である. また, 熱の放散は, 皮膚, 肺, 尿, 便から行われるが, ほとんどは皮膚から行われる. 皮膚からの放散は, 輻射・伝導・対流・蒸発など, 主に物理的に行われる. 体温調節中枢は視床下部にあり, 中枢と末梢で神経体液性メカニズムによって連携・調整がなされている.

　日本人の体温は腋窩温で測定して平均36〜37℃である. 腋窩で測定してこの範囲内にあれば正常体温といい, この範囲を超えて高い場合を,

発熱（fever）という.

　検温は通常, 腋窩, 口腔, 直腸に体温計を挿入して測定する. また, 非接触型の体温計も汎用されている. 日本では腋窩温がよく用いられる. 日内変動は1℃以内, 腋窩温よりも口腔温は0.1〜0.2℃程度高く, 直腸温は0.2〜0.5℃程度高い. また深夜から早朝にかけて低く, 午後から夕方にかけて高くなる.

　基礎体温（basal body temperature；BBT）とは, 早朝覚醒安静時の体温で, 女性の性周期や微熱の分析に用いる.

2 発熱の分類

　発熱の程度により, 通常3つに分けることが多い.
①微熱：37.0〜37.9℃
②中等度発熱：38.0〜38.9℃

▶表3-2　高熱をきたす疾患

	疾患名	診断上の注意点	その他の特徴	検査
感染症	腎盂腎炎	膿尿，細菌尿	背部叩打痛	尿検査・細菌培養
	敗血症	感染巣の存在，免疫力低下	悪寒戦慄	血液培養，CRP
	肝胆道感染	上腹部痛，黄疸	上腹部圧痛	超音波，腹部CT
	細菌性心内膜炎	心雑音，急激な経過	心弁膜症	心電図，血液培養，心エコー
膠原病	リウマチ熱	上気道感染，関節痛，心雑音，輪状紅斑	心弁膜症	CRP，ASO，心電図，心音図
	全身性エリテマトーデス	蝶形紅斑，関節炎，蛋白尿	若い女性に好発	CRP，抗核抗体，LE現象
	皮膚筋炎，多発性筋炎	ヘリオトロープ疹，近位筋の筋力低下	皮膚症状がなければ多発性筋炎	CK，筋電図
悪性腫瘍	癌の転移，ホジキンリンパ腫	原発癌の存在，るいそう	発熱のみでは要注意	癌の検査，リンパ節生検，腫瘍マーカー
	白血病	敗血症様発熱	貧血	末梢・骨髄血液像
その他	サルコイドーシス	関節痛，発疹		皮膚・リンパ節組織所見，血清蛋白
	薬物性	原因薬物の存在	投与中止して観察	白血球遊走阻止検査，皮膚パッチ検査
	亜急性甲状腺炎	有痛性甲状腺	中年女性に多い	サイログロブリン抗体，CRP

③高熱：39.0℃以上

3 熱型

　発熱をきたす疾患はきわめて多いが，疾患によっては特殊な熱型を示すものがあり，以下の基本型がある．

①弛張熱（remittent fever）

　1日の熱の昇降の幅が1℃以上のものをいう．敗血症，化膿性疾患，膠原病などでみられる．

②間欠熱（intermittent fever）

　1日の熱の昇降が1℃以上あり，低いときには37℃以下の無熱期と高熱期が交互に出現するものをいう．腎盂腎炎，肝膿瘍，胆嚢炎，気管支肺炎，マラリア，回帰熱，ホジキン（Hodgkin）リンパ腫の周期熱〔ペル・エブスタイン（Pel-Ebstein）熱〕などでみられる．弛張熱に解熱薬を投与したときにもみられる．

③稽留熱（continued fever）

　持続的な体温上昇があり，1日の昇降の幅が1℃以内のものをいう．腸チフス，大葉性肺炎の極期，髄膜炎，脳炎などでみられる．

④持続する微熱

　関節リウマチ，慢性扁桃腺炎，結核の初期などでみられる．

4 発熱をきたす疾患

　発熱をきたす疾患では，発熱の程度と持続時間などが重要な鑑別点となる．

a 高熱をきたす疾患（▶表3-2）

　高熱を伴う疾患は一般に重症で，感染症，特に急性感染症が最も多い．インフルエンザ，新型コロナウイルス感染症（COVID-19），感冒，流行性耳下腺炎，麻疹などのウイルス感染症の発熱の持続時間は短い．持続的に発熱するものとして膿瘍を生じる感染症，脳卒中や脳腫瘍に伴う中枢性発熱などもあるが，悪性腫瘍や膠原病などを鑑別する必要がある．

　38℃以上の発熱が2〜3週間以上続き，さまざまな検査をしたにもかかわらず原因がわからない

第3章：症候学

▶表 3-3　微熱の分類

感染性微熱	病巣感染性微熱，結核
非感染性微熱 　体液神経性機転による微熱	本態性微熱，感染後微熱
内分泌性微熱 　中枢性微熱 　その他	甲状腺機能亢進症，月経前微熱，妊娠 視床下部調節不全 悪性腫瘍，膠原病，貧血，肝硬変
混合性微熱	結核に合併した月経前微熱，悪性腫瘍に合併した感染

▶表 3-4　全身倦怠感をきたす疾患・病態

原因	疾患・病態
感染症	急性・慢性感染症（ウイルス，細菌，結核，寄生虫など）
血中酸素不足	貧血，呼吸器・心疾患，循環障害
栄養不足	低栄養，吸収不良症候群
内分泌・代謝性疾患	甲状腺機能低下症，副腎機能障害，下垂体機能障害，糖尿病
肝・腎機能障害	肝硬変，慢性腎不全
慢性炎症	膠原病
消耗性疾患	悪性腫瘍
神経筋疾患	各種神経筋疾患（重症筋無力症，筋ジストロフィー症など）
精神神経疾患	うつ病，全般性不安障害
薬物性	アルコール，鎮痛解熱薬，睡眠薬，麻薬など
生理的	老衰，長期臥床，長時間労働・運動，精神的緊張，不眠など

ものを「不明熱（fever of unknown origin；FUO）」と呼ぶ．

b 微熱を呈する疾患

37.0〜37.9℃，大部分は 37.5℃ 前後の軽度の体温上昇が，一定期間以上（多くは 10 日以上）続いたときに微熱という．微熱を呈する疾患は多く，感染性，非感染性，混合性に分けられる（▶表 3-3）．

5 発熱の治療

発熱の治療は原因を調べ，それに応じた治療を行う．解熱薬は対症療法であるが，高熱による気分不快や全身状態の悪化防止に使用することがある．

発熱時には心身の安静と，発汗に対する水分補給，うつ熱が生じないように衣服と換気の調整を行う．

B 全身倦怠感

全身倦怠感（general malaise, general fatigue）は，「疲れやすさ」「だるさ」で，本人が自覚する主観的な症状であり，客観的に評価することは困難な訴えである．同じような言葉に「疲労感」「易疲労感」などがある．全身倦怠感は全身の疲労の結果と考えやすい．しかし，健常時における疲労感は休めば改善するが，病的な疲労感は単なる休息のみでは改善しないことが多い．

全身倦怠感を呈する疾患・病態は多岐にわたり（▶表 3-4），ほとんどの疾患の初期症状として出現する．

C 食欲不振・食思不振

1 概念

食欲は「食べたい」という生理的欲求であり，「おなかがすいた」という空腹感とは異なるものである．空腹感とは密接な関係があるが，空腹感があっても食べたい欲求がおこらなかったり，空腹感がなくても食べたいという欲求が生じたりする場合がある．このように食欲は心理的要因を含むものである．

食欲不振・食思不振（anorexia）は，病的な原因で食欲が低下ないし消失した状態をいう．

▶表3-5 食欲不振を呈する主な病態・疾患

病態		疾患
一次性食欲不振 (摂食中枢の異常)	視床下部損傷	脳腫瘍, 脳血管障害
	精神心理的要因 (摂食中枢機能異常も含める)	神経性食思不振症, うつ病, 不安神経症, 心理的ストレスなど
二次性食欲不振 (その他の疾患に伴うもの)	消化管疾患	口腔内疾患：口内炎, 咽頭・扁桃腺炎 食道疾患：逆流性食道炎, 食道癌 胃疾患　：急性・慢性胃炎, 胃癌 肝疾患　：急性肝炎, 慢性肝炎, 肝硬変, 肝癌 胆嚢疾患：胆嚢炎, 胆石, 胆嚢癌 膵疾患　：慢性膵炎, 膵癌 腸疾患　：便秘, 急性腸炎, 潰瘍性大腸炎, 大腸癌
	内分泌疾患	副腎皮質機能低下症 (アジソン病), 甲状腺機能低下症
	腎疾患	慢性腎炎, 尿毒症, 腎不全
	呼吸・循環器疾患	慢性閉塞性肺疾患, うっ血性心不全
	感染症	種々の感染症
	薬物	抗癌剤など

2 病態生理

食欲調節には，中枢性の調節と末梢性の調節がある．中枢性の調節は視床下部の摂食中枢と満腹中枢が関与している．視床下部腹外側核にある摂食中枢の刺激で食欲を感じ，視床下部内側部の満腹中枢が刺激されると摂食行動が抑制される．末梢性の調節では，糖利用低下はノルアドレナリン系を介して視床下部へ空腹信号を送る．脂質利用低下・末梢での糖利用低下・胃腸の空腹時の収縮は，迷走神経を介して空腹信号を送り，グルカゴン・インスリンなどは満腹信号を送ることで調節している．

食欲中枢に影響する因子として，血糖値，インスリン，甲状腺ホルモン，副腎皮質ホルモンなどがある．視覚・嗅覚・味覚・聴覚などの大脳皮質機能は摂食中枢に関与し，摂食行動に影響を与える．摂食中枢の異常で食欲が低下するものを一次性食欲不振といい，消化管疾患や悪性腫瘍などさまざまな疾患に伴って出現するものを二次性食欲不振という．

3 食欲不振を呈する主な病態・疾患

食欲不振は，特に消化管疾患でみられる (▶表3-5) が，特異的な診断価値は乏しい．

D 悪心・嘔吐

1 概念

悪心 (nausea) は心窩部〜前胸部・咽頭の，「ムカムカする」といった不快な自覚症状であり，吐きたいという感覚である．嘔吐 (vomiting) は胃内容物が食道・口腔を通じて，急激・強制的に排出される現象である．悪心は精神心理的な影響も受けやすく，心理的な要因だけでも生じることがある．また，悪心は嘔吐に先立つことが普通であるが，脳圧亢進症状では悪心の伴わない嘔吐もある．

悪心・嘔吐は，顔面蒼白，冷汗，めまい，頻

44 ● 第3章：症候学

▶表3-6　嘔吐を生じる疾患

中枢性嘔吐	化学受容体引金帯（CTZ）の刺激	脳圧亢進（脳腫瘍，脳出血，くも膜下出血，髄膜炎），薬物（モルヒネ，アルコール，抗癌剤），細菌毒素，代謝・内分泌異常（糖尿病性アシドーシス，尿毒症，肝不全），放射線治療
	大脳皮質からの精神的刺激	不安・恐怖・嫌悪感などの感情，不快な臭い・味，ヒステリー，うつ病
末梢性（反射性）嘔吐	迷路・前庭神経核，小脳の刺激	メニエール病，乗り物酔い，中耳炎，聴神経腫瘍
	舌咽・三叉神経の刺激	扁桃腺炎，咳嗽，舌根・咽頭の機械的刺激
	消化管からの刺激	胃内容停滞，便秘，イレウス，肝腫大，大量腹水，肝胆道系・膵臓の炎症性疾患，局所消化管刺激薬（非ステロイド性抗炎症薬，抗菌薬，鉄剤）

脈，徐脈，低血圧，唾液分泌亢進，疲労感などの随伴症状を伴うことが多い．

2 病態生理と原因疾患

延髄の外側網様体の背側部に嘔吐中枢（vomiting center；VC）があり，これが刺激されることで嘔吐がおこる．中枢性・末梢性の刺激（▶表3-6）が嘔吐中枢へ伝播すると，腹筋・横隔膜筋・呼吸筋が急激に収縮し，嘔吐が誘発される．

a 中枢性嘔吐

(1) 化学受容体引金帯（CTZ）の刺激
CTZ（chemoreceptor trigger zone）は延髄の第4脳室底の近傍に存在し，脳圧亢進（脳腫瘍，脳出血，くも膜下出血，髄膜炎），薬物・毒物，代謝異常（尿毒症・糖尿病性アシドーシスなど）に反応して嘔吐中枢に刺激を伝達する．

(2) 大脳皮質からの精神的刺激
心理・情動的・精神的要因など大脳皮質を介した刺激が，直接に嘔吐中枢を刺激する．

b 末梢性（反射性）嘔吐

(1) 迷路・前庭神経核，小脳の刺激
迷路・前庭神経核・小脳から嘔吐中枢を刺激する．

(2) 舌咽・三叉神経の刺激
口腔・咽頭・喉頭の刺激により，舌咽・迷走神経求心路を介した嘔吐反射である．疾患のみならず，舌圧子や指などで咽頭を触れることでもおこる．

(3) 消化管からの刺激
消化管の刺激により，迷走神経，交感神経求心路を介した嘔吐反射である．腹部臓器のほとんどの疾患で生じる．

3 医療面接のポイント

医療面接にあたっては以下のことに留意する．①発症とその経過，②悪心の有無，③食事内容と食物摂取から症状出現までの時間的経過，④嘔吐の回数，量，吐物の内容（成分，色調），⑤手術歴・既往歴，⑥服用中の薬物の内容，⑦随伴症状の有無．

随伴症状については，消化管疾患であれば腹痛，頭頸部疾患であれば頭痛，心臓・呼吸器疾患であれば胸痛，代謝性疾患であれば多飲，多尿，やせ，発汗，低血糖症状などである．

女性の場合は妊娠の可能性もあるため婦人科的医療面接（月経，性器出血）を行う．

▶表 3-7　嘔吐の鑑別診断

	症状	診断
時間的経過から	悪心を伴わず，噴出する場合	頭蓋内圧亢進
	食直後の悪心・嘔吐の場合	急性胃炎，胃・十二指腸潰瘍
	食後数時間経ってからの場合	幽門狭窄
	悪心が食事と無関係の場合	頭蓋内圧亢進，代謝性疾患
吐物の性状から	大量の食物残渣を含む場合	幽門狭窄，アカラシア
	黄褐色の胆汁を含む場合	十二指腸乳頭部以下の閉塞，胃切除後
	黒褐色調のコーヒー残渣様の場合	胃癌，胃・十二指腸潰瘍
	糞臭がする場合	イレウス

4 観察のポイント

①吐物

内容（異物・薬物・血液の混入），臭気（酸臭・糞臭の有無），色調（唾液のみ，透明水様，黄色胆汁様）など性状を観察する．ノロウイルスなどの感染症に伴う場合は吐物からの感染があるので注意が必要である．

②腹部所見や中枢神経所見

腹痛，発熱，頭痛，意識障害，胸痛など随伴症状で多い症状を把握する．

③鑑別診断

▶表 3-7 を参照．

5 リハビリテーション実施中の対応

リハビリテーションの実施中に嘔吐が生じた場合は，まず，嘔吐物による気道閉塞を予防するために，患者の上体を前屈させたり，側臥位にして顔を横に向け枕を低くしたりして，気道を確保する．生命に危険がなく緊急性がないと判断した場合には，心身の安定を確保するため安静をはかる．その後，医師・看護師に報告し，診断・治療を継続するようにする．

E 易感染性

1 概念

易感染性（easy infectiveness）とは，感染症に対する抵抗性が減弱ないし消失し，感染症に罹患しやすい状態である．具体的には，①感染症にかかりやすく繰り返し罹患する，②感染すると重症化あるいは治りにくく長引く（遷延化），③病原性の弱い菌などでも感染が生じる〔日和見感染（opportunistic infection）〕などがある．

2 感染防御機構

生体を守る感染防御機構には，非特異的感染防御機構と，特異的感染防御機構の2つがある．

a 非特異的感染防御機構

まず体外からの微生物の侵入を防ぐ機構があり，皮膚，眼，口腔・咽頭，気管・気管支，消化管，尿路などで構造的・機能的バリアを形成している．これらの部位では涙，鼻汁，唾液，尿などの洗浄作用，気管・気管支の線毛による異物除去，胃液（胃酸）による殺菌，涙や気道分泌物に含まれるリゾチームや分泌型 IgA（免疫グロブリ

ン）による排除が行われている．さらに，腸管では常在細菌叢といわれる数百種類以上のヒト特有の細菌が存在しており，侵入してくる病原性細菌の定着を阻止している．

それでも体内に異物が入ると，炎症反応をおこして血管を拡張させ，好中球やマクロファージが微生物を貪食，殺菌，消化する．貪食したマクロファージは続いて，抗原提示細胞として，特異的感染防御機構につなげる．

b 特異的感染防御機構

微生物が体内に侵入し，好中球などでは防御できなくなると作動する．マクロファージは抗原を貪食するが，それでも手に負えないときには，抗原の特徴をリンパ球の1つであるT細胞に示す（抗原提示）．T細胞はマクロファージなどと協力し，微生物に対して攻撃を仕掛け感染防御を行う．

感染防御機構には体液性免疫と細胞性免疫が関

与し，この障害によって生体の防御が行えない状態を免疫不全という．体液性免疫や細胞性免疫自体による障害を原発性免疫不全といい，各種の病態や疾患から生じる免疫不全を続発性免疫不全という（▶表 3-8）．

続発性免疫不全は原発性より頻度が高く，臨床的には重要である．加齢，副腎皮質ホルモン・免疫抑制薬・抗癌剤の服用，白血病などが免疫機能を低下させ，易感染性が生じる．

現在，易感染性で問題になるものとして，HIV感染によりヘルパーT細胞の傷害をもたらすAIDSがある．細胞性免疫機能が著明に低下し，ニューモシスチス肺炎，カンジダ症など正常の状態では感染症をおこさないような弱い菌での感染が生じる（日和見感染）．

3 易感染性の発生メカニズム

発生メカニズムより▶表 3-9 のように分けて考えるとよい．

4 易感染性患者への対応

易感染性患者への治療としては，病原微生物に対する抗菌薬投与などの化学療法と，易感染性のもとになる疾患への治療が並行して行われる．

理学療法・作業療法の対象者が易感染性を伴うことは，膠原病，悪性腫瘍などを扱うケースの多い病院・施設では比較的多く，感染が直接生命に

▶表 3-8 続発性免疫不全を生じる病態・疾患

悪性腫瘍	各種の癌・肉腫，悪性リンパ腫
血液疾患	白血病，再生不良性貧血
代謝性疾患	糖尿病，肝硬変，慢性腎不全，低栄養
膠原病	全身性エリテマトーデス（SLE），混合性結合組織病（MCTD）など
感染症	AIDS，麻疹，風疹など
薬剤投与	副腎皮質ホルモン薬，免疫抑制薬，生物学的製剤，抗癌剤など
放射線治療	アイソトープ治療など

▶表 3-9 易感染性の発生メカニズムと疾病

	メカニズム	疾病，病態，起因菌
非特異的感染防御機構の障害	構造的・機能的バリアの破綻・障害	熱傷による皮膚の易感染性，慢性気管支炎による気管線毛機能の低下，尿路留置カテーテルによる尿路感染，中心静脈栄養カテーテルによる敗血症
	好中球・マクロファージの異常	ブドウ球菌，緑膿菌，腸球菌，クレブシエラ，カンジダなど
特異的感染防御機構の障害	体液性免疫不全	溶血性連鎖球菌，ブドウ球菌，緑膿菌，インフルエンザウイルスなどによる肺炎，上気道炎，中耳炎など
	細胞性免疫不全	結核菌，真菌，サルモネラ菌，サイトメガロウイルス，ヘルペスウイルス，ニューモシスチス・イロベチイ，カンジダなど

かかわる合併症となることもある．易感染性が疑われる対象者には，医師や看護師との密な情報交換と，詳細な全身状態の観察を行うとともに，手洗い，衣服，訓練環境，医療機器などの清潔保持に留意し，感染の機会を極力少なくしなければならない．

F 意識障害

1 概念

意識とは，医学的には脳が覚醒した状態である．外的刺激に対して正常に認知され応答が行われ，周囲に十分な注意がはらわれる状態を意識清明という．意識障害（disturbance of consciousness）はこの覚醒状態が機能的に障害されたものである．

2 生理学的機構

意識に関与する神経機構として，脳幹網様体賦活系（brain stem reticular activating system）と視床下部調節系が重要である．脳幹網様体賦活系は延髄から視床に続き，体性感覚・視覚・聴覚などの感覚上行路から側枝を受けて活動を高め，大脳皮質全域に投射して脳の覚醒レベルを維持する．

3 診察上のポイント

意識障害の診察は，まず救命が優先される．注意すべき点は，既往や発症形式，意識レベル，外傷の有無，呼気の臭い，体温，脈拍，血圧，皮膚と瞳孔の視診，項部硬直・手足の麻痺の有無，などである．

a 意識レベル

意識レベルの評価に Japan Coma Scale（JCS）や Glasgow（グラスゴー）Coma Scale（GCS）などが使用される．Japan Coma Scale（3-3-9度方式）によりおおよその目安をつける（▶表3-10）．頭部外傷などでは Glasgow Coma Scale のほうがその重症度と予後の相関に優れている（▶表3-11）．これらで表現しにくいときには他も併記するとよい．

b 一般的な分類表現

①清明
周囲の刺激にも正常に反応し，意識障害のない状態．

②傾眠
刺激がないとすぐ眠ってしまう状態．注意散漫で動作は緩慢である．

③昏迷
種々の刺激に反応し刺激を避ける動作をする．刺激を続けると簡単な質問や指示に応じることも

▶表3-10　Japan Coma Scale（3-3-9度方式）

大分類	小分類	スコア
Ⅰ桁：刺激をしなくても覚醒している	大体意識清明だが，今ひとつはっきりしない	1
	見当識障害（人，場所，時間）がある	2
	自分の名前，生年月日が言えない	3
Ⅱ桁：刺激すると覚醒する	普通の呼びかけで容易に開眼する	10
	大きな声または体を揺さぶることにより開眼する	20
	痛み刺激を加えながら繰り返し呼びかけると辛うじて開眼する	30
Ⅲ桁：刺激しても覚醒しない	痛み刺激に対し払いのけるような動作をする	100
	痛み刺激に対して少し手足を動かす	200
	痛み刺激にまったく反応しない	300

注：不穏状態（restlessness）があればR，尿失禁（incontinence）があればI，無動無言（akinetic mutism）または失外套症候群（apallic state）があればAをスコアのあとにつけて表記する（例：20-R）．

▶ 表 3-11　Glasgow Coma Scale

評価項目	分類	スコア
E：開眼 (eye opening)	自発的に	4
	呼びかけにより	3
	痛み刺激により	2
	開眼しない	1
V：言語音声反応 (verbal response)	見当識あり	5
	混乱した会話	4
	不適当な発語	3
	無意味な発声	2
	発声がみられない	1
M：最良の運動反応 (best motor response)	指示に従う	6
	痛み刺激部位に手足をもってくる	5
	痛みに手足を引っ込める（逃避屈曲）	4
	上肢を異常屈曲させる（除皮質肢位）	3
	四肢を異常伸展させる（除脳肢位）	2
	まったく動かない	1

GCS 7（E2 V2 M3）などと表現. 重症度判定（GCS 合計点で判定）：軽症（14〜15），中等症（9〜13），重症（3〜8）.
〔Jennett B, et al：Aspects of coma after severe head injury. Lancet 1：878-887, 1977 より〕

ある.

④昏睡

　外的刺激にほとんど反応しない半昏睡か，まったく反応しない深昏睡の2つがある. 一過性に意識がなくなることを失神という.

c 意識内容による分類

　軽度の意識障害のときに，思考や感情障害が出現し，興奮状態になるもの.

①せん妄

　軽度の意識障害に精神的興奮が加わり，幻覚，妄想が出現し，大声を出して暴れたりする状態.

②もうろう状態

　意識障害は軽度であるが，意識野が狭窄して全体的な判断力や洞察力に欠け，もうろうとした状態.

③アメンチア（amentia）

　軽度の意識障害で，思考がまとまらず困惑している状態.

d 他の注意点

①外傷の有無

　外傷，特に頭部外傷の有無に気をつける. 必要なら頭部 CT などで精査する.

②呼気の臭い

　糖尿病（アセトン臭），尿毒症（尿臭，アンモニア臭），肝性昏睡（リンゴの腐った甘い臭い），アルコール臭.

③体温

- 高体温（感染症，熱中症など）
- 低体温（急性アルコール中毒，急性睡眠薬中毒など）

④呼吸様式

- 呼吸数減少（頭蓋内圧亢進，急性モルヒネ中毒など）
- 深い吸気に緩慢な呼気〔糖尿病性ケトアシドーシス，尿毒症：クスマウル（Kussmaul）呼吸〕
- いびきを伴う深い呼吸（脳血管障害など）
- チェーン・ストークス（Cheyne-Stokes）呼吸（脳血管障害，髄膜炎，脳腫瘍など➡20頁参照）

⑤脈拍

- 徐脈（心疾患，頭蓋内圧亢進，脊髄損傷者の自律神経過緊張反射など）
- 頻脈（心疾患，感染症）

⑥血圧

- 高血圧（脳血管障害，高血圧性脳症，脊髄損傷者の自律神経過緊張反射など）
- 低血圧（糖尿病性昏睡，内臓出血，甲状腺機能低下症，急性アルコール中毒，急性睡眠薬中毒など）

⑦皮膚の視診

- 外傷の所見
- 顔面紅潮（一酸化炭素中毒，急性アルコール中毒，高熱性疾患など）
- 顔面蒼白（失血，内臓出血など）
- 黄疸（肝性昏睡）

- 黒色の色素沈着〔アジソン（Addison）病〕
- 発疹（チフス，髄膜炎菌感染など）
- チアノーゼ（心弁膜症などの心疾患，慢性閉塞性肺疾患，ショックなど）

⑧瞳孔
- 一側散瞳（脳血管障害など）
- 両側散瞳（中等度：急性睡眠薬中毒，著明な散瞳：急性モルヒネ中毒）

⑨項部硬直

髄膜炎，脳炎，くも膜下出血

⑩手足の麻痺

頭蓋内損傷，脳血管障害

e 救急処置

理学療法・作業療法中のときでも，意識障害の発生は常におこりうることであり，救命処置が優先する．通常，医師により呼吸・循環管理がなされるが，医師がそばにおらず，理学療法士・作業療法士が救命に当たることもある．その場合，以下の処置を行い，意識状態の変化，呼吸状態，脈拍，瞳孔の状態，麻痺の有無など全身の観察を行う．

①まず大きな声で人の助けを呼ぶ．

②呼吸の有無を確認し，舌根沈下，吐物などによる気道閉塞を防止するために，頸部を後屈させ下顎を下に下げ開口させ気道を確保する．頭の下の枕は顎が引け舌根が沈下しやすくなるので用いない．また，顔を横に向け，嘔吐物による気道の閉塞を防止する．

③脈の有無を確認し，必要に応じ人工呼吸，心マッサージを行う．外来処置室や病棟では，処置を行いながら，輸液，気管挿管の可能な場所へ迅速に移動する（付録➡353頁参照）．

G めまい

1 概念

めまいと訴えるものには，天井などが回る回転感（vertigo）とふわふわした浮遊感（dizziness）がある．起立時に眼の前が真っ暗になる立ちくらみもめまいと表現されることがある．

2 原因疾患

めまいを生じる疾患は大変多く存在するが，めまいの性質，突発性か持続性か，反復するかどうか，頭痛や神経症状などの随伴症状があるかどうかなど，医療面接により診断の目安がつくこともある．

a 回転性めまい

回転性めまい（vertigo）は，身体や地面が回転しているかのように感じる．悪心・嘔吐を生じることがあり，バランスを失って倒れることもある．これらは，半規管，前庭神経，脳幹の異常など前庭神経核より末梢の障害で生じる．

（1）良性発作性頭位めまい

うつむいたときや起床時に頭を起こしたときなど，頭の位置を変化させるとしばらくして回転性めまいが生じるもので，半規管内の耳石の影響で生じると考えられている．難聴や耳鳴りは伴わず，通常放置していても自然に症状は消失する．

（2）メニエール病

耳鳴りと難聴を伴い，繰り返す発作性の回転性のめまいが特徴．内耳の内リンパ腔の水腫によると考えられ，数時間〜数日持続し，日常生活が障害される．

（3）前庭神経炎

突然の嘔吐を伴う激しい回転性めまいが数日間続く．聴力障害はなく，ふらつきが軽度残ること

がある．ウイルス感染後に生じることもあるが，原因は不明なことが多い．

（4）突発性難聴

原因不明の重度の難聴が突発し，めまいを伴うことがある．聴力回復には早期治療が必要である．

（5）聴神経腫瘍

徐々に進行する持続的なめまいと難聴，耳鳴りが伴うことが多い．回転性めまいと浮遊感いずれも生じる．中年以降に片側だけの難聴が進行するときは疑われる．

（6）中枢性めまい

脳幹部の梗塞，小脳出血，くも膜下出血などの脳血管障害，脳腫瘍など生命に危険なめまいが存在している．特に激しい頭痛を伴うときは，小脳出血やくも膜下出血の可能性があり緊急を要する．小脳出血ではめまい発作だけのこともある．

b 非回転性めまい

非回転性めまい（dizziness）は，ふわふわしたような感じで，浮動感，不安定感，動揺感などとして感じられる．下記のように，多彩な疾患で生じる．

- 中枢神経疾患：神経変性疾患，脳炎，髄膜炎，脳腫瘍，脳血管障害など
- 末梢神経障害：糖尿病性ニューロパチー
- 循環器系疾患：高血圧，低血圧，起立性低血圧，不整脈，徐脈，急性失血など
- 心因性：過換気症候群，神経症など
- 眼性めまい：外眼筋麻痺，眼精疲労
- 薬剤性：抗痙攣薬，抗菌薬，睡眠薬，鎮痛薬，利尿薬など
- その他：更年期障害

c 失神を主症状とするめまい

血管迷走神経失神，起立性低血圧，頸動脈洞症候群，心原性失神，低血糖，低酸素，心因性などがある．

3 対応と処置

回転性めまいはどのような原因であっても，嘔吐などを伴い患者は不安になる．転倒の危険もあるため，臥床させ頭部を動かさないように指示する．また脳内病変が疑われる場合は MRI などの精査を行う．抗めまい薬の服用や 7% 炭酸水素ナトリウム溶液の静脈内注射などが行われる．非回転性のめまいでは原因疾患を精査しながら，原因に応じた治療がなされる．

H 浮腫・むくみ

1 概念

浮腫（edema）は血管外の細胞外液が組織間隙に異常に蓄積した状態である．心臓の障害では眼瞼と両下腿に，腎臓の障害では両下腿と全身に，脳卒中では麻痺側に浮腫が出ることが診断の決め手になる．

2 分類と原因疾患

浮腫の出現部位，基礎疾患，原因から，全身性浮腫と局所性浮腫に分けられる．

a 全身性浮腫

低蛋白血症や低ナトリウム（Na）血症などの病態で生じることが多い．

腎臓からの Na 排泄量を減少させ，体内に Na と水分を貯留させる．

（1）心性浮腫

心不全，心弁膜症，心筋梗塞による．心機能低下による心拍出量低下と静脈圧上昇により生じる．そのため腎血流量も低下し，Na と水分の排出が低下する結果，体内に水分が蓄積し，浮腫が

生じる.

(2) 腎性浮腫

急性腎炎，ネフローゼ症候群などにより尿中へ蛋白が漏出し，低蛋白血症が生じ，血漿膠質浸透圧の低下から浮腫が生じる．慢性腎不全による浮腫は，Na と水分の排泄低下や心不全の合併が加わる．

(3) 肝性浮腫

肝硬変末期にみられる．メカニズムは，門脈圧の亢進により腹水が生じ有効循環血漿量が減少することで浮腫が生じるメカニズムや，肝臓・腎臓 Na 濃度調節反射で Na と水の貯留が生じ，有効循環血漿量の増加と血漿膠質浸透圧の低下により浮腫が生じるメカニズムが考えられる．

(4) 栄養性浮腫

栄養摂取不良に伴う低蛋白血症で，毛細血管の透過性亢進と低アルブミン血症による膠質浸透圧低下から浮腫が生じる．

(5) 内分泌性浮腫

甲状腺機能低下症，下垂体機能異常，副腎機能異常に伴う浮腫で，甲状腺機能低下症（粘液水腫）が代表的である．粘液水腫は細胞間液に多量のムコ多糖類，ヒアルロン酸，コンドロイチン硫酸などを含むので流動性に乏しく，皮膚に圧痕が残らない．インスリン浮腫は，高血糖の患者にインスリン治療を開始して，急にコントロール状態がよくなったときに一時的に発生する．

(6) 薬物性浮腫

非ステロイド性抗炎症薬（NSAIDs）などの使用によりおこる．

b 局所性浮腫

静脈やリンパ管の流れが悪くなり，心臓などに戻らなくなり，その部位より末梢の局所の水分が，毛細血管透過性亢進，毛細血管内圧上昇，血漿膠質浸透圧低下により，毛細血管やリンパ管から細胞間隙に移行して浮腫となる．

(1) リンパ性浮腫

リンパ管の閉塞や狭窄によって生じる．象皮病，悪性腫瘍のリンパ節転移，リンパ節郭清術後などがある．

(2) 静脈性浮腫

静脈の閉塞や狭窄により静脈がうっ滞して生じる．深部静脈血栓症，静脈瘤，上大静脈症候群がある．

(3) 血管神経性浮腫

遺伝性のクインケ（Quincke）浮腫，非遺伝性のものがある．

(4) 原因不明

特発性浮腫ともいい，女性の下腿によくみられる．

3 対応と処置

原因に応じて，服薬治療であれば利尿薬，強心薬などを処方する．また通常，原疾患に対する治療と並行して，塩分制限，高蛋白食などの食事療法がなされる．

浮腫のある患者は循環障害，肝疾患，腎疾患などがあるので，身体に負担がかからないように，理学療法・作業療法は慎重に行う必要がある．また，脳卒中による麻痺側の浮腫であれば，下肢挙上や弾性ストッキングなどで浮腫の軽減を試みる．

リハビリテーションを行う際に，浮腫の原因やメカニズムを理解して対応する必要がある．浮腫を生じている部分は皮膚が菲薄化，脆弱化しており，摩擦や圧迫などの機械的な刺激で損傷することがあるので注意する．

I レイノー現象

レイノー現象とは 1862 年に Raynaud が報告した現象で，寒冷刺激や精神的緊張で手足の末梢の小動脈が発作的に収縮するために血流不全を生じ，①手指の色が皮膚蒼白，②暗紫色になる，③通常 10〜30 分後に血流が回復すると充血して紅

潮し，正常な状態へと回復する三段階の変化がある（▶図 3-1）．しばらくして，血流不全に伴い冷感，しびれ感，疼痛をきたすことがある．重度なものは指先などに潰瘍や壊死をおこすことがある．

レイノー現象を引き起こす原因が明確でないものをレイノー病（Raynaud's disease）あるいは一次性レイノー症候群，基礎疾患のあるものを二次性レイノー症候群（secondary Raynaud's syndrome）という．二次性レイノー症候群の原因には木の伐採や道路工事で使用するような振動機器による振動病や全身性エリテマトーデス（SLE），強皮症，混合性結合組織病（MCTD）などの膠原病がある．レイノー病の治療には根本的なものはなく，寒冷やストレスを避け，血管拡張薬，プロスタグランジン製剤，血小板凝集阻害薬などを用いる．二次性レイノー症候群では一次性と同様な治療とともに原因となる疾患をつきとめ，原因疾患の治療を行う．

J 頭痛

1 概念

頭に感じる痛みを総称して頭痛（headache）という．そのためさまざまな性質の痛みがあり，この鑑別が重要となる．頭痛には表在性の痛み，深部性の痛み，局在性の痛み，不明瞭な漠然とした痛みがあり，痛みの程度も頭重感，圧迫感，拍動痛などがある．

頭痛を感じる部位は脳実質にはない．頭蓋骨外の皮膚，腱膜，筋，動脈，骨膜および頭蓋骨内の硬膜，脳軟膜の一部，動脈壁などで痛みを感じる．

2 頭痛の分類

頭痛の分類に，国際頭痛分類第 3 版（2018 年）があり，広く用いられている（▶表 3-12）．

▶表 3-12　国際頭痛分類第 3 版による頭痛分類

一次性頭痛
・片頭痛 ・緊張型頭痛 ・三叉神経・自律神経性頭痛 ・その他の一次性頭痛疾患
二次性頭痛
・頭頸部外傷・傷害による頭痛 ・頭頸部血管障害による頭痛 ・非血管性頭蓋内疾患による頭痛 ・物質またはその離脱による頭痛 ・感染症による頭痛 ・ホメオスターシス障害による頭痛 ・頭蓋骨，頸，眼，耳，鼻，副鼻腔，歯，口あるいはその他の顔面・頭蓋の構成組織の障害に起因する頭痛または顔面痛 ・精神疾患による頭痛
有痛性脳神経ニューロパチー，他の顔面痛およびその他の頭痛
・脳神経の有痛性病変およびその他の顔面痛 ・その他の頭痛性疾患

〔日本頭痛学会・国際頭痛分類委員会（訳）：国際頭痛分類第 3 版．医学書院，2018 より〕

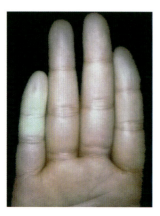

▶図 3-1　レイノー現象
小指にレイノー現象がみられる．

▶表 3-13　主な頭痛の特徴

	片頭痛	緊張性頭痛	群発頭痛	脳腫瘍
発症年齢	10〜40歳台	20〜50歳台	20〜40歳台	好発年齢なし
性差	女性に多い	性差なし	男性に多い	性差なし
家族歴	しばしばあり	なし	なし	なし
前駆・随伴症状	閃輝暗点	肩こり，頸部痛	目のかすみ，首のはり	頭蓋内圧亢進症状，巣症状
頭痛部位	一側性	後頸部〜後頭部両側性	一側性	初期は限局性，進行期は頭全体
頭痛の性質	拍動性	重圧感	えぐられるような激痛	鈍痛
持続時間	数時間以内	数日〜持続的	一定期間，毎日決まった時間	持続的

　頭痛は一次性と二次性に分けられ，一次性頭痛の多くは特別な神経症状を伴わない片頭痛や群発頭痛である．二次性頭痛は，ほかに原因疾患がありその疾患の症状として頭痛が生じるものである．さらに有痛性脳神経ニューロパチーなどがある（▶表 3-13）．

a 片頭痛

　「ズキンズキン」あるいは「ガンガン」とする拍動性の激しい発作性の頭痛．頭の一側性に生じることが多いが両側性のこともあり，女性に多く，また家族性に発生することも多い．頭痛の頻度は月に1〜2回から週に1〜2回で，痛みは1〜2時間でピークに達し，悪心・嘔吐を伴うことが多い．

　前兆のある片頭痛と前兆のない片頭痛の2つがあり，前者は20〜30％といわれている．前兆のある片頭痛では，頭痛がおこる前に，はじめは視野の中にチカチカ光る小さな点が現れ，次第に大きくなる．場合によって視野の片側，または中心部が見えにくくなる閃輝暗点（scintillating scotoma）が生じる．前兆は数分〜1時間以内で治まり，続いて頭痛が始まる．前兆のない片頭痛は，ゆっくりと発症し，数日間頭痛が続く．

　片頭痛の発作時に硬膜血管に分布する三叉神経が活性化すると考えられ，セロトニン（5-HT）受容体作動薬（トリプタン製剤）で三叉神経核を抑制して痛みを鎮める．長期に頭痛が続くときには，消炎鎮痛薬が用いられることが多い．

b 緊張性頭痛

　後頸部から後頭部にかけて重く締めつけられるような，圧迫感のある非拍動性の痛み．首や肩のこりや目の痛みが伴う．頭痛は朝は軽く夕方に強いことが多く，入浴や睡眠で軽減する．

　筋肉の緊張による痛みで，悪い姿勢，頸部や肩の筋緊張，目の疲れ，精神的な緊張などが誘因となって生じることが多い．

　予防・症状軽減のためには，原因となる筋緊張の解消や筋緊張を和らげる理学療法などが有用である．必要であれば，消炎鎮痛薬，筋弛緩薬，抗不安薬などを用いてもよい．

c 群発頭痛

　目の奥がえぐられるようで，じっとしていられないというような慢性頭痛で最大級の強烈な痛み．持続は1〜2時間，ある期間毎日同じ時間に決まった片側が痛む．

　直前に目のかすみ，首のはりなどの前ぶれがあり，目の充血，涙目，鼻水などの自律神経症状が伴う．片頭痛とは異なり20〜40歳台の男性に多い．

　予防として群発期を予測して予防薬を飲み，生じたら消炎鎮痛薬を服用する．またアルコール摂取で誘発されることがあり，群発期はアルコールを避ける．

d 非血管性頭蓋内疾患による頭痛

脳腫瘍，脳膿瘍など頭蓋内病変により，硬膜や血管が引っ張られ頭痛がおこる．これらの病変は生命にもかかわることがあり注意を要する．

e 発症経過と頭痛

①急性発症（数分～数時間で進行）

くも膜下出血，脳内出血，高血圧性脳症，髄膜炎，副鼻腔炎，頭部外傷など．

②亜急性頭痛（数日～数週間で進行）

脳腫瘍，慢性硬膜下血腫，脳膿瘍など．

③慢性頭痛

片頭痛，群発頭痛，緊張性頭痛，心因性頭痛など．

K リンパ節腫脹

1 概念

リンパ節は全身に広く分布し，リンパ流の中の異物や不要成分を捕まえ処理する働きをもち，免疫機能の重要な役割を担っている．

リンパ節は深部と表在に分かれ，胸部や腹部の深部リンパ節は触れることはできないが，鼠径部などでは健常者でも触れることがある．正常なリンパ節は通常5～10 mm程度のやや可動性のある円形ないしは楕円形で，圧痛がなく軟らかいのが特徴である．正常なリンパ節と病的なリンパ節とを区別することは容易ではないが，炎症性のリンパ節腫脹では圧痛が，腫瘍性のリンパ節腫脹では大きさや固定性が手がかりとなる．

2 病態生理

①リンパ節への感染

感染に伴う炎症で，白血球の浸潤，充血，浮腫

▶表3-14 リンパ節腫脹をきたす疾患

局所リンパ節腫脹
・感染症： 　①一次性リンパ節炎：結核，ハンセン病など 　②二次性リンパ節炎：化膿性病変 ・悪性腫瘍：リンパ節転移

全身性リンパ節腫脹
・感染症： 　①ウイルス感染症（伝染性単核球症，風疹，麻疹，AIDSなど） 　②真菌感染症，寄生虫感染症 ・炎症性疾患：膠原病，アレルギー性疾患 ・悪性腫瘍： 　①悪性リンパ腫 　②リンパ性白血病 ・反応性増殖：全身性エリテマトーデス，サルコイドーシス

などにより，リンパ節が腫大する．さらに炎症が進めばリンパ節の被膜が緊張し，疼痛が生じる．

②感染・炎症に対する免疫反応

免疫応答に伴いリンパ球や細網内皮系細胞が増殖し腫大する．

③腫瘍性

リンパ節自体の腫瘍性細胞の増殖により腫大する場合と，他の腫瘍細胞のリンパ節への浸潤による腫大（転移性腫瘍）がある．

3 リンパ節腫脹をきたす疾患

局所的にリンパ節腫脹をきたす場合と全身的にきたす場合があり，原因疾患によって異なる．なかには初期には局所的であっても，進行とともに全身的に広がる場合がある（▶表3-14）．

a 局所リンパ節腫脹

局所リンパ節腫脹はリンパの流れを反映したものが多く，原因疾患の手がかりとなることがある．原因疾患の多くは感染症と腫瘍性である．

結核など疾患自体がリンパ節の腫脹をきたす一次性リンパ節炎と，細菌感染などに伴う二次性リンパ節炎がある．

癌の転移など悪性腫瘍によるリンパ節腫脹は，

▶表 3-15　ショックの診断基準（日本救急医学会）

1.　血圧低下（必須）
①収縮期血圧 90 mmHg 以下
②平時の収縮期血圧が 150 mmHg 以上の場合：平時より 60 mmHg 以上の血圧下降
③平時の収縮期血圧が 110 mmHg 以下の場合：平時より 20 mmHg 以上の血圧下降

2.　小項目（3 項目以上を満たす）
①心拍数 100 回/分以上
②微弱な脈拍
③爪先の毛細血管の refilling 遅延（爪を押すと白くなり，離すともとの色にもどる．この色の戻りが悪くなる現象．圧迫解除後 2 秒以上）
④意識障害〔JCS（Japan Coma Scale）2 桁以上または GCS（Glasgow Coma Scale）10 点以下，または不穏・興奮状態〕
⑤乏尿・無尿（0.5 mL/kg・時以下）
⑥皮膚蒼白と冷汗，または 39℃ 以上の発熱（感染性ショックの場合）

血圧低下の基準と小項目の 3 項目以上を満たす

周囲と癒着し固く移動性に乏しいのが特徴である．胃癌，胆嚢癌，膵癌などでは，左鎖骨上窩のリンパ節転移〔ウィルヒョウ（Virchow）のリンパ節転移〕が特徴的である．また，腋窩部のリンパ節腫脹は乳癌の転移，鼠径部は，膀胱，子宮，卵巣，直腸など骨盤内臓器の癌転移が多い．

b 全身性リンパ節腫脹

感染症では，伝染性単核球症，風疹，麻疹などのウイルス感染や真菌感染でもみられる．悪性リンパ腫は初期から腫脹に触れない．全身性に腫脹に触れたらリンパ性白血病をまず考える．SLE は全身性ではあるが頸部リンパ節腫脹をきたすことが多い．またサルコイドーシスの初期には両側性の肺門部リンパ節腫脹が特徴的である．

L ショック

1 概念

ショックとは，末梢血管が拡張し血流の停滞がおこるため，あるいは体液，血漿，全血が急激に失われて血液量が減少するために，心臓が適当な拍出量を維持できない場合をいう．神経性ショッ

▶表 3-16　ショックの臨床症状

自覚症状	虚脱，無欲，意識消失
臨床症状	顔面蒼白，冷汗，微弱な頻脈，呼吸促迫，不安，不穏，低血圧，低体温，四肢冷感

ク（神経反射，興奮），血管性ショック（敗血症，アナフィラキシー），失血性ショック（外傷，出血，熱傷）などがある．

収縮期血圧低下，脈圧低下，それに伴う尿量の低下と呼吸不全がおこる．一般に▶表 3-15 の基準を満たすときにショックという．またショックのときの主な症状を▶表 3-16 に示した．

2 病態

ショックは，循環血液量が減少してショック症状を呈する循環血液量減少性ショック，心臓のポンプ機能が低下してショック症状を呈する心原性ショック，心臓以外の原因で心臓のポンプ機能が障害される心外閉塞・拘束性ショック，全末梢血管抵抗が低下することが原因の血液分布異常性ショックの 4 つに分類されている．

a 循環血液量減少性ショック

失血や体液喪失に伴う循環血液量の減少による

ショックである．失血は，外傷性出血，消化管出血，食道静脈瘤破裂，大動脈瘤破裂，異所性妊娠破裂などによるものであり，体液喪失は広範囲熱傷，急性膵炎，腹膜炎，イレウスなどによる．

b 心原性ショック

心臓のポンプ機能の低下によるものであり，その原因として主なものは，心筋梗塞，拡張型心筋症，僧帽弁狭窄・閉鎖不全，心室中隔欠損などである．

c 心外閉塞・拘束性ショック

心臓機能は保たれているにもかかわらず，心臓以外の問題で心臓のポンプ機能が障害された結果，心拍出量が低下して生じるショックである．引き起こす病態には肺塞栓症，心タンポナーデ，緊張性気胸などがある．

d 血液分布異常性ショック

末梢の細動脈の拡張による末梢血管抵抗減少と静脈の拡張のため，心臓へ還流する血液量が減少しショックがおこる．血管は血管拡張物質や血管交感神経緊張低下により拡張する．これには，敗血症性ショック，アナフィラキシーショック，神経性ショックなどがある．

（1）敗血症性ショック

細菌〔黄色ブドウ球菌，メチシリン耐性黄色ブドウ球菌（MRSA），病原性大腸菌など〕が血液中で増殖する重症感染症でみられるショックである．細菌感染に伴い，単球やマクロファージから放出されたサイトカインが好中球を活性化し，細胞傷害性の好中球エステラーゼや活性酸素，一酸化窒素（NO）などがつくられ，血管を拡張するために生じる．

敗血症性ショックの初期には必ずしも心拍出量は低下しておらず，逆に増加している場合がある．この場合，皮膚の蒼白や冷汗，低体温はみら

れない．この状態を warm shock と呼ぶが，症状の進行とともに心原性ショックと同じようになり，通常のショック状態（cold shock）を呈するようになる．

（2）アナフィラキシーショック

ハチ刺されや食物アレルギーなど即時型のアレルギー反応に伴い，ヒスタミンなど血管拡張物質が放出されるために生じる．

（3）神経性ショック

交感神経系による急激な緊張低下や，血管運動性神経の麻痺による細動脈の拡張と静脈系の拡張が同時かつ急速におこるために，循環血液量の低下をきたすことによって生じるものである．

3 ショック時の対応

ショック状態はどのような場合にあっても生命にかかわる重篤な症状であり，気道確保，心マッサージなど救急蘇生を必要とする場合が多い．もし，リハビリテーション中に生じた場合は，救急蘇生とともに，足をやや高く上げ頭を少し低くして脳循環を保つとともに，医師に即座に連絡し，厳重な治療ができる場所への緊急搬送を行う（付録➡353 頁参照）．

M 理学療法・作業療法との関連事項

内科的症候としての発熱，全身倦怠感，食欲不振，悪心・嘔吐，めまいなどは，リハビリテーションを実施しているときにも日常みられる症状である．また意識障害，ショックなどは生命を守るために緊急処置が必要なものである．事故を避け，安全にリハビリテーションを行うためにも，患者の訴えから早期に異常を発見し，これらの症候を見逃さないことが重要である．

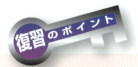

- ☐ 発熱，全身倦怠感，食欲不振，悪心・嘔吐などの概念と発生メカニズム，対処法について説明しなさい．
- ☐ 意識障害の分類と発生メカニズム，現場での対応処置について説明しなさい．
- ☐ めまい，頭痛の主な種類について説明しなさい．
- ☐ 浮腫，リンパ節腫脹の原因を説明しなさい．

第4章 循環器疾患

学習目標
- 循環器（心臓血管）の解剖と生理について理解する．
- 主な循環器疾患の概念，病理，症状，臨床所見，検査，治療について理解する．
- 循環器疾患をもつ患者の理学療法・作業療法を実施する際の留意点を学習する．
- 心臓リハビリテーションについて学習する．

A 循環器系の解剖と生理

循環器系の役割は組織における物質交換であり，細胞が必要とする酸素や栄養素を供給し，細胞の活動により生じた代謝産物を回収して運び去る．

循環器系は心臓，動脈，毛細血管，静脈，リンパ管から構成される．心臓はポンプとして働く．血管は心臓から血液を組織に送り込む動脈，組織中で物質交換を行う毛細血管，血液を心臓に戻す静脈からなる．リンパ管は毛細血管において濾過された血液成分の一部が，静脈に戻る経路である．

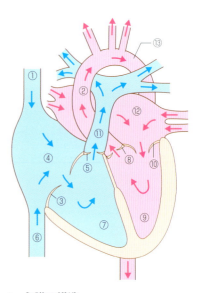

▶図 4-1　心臓の構造
①上大静脈，②大動脈，③三尖弁，④右心房，⑤肺動脈弁，⑥下大静脈，⑦右心室，⑧大動脈弁，⑨左心室，⑩僧帽弁，⑪肺動脈，⑫左心房，⑬大動脈弓

1 心臓の解剖（▶図 4-1）

a 位置・重量

心臓（heart）の位置は胸郭の中央からやや左側にあり，左右の肺に挟まれ，下面は横隔膜の上に接している．成人の心臓は手拳大で 250〜300 g あり，男性のほうが女性よりやや重い．

b 心臓壁・心膜

心臓壁は最外側から**心外膜**（臓側板，epicardium/visceral layer），**心筋層**（cardiac muscle），**心内膜**（endocardium）の3層で構成される．骨格筋と同様に心筋は横紋筋であるが，骨格筋とは違って筋細胞どうしが結合して，心筋が同時に収縮する構造となっている．ポンプ作用による圧が高くかかる左心室壁は 8〜9 mm 程度，圧が低くかかる右心室壁は 3〜4 mm 程度である．

心臓は**心膜**という二重になった膜で包まれている．その間は**心膜腔**と呼び，漿液性の液体（心嚢液）が存在して，周囲組織との摩擦を減らし拍動

を滑らかにしている．臓側板（心外膜）は反転して壁側板となって心臓の外側を包んでいる．壁側板は胸骨や横隔膜に心臓を固定する役割を担う．

c 心腔

心臓は**右心房**（right atrium；RA），**右心室**（right ventricle；RV），**左心房**（left atrium；LA），**左心室**（left ventricle；LV）の4腔の構造となっている．左右の心室，心房の間には中隔があるので血液は混合しない．

d 弁

弁は血液を心房から心室，心室から大血管へと一定方向に流すために血液の逆流を防いでいる．また弁は心室内の血液量の調節も行っている．

心臓には心房と心室の間に**房室弁**（右：三尖弁，左：僧帽弁），大血管と心室との間に**半月弁**（大動脈弁，肺動脈弁）の4つの弁がある（▶図4-1）．

e 冠循環

冠循環（coronary circulation）は，心臓を灌流する血管系で，心室の表面から心室筋内に細い分枝を進入させ，心筋に栄養や酸素を与えている．

冠動脈は大動脈基部から分岐し，**右冠動脈**（right coronary artery；RCA）と**左冠動脈**（left coronary artery；LCA）に分かれる．左冠動脈は**左主幹動脈**（left main trunk；LMT）として左房室間溝に向かい，前室間溝を走る**左前下行枝**（left anterior descending；LAD）と，左房室間溝を左後下方に下行する**左回旋枝**（left circumflex；LCX）に分かれる．左前下行枝は左心室前壁と心室中隔を栄養し，左回旋枝は左心室側壁と下壁を栄養している．右冠動脈は右房室間溝を右下後方へ走行し，主として右心房，右心室，左心室下壁を栄養する（▶図4-2）．これら冠動脈の枝は米国心臓協会（American Heart Association；AHA）のセグメント分類に従い表記され

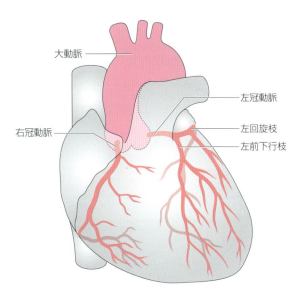

▶図4-2　冠動脈の走行

ている（▶図4-3）．

冠動脈血流量は全心拍出量の4〜5%を占める．収縮期には心筋内に存在する冠細動脈は圧迫され血流が著減する．そのため冠血流量の多くは拡張期に供給されるので拡張期血圧に強く影響される．運動時のように心筋酸素需要が増大するときには，主に冠微小循環の冠細動脈を拡張して心筋への血流量を増し酸素供給を増加させている．

f 心臓の刺激伝導系

刺激伝導系は，洞結節，房室結節，ヒス（His）束，左右の脚，プルキンエ（Purkinje）線維などから構成される．心臓には自動能があり，心臓の拍動と同時に電気を規則的に発生させる．電流は刺激伝導路を伝わって，短時間で心筋の末端まで到達する．洞結節と房室結節は，心臓のペースメーカとしての働きを有する．

g 体内循環システム

体内循環システムは，肺循環と体循環からなる（▶図4-4）．

(1) 肺循環

肺循環（pulmonary circulation）は，右心室→

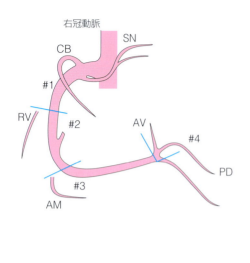
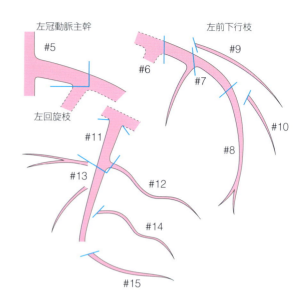

▶ 図4-3 冠動脈の米国心臓協会（AHA）分類
AHA分類では冠動脈を区分（segment, #）に分けて表記する．右冠動脈は4つに区分する．左冠動脈は主幹部をsegment 5とし，左前下行枝（segment 6〜10），左回旋枝（segment 11〜14）の順に区分する．後下行枝が存在すればこれをsegment 15と呼ぶ．

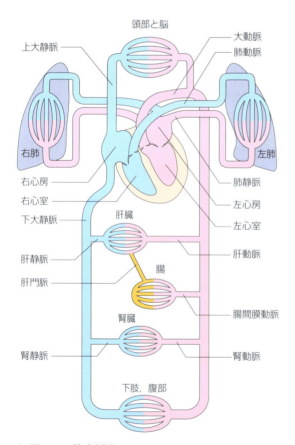

▶ 図4-4 体内循環システム

肺動脈→肺胞毛細血管→肺静脈→左心房の循環経路である．体循環よりも循環抵抗が小さい．小循環（lesser circulation）とも呼ぶ．

(2) 体循環

体循環（systemic circulation）は，左心室→大動脈→動脈→毛細血管→静脈→上・下大静脈→右心房に還流する循環経路である．心臓自体を灌流する冠動脈，消化から肝臓に走行する肝門脈系（hepatic portal system）など肺循環以外のすべての血管が含まれる．大循環（greater circulation）とも呼ぶ．

2 心臓の生理

a 心周期

心臓は，収縮（systole）と拡張（diastole）を繰り返して血液を送り出している．このサイクルを**心周期**（cardiac cycle）という．

- **収縮期**：心室筋が収縮して心室内圧が上昇すると，まず房室弁が閉鎖し，さらに収縮していく

と大動脈弁，肺動脈弁が開き，心室内の血液が駆出される．

- **拡張期**：心筋が弛緩して心室内圧が低下すると，まず動脈弁が閉鎖し，さらに弛緩していくと房室弁が開き，心房の興奮・収縮を経て心房内の血液が心室内へ流入する．

b 心拍出量

心臓は心室の1回の収縮で約50〜80 mLの血液を送り出す．これが心臓の**1回拍出量**（stroke volume；SV）である．心室から1分間に送り出される血液量を**心拍出量**（cardiac output；CO）といい，1回拍出量と心拍数（heart rate）の積で表す．

心拍出量（mL/分）＝
1回拍出量（mL/回）×心拍数（回/分）

安静時の心拍出量は約5 L/分である．1回拍出量は，①収縮開始時の心臓の大きさ〔**前負荷**（preload）〕，②心臓が血液を駆出する際にうち勝たなければならない力〔**後負荷**（afterload）〕，③心臓収縮力の3つの因子で決定される．

一方，心拍数は自律神経系，電解質およびある種のホルモンによって影響を受ける．心拍数が100回/分以上ある場合を頻脈，60回/分以下を徐脈という．加齢とともに心拍数は徐々に低下する．

c 収縮力

心臓の交感神経末端や副腎髄質からカテコールアミン（アドレナリン，ノルアドレナリン）が分泌され，血流に乗って心臓に達し β 受容体に作用し心筋収縮力を増加させる．一方，α 受容体は主に全身の血管系に分布し，血管収縮に働く．

d 神経支配

自律神経である交感神経と迷走神経により支配されている．交感神経系の興奮は主として β アドレナリン受容体を介して心拍数を増加させ，副交感神経系の興奮は主として迷走神経を介して心

拍数を減少させる．身体的あるいは精神的ストレスは交感神経系を活性化し心拍数を増加させる．

e 血圧

（1）収縮期・拡張期・平均血圧・血圧値の分類

心周期における**血圧**（blood pressure；BP）の収縮期のピーク値を**収縮期血圧**（systolic pressure）または最高血圧という．一方，拡張期終末の血圧を**拡張期血圧**（diastolic pressure）または最低血圧という．最高血圧と最低血圧の差を**脈圧**（pulse pressure；PP）という．平均血圧は，以下の式で求められる．

平均血圧≒
拡張期血圧＋1/3（収縮期血圧−拡張期血圧）

血圧の単位はmmHgで表し，収縮期血圧/拡張期血圧（例：120/60 mmHg）と表記する．

（2）血圧を形成する諸因子

血圧（BP）は心拍出量（CO）と全末梢血管抵抗（total peripheral resistance；TPR）の積によって決まる．

BP＝CO×TPR

血圧には心臓と血管の要因が直接的に関連する．心臓の要因としては1回拍出量の増加，左心室駆出速度の増大などがあげられる．それらは収縮期血圧および脈圧を増加させる．血管の要因としては大動脈の弾力性が関連する．左心室から駆出された血液は直接末梢に送られると同時に，その一部は大動脈を伸展させ，そこに一時蓄えられた圧の上昇を吸収して，その分だけ収縮期血圧が低くなる．拡張期には大動脈の伸展により蓄えられた血液が末梢に流れ出し，拡張期血圧が保たれる〔ウィンドケッセル（Windkessel）効果〕．大動脈が硬化をおこし，伸展が妨げられると，収縮期血圧が高くなり，拡張期血圧は低くなる．

全末梢血管抵抗の大部分を担うのは細動脈の抵抗である．細動脈の収縮による抵抗性の増大に関与する因子は，交感神経 α 線維の刺激亢進と，腎におけるレニン-アンジオテンシン系の活性化である．

B 循環器疾患の主要な症候

1 呼吸困難

呼吸困難（dyspnea）は，他覚的にも自覚的にも呼吸が困難な状態である．成因としては，①低酸素血症，高二酸化炭素血症，アシドーシスなどの血液の異常を化学受容体で感知して，大脳皮質で感じる不快感，②筋肉が収縮した換気量が得られない場合（腱が筋の長さや張力から知覚する）に感じる努力性呼吸困難感，③心因性などがあげられる．

a 労作性呼吸困難

労作性呼吸困難（exertional dyspnea）は，労作時のみに息切れ・息苦しさを自覚する症状である．心不全の初期症状であるが，呼吸器疾患による症状と鑑別が困難なことがある．

b 起座呼吸

起座呼吸（orthopnea）は，臥位では呼吸困難が増し，座位になると楽になるため患者が好んでそのような姿勢をとることである．臥位では静脈還流量が増し，肺うっ血が増強して肺活量が減少するので呼吸困難になる．

c 発作性夜間呼吸困難

発作性夜間呼吸困難（paroxysmal nocturnal dyspnea）は，夜間就眠中に呼吸困難が出現し，起座位をとると数分で楽になる現象であり，心不全の徴候である．機序として，睡眠中は呼吸中枢が抑制されることに加え，臥床によって肺に下半身の血液が還流して，肺うっ血となることが考えられる．

d 急性肺水腫

急性肺水腫（acute pulmonary edema）は，急激におこる重症心不全で，ピンク色の泡沫状の喀痰を大量に喀出する．同時に，呼吸困難，呼吸促迫，喘鳴が認められる．

2 胸痛

胸部不快感，圧迫感，痛み，激痛など幅広い症状が含まれる．鑑別診断には，時間経過については①急性（数十分～数時間前から），②亜急性（数日前から持続性），③反復性・慢性の胸痛に分け，部位については胸骨裏，左あるいは右の一側性に分けて考える．

a 痛みの特徴

狭心症（angina pectoris），心筋梗塞（myocardial infarction）などの虚血性心疾患（ischemic heart disease；IHD）に共通する胸痛は，胸部圧迫感・絞扼感を伴った前胸部痛であり，時に冷汗・悪心などを伴う．疼痛は前胸部のみならず，左肩など，▶図4-5 に示すような部位に痛みが放散することが多い．持続時間は，狭心症では数分～十数分で，心筋梗塞では30分以上持続する．

解離性大動脈瘤では，突発性の鋭い痛みで，解離の進行とともに痛みが移動する．

b 心疾患と鑑別を要する胸痛

胸膜炎，肋間神経痛，自然気胸，食道ヘルニア，胆石症，胆嚢炎，膵炎，胃・十二指腸潰瘍などでもしばしば胸痛を生じる．

3 動悸

動悸（palpitation）は，心臓の拍動を不快に自覚する症状である．心悸亢進とほぼ同義語で用いられる．頻脈，不整脈，1回拍出量の増大により出現する．

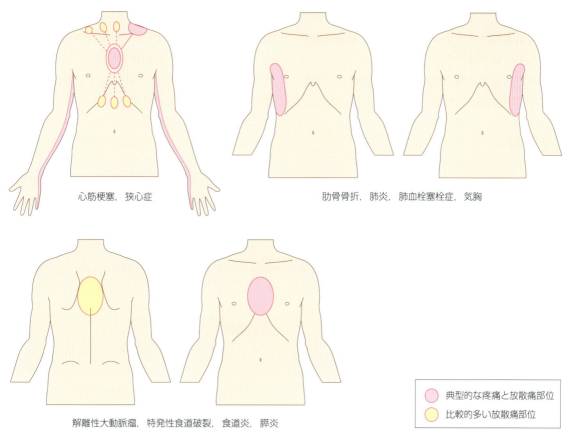

▶図 4-5　胸痛の部位と鑑別診断例

4 浮腫

　浮腫（edema）とは，組織間液が異常に増加し，体表面から腫脹して見える状態をいう．心不全などでは両眼瞼，両下腿に現れやすく，重度になれば，全身に生じる．背臥位例では重力の関係で仙骨部，背面，殿部などに生じやすい．浮腫は，局所の炎症あるいは静脈やリンパ管のうっ滞などが原因となる．炎症性浮腫の場合はその部位での発赤，熱感，疼痛を伴う．全身に及んだ著しい浮腫を**全身性浮腫**（anasarca）という．

5 チアノーゼ

　還元ヘモグロビンが毛細血管レベルで 5 g/dL 以上になり，皮膚や粘膜が暗紫色になる状態を**チアノーゼ**（cyanosis）という．口唇粘膜，爪床，外耳，頬部で目立ちやすい．高度の貧血が存在する場合には，原因疾患があってもチアノーゼが出現しないことがある．

　チアノーゼには，全身の皮膚と粘膜にみられる中枢性チアノーゼ，末梢にのみみられる末梢性チアノーゼ，上・下肢，あるいは左右でチアノーゼの出現に差がある解離性チアノーゼがある．

　心肺疾患などで動脈血酸素飽和度が低下した場合や異常ヘモグロビン血症などでは，中枢性チア

ノーゼがみられる．心不全や動脈閉塞などの循環不全では末梢性チアノーゼがみられ，動脈管開存症に大動脈縮窄症を伴う（上半身がピンクで下半身にチアノーゼがある）などの血管異常では解離性チアノーゼがみられる．

6 失神

これまで失神（syncope）とは，一過性の全脳虚血により一時的に意識を失い数秒～数分で回復することを指していた．しかし，現在では，全脳虚血だけでなく，てんかんによる失神発作，心因性失神などの一過性意識消失も含まれる．完全な意識消失には至らないふらっとしためまい感のような発作は，失神前状態（presyncope）と呼ばれている．

失神の最も多い原因は急激な血圧下降による全脳虚血である．迷走神経反射性失神，起立性低血圧など末梢血管緊張の異常の場合と，アダムス・ストークス（Adams-Stokes）症候群など心拍出量の急激な低下の場合がある．

C 循環器疾患の診断法

1 病歴

呼吸困難，浮腫，動悸，チアノーゼ，胸痛などの病歴は，強く心疾患を疑わせる症状である．

2 身体診察

脈拍と血圧を測定し，心臓を聴打診することによって，循環に関する多くの情報を収集することができる．

a 脈拍

脈拍（pulse）とは，心臓の拍動に伴う動脈の拍動を指す．通常の診察では，橈骨動脈で触診を行う．患者の手掌を上に向け，橈骨茎状突起の高さで，橈骨動脈の上に診察者の示指，中指，環指の3本をそろえて置いて触診する．左右を同時に触診して比較するようにする．

脈拍数は著しい不整脈がない限り，心拍数と同じである．加齢とともに安静時の脈拍数は減少する．

(1) 頻脈

成人の脈拍数が100回/分以上の場合を頻脈（tachycardia）という．精神的緊張，運動直後，発熱時には脈拍数が増加する．脈拍数は，1℃の体温上昇で8～10回/分増加する．病的な頻脈は，貧血，心不全，甲状腺機能亢進症，大量出血などでみられる．

(2) 徐脈

成人の脈拍数が60回/分以下の状態を徐脈（bradycardia）という．睡眠時，あるいは運動選手では徐脈の傾向にある．病的な徐脈は，脳圧亢進などでみられる．40回/分以下の高度の徐脈は，房室ブロックによることが多い．

(3) リズム

脈拍のリズム（rhythm）も触診では重要である．健常者では，脈拍はほぼ一定の間隔で律動的に拍動している（eurhythmia または regular pulse）．これに反して脈拍のリズムが不整であるものを不整脈（arrhythmia）という．

b 血圧

(1) 血圧計

血圧計（sphygmomanometer）は水銀血圧計が標準として用いられる．ただし，最近では電子血圧計が普及し，家庭でも簡便に測定できるようになっている．

(2) 血圧測定法

①聴診法

非観血的血圧測定法の基準となっている．カフ（マンシェット）を上腕部に巻き，その下縁が肘よりも3cm程度上にくるようにする．肘窩で，

上腕動脈の拍動を触れる部位に聴診器を当てる．加圧は速やかに圧迫帯に空気を送入し，収縮期血圧より30 mmHg以上まで行う．内圧を下げる速度は1拍ごとに2～3 mmHg程度とする．本法では，カフの圧迫で部分的に狭窄された動脈の末梢で生じる音〔コロトコフ（Korotkoff）音〕を聴診し，そのときの最初に識別できる点〔スワン（Swan）第1点〕が収縮期圧（最高血圧）として測定される．さらに空気を抜いていくと拍動音は突然に弱くなり（スワン第4点），ついに完全に消失する（スワン第5点）．排気が速すぎれば収縮期血圧は低く，拡張期血圧は高く評価される．一般にはスワン第5点が血管内カテーテル法による最低血圧と一致するといわれており，第5点を最低血圧とする．第5点が不明瞭な場合には第4点を最低血圧とする場合もある．

測定前の運動，カフェイン，喫煙は避けるように指導する．血圧測定は少なくとも5分の安静後，カフを心臓の高さに保ち，安定座位の状態で測定する．血圧は1～2分の間隔をおいて複数回測定し，安定した値を示した2回の平均値を血圧値とする．

初診時には左右両腕で血圧を測る．さらに足背動脈の脈が弱い場合は動脈閉塞疾患の疑いがあるため上下肢で測定しなければならない．上腕の血圧の左右差は通常10 mmHg以内で，下肢は上肢と同じかやや高い（20 mmHg以内）．下肢の血圧は，大腿に大型カフを巻き，膝窩で聴診するか，足首にカフを巻き，足背動脈，後脛骨動脈で聴診または触診して測定する．

左右差がある場合や下肢の血圧が低いときには，動脈閉塞疾患や大動脈解離などが考えられる．また，下肢の血圧が高いときは，大動脈弁逆流や大動脈弓に限局した大動脈炎症候群などを推察しなければならない．

②触診法

聴診法で聞き取れないような場合に行う．上腕部に巻いたカフに空気を送入して，橈骨動脈を触診しながら脈拍拍動が消失する時点からさらに20～30 mmHg程度高いところまで圧を高め，次第に内圧を下げていき，脈拍を触れるようになった時点での血圧計の目盛りの読みを最高血圧（収縮期血圧）とする．触診法の場合には最低血圧（拡張期血圧）の測定はできない．

3 心電図

心電図（electrocardiogram；ECG）は，心臓の心起電力により体表面に電気が流れる体表各部に生じた電位差を心電計で測定し，電位の波形を経時的に記録する．心電図により不整脈，虚血性変化，心肥大などの評価ができる．

a 心電図の記録法

標準肢誘導（I，II，III），増高単極肢誘導（aVR，aVL，aVF），単極胸部誘導（V_1～V_6）の12誘導法が一般的に用いられる（▶図4-6）．

心臓の興奮は洞結節がペースメーカとなり，洞房結節の興奮が心房筋に広がって心房全体の興奮となる．次いで興奮は房室結節に達し，ヒス束，左脚・右脚を通り，左心室・右心室の心内膜下に存在するプルキンエ（Purkinje）線維を経て心室筋に達し，これを興奮させる．P波は心房筋の興奮を，QRS波は心室筋の興奮を，T波は心室筋の興奮消退を反映する（▶図4-7）．ST部分はQRS波の終わりからT波の始まりまでの間で，心室興奮の極期である．ST部分の開始点をST接合部（ST junction）またはJ点という．通常，ST部分は基線上にある．

胸部誘導ではV_1からV_5に向かうにつれて次第にR波が高くなり，逆にS波が小さくなる．R波とS波がほぼ等しくなる部位を移行帯といい，通常はV_3付近にある．

U波はT波に続く上向きの小さな波で，V_2，V_3で顕著に認められる．心室内プルキンエ線維の再分極の遅れによってできると考えられている．

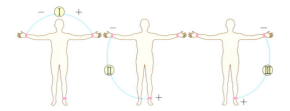

a. 標準肢誘導
関導子（＋）と不関導子（－）の2つの導子間の電位差を表現した誘導法で，第Ⅰ誘導は左手（＋）と右手（－），第Ⅱ誘導は左足（＋）と右手（－），第Ⅲ誘導は左足（＋）と左手（－）の間の電位差を表す

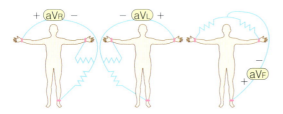

b. 増高単極肢誘導
各四肢を関導子とし，左手，右手，左足を結んだ結合電極（0電位）を不関導子として，各四肢の電位を表現したもの．実際には棘高を1.5倍にした増高単極肢誘導が用いられる

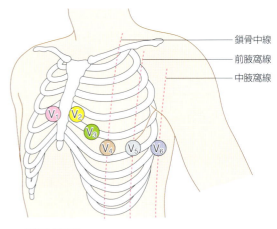

c. 単極胸部誘導
左手，右手，左足を結んだ結合電極を不関導子として，胸壁上の定められた点に関導子をおいて，各点の電位を記録したもの．胸壁上の導子の位置は，
V₁：第4肋間胸骨右縁
V₂：第4肋間胸骨左縁
V₃：V₂とV₄の中間点
V₄：第5肋間鎖骨中線上
V₅：V₄と同等の高さで前腋窩線上
V₆：V₄と同等の高さで中腋窩線上

▶図4-6　心電図の記録法

b 各波の異常所見の臨床的意義

各波の異常所見とそれらの所見を呈する主な疾患（群）については以下のようである．

(1) P波の異常

心房に対する負荷（圧負荷，容量負荷）によって生じる．

- **肺性P波（pulmonary P）**：Ⅱ，Ⅲ，aVF誘導で波高が2.5 mm以上と高い尖鋭なP波で，右心房負荷〔肺性心，慢性閉塞性肺疾患（COPD）など〕を示す（▶図4-8）．
- **僧帽性P波（mitral P）**：Ⅰ，Ⅱ誘導にみられる異常に幅広い（0.10秒以上）結節性のP波である．左心房負荷を意味し，僧帽弁疾患に多くみられる．
- **先天性P波（congenital P）**：Ⅰ，Ⅱ誘導にみられる尖鋭化したP波．ファロー（Fallot）四徴症などの先天性心疾患に認められる．

(2) PQ時間の異常

PQ時間の延長は房室ブロックという．程度によって次のように分類される．

①第1度房室ブロック（不完全房室ブロック）

PQ時間が延長しているもので心室拍動（QRS波）は脱落しない．

②第2度房室ブロック（不完全房室ブロック）

- **ウェンケバッハ（Wenckebach）型第2度房室ブロック〔モビッツ（Mobitz）Ⅰ型〕**：PQ時間が1拍ごとに延長し，ついに心室拍動（QRS波）が1回脱落するという状態を繰り返す（▶図4-9）．
- **モビッツ（Mobitz）Ⅱ型第2度房室ブロック**：PP時間，PQ時間は常に一定であるが，周期的に心室拍動（QRS波）の脱落がおこる（▶図4-9）．

③第3度（完全）房室ブロック

心房（P波）と心室（QRS波）とが互いに

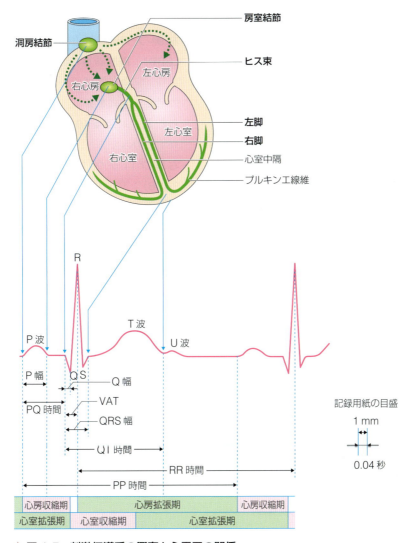

▶図4-7 刺激伝導系の興奮と心電図の関係
P波，QRS波およびT波の時間と各波の間隔を測定する．通常は25 mm/秒の記録速度で，1 mmは0.04秒となる．①PP時間：P波と次のP波までの時間，健常成人では0.6〜1.0秒，②RR時間：R波と次のR波までの時間，③PQ時間：P波の始まりからQRS波までの時間，健常成人では0.12〜0.20秒，④P波形と幅：P波の始まりから終わりまで，健常成人では0.12秒まで，洞調律ではⅠ，Ⅱ，Ⅲ，aV_F 誘導で陽性波，aV_R で陰性波，⑤QRS幅と波形：Q波の始まりからS波の終わりまで，健常成人では0.06〜0.10秒，⑥VAT (ventricular activation time)：Q波（なければR波）の始まりからR波の頂点まで，健常成人では V_5 で0.05秒まで，⑦QT時間：Q波の始まりからT波の終わりまでの時間，QTc=QT時間（秒）/$\sqrt{RR 時間（秒）}$，健常成人では0.44まで．

まったく独立して拍動する．

④その他

PQ時間が短縮するものとしてはWPW（ウォルフ・パーキンソン・ホワイト）症候群，LGL（ロウン・ガノン・レビン）症候群などがある．

(3) QRSの異常

①QRS波高の異常

- **R波の増高**：左右心室の肥大を表す．
  - 左心室肥大の診断基準は，$RV_5>26$ mm，$SV_1+RV_5>40$ mm，$RV_6>RV_5$ である．

- 右心室肥大の診断基準は，$RV_1 > 7\,mm$ である．
- **異常 Q 波**：心筋虚血（心筋梗塞）や心筋症などでは，障害心筋に一致して異常 Q 波がみられる．
- **QRS 波の減高**：四肢誘導の QRS 波の波高が 5 mm 以下で胸部誘導の QRS 波の波高が 10～15 mm 以下の場合を低電位（low voltage）といい，重症心筋疾患や粘液水腫，心嚢液貯留，COPD などで認められる．

② QRS 幅の異常

QRS 幅の延長は心室内の伝導障害を意味する．左右の脚ブロック，心室内ブロック，WPW 症候群，心室性期外収縮，高カリウム（K）血症などでみられる．

- **左脚ブロック**（left bundle branch block；LBBB）：四肢誘導での QRS 幅が 0.12 秒以上となり（完全左脚ブロック），V_5, V_6 誘導で R 波の増高・分裂を有し，心室興奮時間の延長がみられる（▶図 4-10）．左脚ブロックは完全ブロックのみであり，不完全ブロックはない．
- **右脚ブロック**（right bundle branch block；RBBB）：完全右脚ブロックと不完全ブロックがある（▶図 4-10）．
  - 完全右脚ブロック（complete RBBB）：QRS 幅が 0.12 秒以上である．
  - 不完全右脚ブロック（incomplete RBBB）：QRS 幅が 0.10 秒以上 0.12 秒未満である．

(4) T 波の異常

- **T 波増高**：左心室の拡張期負荷により，R 波にも異常が出る．胸痛があれば異型狭心症，心筋梗塞，心膜炎を疑う．高カリウム血症ではテント状 T 波といわれる上向きで尖鋭化した T 波を示す．
- **陰性 T 波**：虚血性心疾患（心筋虚血，心筋梗塞）による（冠性 T 波）．心室肥大や脚ブロックに伴う二次性陰性 T 波もある．

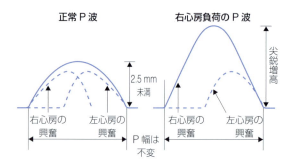

▶図 4-8　正常 P 波と肺性 P 波（右心房負荷）

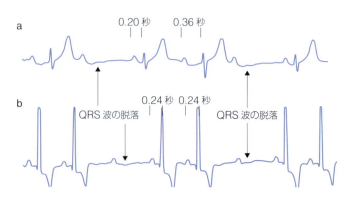

▶図 4-9　ウェンケバッハ型，モビッツⅡ型の心電図
a：ウェンケバッハ型第 2 度房室ブロック（モビッツⅠ型）：P 波と QRS 波の関係は 3：2 となっているが，PR 幅が徐々に延長して QRS 波が脱落している．
b：モビッツⅡ型第 2 度房室ブロック；P 波と QRS 波の関係は 3：2 となっているが，PR 幅は延長せずに突然 QRS 波が脱落している．

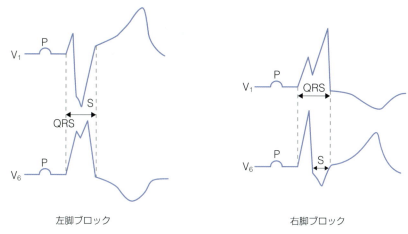
▶図 4-10　左脚ブロック・右脚ブロックの模式図

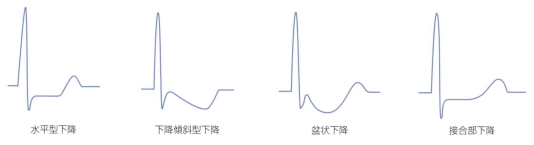
▶図 4-11　ST-T 低下の心電図パターン

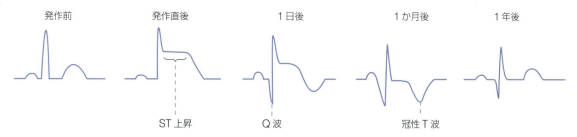
▶図 4-12　ST 上昇の例
心筋梗塞の発作からの経時的変化を示した．

(5) ST の異常
- **ST 低下**：ST が基線よりも下がること．高い R 波を伴う ST-T の低下は左右心室肥大による．胸痛に伴うものでは狭心症が考えられ，心筋虚血や心筋障害でもみられる（▶図 4-11）．
- **ST 上昇**：心筋梗塞や心膜炎，冠攣縮性狭心症（異型狭心症）などに認められる（▶図 4-12）．限局的な誘導にみられる ST 上昇は急性心筋梗塞，冠攣縮性狭心症を，広範囲の誘導にみられる ST 上昇は急性心膜炎を考える．

(6) QT 時間の異常
- **QT 時間の延長**：低カリウム血症，低カルシウ

ム血症, 心筋梗塞などでみられる.

- **QT 時間の短縮**：ジギタリス製剤内服例や高カルシウム血症などでみられる.

(7) U 波の異常

- **U 波増高**：低カリウム血症, 高カルシウム血症でみられる.
- **陰性 U 波**：胸部誘導の陰性 U 波は心筋虚血や左室肥大でみられる.

◖c◗ 運動負荷試験

労作性狭心症があっても非発作時に心電図異常を示すのは 30〜70% で, 残りの症例は正常な心電図を示す. そこで運動負荷心電図が, 労作性狭心症の診断, 心筋梗塞後の心筋虚血の有無, その重症度や予後予測, 治療効果の判定などに広く用いられている. また呼気ガス分析を併用した**心肺運動負荷試験**（cardiopulmonary exercise testing）では, 心臓・肺・骨格筋の総合的な機能評価が可能で, 心疾患患者の運動療法のためのさまざまな情報が得られる.

運動負荷にはマスター二階段試験, トレッドミル, 自転車エルゴメータなどが一般的に用いられる. 運動の定量性においては後2者のほうが優れている.

試験の施行にあたっては, 禁忌（▶**表 4-1**）, 運動中止基準（▶**表 4-2**）, 虚血判定基準（▶**表 4-3**）に留意する.

一般に, 心内膜下筋層の虚血・障害では ST 低下, T 波増高を, 心外膜下筋層の虚血・障害では ST 上昇, 陰性 T 波を示す. ST 低下はそのパターンが重要で, 水平型または下降傾斜型の場合に虚血の確実性が高い. ST 低下があるが緩徐に上昇する場合は特異性が低い.

◖d◗ 電気生理学的検査

通常の 12 誘導の心電図の情報量不足を補うために開発された検査である. ヒス束心電図の記録は本検査には不可欠であり, ヒス束心電図検査とも呼ばれていた. 大腿静脈から経皮的に電極カ

▶ **表 4-1 運動負荷試験が禁忌となる疾患・病態**

絶対的禁忌
1. 2 日以内の急性心筋梗塞
2. 内科治療により安定していない不安定狭心症
3. 自覚症状または血行動態異常の原因となるコントロール不良の不整脈
4. 症候性の重症大動脈弁狭窄症
5. コントロール不良の症候性心不全
6. 急性の肺塞栓または肺梗塞
7. 急性の心筋炎または心膜炎
8. 急性大動脈解離
9. 意思疎通の行えない精神疾患

相対的禁忌
1. 左冠動脈主幹部の狭窄
2. 中等度の狭窄性弁膜症
3. 電解質異常
4. 重症高血圧*
5. 頻脈性不整脈または徐脈性不整脈
6. 肥大型心筋症またはその他の流出路狭窄
7. 運動負荷が十分行えないような精神的または身体的障害
8. 高度房室ブロック

*：原則として収縮期血圧＞200 mmHg, または拡張期血圧＞110 mmHg, あるいはその両方とすることが推奨されている.
〔日本循環器学会/日本心臓リハビリテーション学会：2021 年改訂版心血管疾患におけるリハビリテーションに関するガイドライン. https://www.j-circ.or.jp/cms/wp-content/uploads/2021/03/JCS2021_Makita.pdf（2023 年 11 月閲覧）p 36 より〕

テーテルを挿入し右心室へと進めて, 洞結節-房室結節-ヒス束-右心室の電位を記録する. 刺激伝導障害部位の診断, 刺激伝播様式の解析などが可能である.

◖e◗ ホルター（Holter）心電図

携帯型の長時間心電図記録法である. 不整脈の診断, 治療効果判定, 狭心症の診断, 無痛性心筋虚血発作の診断, 自律神経機能の評価などのために非常に有用である. 日常動作中の虚血・不整脈や異型狭心症の診断, 人工ペースメーカ機能, 心臓リハビリテーションの評価などに広く用いられる.

▶表4-2　運動療法実施中の中止基準

絶対的中止基準
- 患者が運動の中止を希望
- 運動中の危険な症状を察知できないと判断される場合や意識状態の悪化
- 心停止，高度徐脈，致死的不整脈（心室頻拍・心室細動）の出現またはそれらを否定できない場合
- バイタルサインの急激な悪化や自覚症状の出現（強い胸痛・腹痛・背部痛，てんかん発作，意識消失，血圧低下，強い関節痛・筋肉痛など）を認める
- 心電図上，Q波のない誘導に1mm以上のST上昇を認める（aV_R，aV_L，V_1誘導以外）
- 事故（転倒・転落，打撲・外傷，機器の故障など）が発生

相対的中止基準
- 同一運動強度または運動強度を弱めても胸部自覚症状やその他の症状（低血糖発作，不整脈，めまい，頭痛，下肢痛，強い疲労感，気分不良，関節痛や筋肉痛など）が悪化
- 経皮的動脈血酸素飽和度が90%未満へ低下または安静時から5%以上の低下
- 心電図上，新たな不整脈の出現や1mm以上のST低下
- 血圧の低下（収縮期血圧＜80mmHg）や上昇（収縮期血圧≧250mmHg，拡張期血圧≧115mmHg）
- 徐脈の出現（心拍数≦40/分）
- 運動中の指示を守れない，転倒の危険性が生じるなど運動療法継続が困難と判断される場合

〔日本循環器学会/日本心臓リハビリテーション学会：2021年改訂版心血管疾患におけるリハビリテーションに関するガイドライン．https://www.j-circ.or.jp/cms/wp-content/uploads/2021/03/JCS2021_Makita.pdf（2023年11月閲覧）p 37より〕

▶表4-3　運動負荷心電図の虚血判定基準

確定基準

ST下降
　水平型ないし下降型で0.1mV以上
　（J点から0.06～0.08秒後で測定する）
ST上昇
　0.1mV以上
安静時ST下降がある
　水平型ないし下降型でさらに0.2mV以上のST下降

参考所見

前胸部誘導での陰性U波の出現

偽陽性を示唆する所見

HR-STループが反時計方向回転
運動中の上行型ST下降が運動終了後徐々に水平型・下降型に変わり長く続く場合（late recovery pattern）
左室肥大に合併するST変化
ST変化の回復が早期に認められる

（Myers J, et al. 1993より作表）
〔日本循環器学会：慢性冠動脈疾患診断ガイドライン（2018年改訂版），http://www.j-circ.or.jp/guideline/pdf/JCS2010_yamagishi_h.pdf（2020年5月閲覧）より〕

4 画像診断

a 胸部単純X線検査

　心陰影拡大，胸水貯留，肺動脈拡大，肺野のうっ血・異常陰影，大血管の異常などを主な指標として，心不全，呼吸不全，急性大動脈解離の有無などを評価する．

(1) 正面像

　中央陰影と肺血管影からなる．中央陰影の辺縁は右2弓（上大静脈，右心房），左4弓（大動脈弓，肺動脈幹，左心房，左心室）に分けられる（▶図4-13）．

(2) 心胸郭比（CTR）

　CTR（cardio thoracic ratio）は，▶図4-14に示すように心横径（HL：左心横径Hl＋右心横径Hr）を胸郭横径（T×L）で除したもの（HL/T×L）で，健常例では50%以下である．心不全では病態の進行に伴い心陰影が拡大する（つまり，CTRが増大する）．

(3) 側面像・斜位像

　通常は正面像が利用されるが，必要に応じて側面像（左側面，右側面），第1斜位（右前斜位），第2斜位（左前斜位）が用いられる（▶図4-13）．

b 心臓超音波検査，心エコー図

　心臓超音波検査〔ultrasound cardiography；UCG，または心エコー図（echocardiogram）〕は，心臓に超音波ビームを投入し，その反射波を画像としてとらえて診断を行う検査である．心臓の壁運動，壁厚，エコー輝度，心房・心室の内腔径および容積，弁機能の評価が可能であり（▶図4-15），カラードプラ法およびパルスドプラ法では血流状態および心・血管内圧の推定が可能である．

c 心臓カテーテル検査・冠動脈造影

　経静脈的ないしは経動脈的に目的に応じた専用

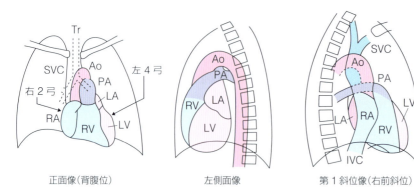

▶図 4-13　各撮影体位における心腔・大血管系の位置関係（健常例）
Ao：大動脈，IVC：下大静脈，LA：左心房，LV：左心室，PA：肺動脈，RA：右心房，RV：右心室，SVC：上大静脈，Tr：気管

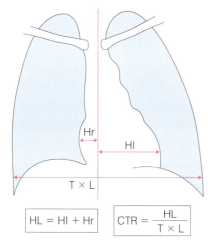

▶図 4-14　心横径（HL）と心胸郭比（CTR）の計測法

のカテーテルを挿入し，圧測定，心拍出量，造影剤注入による形態・壁運動・弁機能の評価，シャント率の測定などを行う．

(1) 冠動脈造影法

冠動脈造影（coronary angiography；CAG）は，冠動脈内に造影剤を注入して冠動脈の形態，狭窄の有無およびその程度を検査する．冠動脈の狭窄度を 25％，50％，75％，90％，99％，100％（完全閉塞）の 6 段階に分ける．一般に 75％ 以上の狭窄を有意狭窄とし，有意狭窄が主要冠動脈〔右冠動脈（RCA），左前下行枝（LAD），左回旋枝（LCX）〕の何本にみられるかにより，1 枝病変，2 枝病変，3 枝病変，そして左冠動脈主幹部（LMT）病変に分類される．

(2) 左心室造影検査

大腿動脈あるいは橈骨動脈などから左心室内にカテーテルを挿入して造影剤を注入し，左心室の容積，形状，壁運動の評価を行うものである．

d マルチスライス CT

マルチスライス CT（multi detector row computed tomography；MDCT）は複数の検出器を備え，1 回転で複数のデータを収集できるコンピュータ断層撮影で，被曝量が少なく撮影時間が短い．冠動脈が造影されたタイミングで心臓を撮影し，画像再構成により血管内腔を描出する．

5 その他の一般検査

a 核医学検査

ラジオアイソトープ（radioisotope；RI）を投与して行う検査で，RI の集積の程度・欠損・再分布の有無などから，心疾患の診断，重症度評価，治療方針の決定や予後評価に広く用いられている．

^{201}Tl 心筋血流イメージング，^{99m}Tc 心筋血流製

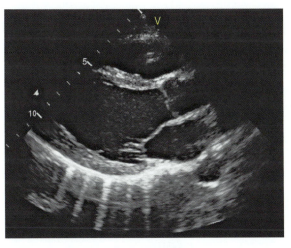
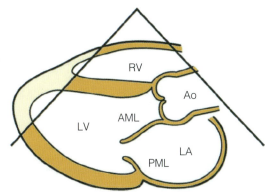

▶図4-15　健常者の左心室長軸断面
AML：僧帽弁前尖，LV：左室，Ao：大動脈，PML：僧帽弁後尖，LA：左房，RV：右室．
〔種村　正（編）：解剖と正常像がわかる！　エコーの撮り方完全マスター，p 99，医学書院，2014より〕

剤による心筋イメージング，^{123}I-MIBG による心臓交感神経イメージング，^{123}I-BMIPP 心筋脂肪酸代謝イメージングなどが代表的である．

b 心音図

高性能マイクを装着して胸壁上より心音を記録する．
- Ⅰ音：心室収縮期の開始時に，僧帽弁と三尖弁が閉鎖する音．
- Ⅱ音：心室収縮期の終了時に，大動脈弁と肺動脈弁が閉鎖する音．

D 循環器疾患各論

1 高血圧症

a 概念

高血圧症（hypertension）は，血圧が高い状態が持続することにより，脳や心，腎などの主要臓器や動脈に高血圧性病変をおこす症候群である．

b 定義

高血圧の定義は，診察室での収縮期血圧 140 mmHg，拡張期血圧 90 mmHg 以上の両者またはいずれかを満たすものである．収縮期血圧と拡張期血圧が異なる分類に入る場合は高いほうの分類に入れる．男女合計で約 4,000 万人が高血圧を有すると推計される．

家庭血圧値 135/85 mmHg 以上，および 24 時間血圧値が 130/80 mmHg 以上の場合には，高血圧として対処する（▶表 4-4）．

診察室血圧が高血圧域でも家庭血圧値が 125/80 mmHg 未満，24 時間血圧値が正常の場合は白衣高血圧といい，高血圧とはならない．診察室での血圧は正常でも，家庭血圧が高値を示すものは，仮面高血圧である．心血管疾患の危険性は，持続性高血圧（家庭でも診察室でも基準を上回る，血圧レベルが常に高い状態）と同じであるので，高血圧とみなして治療する必要がある．

c 病態生理・病理

高血圧のうち，原因の明らかな二次性高血圧症は 10% 前後で，90% は原因が明らかではない遺

▶表 4-4　家庭血圧測定の方法・条件・評価

1. 装置	上腕カフ・オシロメトリック法に基づく装置
2. 測定環境	1) 静かで適当な室温の環境*1 2) 原則として背もたれつきの椅子に脚を組まず座って 1〜2 分の安静後 3) 会話を交わさない環境 4) 測定前に喫煙，飲酒，カフェインの摂取は行わない 5) カフ位置を心臓の高さに維持できる環境
3. 測定条件	1) 必須条件 　a) 朝（起床後）1 時間以内 排尿後 朝の服薬前 朝食前 座位 1〜2 分安静後 　b) 晩（就床前） 座位 1〜2 分安静後 2) 追加条件 　a) 指示により，夕食前，晩の服薬前，入浴前，飲酒前など. その他適宜，自覚症状のある時，休日昼間，深夜睡眠時*2
4. 測定回数とその扱い*3	1 機会原則 2 回測定し，その平均をとる 1 機会に 1 回のみ測定した場合には，1 回のみの血圧値をその機会の血圧値として用いる
5. 測定期間	できる限り長期間
6. 記録	すべての測定値を記録する
7. 評価の対象	朝測定値 7 日間（少なくとも 5 日間）の平均値 晩測定値 7 日間（少なくとも 5 日間）の平均値 すべての個々の測定値
8. 評価	高血圧　　朝・晩いずれかの平均値≧135/85 mmHg 正常血圧　朝・晩それぞれの平均値＜115/75 mmHg

＊1　ことに冬期，暖房のない部屋での測定は血圧を上昇させるので，室温への注意を喚起する.
＊2　夜間睡眠時の血圧を自動で測定する家庭血圧計が入手し得る.
＊3　あまり多くの測定頻度を求めてはならない.
注 1　家庭血圧測定に対し不安をもつ者には測定を強いてはならない.
注 2　測定値や測り忘れ（ただし頻回でないこと）に一喜一憂する必要のないことを指導しなければならない.
注 3　測定値に基づき，自己判断で降圧薬の中止や降圧薬の増減をしてはならない旨を指導する.
注 4　原則として利き手の反対側での測定を推奨する.ただし，血圧値に左右差がある場合などは，適宜，利き手側での
　　測定も指導する.
〔日本高血圧学会高血圧治療ガイドライン作成委員会（編）：高血圧治療ガイドライン 2019. p 16, ライフサイエンス
出版，2019 より〕

伝要因の強い本態性高血圧症である.二次性高血圧症は，原因別に，腎実質性，腎血管性，内分泌性，心臓血管性（大動脈弁閉鎖不全症など），睡眠時無呼吸症候群に分けることができる.二次性高血圧のうち内分泌性高血圧や腎血管性高血圧などに対しては手術などにより高血圧が治癒することもあるため，鑑別が重要である.

分類

- **本態性高血圧症**：原因が明らかでない高血圧である.

- **二次性高血圧症**
  - **腎実質性高血圧**：腎炎，糖尿病性腎症，膠原病などにより腎実質が障害され，糸球体濾過能の低下に基づいて発症する高血圧である.高血圧が腎障害の結果として発症するのみならず，腎症の進行を促進させるよう働いている.糖尿病性腎症はわが国の透析原因疾患の第 1 位である.
  - **腎血管性高血圧**：腎動脈の狭窄により腎灌流圧が低下するため腎臓からレニンが過剰分泌されて高血圧が引き起こされる.

D　循環器疾患各論 ● 75

▶表 4-5　成人における血圧値の分類

分類	診察室血圧（mmHg）				家庭血圧（mmHg）			
	収縮期血圧		拡張期血圧		収縮期血圧		拡張期血圧	
正常血圧	＜120	かつ	＜80		＜115	かつ	＜75	
正常高値血圧	120〜129	かつ	＜80		115〜124	かつ	＜75	
高値血圧	130〜139	かつ/または	80〜89		125〜134	かつ/または	75〜84	
Ⅰ度高血圧	140〜159	かつ/または	90〜99		135〜144	かつ/または	85〜89	
Ⅱ度高血圧	160〜179	かつ/または	100〜109		145〜159	かつ/または	90〜99	
Ⅲ度高血圧	≧180	かつ/または	≧110		≧160	かつ/または	≧100	
（孤立性）収縮期高血圧	≧140	かつ	＜90		≧135	かつ	＜85	

〔日本高血圧学会高血圧治療ガイドライン作成委員会（編）：高血圧治療ガイドライン 2019．p 18，ライフサイエンス出版，2019 より〕

▶表 4-6　脳心血管病に対する予後影響因子

A．血圧レベル以外の脳心血管病の危険因子
高齢（65 歳以上）
男性
喫煙
脂質異常症[*1]　低 HDL コレステロール血症（＜40 mg/dL） 高 LDL コレステロール血症（≧140 mg/dL） 高トリグリセライド血症（≧150 mg/dL）
肥満（BMI≧25 kg/m²）（特に内臓脂肪型肥満）
若年（50 歳未満）発症の脳心血管病の家族歴
糖尿病　空腹時血糖≧126 mg/dL 負荷後血糖 2 時間値≧200 mg/dL 随時血糖≧200 mg/dL HbA1c≧6.5%（NGSP）

B．臓器障害/脳心血管病	
脳	脳出血・脳梗塞 一過性脳虚血発作
心臓	左室肥大（心電図，心エコー） 狭心症，心筋梗塞・冠動脈再建術後 心不全 非弁膜症性心房細動[*2]
腎臓	蛋白尿 eGFR 低値[*3]（＜60 mL/分/1.73 m²） 慢性腎臓病（CKD）
血管	大血管疾患 末梢動脈疾患（足関節上腕血圧比低値：ABI≦0.9） 動脈硬化性プラーク 脈波伝播速度上昇（baPWV≧18 m/秒，cfPWV＞10 m/秒） 心臓足首血管指数（CAVI）上昇（≧9）
眼底	高血圧性網膜症

青字：リスク層別化に用いる予後影響因子
[*1] トリグリセライド 400 mg/dL 以上や食後採血の場合には non HDL コレステロール（総コレステロール−HDL コレステロール）を使用し，その基準は LDL コレステロール＋30 mg/dL とする．
[*2] 非弁膜症性心房細動は高血圧の臓器障害として取り上げている．
[*3] eGFR（推算糸球体濾過量）は下記の血清クレアチニンを用いた推算式（eGFR$_{creat}$）で算出するが，筋肉量が極端に少ない場合は，血清シスタチンを用いた推算式（eGFR$_{cys}$）がより適切である．
$$eGFR_{creat}（mL/分/1.73 m²）＝194×Cr^{-1.094}×年齢^{-0.287}（女性は×0.739）$$
$$eGFR_{cys}（mL/分/1.73 m²）＝〔104×Cys^{-1.019}×0.996^{年齢}（女性は×0.929）〕−8$$
〔日本高血圧学会高血圧治療ガイドライン作成委員会（編）：高血圧治療ガイドライン 2019．p 49，ライフサイエンス出版，2019 より〕

- 内分泌性高血圧：褐色細胞腫，クッシング（Cushing）症候群，原発性アルドステロン症などで，主に副腎腫瘍から血圧を上昇させるホルモンを生産することにより血圧が上昇する．

d 管理のための基準

- 高血圧の分類：血圧値によりⅠ度，Ⅱ度，Ⅲ度に分ける（▶表 4-5）．
- 予後影響因子：下記のリスク層別化に用いる（▶表 4-6）．

76 ● 第4章：循環器疾患

▶表4-7　診察室血圧に基づいた脳心血管病リスク層別化

リスク層	高値血圧 130〜139/80〜89 mmHg	Ⅰ度高血圧 140〜159/90〜99 mmHg	Ⅱ度高血圧 160〜179/100〜109 mmHg	Ⅲ度高血圧 ≧180/≧110 mmHg
リスク第一層 予後影響因子がない	低リスク	低リスク	中等リスク	高リスク
リスク第二層 年齢（65歳以上），男性，脂質異常症，喫煙のいずれかがある	中等リスク	中等リスク	高リスク	高リスク
リスク第三層 脳心血管病既往，非弁膜症性心房細動，糖尿病，蛋白尿のあるCKDのいずれか，または，リスク第二層の危険因子が3つ以上ある	高リスク	高リスク	高リスク	高リスク

JALSスコアと久山スコアより得られる絶対リスクを参考に，予後影響因子の組合せによる脳心血管病リスク層別化を行った．
層別化で用いられている予後影響因子は，血圧，年齢（65歳以上），男性，脂質異常症，喫煙，脳心血管病（脳出血，脳梗塞，心筋梗塞）の既往，非弁膜症性心房細動，糖尿病，蛋白尿のあるCKDである．
〔日本高血圧学会高血圧治療ガイドライン作成委員会（編）：高血圧治療ガイドライン2019, p 50, ライフサイエンス出版, 2019より〕

- **脳心血管リスク層別化**：血圧値のほかに，血圧以外の心血管疾患リスク因子，臓器障害，心血管疾患の有無によりリスクの層別化を行う（▶表4-7）．糖尿病を伴う場合は特に高リスクである．

e 臨床症状

高血圧症は，合併症を伴わない場合は，特異的な症状はない．循環器関連合併症を伴って初めて，それぞれの合併症による症状を認める．

具体的には脳神経症状（頭痛，めまい，しびれ，不眠など），心症状（動悸，息切れ，胸部圧迫症状など），腎症状（浮腫，頻尿，夜間尿など），その他の症状（肩こり，鼻出血など）などである．

f 検査所見

二次性高血圧の除外診断のための一般検査と，高血圧による心血管臓器障害の有無と程度を判定するための検査を行う．具体的には以下のような検査を行う．

①一般検査（尿，血算，血液生化学検査，心電図，胸部X線）
②眼底検査

▶表4-8　生活習慣の修正項目

1. 食塩制限6g/日未満
2. 野菜・果物の積極的摂取*
　飽和脂肪酸，コレステロールの摂取を控える
　多価不飽和脂肪酸，低脂肪乳製品の積極的摂取
3. 適正体重の維持：BMI（体重〔kg〕÷身長〔m〕²）25未満
4. 運動療法：軽強度の有酸素運動（動的および静的筋肉負荷運動）を毎日30分，または180分/週以上行う
5. 節酒：エタノールとして男性20〜30 mL/日以下，女性10〜20 mL/日以下に制限する
6. 禁煙

生活習慣の複合的な修正はより効果的である．
*カリウム制限が必要な腎障害患者では，野菜・果物の積極的摂取は推奨しない．
肥満や糖尿病患者などエネルギー制限が必要な患者における果物の摂取は80 kcal/日程度にとどめる．
〔日本高血圧学会高血圧治療ガイドライン作成委員会（編）：高血圧治療ガイドライン2019, p 64, ライフサイエンス出版，2019より〕

③腎機能検査
④内分泌検査〔血漿レニン活性，アルドステロン，カテコールアミン（CA），尿中17-KS，17-OHCSなど〕

g 治療

高血圧の治療の目的は，単に血圧を下げることだけではなく，高血圧による心血管病の発症を抑制し，それによる死亡を抑制することにある．降圧治療は生活習慣の修正（▶表4-8）と降圧薬治療である．

ただし二次性高血圧のうち，褐色細胞腫，クッシング症候群，原発性アルドステロン症など副腎腫瘍によるものは腫瘍摘出術を，腎血管性高血圧症のように腎動脈狭窄によるものはカテーテルあるいは手術による狭窄解除を第1選択とする．手術後に降圧を認めることが少なくない．

(1) 運動療法

運動は心血管疾患の合併症のない患者が対象となる．心不全・虚血性心疾患・腎機能障害・脳血管障害を有するものは事前のメディカルチェックが必要である．運動の種類としては，有酸素運動である大きな骨格筋群を用いた軽度の動的な等張性運動があげられる．

具体的には早歩き，軽いジョギング，自転車，自転車エルゴメータ（エアロバイク），エアロビクス，水中歩行などがあげられる．軽度の運動とは最大酸素摂取量の50%くらいの運動である．実際には自分が「ややきつい（ボルグ指数13）」と感じる運動強度が指標となる．運動量としては1日30分以上，1週間に3日以上の施行で降圧効果が期待できるが，1回の運動後の降圧効果が数時間持続することを考えると，できるだけ毎日の定期的な施行が望ましい．

(2) 薬物療法

降圧薬治療開始時期は個々の患者の血圧レベル，心血管疾患に対するリスク因子の有無，高血圧に基づく臓器障害の有無と程度から決定する．通常，利尿薬，β遮断薬，アンジオテンシン変換酵素（ACE）阻害薬，Ca拮抗薬，α遮断薬，アンジオテンシンII受容体拮抗薬（ARB）のなかから選択する．降圧目標は年齢や合併症の有無によって異なる（▶表4-9）．

2 低血圧症

a 概念

低血圧は収縮期血圧が100 mmHg未満を指すことが多い．拡張期血圧は考慮に入れない．持続

▶表4-9　降圧目標

	診察室血圧 (mmHg)	家庭血圧 (mmHg)
75歳未満の成人[1] 脳血管障害患者 　（両側頸動脈狭窄や脳主幹動脈閉塞なし） 冠動脈疾患患者 CKD患者（蛋白尿陽性）[2] 糖尿病患者 抗血栓薬服用中	<130/80	<125/75
75歳以上の高齢者[3] 脳血管障害患者 　（両側頸動脈狭窄や脳主幹動脈閉塞あり，または未評価） CKD患者（蛋白尿陰性）[2]	<140/90	<135/85

[1] 未治療で診察室血圧130～139/80～89 mmHgの場合は，低・中等リスク患者では生活習慣の修正を開始または強化し，高リスク患者ではおおむね1か月以上の生活習慣修正にて降圧しなければ，降圧薬治療の開始を含めて，最終的に130/80 mmHg未満を目指す．すでに降圧薬治療中で130～139/80～89 mmHgの場合は，低・中等リスク患者では生活習慣の修正を強化し，高リスク患者では降圧薬治療の強化を含めて，最終的に130/80 mmHg未満を目指す．

[2] 随時尿で0.15 g/gCr以上を蛋白尿陽性とする．

[3] 併存疾患などによって一般に降圧目標が130/80 mmHg未満とされる場合，75歳以上でも忍容性があれば個別に判断して130/80 mmHg未満を目指す．

降圧目標を達成する過程ならびに達成後も過降圧の危険性に注意する．過降圧は，到達血圧のレベルだけでなく，降圧幅や降圧速度，個人の病態によっても異なるので個別に判断する．

〔日本高血圧学会高血圧治療ガイドライン作成委員会（編）：高血圧治療ガイドライン2019，p 53，ライフサイエンス出版，2019より〕

的に低血圧がある場合と，起立時に収縮期血圧低下が20 mmHg以上みられる低血圧（**起立性低血圧**）がある．血圧が低くて，めまい，立ちくらみ，悪心などの症状を伴って初めて"**低血圧症（hypotension）**"と称する．低血圧であっても症状を伴わない場合は，体質性低血圧と呼んで区別する．

b 病態生理・病理

低血圧症にも，本態性低血圧症と，さまざまな疾患に伴う二次性低血圧症とがある．本態性低血圧症は，やせた無力性体質の人に多い．二次性低血圧症は，大量出血，脱水，心筋梗塞，敗血症，急性腎不全などでおこる．二次性低血圧症のう

ち，末梢循環不全が急激におこった状態がショック（shock）である．

起立性低血圧も同様に，原因の明らかでない本態性起立性低血圧症と，シャイ・ドレーガー（Shy-Drager）症候群，糖尿病性自律神経障害，褐色細胞腫，高齢者の起立性低血圧による二次性起立性低血圧症がある．

c 臨床症状

全身症状（全身倦怠感，易疲労感），循環器系症状（動悸，前胸部圧迫感，四肢冷感），精神神経症状（めまい，頭痛・頭重感，不眠），消化器系症状（悪心，食欲不振，便通異常）などの不定愁訴である．

二次性低血圧症の症状には，原因疾患に基づく症状が加わる．

d 検査所見

本態性低血圧症ではレニン-アンジオテンシン（RA）系，下垂体副腎系，カテコールアミンなどは低値を示すことが多い．二次性低血圧症では内分泌・代謝疾患に起因する低血圧症の場合，その原因疾患に基づく検査所見の異常をきたす．

e 治療

①本態性低血圧症

食塩摂取量を増やすことが試みられる．弾性ストッキングにより静脈系への血液貯留を減少させる方法もある．低血圧による愁訴が強い場合，α受容体刺激薬，内因性ノルアドレナリン増強薬などが用いられる．

②二次性低血圧症

原因疾患に対する治療法が第1選択となる．

3 虚血性心疾患

a 概念

虚血性心疾患（ischemic heart disease；IHD）

は，心筋の器質的・機能的障害を呈する疾患の総称である．冠動脈の硬化，攣縮，閉塞などが原因で冠動脈の血流の減少や制限がおこり，心筋組織への酸素供給が需要に対して不足することによって生じる．貧血や赤血球の異常など冠動脈内の血液成分の異常に起因する場合もある．虚血性心疾患は，冠動脈疾患（coronary heart disease；CHD）ともよばれる．主なものとして，安定狭心症，不安定狭心症，心筋梗塞が挙げられる．一方，不安定狭心症から急性心筋梗塞に至る病態のうち，不安定狭心症，心筋梗塞，虚血性心臓性突然死は急性冠症候群（acute coronary syndrome）とも呼ばれる．

b 病態生理・病理

かつては，冠動脈のプラーク硬化が徐々に増大して，冠動脈の内腔が全体の25%以下に狭くなると安定狭心症が発症し，さらに狭窄が進むと不安定狭心症や心筋梗塞が発症すると考えられていた．しかし，最近では，冠動脈の壁に形成された不安定プラークが崩壊し，それに引き続いておこる血栓形成によって冠動脈が急激に高度狭窄や閉塞をおこすために不安定狭心症や心筋梗塞が発症すると考えられるようになった．

一方，プラークが破綻しても冠動脈の高度狭窄や閉塞にまで至らずに無症状のまま修復され安定化したり，プラークが破綻せずに治癒する，いわゆる「急性経過をとらない冠動脈硬化症」も存在する．この場合，狭窄が進行すると冠予備能が低下して心筋虚血に陥りやすくなるが，このような狭窄病変に起因する狭心症が安定労作性狭心症である．また，冠攣縮により冠動脈に一過性限局性狭窄や閉塞が生じて異型狭心症（冠攣縮性狭心症）を発症することがある．

A 狭心症

a 概念

狭心症（angina pectoris）は，心筋の酸素需要

に対する供給の不足により生じる症候群である.

b 病態生理・病理

(1) 病因による分類
- **冠動脈の器質性狭窄に伴うもの**：労作性狭心症および一部の不安定狭心症.
- **冠動脈に器質性狭窄がなく，冠攣縮に伴うもの**：異型狭心症および一部の不安定狭心症.
- **冠動脈に器質性狭窄がなく，有効冠血流の相対的低下によるもの**：大動脈弁狭窄症や貧血などによるもの.

(2) 病態による分類
- **労作性狭心症**：運動，精神興奮，排尿・排便などの労作が誘因となる. 冠動脈硬化の急な進行がない限り，狭心症状は一定の閾値の労作までは通常出現せず，胸痛の強さや持続時間，薬物の効果もほぼ一定であるといった再現性をもつ.
- **安定狭心症**：一定強度の労作時や安静時のほぼ一定した時間帯に発作がおこるもの. 血管内壁のプラークが崩れにくくなっているものであるが，一気に崩れて不安定狭心症になることもあり，注意を要する.
- **不安定狭心症**：労作時のみにおこっていた発作が安静時にもおこるようになったもの. 冠動脈内プラークの破綻や血栓形成に伴い，急速に冠血流量が減少した病態である.
- **異型狭心症（冠攣縮性狭心症，vasospastic angina）**：血管平滑筋の一過性限局性の収縮である冠攣縮により冠動脈に狭窄や閉塞が生じるもの. 冠動脈に有意な狭窄はない. 種々の刺激（寒冷・過換気など）により冠攣縮が誘発される. 安定狭心症の1つで安静時のほぼ一定した時間帯に発作がおこり，発作時の心電図にST上昇を伴う. 普通の労作性狭心症よりも胸痛の持続が長く，程度も強い.

c 臨床症状

代表的な症状は狭心痛と呼ばれる疼痛と不快感である. 多枝冠動脈病変に伴う狭心症では一過性の心不全症状として喘鳴を伴う呼吸困難，起座呼吸が出現することもある.

- **疼痛の部位**：主な自覚症状は胸，顎，肩などの放散痛を伴うことが多い. 高齢者や糖尿病患者では痛みを訴えないことが少なくない.
- **疼痛の性質**：圧迫感，絞扼感，漠然とした胸部不快感など.
- **疼痛の持続時間**：疼痛は一般に分単位の持続で，労作や情動ストレスで誘発され，安静時には緩和する. 15分以上持続することはまれである.
- **亜硝酸薬の効果**：ニトログリセリン製剤の舌下使用により30秒〜数分で寛解する.

d 検査所見

病歴の詳細な聴取と運動負荷心電図が重要である.

(1) 心電図

典型例では，虚血性ST低下，陰性T波などがみられるが，非発作時には正常心電図を示すことが多い. 運動負荷試験により，虚血性変化を誘発して心電図を観察する必要がある. ただし不安定狭心症では，安静時心電図上すでにST変化を伴うことが多く，運動負荷は禁忌である.

水平型や下降型を陽性とすることが多い. 異型狭心症では運動負荷陰性のことが多く，ホルター（Holter）心電図で安静時や夜間のST上昇がとらえられることが診断根拠となる（➡69頁，図4-12参照）.

(2) 造影・画像検査
- **²⁰¹TI などの核種を用いた負荷シンチグラフィ**：運動負荷試験が陽性の場合，ある程度の心筋虚血の範囲を同定できる.
- **冠動脈造影（coronary angiography；CAG）**：運動負荷試験が陽性の場合に行えば診断は確実となる.
- **MDCT**：体軸方向に16列以上の検出器で画像を構成するマルチスライスによる造影CTによ

り，症例によっては冠動脈造影に匹敵する画質の冠動脈画像が得られるようになってきている．

c 治療

冠状動脈血流の改善，心筋仕事量の軽減および虚血性心疾患のリスク因子の除去を行う．

(1) 生活習慣の修正

肥満・高血圧・糖尿病などの心血管病リスク因子を是正するためには，エネルギー摂取制限，減塩食，動物性脂肪の制限などの食事指導を行う．

過労・精神興奮に気をつけ，喫煙と飲酒を制限する．リハビリテーションを行う（➡102頁，「心臓リハビリテーション」の項を参照）．

(2) 薬物療法

- **発作時の治療**：冠状動脈を拡張する作用のあるニトログリセリン製剤（亜硝酸薬）を舌下投与する．舌下投与後30秒〜数分で効果が現れ，30分〜1時間程度持続する．
- **発作の予防**：ニトログリセリンの徐放薬，貼付薬などの経皮薬が用いられる．
- **保存的薬物治療**：硝酸薬やCa拮抗薬などの冠血管拡張薬，心筋酸素需要を軽減するβ遮断薬，ACE阻害薬やARB，アスピリンなどの抗血小板薬がある．異型狭心症では，β遮断薬は冠攣縮を誘発するため禁忌である．

(3) 観血的治療

冠動脈ステント留置術などのカテーテルを用いた治療と，冠動脈バイパス術などの外科治療がある．左主幹部の狭窄や重症3枝病変例は，一般的には外科治療の適応である．

B 心筋梗塞

a 概念

心筋梗塞（myocardial infarction）は，心筋へ血液を供給している冠動脈が閉塞して血流が途絶え，末梢の心筋が壊死した状態である．

b 病態生理・病理

(1) プラーク破綻による発症：貫壁性梗塞

冠動脈内膜下に形成されたプラークの破綻に引き続いて血小板が凝集し冠動脈血栓を形成する．その結果，冠動脈内腔が完全閉塞し，支配領域の心筋壊死（心内膜下から心外膜下まで心筋全層に及ぶ）が生じる．

(2) 多枝病変における相対的冠血流低下による発症：心内膜下梗塞

複数の冠動脈に内膜増殖が緩徐に進行し，なんらかの原因で冠灌流圧の低下などの事態がおこると，罹患冠動脈領域全体として冠循環不全となる．このため，虚血に弱い心内膜側だけに梗塞がおこる．壊死心筋量は少なく，非貫壁性・非Q波梗塞であることが多いが，心不全を呈することも多い．

(3) 冠攣縮による発症

高度かつ持続時間の長い冠攣縮がおこることによる．

c 臨床症状

激しい胸痛が突然出現し，30分以上続く．疼痛は，前胸部や胸骨下に出現することが多いが，下顎や両肩に出現する場合もある．ニトログリセリンは無効である．顔面蒼白，冷汗，悪心・嘔吐などを伴う．一方，高齢者や糖尿病患者などでは，無症状のことも少なくない．

d 検査所見

(1) 心電図

貫壁性の心筋梗塞の際には以下の3つの所見が時間経過とともに出現する（➡69頁，図4-12参照）．

- **ST上昇**：上方へ凸のST部分の上昇．心筋障害の表現で発作直後から出現．
- **異常Q波**：幅が0.04秒以上，深さがR波の振幅の1/4以上のQ波．心筋壊死の表現で発症後24時間以内に出現．

- **冠性 T 波**：左右対称的な鋭く尖った陰性の T 波．心筋虚血の表現で ST 部分の上昇が基線に戻るとともに出現．

異常 Q 波のできた範囲が梗塞の範囲にほぼ一致し，V_1〜V_4 に認めれば前壁梗塞，V_5〜V_6 に認めれば側壁梗塞，Ⅱ，Ⅲ，aV_F に認めれば下壁梗塞と診断する．

(2) 血液検査

従来は CK-MB が用いられていたが，検出の感度や心筋への特異度がより高いトロポニン T やトロポニン I の上昇をみた場合に心筋梗塞と診断するようになった．また最近では，早期診断のためトロポニンより早期に上昇するミオグロビンやヒト心臓由来脂肪酸結合蛋白（H-FABP）などの測定を併せて行う試みもなされている．

(3) 冠動脈造影法

狭窄部位，病変の形態，狭窄程度，冠動脈の枝分かれの状況などを評価する．再灌流療法などの方針決定に役立つ．

e 治療

心筋梗塞の治療は急性期の治療と回復期の生活指導，心臓リハビリテーションからなる．

(1) 冠動脈疾患集中治療室（CCU）への搬送

発症後ただちに安静を保ち，血圧を良好にコントロールし，酸素吸入や心電図モニターを行いながら，CCU（coronary care unit）を有する医療施設に搬送する．主な合併症は不整脈とそれに伴うショックであるので集中管理を行う．

(2) 再灌流療法

血行再建の手段としては，以下のものが挙げられる．

- 経皮的冠動脈インターベンション（percutaneous coronary intervention；PCI）と呼ばれる冠動脈ステント留置などのカテーテル治療を行う．
- 冠動脈バイパス術などの外科治療を行う（左主幹部の狭窄や重症 3 枝病変の場合）．
- 重症心不全例や心原性ショック例では大動脈内バルーンパンピング（IABP）や経皮的心肺補助装置（PCPS）を併用する．

(3) 薬物治療

抗血栓療法として，抗血小板薬，ヘパリン，抗トロンビン薬などを治療直後から投与する．

(4) 基礎疾患の治療

二次予防の面からも重要である．

4 心筋疾患

心筋細胞の肥大，変性，心筋間質線維化などを基礎病変とする心筋症（cardiomyopathy）と炎症性病変である心筋炎（myocarditis）を総称して心筋疾患（myocardial disease）とよぶ．

A 心筋症

心筋症（cardiomyopathy）は，1995 年に「心機能障害を伴う心筋疾患」と定義された．「原因または全身疾患との関連が明らかな心筋疾患」は特定心筋症（specific cardiomyopathies）として心筋症から区別される．心筋症はその臨床病型から次のように 4 型に分類する．

① 肥大型心筋症
（hypertrophic cardiomyopathy；HCM）
② 拡張型心筋症
（dilated cardiomyopathy；DCM）
③ 拘束型心筋症
（restrictive cardiomyopathy；RCM）
④ 不整脈原性右室心筋症（arrhythmogenic right ventricular cardiomyopathy；ARVC）

a 肥大型心筋症

(1) 概念

肥大型心筋症（hypertrophic cardiomyopathy；HCM）は，左室あるいは両心室心筋の異常な肥大をきたす心筋疾患である．

(2) 病態生理・病理

心筋肥大による心室壁伸展性の減少，すなわち拡張障害が病態生理の本態である．収縮は比較的

良好に保たれる．多くに家族内発症を認め，主な遺伝様式は常染色体性顕性遺伝である．心室中隔を中心とした非対称性肥厚を呈し，中隔肥厚が著しい場合は，心室流出路狭窄のために流出路圧較差を生ずる．圧較差の有無により閉塞性肥大型心筋症（hypertrophic obstructive cardiomyopathy；HOCM）と非閉塞性に分けられる．

(3) 臨床所見

肥大型心筋症では，流出路狭窄，拡張障害，不整脈（心房細動，心室頻拍），心筋内虚血などに起因するさまざまな症状が認められる．具体的には，動悸，胸部圧迫感，呼吸困難，特に HOCM には，めまいの訴えが多い．自覚症状がない場合，無理をして過剰な負荷をかけると急死の原因ともなる．

(4) 検査所見

- **胸部X線**：比較的小さな大動脈弓と左室陰影の球形拡大を示すことが多い．
- **心電図**：主に ST-T 変化を伴う左室肥大，異常Q波がみられる．
- **心エコー**：症例によりさまざまな肥大の程度や広がりをとらえる．
- **心筋シンチグラフィ**：肥厚部位に ^{201}Tl の集積増強と ^{123}I-BMIPP（β-methyl-p-iodophenyl pentadecanoic acid）集積低下が認められ，^{201}Tl との解離が認められる．
- **心臓カテーテル**：左室-大動脈引き抜き曲線による圧較差の有無をみる．
- **心内膜心筋生検**：さまざまな程度の心筋細胞肥大，奇妙な核，錯綜配列がみられる．

(5) 治療

健診で偶然発見される無症状の症例も少なくないが，一部の症例では突然死をきたす．

①生活指導

30歳未満の突然死は運動中あるいは運動後に多発する．学童，学生では基本的に体育授業は禁止する．急激な運動や精神的緊張を伴う労作は禁止する．

②薬物治療

- **Ca拮抗薬**：拡張障害，心筋虚血の改善．
- **β遮断薬**：陰性変力作用による流出路圧較差の軽減．
- **抗不整脈薬**
- **抗凝固療法**

③非薬物的治療

心室細動から蘇生した症例や血行動態の破綻する症例に対して植込み型除細動器を装着する．

ⓑ 拡張型心筋症

(1) 概念

拡張型心筋症（dilated cardiomyopathy；DCM）は，心室の拡張と収縮不全を呈する心筋疾患である．

(2) 臨床症状

左心不全，あるいは両心不全の身体所見が観察され，重症例では安静時呼吸困難，チアノーゼ，下肢浮腫などを認める．重症例でも自覚症状の乏しい例もあり，急死の危険性が高い．左心室内血流うっ滞のため左室内血栓が形成されやすく，心房細動の合併も多いため，血栓・塞栓症状も稀ではない．

(3) 検査所見

- **胸部X線**：多くの例で心陰影拡大がみられる．左室拡大によるものが多い．
- **心電図**：肥大型同様，なんらかの異常が常に存在する．非特異的 ST-T 異常が最も多く，心室性不整脈，QRS幅延長，異常Q波の頻度も高い．
- **心エコー**：心室内腔の著しい拡大，心室壁運動のびまん性低下を特徴とする．
- **心筋シンチグラフィ**：^{201}Tl 心筋シンチグラフィを心筋血流の評価に用いる．下後壁，心尖を中心とした不均一な集積低下がしばしばみられる．
- **心臓カテーテル**：重症例で肺動脈楔入圧，左室拡張末期圧上昇，心拍出量低下がみられる．左室造影では左室腔の拡大，通常びまん性の壁運

動低下を特徴とする.

• **心内膜心筋生検**：特定心筋症の鑑別に有用である．さまざまな程度の心筋細胞の変性，肥大，間質の線維化など非特異的所見がみられる．

(4) 治療

生活の質（QOL）の向上，運動耐容能の改善，長期予後の改善が目標である．

①一般的療法

安静，運動制限，水分制限，塩分制限を行う．

②薬物治療

• 利尿薬，ACE 阻害薬，Ca 拮抗薬，ジギタリス製剤，β 遮断薬．
• 心臓移植も選択肢の 1 つである．

B 心筋炎

(1) 概念

心筋炎（myocarditis）は，心筋自体の炎症性疾患である．

(2) 病態生理・病理

主に心筋親和性の高いコクサッキー B ウイルスやエコーウイルスなどのエンテロウイルスによることが多く，そのほかに，リケッチア，細菌，真菌，寄生虫，放射線，薬品，毒物などによってもおこることが知られている．

(3) 臨床症状

心症状が出現するのは上気道感染症状や消化器症状を初発後通常 7〜10 日であることが多く，その症状は胸痛，呼吸困難，動悸，失神，浮腫などである．心室性不整脈やアダムス・ストークス（Adams-Stokes）症候群を呈し，突然死の原因となることがある．

(4) 検査所見

特異的所見が認められない場合も少なくない．

• **血液検査**：通常，軽度ないし中等度の白血球の増加，赤沈値の亢進，CRP 上昇，CK・AST・LDH の上昇，心筋トロポニン T の上昇がしばしばみられる．
• **胸部 X 線**：半数以上に心拡大，肺うっ血がみられる．

• **心電図**：房室ブロック，ST-T 変化が高頻度にみられる．陰性 T 波，房室伝導障害，異常 Q 波，心室性不整脈などもしばしば認められる．
• **心エコー**：壁運動低下，心室腔拡大，心囊液貯留など．
• **心内膜心筋生検**：心筋炎の存在診断に必要である．心筋間質の炎症細胞浸潤と心筋細胞融解・消失がみられる．
• **ウイルス学的検索**：急性期と寛解期のペア血清で 4 倍以上の上昇を有意とする．

(5) 治療

臨床所見が軽微であっても入院させ，経過観察する．完全房室ブロックには体外式一時的ペーシング，頻脈性不整脈には除細動や抗不整脈薬を投与する．免疫抑制療法としてステロイド療法や免疫グロブリン大量療法が行われることがあるが，エビデンスは確立されていない．急性ウイルス性心筋炎の多くは予後は比較的良好であると考えられているが，急激な進行や，慢性化も報告されている．

5 弁膜症

弁膜症（valvular heart disease）は，さまざまな原因による心臓の弁と弁下組織の障害によっておこる，弁の開放制限による**狭窄**（stenosis）と**弁閉鎖不全**（regurgitation）による逆流である．両者が併存することが多い．

弁機能が障害されると，血行動態の変化により，心拍出量が低下し，静脈還流が減少して，うっ血性心不全に至る．

a 僧帽弁狭窄症

(1) 概念

僧帽弁狭窄症（mitral stenosis；MS）とは，左心房と左心室の間にある僧帽弁の癒着により弁口が狭小化し，拡張期に血液の左心房から左心室への流入が障害される病態をいう．

(2) 病態生理・病理

小児期のリウマチ熱罹患後の後遺症によるものであったが，近年，衛生状態の改善によりリウマチ熱罹患率が激減しており，新規のリウマチ熱による僧帽弁狭窄症の発症は減少している．

重症度は狭窄弁口面積に依存する．正常の弁口面積は $3\sim5\,cm^2$ であるが，$1.5\,cm^2$ 以下で臨床症状が発現する．

(3) 臨床所見

- **左心不全症状**：左心房から肺循環系にうっ血がおこるため，血痰や喀血を伴う呼吸困難，息切れ，咳嗽，喀痰がみられる．
- **右心不全症状**：左心不全が進行して右心に負荷がかかり，大循環系がうっ血するため，浮腫，肝腫大，頸静脈怒張，尿量減少を生じる．
- **心拍出量低下による症状**：左心房から左心室への血液流入量が減少するため，労作時息切れを呈する．

(4) 検査所見

- **心電図**：左房負荷を反映する僧帽性 P 波（mitral P）がみられる．しばしば心房細動を合併する．
- **胸部 X 線**：正面像において，左房拡大が特徴的である．
- **心エコー**：僧帽弁の肥厚と石灰化，弁口面積の縮小が特徴的である．

(5) 治療

利尿薬によるうっ血の改善が主体となる．心房細動を伴う場合，ジギタリス製剤による心拍数のコントロールと脳塞栓予防のための抗凝固療法が必要となる．弁口面積が $1.5\,cm^2$ 以下で臨床症状がある場合，バルーンカテーテルによる経皮経心房中隔僧帽弁交連切開術（PTMC）が第 1 選択となる．弁および弁下組織の硬化が強いもの，左房内血栓のあるものは僧帽弁置換術を考慮する．

b 僧帽弁閉鎖不全症

(1) 概念

僧帽弁閉鎖不全症（mitral regurgitation；MR）は僧帽弁の閉鎖が不完全となり，収縮期に左心室から左心房に血液が逆流する．弁膜症のなかで 2 番目に多い（欧州の統計）．

(2) 病態生理・病理

従来，リウマチ性が多かったが，最近は僧帽弁逸脱症（mitral valve prolapse；MVP）によるものが増加している．多くは慢性に経過し，左心室機能不全から心拍出量は減少する．左心房の拡大と機能不全がおこり，肺うっ血から右心不全に移行する．

(3) 検査所見

- **胸部 X 線**：左心房と左心室の拡大を認める．
- **心電図**：洞調律の場合には，僧帽性 P 波が認められる．慢性例ではしばしば心房細動を認める．左心室容量負荷を反映して左心室肥大所見も認められる．
- **心エコー**：カラードプラにより直接逆流を証明する．

(4) 治療

肺うっ血による心不全症状がある場合には利尿薬を用い，心房細動を合併すれば，ジギタリス製剤，抗凝固薬，抗血小板薬を用いる．薬物で改善しない場合，僧帽弁置換術，あるいは形成術を考慮する．

c 大動脈弁狭窄症

(1) 概念

大動脈弁狭窄症（aortic stenosis；AS）は，さまざまな原因で大動脈弁尖に肥厚，硬化がおこり弁口面積の狭小化を生じた病態である．弁膜症のなかで最も多い．

(2) 病態生理・病理

後天性 AS では，高齢化に伴い，動脈硬化性がほとんどを占める．大動脈閉鎖不全症（AR）や僧帽弁膜症を合併することが多い．

(3) 臨床症状

軽症，中等症の AS は無症状あるいは易疲労感，労作時息切れなどである．重症例では労作時に，失神，胸痛（狭心痛），呼吸困難の 3 徴候が

みられる．これらが出現すると予後不良である．不整脈を誘発し，突然死の要因となることもある．

（4）検査所見
- **血圧・脈圧**：収縮期圧は低下し，脈圧が減少する．
- **心電図**：中等症以上では典型的な圧負荷型左心室肥大の所見を呈する．
- **胸部X線**：左心室肥大のため左4弓は円形に突出する．心胸郭比は正常のことが多い．
- **心エコー**：大動脈弁尖のエコー輝度の上昇，石灰化，肥厚ならびに弁尖の可動性の低下がみられる．

（5）治療
ASは長期間にわたり緩慢に進行するものの，いったん左心不全症状や狭心症が出現すれば予後はきわめて不良であり，数か月で致死的となる．心不全症状，失神，狭心痛が出現した例，あるいは重症の場合は弁置換術の適応である．

d 大動脈弁閉鎖不全症

（1）概念
大動脈弁閉鎖不全症（aortic regurgitation；AR）は，大動脈弁の閉鎖が不完全であるために，拡張期に血液が大動脈から左心室に逆流する疾患である．弁膜症のなかで3番目に多い．

（2）病態生理・病理
大動脈弁の弁尖の変性・萎縮，大動脈基部の異常などによっておこる．原因としては加齢や動脈硬化によるものが多い．

（3）臨床症状
軽度では，必ずしも自覚症状を認めないが，重度になると心拍出量が低下し，労作時の息切れ，易疲労感など，左心不全症状が出現する．

（4）検査所見
- **血圧・脈圧**：最大血圧の上昇と最小血圧の低下がおき，脈圧は増大する．中等度以上の例で最小血圧は0にまで低下する．
- **心電図**：左心室肥大所見．

- **胸部X線**：心陰影では左3・4弓の拡大を認める．
- **心エコー**：左室，大動脈根部の拡大などの所見がみられる．カラードプラ法で観察される逆流信号の幅，深さにより重症度評価が可能である．

（5）治療
治療はASとほぼ同様である．

e 三尖弁弁膜症

三尖弁弁膜症（tricuspid valvular disease）は先天性のものが多く，三尖弁閉鎖不全症（tricuspid regurgitation；TR）では三尖弁口からの逆流によって右心房圧上昇から右心室拡大を示し，右心不全徴候を示す．障害が著しい場合には，外科的に弁膜修復あるいは弁置換術が必要である．

6 先天性心疾患

先天性心疾患（congenital heart disease）とは胎生初期になんらかの原因で心臓や血管の形成過程が障害されたものの総称である．新生児の0.6～1.0%に発生する．

A 心房中隔欠損症

（1）概念
心房中隔欠損症（atrial septal defect；ASD）は，心房中隔の形成不全によって心房中隔の一部または全部が欠損する疾患である．

（2）病態生理・病理
肺静脈から還流した血液が，左心房から右心房を経て右心室へ流入し，そこから再び肺動脈へ拍出される．右心房から右心室への血液流入量が増加して右心室の負荷（容量負荷）が増大し，右心不全をきたすようになる．肺血流が増加し，その持続により肺血管床の閉塞性病変，肺高血圧症が進行する．肺高血圧症がさらに進行すると右-左短絡となり，チアノーゼをきたすようになる〔アイゼンメンゲル（Eisenmenger）症候群〕．

(3) 臨床所見

多くが心臓検診，心電図検診で発見される．症状は非特異的で，労作時の動悸・息切れに始まり，徐々に心房細動が増え，労作時呼吸困難，動悸，易疲労性などを認めるようになる．

(4) 検査所見

- **心電図**：二次孔欠損（心房中隔中央部の欠損）では右軸偏位，不完全右脚ブロック，右心室肥大が認められる．一次孔欠損（心内膜床欠損）では左軸偏位．
- **胸部X線**：右2号の拡大，肺血流量の増加を反映して肺動脈主幹部と末梢肺動脈の拡大が認められる．
- **心エコー**：右心室および肺動脈の拡大，心房中隔の欠損が認められる．

(5) 治療

軽症であれば特に治療はしない．短絡量が50%を超える場合には外科治療とカテーテル治療で閉鎖する．

B 心室中隔欠損症

(1) 概念

心室中隔欠損症（ventricular septal defect；VSD）は心室中隔の一部に欠損孔があり，通常，その孔を通して左心室から右心室・肺動脈へ収縮期に短絡がある．全先天性心疾患中で最も多い異常である．

(2) 病態生理・病理

左心室は大循環系の血液と欠損孔への血液を駆出するため，心拍出量が減少するのに容量負荷が増大して，左心室肥大がおこる．肺動脈血流量が過度になると，肺高血圧症となって右室への圧負荷となる．

(3) 臨床症状

左心室からの心拍出量減少に伴ってみられる動悸，息切れ，易疲労感が主症状である．小欠損孔であれば無症状であるが，大欠損孔の場合には，心不全，失神が出現する．

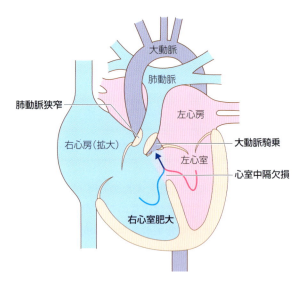

▶図4-16　ファロー四徴症の血流

大動脈騎乗：大動脈が右室側に偏位し，心室中隔をまたぐ状態．

(4) 検査所見

- **心電図**：中欠損孔では左心室肥大を示し，大欠損孔ではさらに右心室肥大が加わる．
- **胸部X線**：中〜大欠損孔では肺血管陰影増強，左第4号の突出がみられる．アイゼンメンゲル症候群になると左第2号が著明に突出する．
- **心エコー**：断層法で中〜大欠損孔では欠損孔がみられる．

(5) 治療

小欠損例では自然閉鎖がある．大欠損例では肺高血圧症を併発して乳児期に発症し，肺合併症から自然死亡がある．明らかな心不全があれば手術適応で直視下に欠損孔をパッチで閉鎖する．

C ファロー四徴症

a 概念

ファロー四徴症（tetralogy of Fallot）は，心室中隔欠損，肺動脈狭窄（pulmonary stenosis；PS），大動脈の心室中隔への騎乗，右心室肥大の4つの心奇形を伴う先天性心疾患である（▶図4-16）．

b 臨床所見

臨床症状は，肺動脈狭窄の程度による．肺動脈狭窄が軽度であると，右-左短絡量は少なく，チアノーゼを呈さないこともある．肺動脈狭窄は成長とともに次第に増悪する．肺動脈狭窄が高度であると，肺血流は著明に減少し，チアノーゼと赤血球増加症を示す．症状は哺乳時や啼泣時に強く現れる．歩行後に座り込んで胸膝位をとり，これを蹲踞（squatting）という．しばらく蹲踞で休息したあと，再び歩行可能になる．

c 検査所見

- **心電図**：・右心室肥大．完全右脚ブロックを認める．
- **胸部 X 線**：心拡大はなく，主肺動脈部（左2弓）の陥凹と右心室肥大による心尖部挙上で，木靴心あるいはゴルフクラブ（ウッド）型と表現される．
- **心エコー**：大動脈右方偏位，心室中隔欠損，肺動脈狭窄，右心室肥大などの4つの基本的な異常を示す．

d 治療

原則として，全症例に対して根治手術（右心室流出路形成術と VSD 閉鎖術）がすすめられる．

7 心不全

a 概念

心不全（heart failure, cardiac failure）とは，「なんらかの心臓機能障害，すなわち，心臓に器質的および/あるいは機能的異常が生じて心ポンプ機能の代償機転が破綻した結果，呼吸困難・倦怠感や浮腫が出現し，それに伴い運動耐容能が低下する臨床症候群」と定義される．虚血性心疾患，心筋症，高血圧性心疾患，弁膜症，不整脈など心臓のポンプ機能を低下させるすべての心疾患

▶ **表 4-10　うっ血性心不全の診断基準（Framingham criteria）**

大症状 2 つか，大症状 1 つおよび小症状 2 つ以上を心不全と診断する

大症状
・発作性夜間呼吸困難または起座呼吸 ・頸静脈怒張 ・肺ラ音 ・心拡大 ・急性肺水腫 ・拡張早期性ギャロップ（Ⅲ音） ・静脈圧上昇（16 cmH₂O 以上） ・循環時間延長（25 秒以上） ・肝頸静脈逆流

小症状
・下腿浮腫 ・夜間咳嗽 ・労作性呼吸困難 ・肝腫大 ・胸水貯留 ・肺活量減少（最大量の 1/3 以下） ・頻脈（120 回/分以上）

大症状あるいは小症状
・5 日間の治療に反応して 4.5 kg 以上の体重減少があった場合，それが心不全治療による効果ならば大症状 1 つ，それ以外の治療ならば小症状 1 つとみなす

が原因になりうる．

b 病態生理・病理

心血行動態の異常に加えて，その代償的機序として心室の肥大・拡張や神経体液性因子がからんで複雑な様相を呈する病態である．

c 分類

▶ **表 4-10** に心不全の診断基準を示す．心不全の病因や病態はさまざまであり，分類も数多くある．

(1) 急性心不全と慢性心不全

循環動態の急激な変化を伴うか否かによって急性心不全と慢性心不全に分けられる．

(2) 左心不全と右心不全

- **左心不全**：左心室に障害や負荷が加わって肺静脈，肺毛細管圧の上昇やうっ血によって生じる呼吸困難，起座呼吸などの症状を示す場合をい

▶表4-11 NYHA（New York Heart Association）分類

Ⅰ度	・心疾患はあるが身体活動に制限はない ・日常的な身体活動では著しい疲労，動悸，呼吸困難あるいは狭心痛を生じない
Ⅱ度	・軽度の身体活動の制限がある．安静時には無症状 ・日常的な身体活動で疲労，動悸，呼吸困難あるいは狭心痛を生じる
Ⅲ度	・高度な身体活動の制限がある．安静時には無症状 ・日常的な身体活動以下の労作で疲労，動悸，呼吸困難あるいは狭心痛を生じる
Ⅳ度	・心疾患のためいかなる身体活動も制限される ・心不全症状や狭心痛が安静時にも存在する．わずかな労作でこれらの症状は増悪する

（付）Ⅱs度：身体活動に軽度制限のある場合
　　　Ⅱm度：身体活動に中等度制限のある場合

う．体動後や臥位により悪化し，喀痰，全身倦怠感や易疲労感，動悸も認められることがある．

- **右心不全**：右心室に過剰な負荷が加わって静脈圧の上昇によって生じる頸静脈怒張，肝脾腫大，下肢浮腫，腹水，食欲不振などを示す場合をいう．
- 実際は両者が併存する両心不全であることが多い．

d 重症度分類

　心不全重症度分類として臨床的に最も頻用されている New York Heart Association（NYHA）の新分類を▶表4-11に示す．

　心不全の病期の進行についてはリスク因子をもつが器質的心疾患がなく，心不全症候のない患者を「ステージA　器質的心疾患のないリスクステージ」，器質的心疾患を有するが，心不全症候のない患者を「ステージB　器質的心疾患のあるリスクステージ」，器質的心疾患を有し，心不全症候を有する患者を既往も含め「ステージC　心不全ステージ」，有効性が確立しているすべての薬物治療・非薬物治療について NYHA 心機能分類Ⅲ度より改善しない患者は「ステージD　治療抵抗性心不全ステージ」と定義され，これらの患者は，補助人工心臓や心臓移植などを含む特別の治療，もしくは終末期ケアが適応になる（▶図4-17）．

e 検査所見

- **胸部 X 線**：心胸郭比の拡大，肺うっ血，胸水貯留が認められる．肺毛細管圧上昇，間質浮腫を反映し，カーリー（Kerley）B 線，葉間胸水（vanishing tumor：心不全が生じている間はカーリー B 線に一致して腫瘍状にみえる胸水が心不全改善後消失する）などが認められる（▶図4-18）．
- **心電図**：原因疾患の診断に有用である．
- **神経体液性因子**：Na 利尿ペプチド（ANP，BNP）は心不全の重症度，予後を予測するのに有用である．
- **心エコー**：左室径，収縮能，壁運動異常などを非観血的に評価できる．
- **右心カテーテル**：肺動脈楔入圧（PCWP），肺動脈圧，右房圧，心拍出量などの情報が得られる．
- **運動耐容能**：日常生活での自覚症状と運動負荷試験から評価される．自覚症状に基づく NYHA 機能分類評価（▶表4-11）がある．ほかに以下のものが心不全の重症度評価，薬物療法の効果判定に有用である．
  - **specific activity scale**：日常生活におけるさまざまな身体活動の運動量（metabolic equivalents；METS）をもとに，それらの身体活動が無理なく行えるかどうか質問表で調べ，そのことより身体活動能力を推定し4段階に分類され評価される．また，身体活動能力が1〜8 METS まで推定されるので，定量的に評価・利用される．
  - **6 分間歩行試験**：6 分間に平地を最大どれだけ歩けるか，その距離により身体活動能力を評価する．
  - **心肺運動負荷試験**：運動負荷試験の間に呼気ガス分析を行うことにより，身体活動能力の

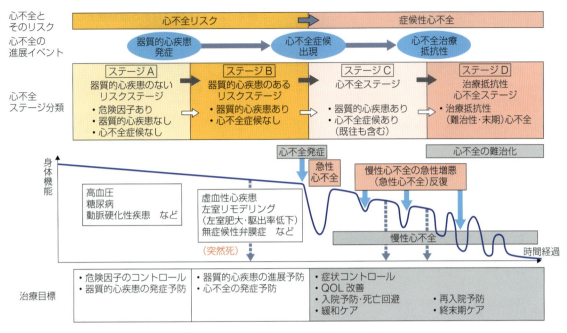

▶図4-17 心不全とそのリスクの進展ステージ
〔厚生労働省．脳卒中，心臓病その他の循環器病に係る診療提供体制の在り方に関する検討会：脳卒中，心臓病その他の循環器病に係る診療提供体制の在り方について（2017年7月）．https://www.mhlw.go.jp/file/05-Shingikai-10901000-Kenkoukyoku-Soumuka/0000173149.pdf〕

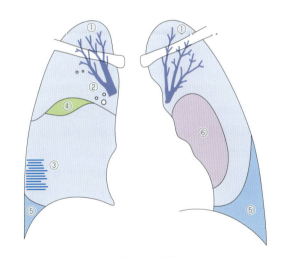

▶図4-18 心不全の胸部X線像
①：肺静脈陰影の拡大（cephalization），②：peribronchial cuffing，③：Kerley（カーリー）B線，④：vanishing tumor（葉間胸水，一過性腫瘤状陰影），⑤：pleural effusion（胸水），⑥：butterfly shadow（蝶形像）

指標である最大酸素摂取量や嫌気性代謝閾値が求められる．

f 治療

（1）急性心不全

血行動態の安定化対策と原因疾患に対する治療が行われる．場合によっては腹膜透析，体外限外濾過法（extracorporeal ultrafiltration method；ECUM），人工呼吸（呼気終末陽圧換気，positive end-expiratory pressure；PEEP）のほか，大動脈内バルーンパンピング（intra-aortic balloon pumping；IABP），経皮的心肺補助装置（percutaneous cardiopulmonary support；PCPS），補助人工心臓（ventricular assist system；VAS）といった機械的補助循環法が必要となることがある．

（2）慢性心不全

心不全自体に対する治療と基礎疾患に対する治療を並行して行う必要がある．心不全自体に対する治療は，うっ血に基づく症状の軽減およびQOLの改善の目的には利尿薬，強心薬，運動療

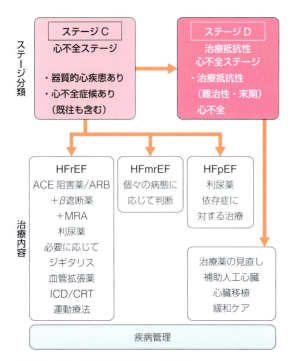

▶図 4-19　心不全治療アルゴリズム
〔日本循環器学会：急性・慢性心不全診療ガイドライン（2017年改訂版）．https://www.j-circ.or.jp/old/guideline/pdf/JCS2017_tsutsui_h.pdf（2020年5月閲覧）p 34 より〕
HFrEF：左室駆出率の低下した心不全．
HFmrEF：左室駆出率が軽度低下した心不全．
HFpEF：左室駆出率の保たれた心不全．

▶表 4-12　心不全に対する運動療法の効果

1) 運動耐容能：改善
2) 心臓への効果
   a) 左室機能：安静時左室駆出率不変または軽度改善，運動時心拍出量増加反応改善，左室拡張早期機能改善
   b) 冠循環：冠動脈内皮機能改善，運動時心筋灌流改善，冠側副血行路増加
   c) 左室リモデリング：悪化させない（むしろ抑制），BNP低下
3) 末梢効果
   a) 骨格筋：筋量増加，筋力増加，好気的代謝改善，抗酸化酵素発現増加
   b) 呼吸筋：機能改善
   c) 血管内皮：内皮依存性血管拡張反応改善，一酸化窒素合成酵素（eNOS）発現増加
4) 神経体液因子
   a) 自律神経機能：交感神経活性抑制，副交感神経活性増大，心拍変動改善
   b) 換気応答：改善，呼吸中枢 CO_2 感受性改善
   c) 炎症マーカー：炎症性サイトカイン（TNFα）低下，CRP 低下
5) QOL：健康関連 QOL 改善
6) 長期予後：心不全入院減少，無事故生存率改善，総死亡率低下（メタアナリシス）

〔循環器病の診断と治療に関するガイドライン（2011年度合同研究班報告）：心血管疾患におけるリハビリテーションに関するガイドライン（2012年改訂版），http://www.j-circ.or.jp/guideline/pdf/JCS2012_nohara_h.pdf（2020年5月閲覧）より〕

法，和温療法，心臓再同期療法（cardiac resynchronization therapy；CRT）などが，予後の改善の目的にはレニン-アンジオテンシン系阻害薬，β遮断薬，アルドステロン拮抗薬，CRT，植込み型除細動器（implantable cardioverter defibrillator；ICD），心臓移植などが選択される．慢性心不全の治療アルゴリズムを▶図 4-19 に示す．

（3）慢性心不全のリハビリテーション

　心不全に対する運動療法は，運動耐容能を向上させることだけでなく，QOLを改善し，再入院を防止し，長期予後を改善することも目的としている（▶表 4-12）．プログラム内容は，①運動療法，②学習指導，③カウンセリングを含む包括的なものでなければならない．心不全患者は原因疾患や重症度が一様ではないため，運動療法は，臨床所見や運動負荷試験の結果に基づいて医師が決定した運動処方に従って個別に運動メニューを作成したうえ，慎重に実施しなければならない．原則として，心電図モニターを用いた監視下運動療法から開始されるべきであり，安全性が確認されたのち非監視下在宅運動療法に移行する．

　運動療法の適応となるのは，安定期にあるコントロールされた心不全で，NYHA Ⅱ～Ⅲ度の症例である．「安定期にある」とは，少なくとも過去1週間において心不全の自覚症状（呼吸困難，易疲労性など）および身体所見（浮腫，肺うっ血など）の増悪がないことを指す．「コントロールされた心不全」とは体液量が適正に管理されていること，すなわち，中等度以上の下肢浮腫や肺うっ血がないことなどを指す．高齢，左室駆出率低下，補助人工心臓装着中の心不全，植込み型除細動器（ICD）手術後は必ずしも禁忌でない．

　▶表 4-13 に現時点で推奨される心不全に対する運動処方を示す．

▶表 4-13　慢性心不全患者に対する運動プログラム

構成

運動前のウォームアップと運動後のクールダウンを含み，有酸素運動とレジスタンス運動から構成される運動プログラム

有酸素運動

心肺運動負荷試験の結果に基づき有酸素運動の頻度，強度，持続時間，様式を処方し，実施する．
- 様式：歩行，自転車エルゴメータ，トレッドミルなど
- 頻度：週 3〜5 回（重症例では週 3 回程度）
- 強度：最高酸素摂取量の 40〜60%，心拍数予備能の 30〜50%，最高心拍数の 50〜70%，または嫌気性代謝閾値の心拍数
  →2〜3 か月以上心不全の増悪がなく安定していて，上記の強度の運動療法を安全に実施できる低リスク患者においては，監視下で，より高強度の処方も考慮する（例：最高酸素摂取量の 60〜80% 相当，または高強度インターバルトレーニングなど）
- 持続時間：5〜10 分×1 日 2 回程度から開始し，20〜30 分/日へ徐々に増加させる．心不全の増悪に注意する．

心肺運動負荷試験が実施できない場合
- 強度：Borg 指数 11〜13，心拍数が安静座位時＋20〜30/分程度でかつ運動時の心拍数が 120/分以下
- 様式，頻度，持続時間は心肺運動負荷試験の結果に基づいて運動処方する場合と同じ

レジスタンストレーニング

- 様式：ゴムバンド，足首や手首への重錘，ダンベル，フリーウェイト，ウェイトマシンなど
- 頻度：2〜3 回/週
- 強度：低強度から中強度
  上肢運動は 1 RM の 30〜40%，下肢運動では 50〜60%，1 セット 10〜15 回反復できる負荷量で，Borg 指数 13 以下
- 持続時間：10〜15 回を 1〜3 セット

運動負荷量が過大であることを示唆する指標

- 体液量貯留を疑う 3 日間（直ちに対応）および 7 日間（監視強化）で 2 kg 以上の体重増加
- 運動強度の漸増にもかかわらず収縮期血圧が 20 mmHg 以上低下し，末梢冷感などの末梢循環不良の症状や徴候を伴う
- 同一運動強度での胸部自覚症状の増悪
- 同一運動強度での 10/分以上の心拍数上昇または 2 段階以上の Borg 指数の上昇
- 経皮的動脈血酸素飽和度が 90% 未満へ低下，または安静時から 5% 以上の低下
- 心電図上，新たな不整脈の出現や 1 mm 以上の ST 低下

注意事項

- 原則として開始初期は監視型，安定期では監視型と非監視型（在宅運動療法）との併用とする．
- 経過中は常に自覚症状，体重，血中 BNP または NT-proBNP の変化に留意する．
- 定期的に症候限界性運動負荷試験などを実施して運動耐容能を評価し，運動処方を見直す．
- 運動に影響する併存疾患（整形疾患，末梢動脈疾患，脳血管・神経疾患，肺疾患，腎疾患，精神疾患など）の新規出現の有無，治療内容の変更の有無を確認する．

RM（repetition maximum）：最大反復回数
〔Izawa H, et al., Japanese Association of Cardiac Rehabilitation Standard Cardiac Rehabilitation Program Planning Committee：Standard Cardiac Rehabilitation Program for Heart Failure. Circ J, 83：2394-2398, 2019 を改変〕

g 心臓移植

心臓移植の適応は，従来の治療法では救命ないし延命の期待がもてない重症心疾患（拡張型心筋症，拡張相の肥大型心筋症，虚血性心筋症など）で，長期間または繰り返し入院治療を必要とする心不全症例，β遮断薬および ACE 阻害薬を含む従来の治療法では NYHA Ⅲ度ないしⅣ度から改善しない心不全症例，あるいは現存するいかなる治療法でも無効な致死的重症不整脈を有する症例となっている．年齢は 60 歳未満が望ましく，患者本人および家族が心臓移植について十分に理解し，家族によるしっかりとした協力が得られる環境にあることが必要である．適応患者は日本循環器学会で審査され，日本臓器移植ネットワークに登録される．

8 不整脈

a 概念

不整脈（arrhythmia）とは，洞結節により支配されている正常洞調律以外の心調律の総称で，その種類は多い．不整脈の病的意義は，不整脈の性質ばかりでなく，基礎心疾患の有無や心臓のポンプ機能の障害の程度によって異なる．

b 分類

（1）発生機序からの分類

不整脈の種類は非常に多く，さまざまな分類が用いられている．そのなかで不整脈を理解するためには，発生機序からみた分類が便利である．この分類は刺激生成とその伝導の機序になんらかの異常を呈するものであり，▶表 4-14 のように刺激生成異常と興奮伝導異常に分類される．

（2）不整脈の臨床的分類と重症度

①致死性不整脈（life threatening arrhythmia）か，②有害であり治療を要する不整脈（major arrhythmia）か，③無害であり処置を要しない不整脈（minor arrhythmia）かによって，不整脈に対する臨床的アプローチが大きく異なる．

c 治療

不整脈の治療には薬物療法と非薬物療法がある．

▶表 4-14　不整脈の種類

刺激生成異常		
1. 洞徐脈 2. 洞停止 3. 洞性不整脈 4. ペースメーカ移動		徐脈性不整脈
5. 洞頻脈		頻脈性不整脈
6. 期外収縮 ・上室期外収縮 　心房期外収縮 　房室接合部期外収縮 ・心室期外収縮		徐脈・頻脈の定義にあてはまらない
7. 発作性頻拍 ・上室頻拍 　心房頻拍 　房室接合部頻拍 ・心室頻拍 8. 心房粗動 9. 心房細動 10. 心室細動		頻脈性不整脈
11. 補充調律・収縮 12. 人工ペースメーカ調律		徐脈性不整脈

興奮伝導異常
1. 洞房ブロック
2. 心房内ブロック
3. 房室ブロック ・第 1 度房室ブロック ・第 2 度房室ブロック 　ウェンケバッハ型 　モビッツⅡ型 　2：1 ブロック ・第 3 度房室ブロック 　（完全房室ブロック） 4. 心室内伝導障害 ・1 枝ブロック 　右脚ブロック 　左脚ブロック 　左脚前枝ブロック 　左脚後枝ブロック ・2 枝ブロック ・3 枝ブロック ・その他の心室内伝導障害
5. WPW 症候群 ・Kent 束 ・Mahaim 線維 ・ames 束

(1) 薬物療法

作用機序により分類された抗不整脈薬が用いられる〔ヴォーン・ウィリアムズ（Vaughan Williams）分類〕.

(2) 非薬物療法

心臓ペースメーカ，手術，電気的除細動器，植込み型除細動器およびカテーテルアブレーションなどがある．また，不整脈の原因となる種々の病態（虚血，心不全，電解質異常など）の改善，およびライフスタイル（精神的・肉体的ストレスなど）の改善も重要である．

d 致死性不整脈

(1) 心室頻拍

心室頻拍（ventricular tachycardia；VT）は，ヒス束分岐部より下位に起源のある頻拍で，非常に緊急を要する頻脈である．重症の場合には電気的除細動が必要となる．

頻拍が短時間で自然停止する非持続型と，30秒以上続く持続型とに区別する．心電図所見としては，P波が確認できない．QRSは形が心室期外収縮に類似して幅が広く（＞0.12秒），T波がみられない．リズムは規則的で心拍数は150〜200回/分である（▶図4-20）．持続型の心室頻拍は器質的心疾患を合併することが多い．

(2) 心室細動

心室細動（ventricular fibrillation；Vf）は，最も重篤な不整脈である．心室各部が無秩序に興奮している状態で，血液の拍出は行われない．ただちに電気的除細動を行う必要がある．

心室期外収縮や心室頻拍に引き続いて出現する．心電図所見としては，QRSもT波も区別できず，振幅も周期もまったく不規則な比較的小さな基線の動揺を認める（▶図4-21）．心停止の最も一般的な原因である．

(3) 第3度房室ブロック

第3度房室ブロック（third degree atrioventricular block；AV block）は，心房から心室への興奮伝導が途絶し，心房と心室がまったく無関

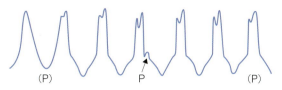

▶図4-20　心室頻拍

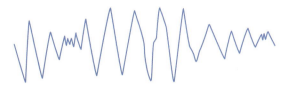

▶図4-21　心室細動

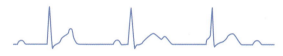

▶図4-22　第3度房室ブロック
P波とQRS波は関連性がない．

係に収縮する状態である．心房は洞調律で70/分で，心室は30〜40/分の心室固有の調律で収縮する．心不全やアダムス・ストークス症候群（➡NOTE-1）を伴う場合にはペースメーカ植込みの対象となる（▶図4-22）．

(4) 高度徐脈（洞不全症候群）

高度徐脈とは心拍数が30回/分未満のものであり，**洞不全症候群**とよばれ，ペースメーカ植込みの適応となる．

NOTE

1 アダムス・ストークス（Adams-Stokes）症候群

心臓の拍動異常によって，心臓から血液が十分に送り出されない，意識消失，失神，痙攣をおこす症候群．

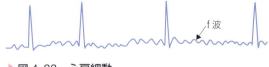
▶図 4-23　心房細動

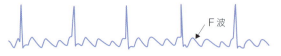
▶図 4-24　心房粗動

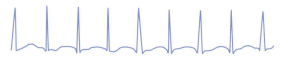
▶図 4-25　発作性上室頻拍

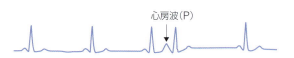
▶図 4-26　心房期外収縮（上室期外収縮）

e 有害で治療を要する不整脈

（1）心房細動

心房細動（atrial fibrillation；Af）は，P波が消失してf波（心房細動波）が現れる状態で，心房の各部が無秩序にかつ高頻度に興奮している（▶図 4-23）．心房の補助ポンプとしての機能は消失している．最も頻度の高い不整脈で，発作性の場合と慢性に持続している場合とがある．心房内，特に左心耳に血栓を生じやすく，脳などへ塞栓症をおこす危険性がある．

（2）心房粗動

心房粗動（atrial flutter；AFL）では，P波が消失してF波（心房粗動波）と呼ばれる毎分250～350の頻度の規則正しい鋸歯状の波が連続してみられる（▶図 4-24）．QRSは幅の狭い上室性の波形で，RR間隔は通常F波の間隔の整数倍となる．房室伝導比は2：1のことが多い．一方，房室伝導比が1：1となると心室拍数は約300/分となり循環不全に陥り，WPW症候群に合併しやすい．心房粗動は心房細動に比べて発生頻度は低く，ほとんどが基礎疾患を有する．

（3）発作性上室頻拍

発作性上室頻拍（paroxysmal supraventricular tachycardia；PSVT）は，ヒス束より上位に起源のある頻拍（成人の場合100回/分以上）を指し，RR間隔は一定しており，QRSが洞調律と同じ波形を示す（▶図 4-25）．通常は発作性であり，血圧低下，胸痛や突然に始まり突然に停止する動悸として自覚される．

（4）期外収縮

期外収縮（extrasystole）とは基本調律よりも早いタイミングで異所的刺激により生じる波であり，早期収縮（premature beat）とも呼ぶ．刺激発生部位により，**心房期外収縮**（premature atrial contraction；PAC），**房室接合部期外収縮**（AV junctional contraction）と呼び，この2つを**上室期外収縮**（supraventricular premature beat；SVPB）という．心室に由来するものを**心室期外収縮**（premature ventricular contraction；PVC）と呼ぶ．

①心房期外収縮（PAC）

洞性P波とは異なる心房波（P）が正常の調律より前に出現する．正常QRS波も出現する（▶図 4-26）．

②心室期外収縮（PVC）

各種器質的疾患，電解質異常，交感神経緊張などが原因となる．

心室由来の異所性刺激による期外収縮であり，P波を伴わない幅広いQRS波（0.12秒以上）を示す．PVCは自覚症状はないが，時に動悸として現れることもある．PVCは種々の心電図所見を示し，多くは完全代償性休止期を伴う．正常人でも1日100拍程度まではしばしば認められ，その臨床的意義は発生する原因や基礎疾患に依存する．心室期外収縮の重症度分類にローン

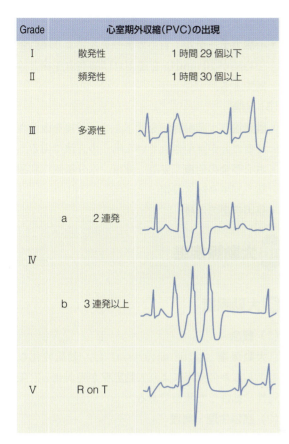

▶図 4-27　心室期外収縮のローン分類

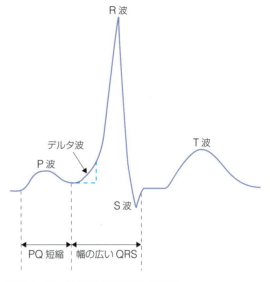

▶図 4-28　WPW 症候群の心電図

（Lown）分類がある（▶図 4-27）．ローン分類のgrade II 以上は心室細動をおこしやすいので警告不整脈，grade III 以上は悪性である．

(5) WPW 症候群

ウォルフ-パーキンソン-ホワイト（Wolff-Parkinson-White；WPW）**症候群**は，心房と心室の間に房室結節以外のケント（Kent）束と呼ばれる副伝導路をもつ．心房の興奮が正常の伝導路よりも早くケント束を通って心室に達するため，PQ が短縮（<0.12 秒）し，デルタ波をつくる．そののち正規の伝導路からの刺激によって正常の QRS 波が出現する．デルタ波のために QRS 幅が広い（>0.10 秒）（▶図 4-28）．器質的心疾患がない先天異常が多いといわれている．発作性上室頻拍がおこりやすい．

f 無害で処置を要しない不整脈

(1) 洞徐脈

洞徐脈（sinus bradycardia）は，洞調律で心拍数が 60 回/分以下をいう．迷走神経緊張亢進状態，ジギタリス製剤や β 遮断薬投薬中などでみられる．

(2) 洞頻脈

洞頻脈（sinus tachycardia）は，洞調律で心拍数が 100 回/分以上をいう．発熱，甲状腺機能亢進症，精神的緊張状態，生理的には運動中などでみられる．

9 肺性心

肺性心（cor pulmonale）とは，肺高血圧症のために，右心室の肥大および拡張，右心不全を呈した状態をいう．急性から慢性の経過まで種々ある．

単に肺性心と呼ぶ場合，慢性肺性心を意味し，急性肺性心と呼ぶ場合は**肺塞栓症**（pulmonary embolism）など急激な肺動脈の閉塞を指す．

a 急性肺性心

（1）概念，病態生理・病理

血栓，腫瘍細胞，脂肪塊などが肺動脈につまって血流が途絶する．急性に肺動脈圧が上昇し，右心負荷から右心室拡張を経て右心不全に至る．

（2）臨床症状

無症状のこともあるが，多くの場合は胸痛，血痰，呼吸困難がみられる．重症例ではショック症状に至ることもある．

（3）検査所見

- **胸部 X 線**：塞栓部以遠の X 線透過性が低下して肺門を頂点とする三角形の陰影がみられる．
- **心電図**：右心負荷の所見（肺性 P 波，$V_1 \sim V_3$ の陰性 T 波）がみられる．
- **動脈血ガス分析**：低酸素，高二酸化炭素血症がみられる．

b 慢性肺性心

（1）概念

肺動脈圧が持続的に上昇し，右心室および肺動脈系に障害のおこった状態をいう．

（2）病態生理・病理

慢性閉塞性肺疾患（COPD）による慢性呼吸不全症例の約半数以上が肺性心の状態に陥っている．そのほか，塵肺症，珪肺症，肺線維症，胸郭異常，神経筋疾患などでもおこる．

（3）臨床症状

原因疾患による症状が中心である．肺性心によって原因疾患の症状が悪化したり，チアノーゼ，浮腫，胸痛，失神などが加わる．進行した慢性肺性心では，過労や過剰な水分摂取などにより容易に右心不全をきたす．

（4）検査所見

- **心電図**：肺性 P 波，右軸偏位，不完全右脚ブロック，右心室肥大所見などがみられる．
- **胸部 X 線**：肺動脈主幹部および主肺動脈の拡大がみられる．
- **心エコー**：右心室，右心房の拡大，肝静脈，下

大静脈の拡大がみられる．
- **心臓カテーテル**：右心カテーテルにより肺動脈平均圧が 20 mmHg を超えれば肺高血圧症と診断できる．

（5）治療

- **酸素投与**：肺動脈圧を低下させ，予後を改善させることが証明されている唯一の方法である．
- **右心不全の治療**：安静，減塩，水分制限，利尿薬，ジギタリス製剤．
- **原因疾患の治療**

10 大動脈疾患

a 大動脈瘤

（1）概念

大動脈瘤（aortic aneurysm）は，動脈硬化などなんらかの原因により大動脈壁が脆弱化し，限局性に拡張した状態である．

（2）病態生理・病理

原因は動脈硬化が最も多い．遺伝的素因により中膜弾性線維の破壊がおこるもの〔マルファン（Marfan）症候群〕，炎症による中膜弾性線維断裂や平滑筋の破壊がおこるもの〔ベーチェット（Behçet）病，大動脈炎症候群，梅毒など〕，外傷性のものなどもある．

動脈瘤の発生する部位によって胸部大動脈瘤と腹部大動脈瘤に分類される．また，動脈瘤壁の構造により，真性動脈瘤（内膜，外膜，中膜など本来の動脈壁の構造を有するもの）と仮性動脈瘤（固有の壁構造を欠き，新たに形成された結合組織または動脈壁の外膜のみを有するもの）に分類される．

（3）臨床所見

多くは無症状で経過するが，拡張が著明になると周囲の圧迫症状を呈するようになる．

胸部大動脈瘤では，左反回神経麻痺による嗄声，気管支や横隔神経の刺激による咳嗽，交感神経圧迫によるホルネル（Horner）症候群，食道

圧迫による嚥下困難，上大静脈圧迫による頸部静脈の腫脹，胸骨・椎骨の圧迫のため前胸部痛や背痛などが出現する．これらの症状が出現した場合は破裂の危険が大きく，特に疼痛が増強する場合は切迫破裂を考えるべきである．

腹部大動脈瘤では，消化管の圧迫による食欲不振，腹部不快感，腹痛，胸やけ，悪心・嘔吐，下痢，間欠性跛行，下肢冷感やしびれ感などがある．拍動性腫瘤を触知し血管雑音を聴取することがある．

いずれの場合にも，ひとたび破裂すると出血性ショックを呈する．

(4) 検査所見

- **胸部X線**：大動脈の石灰化や側面像で拡大・蛇行がわかることがある．
- **心エコー**：瘤の部位や大きさを判定できる．
- **CT・MRI**：超音波検査では観察しにくい胸部下行大動脈を含めて，瘤の部位・広がり・大きさを観察できる．
- **冠動脈造影**：外科的治療を考慮する場合には，合併する主要分枝の病変や合併の多い冠動脈病変の有無を判定するのに必要となる．

(5) 治療

β遮断薬を中心にし，血圧を十分にコントロールしながら注意深く大きさを監視し，一定以上の大きさになったら手術を選択する．

腹部大動脈瘤の場合に，最大径が5cm，胸部大動脈瘤の場合には，上行大動脈で6cm，下行大動脈で7cmが手術適応の目安となっている．嚢状の動脈瘤ではそれ以下でも破裂する可能性が高いので注意が必要である．

手術は基本的には人工血管置換となる．下行大動脈瘤の人工血管置換では，脊髄動脈虚血による対麻痺をおこすことがある．最近ではステントグラフト留置も行われるようになってきた．

b 大動脈解離

(1) 概念

大動脈解離（aortic dissection）は，解離性大動脈瘤（dissecting aneurysm of aorta）ともよばれる．大動脈壁が脆弱化して中膜のレベルで2層に剥離し，大動脈壁内に血流もしくは血腫が存在する状態である．突然発症することが多い．

(2) 病態生理・病理

①血圧のストレスにより内膜に亀裂が生じ，亀裂部より血液が流入し解離となる場合と，②大動脈自体の栄養血管の破綻で壁内血腫が発生し，大動脈内腔との交通が生じて解離となる場合がある．発生頻度的には前者の割合が高く，後者は5〜20%で特に若年者でマルファン（Marfan）症候群を合併していることが多い．

亀裂発生部位は上行大動脈，胸部大動脈，弓部大動脈，腹部大動脈の順で多い．

急性解離は発症後2週間までの解離，慢性解離はそれ以降の解離を指す．解離の進行により主要分枝の閉塞障害，心嚢内破裂による心タンポナーデ，大動脈弁交連部解離による急性大動脈弁閉鎖不全など，重篤な病態を引き起こすことが少なくない．解離腔が本来の血管腔である真腔に再開通すると二重の腔となり，解離腔が拡張して慢性解離となる．この場合には大動脈瘤と同様に周囲臓器への圧迫および破裂が問題となる．

(3) 分類

大動脈解離の分類を ▶図4-29 に示す．病型分類として，ドベーキー（DeBakey）分類やスタンフォード（Stanford）分類が用いられている．

(4) 臨床症状

急性大動脈解離の症状は，突発的で激烈な胸痛，背痛で移動性である．スタンフォード分類A型では前胸部痛，B型では背痛が多く，解離の進行とともに頸部，上腹部，腰部，下肢に放散する．これに加えて解離の部位により，大動脈瘤と同様に周囲組織への圧迫症状や主要分枝動脈の閉塞症状が起こってくる．いずれの場合にもひとたび破裂すると出血性ショック症状を呈する．

(5) 検査所見

- **血液検査**：白血球数増加，CRP高値，貧血，CK上昇を認める．

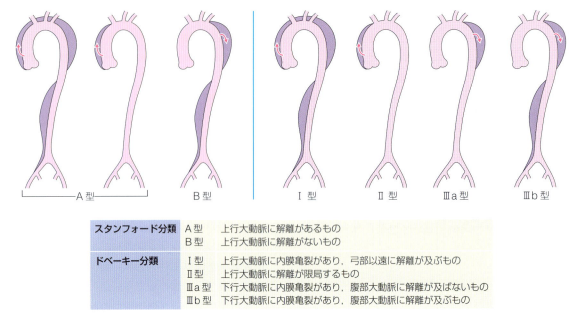

▶図4-29 大動脈解離の病型

スタンフォード分類	A型	上行大動脈に解離があるもの
	B型	上行大動脈に解離がないもの
ドベーキー分類	Ⅰ型	上行大動脈に内膜亀裂があり，弓部以遠に解離が及ぶもの
	Ⅱ型	上行大動脈に解離が限局するもの
	Ⅲa型	下行大動脈に内膜亀裂があり，腹部大動脈に解離が及ばないもの
	Ⅲb型	下行大動脈に内膜亀裂があり，腹部大動脈に解離が及ぶもの

- **画像診断**：急性解離を疑ったならば確定のため画像診断が必須である．
- **胸部X線**：縦隔陰影の拡大や胸腔内血液貯留サインがみられることがある．
- **エコー**：解離の有無，内膜亀裂の位置，解離腔に血流があるかどうかなどを判定する．
- **CT**：超音波検査では観察しにくい胸部下行大動脈を含めて，解離の部位・広がり・大きさを観察する．造影剤を使用して，解離腔に血流があるかどうかも観察する．
- **血管造影**：手術を検討する場合には，解離の広がりだけでなく，主要分枝，特に脊髄動脈や冠動脈との位置関係や血管病変の評価のために血管造影を施行する．

(6) 治療

基本的にスタンフォードA型では破裂や冠動脈解離，急性大動脈弁閉鎖不全など，致死的になる確率が高いので緊急手術が選択され，スタンフォードB型では急性期は降圧療法でしのいで，血管病変がある程度安定化してから手術適応を検討する．

C 大動脈炎症候群（高安病）

大動脈炎症候群（aortitis syndrome）は大動脈ならびに分岐動脈（腕頭，鎖骨下，椎骨，腹腔，腎動脈），冠動脈，肺動脈に血管炎を生じ動脈内腔の狭窄・閉塞，拡張，瘤形成を生じる自己免疫疾患で，四肢や臓器に血流障害が出現する．20歳台の若い女性に好発する．欧米では発見者の高安右人氏の名前をつけた「高安動脈炎（Takayasu's arteritis；TA）」という名称が一般的である．また血管の狭窄から末梢部で脈拍が触知されにくく「脈なし病」とも呼ばれる．

症状は発熱，倦怠感，易疲労感，頸部痛，胸痛，洗髪時の上肢の易疲労性，血圧測定困難，上肢血圧左右差，高血圧，間欠跛行などである．病変部の血管雑音の聴取も特徴的である．臨床検査では赤沈亢進，CRP陽性，白血球増加，ペントラキシン-3（Pentraxin 3）高値，画像検査ではCTアンギオグラフィ，MRアンギオグラフィが有用である．

治療は副腎皮質ホルモン薬，免疫抑制薬，抗

TNF抗体製剤，抗IL-6受容体抗体製剤や抗血小板薬の薬物治療が行われ，血流障害の進行増悪には血行再建術や大動脈弁閉鎖不全に対して弁置換術などの外科的治療が行われる．

11 末梢血管疾患

末梢血管疾患（peripheral vascular disease）とは，末梢動脈や末梢静脈の循環障害により，血流途絶の症状が出現する疾患である．

A 末梢動脈疾患

末梢動脈疾患（peripheral arterial disease；PAD）は，閉塞性動脈硬化症（arteriosclerosis obliterans；ASO）がほとんどを占めている．閉塞性血栓血管炎（thromboangiitis obliterans；TAO）〔いわゆるバージャー（Buerger）病〕は急減した．

a 閉塞性動脈硬化症

（1）概念

閉塞性動脈硬化症（arteriosclerosis obliterans；ASO）は，腹部大動脈とその主要分枝や四肢の主要動脈が動脈硬化のために狭窄・閉塞し，四肢に慢性循環障害をきたす疾患である．PADの90%以上を占める．

（2）病態生理・病理

- ASOは全身的な動脈硬化症の一部分症であり，高血圧，糖尿病，脂質異常症などの生活習慣病に加えて喫煙が増悪因子となる．下肢の大腿動脈，膝窩動脈，腸骨動脈，腹部大動脈の順に多いが，通常は複数の病変を認める．
- 病理学的には，動脈硬化巣に存在する内腔の斑状肥厚性病変（プラーク）のため内腔が閉塞または狭窄をおこしている．安静時には血管内腔断面積が75%以下になると血流減少がおこる．運動時には安静時の数倍の血流が必要とされるが，見合った血流が供給できなくなると，虚血症状が出現する．

▶表4-15 フォンテイン分類

I度	動脈の閉塞はあるが無症状
II度	間欠性跛行
III度	安静時疼痛
IV度	潰瘍・壊死

- プラークの破裂，血栓形成で急性閉塞がおこった場合には，突然罹患側の激しい疼痛で発症する．

（3）臨床症状

四肢の血行障害による症状であり，症状の進行に伴って特有の症状を示す．

- **間欠性跛行（intermittent claudication）**：一定の距離を歩くと下腿の筋に疲労・疼痛が生じる．休息すると軽減し，再び歩行が可能となる．
- **安静時疼痛**：進行すると安静時にも下肢の血流不足による持続的な疼痛が出現する．虚血性神経炎になると夜間臥床時の疼痛を訴える．
- **壊疽**：下肢の阻血が進行すると，足の萎縮，硬化，変色がおこる．軽度の圧迫や感染から潰瘍ができ，壊死が始まる．

（4）臨床症状分類

虚血肢の臨床症状分類としてフォンテイン（Fontaine）分類（▶表4-15）がよく用いられる．III度以上を重症虚血肢と呼び，何らかの治療を行わないと肢切断に至る可能性がある．

（5）検査所見

- **動脈拍動減弱**：動脈拍動は閉塞部よりも末梢側で減弱する．血管雑音を聴取することもある．
- **足部動脈圧の比（ankle brachial pressure index；ABI）**：虚血肢の重症度評価に重要である．上肢収縮期血圧に対する足部動脈圧の比を求める．正常ではABIは1.0以上あり，0.9以下では下肢虚血は明らかである．0.9〜1.0では運動負荷試験や画像診断を併用する．狭窄性病変がある場合には，安静時にABIが0.9以上ある場合でも，負荷後に圧低下がみられること

がある.

- **エコー**：動脈病変部の狭窄を内腔の形態から観察可能である．また，乱流の有無，血流速波形・血流速度から狭窄・閉塞病変部を診断する.
- **サーモグラフィ**：体表面温度を測定し，虚血部位を診断する.
- **CTアンギオグラフィ・MRアンギオグラフィ**：非侵襲的に動脈の走行，狭窄部位が推定可能である.

(6) 治療

①生活療法

動脈硬化のリスク因子を減らすことが治療の基本である.

②運動療法

歩行を主とした運動療法の重要性と効果が高く評価されている．手術による血行再建が困難な例でも，歩行距離の延長がみられ，重症虚血化を予防し，QOLの改善，リスク因子の是正にもつながる.

③薬物療法

血管拡張薬，抗血小板薬，抗凝固薬が使用されている.

④経皮経管血管形成術（percutaneous transluminal angioplasty；PTA）

狭窄・閉塞病変に対して血栓溶解療法，血栓吸引，ステント留置術など，カテーテルインターベンション治療が近年進歩して適応が拡大されている.

⑤バイパス術

急性閉塞以外は生命予後を向上させるわけではないので，全身状態の評価を十分に行ったうえで適応を判定する.

⑥細胞移植治療

PTAやバイパス術が適応できない慢性重症の虚血の場合には，自己骨髄細胞移植治療が試みられる.

(7) 予後

間欠性跛行肢では，虚血肢が5年以内に肢切断に至る頻度は2〜3%以下とされている．しかし，生命予後は不良で，5年生存率は70%前後，重症虚血肢では50%以下となるため，心血管事故のリスク因子である併存疾患の管理が重要となる.

b 閉塞性血栓血管炎

閉塞性血栓血管炎（thromboangiitis obliterans；TAO，Buerger病）は，大量の喫煙歴があるが他の動脈硬化のリスク因子はなく，40歳以下の発症で下腿動脈以下の閉塞，上肢動脈の病変と遊走性血栓性静脈炎を伴う例で，他の血管疾患または全身性疾患が除外される場合である．近年減少している．症状は四肢の潰瘍・壊死性病変が主で，跛行は少なく，足関節以下によるものが多い．治療は生活療法・薬物療法はASOと同様である．PTAの適応は少なく，交感神経切除術または下腿動脈へのバイパス術が行われる．生命予後は比較的良好であるが，20〜30%で四肢の一部の切断術を受けている.

B 末梢静脈疾患

a 静脈瘤

(1) 概念

末梢静脈疾患（peripheral vein disease）のうち，**静脈瘤**（varicose vein）は，静脈が延長・蛇行し，瘤状に拡張した状態が持続的にみられるものである．臨床的に問題となるのは，ほとんどが下肢静脈瘤である.

(2) 病態生理・病理

- 一次性静脈瘤と二次性静脈瘤に分類される．下肢静脈瘤の大部分は一次性である．表在静脈が先天的あるいは後天的に弁不全をおこして静脈血が逆流・うっ滞して静脈が拡張・蛇行する．一次性静脈瘤の約75%に遺伝的因子が関与している．二次性静脈瘤の多くは深部静脈血栓症による．深部静脈血栓による還流障害のために表在静脈血流が増加して二次的に静脈が拡張し

たものである．慢性化すると静脈は瘤状になり，静脈壁や周囲組織に炎症を伴う．静脈内に血栓を生じると表在性血栓性静脈炎となる．

- 静脈瘤は血管疾患のなかでは最も発生頻度が高く，30歳以上では6割にみられる．疾患として問題になるのは表在性血栓性静脈炎となるものである．女性に多く，妊娠・出産を契機に発症することが多い．過度の立ち仕事，加齢，肥満が増悪因子となる．

（3）臨床症状

美容的なもの，下腿の浮腫，圧痛，疲労感，夜間のこむら返りなどの症状を呈する．一般に症状を有するのは大・小伏在静脈本幹の静脈瘤（伏在型静脈瘤）である．表在性血栓性静脈炎が加わると静脈瘤に発赤，腫脹，疼痛を伴う．重症化すると皮膚潰瘍を形成する．

（4）検査所見

超音波検査で表在静脈と深部静脈の弁不全（逆流）の有無およびその範囲，静脈の開存を抽出する．造影X線CTでもCT venographyとして高解像度の画像を短時間で低侵襲的に得られる．

（5）治療

①生活療法

長時間立位を保持せずに，歩行・足踏みを行う．日中は弾性ストッキングを着用し，就寝時は下肢を挙上する．

②硬化療法

静脈瘤内に硬化剤を注入し，内膜傷害をおこして，圧迫することで瘤の内腔を閉鎖する．

③ストリッピング手術（静脈瘤抜去術）

根治的治療である．大きな静脈瘤や皮膚の合併症が重篤な場合に適応となる．

b 静脈血栓症

（1）概念

静脈血栓症（venous thrombosis, phlebothrombosis）は，静脈内に血栓が形成されるもので，二次性に静脈炎を発症する．

（2）病態生理・病理

- 飛行機搭乗後に突然死した例や，震災後に自動車内で避難生活をする人が肺血栓塞栓症（pulmonary thromboembolism；PTE）の合併により突然死した例もあり，状況によっては誰もが罹患しうる疾患である．原因として，古くからウィルヒョウ（Virchow）の3因子（血流速度の低下，血液性状の変化，血管壁・内皮の傷害）が広く知られている．遺伝性の原因では先天性血液凝固異常，高ホモシステイン血症などが，後天性の原因では長期臥床，妊娠，肥満，外傷，骨折，脱水，悪性腫瘍，経口避妊薬使用がある．外科手術後やカテーテル挿入による院内発症例もある．

- 上下肢の深部静脈には生理的狭窄部（鎖骨下静脈から腋窩静脈の領域，左総腸骨静脈・右腸骨動脈交叉部，鼠径靱帯，内転筋管など）があり，血流が停滞しやすく，血栓を生じやすい〔深部静脈血栓症（deep vein thrombosis；DVT）〕．

（3）臨床所見

多くは無症候性である．一方で，浮腫，発赤，チアノーゼ，疼痛で発症したり，PTEによる突然の胸痛・呼吸困難，突然死にて発症する例もみられる．手術・血管カテーテル検査後の安静解除後，排便排尿後におこる胸痛・呼吸困難，ショックではPTEを強く疑う．

（4）検査所見

- 血液検査：凝固系因子異常，炎症性疾患，悪性疾患のスクリーニングを行う．D-ダイマー測定が正常であれば静脈血栓症は否定的である．

- エコー：断層法では静脈内腔に血栓像がみられ，圧迫法により虚脱しない場合に静脈血栓が診断される．カラードプラ法を併用すれば血流を可視化でき，血栓による血流欠損も確認できる．

- 造影X線CT venography：深部静脈血栓の存在を一連の検査として施行できる．

（5）治療

- 静脈うっ滞とそれに伴う静脈炎の改善，肺塞栓症の予防が重要である．急性発症例ではできるだけ早期に抗凝固療法を行い，可逆性では3か月，特発性では6か月，再発・血栓性素因では持続投与する．
- 抗凝固療法中にも PTE を再発する例や，抗凝固療法禁忌例，慢性再発性の DVT に伴う PTE では永久留置型下大静脈フィルターを挿入する．左右の肺動脈から主幹部に及ぶ PTE では，開胸下の血栓除去術が行われる場合がある．

E 心臓リハビリテーション

　心筋梗塞患者や慢性心不全患者に対するリハビリテーションは，生命予後改善効果を有することが明らかにされるなど循環器疾患に対する有効な治療としての地位を確立した．現在，心大血管疾患リハビリテーション料の診療報酬適用が，①急性発症した心大血管疾患または心大血管疾患の手術後（急性心筋梗塞，狭心症，開心術後，経カテーテル大動脈弁置換術後），大血管疾患（大動脈解離，解離性大動脈瘤，大血管術後），②慢性心不全，末梢動脈閉塞性疾患，その他の慢性の心大血管の疾患にまで拡大している（➡NOTE-2）．

（1）心臓リハビリテーションの定義と目的

　心臓リハビリテーション（cardiac rehabilitation；CR）とは，医学的な評価，運動処方，冠危険因子の是正，教育およびカウンセリングからなる長期的で包括的なプログラムである．このプログラムは，個々の患者の心疾患に基づく身体的・精神的影響をできるだけ軽減し，突然死や再梗塞のリスクを是正し，症状を調整し，動脈硬化の過程を抑制あるいは逆転させ，心理社会的ならびに職業的な状況を改善することを目的とする．すなわち CR の目的は，①身体的および精神的デコンディショニングの是正と早期社会復帰，②冠リスク因子の是正と二次予防，③QOL の向上である．

（2）心臓リハビリテーションの構成要素

　CR の構成要素として，①運動療法（運動プログラム，運動処方を含む，▶表4-16），②患者教

NOTE

2 内部障害のリハビリテーション

　内部障害とは，疾患などにより内臓機能が障害され，ADL が制限されることである．循環障害や循環器疾患のリスク因子には高血圧，糖尿病，脂質異常症などの生活習慣病や加齢，喫煙，運動不足などがある．人口高齢化の加速や動脈硬化性疾患の増加を背景に，身体障害者に占める内部障害者の割合は急増し，2016 年には全体の 29% を占めている．内部障害者数 124 万人のうち，心臓機能障害が過半数を占める．これまでの医療は寿命の延長（adding years to life）が主目的であった．一方，リハビリテーションの主目的はいわば QOL の改善（adding life to years）であった．しかし，循環器疾患をはじめとする内部障害に対するリハビリテーションは，後述するように寿命の延長と QOL の改善を同時に達成できる必須の医療（adding life to years and years to life）である．今後，このリハビリテーションの普及が一段と期待される．

▶表4-16　運動療法が身体に与える効果

症状	心筋虚血閾値の上昇による狭心症発作の軽減 同一労作時の心不全症状の軽減
心臓	最大下同一負荷強度での心拍数減少 最大下同一負荷強度での心仕事量（心臓二重積）減少 左室リモデリングの抑制 左室収縮機能を増悪させない
冠動脈	冠狭窄病変の進展抑制
冠危険因子	収縮期血圧の低下 HDL コレステロール増加，中性脂肪減少 喫煙率減少
呼吸	最大下同一負荷強度での換気量減少
自律神経	交感神経緊張の低下
運動耐容能	最高酸素摂取量増加 嫌気性代謝閾値増加
予後	冠動脈性事故発生率の減少 心不全増悪による入院の減少 生命予後の改善（全死亡，心臓死の減少）

育（冠リスク因子の評価と是正，禁煙指導など），③カウンセリング（社会復帰・復職相談，心理相談など）があげられる．

(3) 心臓リハビリテーションの時期的区分

CR は幅広い内容と長い期間を有する概念である．CR をこれまでわが国では，身体の安全と日常生活への復帰を目標とした「急性期心臓リハビリテーション」，社会復帰を目標とした「回復期心臓リハビリテーション」，社会復帰以降生涯を通じて行われる「維持期心臓リハビリテーション」と分けてきた．これらに加えて，離床や社会復帰といった日常生活活動で分類すると，▶表 4-17，▶図 4-30 に示すように，発症（手術）当日から離床までの「第Ⅰ相」，離床後の「第Ⅱ相」（前期回復期，後期回復期），社会復帰以後「第Ⅲ相」と分けるのが適切とされるようになってきた．

急性期 CR のみでリハビリテーションを終了した群に比較して，後期回復期 CR まで行った群では，運動耐容能の増加，冠動脈硬化・中心循環の

▶表 4-17　年代別時期区分

時期区分	急性期（Phase Ⅰ）	回復期（Phase Ⅱ）		維持期（Phase Ⅲ）
		前期回復期（Early Phase Ⅱ）	後期回復期（Late Phase Ⅱ）	
1970～80 年代	発症後約 2 週間	3～8 週間	2～6 か月	6 か月以降
2000 年代	発症後 4～7 日以内	5 日～4 週間	2～6 か月	6 か月以降

〔後藤葉一：心臓リハビリテーション：エビデンスと展望．J Cardiol Jpn Ed 3：195-215, 2009, 図 1 を改変〕

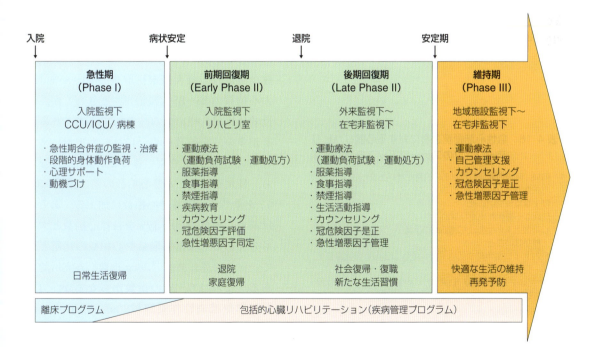

▶図 4-30　心臓リハビリテーションの時期的区分
〔Izawa H, et al., Japanese Association of Cardiac Rehabilitation Standard Cardiac Rehabilitation Program Planning Committee：Standard Cardiac Rehabilitation Program for Heart Failure. Circ J, 83：2394-2398, 2019 を改変〕

改善，冠リスク因子の是正，生命予後の改善，QOL の改善などめざましい効果が示されている．

（4）心筋梗塞のリハビリテーション

①急性期 CR

- 急性期 CR の目標は，食事・排泄・入浴などの自分の身のまわりのことを安全に行うことができるようにすることと二次予防に向けた教育を開始することである．過剰な安静臥床はかえって身体デコンディショニング（不動性身体機能低下）を生じるので有害である．したがって安静臥床期間は必要最小限にとどめるべきで，繰り返す心筋虚血，遷延する心不全，重症不整脈などを合併する例を除いては，床上安静時間は 12〜24 時間以内とする．なお急性期には，身体労作に伴うバルサルバ手技（いきみ）を避けることが必要である．

- 急性心筋梗塞の診療に急性期リハビリテーションを包含するクリニカルパスが用いられる．安静度拡大の各段階で負荷試験を行い，自覚症状，心拍数，血圧，心電図を観察し，次の段階へ進む．病棟における負荷試験の判定基準を ▶表 4-18 に示す．

▶表 4-18　急性心筋梗塞患者に対する心臓リハビリテーションのステージアップの判定基準

1. 胸痛，呼吸困難，動悸などの自覚症状が出現しないこと．
2. 心拍数が 120/min 以上にならないこと，または 40/min 以上増加しないこと．
3. 危険な不整脈が出現しないこと．
4. 心電図上 1 mm 以上の虚血性 ST 低下，または著明な ST 上昇がないこと．
5. 室内トイレ使用時までは 20 mmHg 以上の収縮期血圧上昇・低下がないこと．
（ただし 2 週間以上経過した場合は血圧に関する基準は設けない）

負荷試験に不合格の場合は，薬物追加などの対策を実施したのち，翌日に再度同じ負荷試験を行う．
〔日本循環器学会/日本心臓リハビリテーション学会：2021 年改訂版心血管疾患におけるリハビリテーションに関するガイドライン．https://www.j-circ.or.jp/cms/wp-content/uploads/2021/03/JCS2021_Makita.pdf（2023 年 11 月閲覧）p 42 より〕

②回復期 CR（第Ⅱ相：前期回復期心臓リハ，後期回復期心臓リハ）

- 回復期 CR プログラムを用いて行われる．離床してから社会復帰（発症後 5〜6 か月）までをいう．急性心筋梗塞発症 6 日目以降は運動療法の禁忌がない限り回復期心臓リハビリテーションプログラムに移行する．運動処方に先立って，まず心筋梗塞後の病態を評価し，梗塞のサイズ，左室機能や心不全の有無，心筋虚血の有無，不整脈，運動耐容能などの重症度からみたリスクに基づいて治療・リハビリテーションの方針を立てる．病前の日常生活活動を目標に，リスク管理下で個人に合わせた運動療法プログラムを作成する．包括的リハビリテーションとして，医学的評価，運動療法，禁煙教育，食事療法，冠リスク因子の適切な治療，復職指導，心理的サポートを行うことが重要である．

- 米国心臓協会（AHA）のガイドラインでは心筋梗塞患者の長期予後を改善する方法として，回復期・維持期にはスタチン（HMG-CoA 還元酵素阻害薬，脂質異常症治療薬）と並んで CR がクラス 1（確実に有効なもの）としてあげられている．

- 運動強度は，最大酸素摂取量の 40〜85%（最大心拍数の 55〜85% に相当）とされるが，最近では比較的軽めの 60〜70% で処方されることが多い．心拍数の場合には，カルボーネン（Karvonen）の式を用いることが多い．すなわち，最大心拍数と安静心拍数の差に係数 0.5〜0.7 を乗じて，安静時心拍数に加える，あるいは最大心拍数の 70〜85% を目標心拍数とするものである．酸素摂取量や心拍数の代用として，自覚的運動強度（Borg 指数）も実用的である．これは 6〜20 の指数からなるが，"13" がほぼ無酸素性作業閾値（anaerobic threshold；AT）に相当するため，運動強度としては "12〜13" を用いる．

- 運動療法の時間・頻度については，1 回 30〜50 分，週 3〜5 回行うことが望ましい．ただし，

前回の運動による疲労が残らないように初期には時間・回数を少なくして，漸増させる．主運動の前後には準備運動と整理運動の時間を設ける．特に，高齢者では準備運動の時間を十分にとり，その間に当日の状況を把握する．ウォームアップをしっかり行うことは運動時の心事故予防のほか外傷・転倒事故などを減らすうえでも重要である．

- 運動の種類としては，大きな筋群を用いる．持久的で，有酸素的な律動運動が望ましい．歩行，軽いジョギング，水泳，サイクリングのほか，各種のスポーツがあげられるが，スポーツ種目の場合には競争はさせず，運動療法開始当初は急激に負担のかかる等尺性の無酸素的運動を避けるなどの注意が必要である．
- 近年，レジスタンストレーニングの有効性が注目されている．レジスタンストレーニングは筋力増強（増加）運動とも呼ばれ，大筋群に荷重をかけて行う運動であり，筋力，筋持久力，筋重量が増す．サイクリングや歩行などの等張性運動に比して，等尺性運動の要素が大きく心拍数に比して血圧が上昇しやすく，不整脈や虚血を誘発しやすいことから従来は好ましくないとされてきた．しかし，比較的低強度のレジスタンストレーニングの安全性が確認され，適応のある場合には導入される．筋力の低下した慢性心不全患者においては，大筋群の筋力が増すことにより，上下肢を用いる日常労作が容易になりQOLが改善する．有酸素運動による運動療法は，安全にレジスタンストレーニングが行えることから，運動能の改善に有益である．レジスタンストレーニングの強度は，低リスク症例の場合，最大反復力（repetition maximum；RM）の20〜40％，10〜15 RMの負荷量で8〜15回を1セットとして1〜3セット，週に3回程度行うことが推奨されている．

③ **維持期CR（第Ⅲ相）**

- 維持期CRは社会復帰後生涯を通じて行われるべきもので，自宅で個人的に，あるいは施設の会員として心臓病専門病院や民間運動療法施設などで行われる．わが国では維持期CRは，NPO法人や民間運動療法施設との連携によるシステムづくりが模索されているがいまだ十分ではない．

F 理学療法・作業療法との関連事項

循環器疾患はあらゆる年齢層で認められる疾患であり，理学療法士・作業療法士にとっても基礎的理解は不可欠である．リハビリテーションは循環器疾患に対する「有効な治療」としての地位を確立した．リハビリテーションの診療報酬適用疾患も急性心筋梗塞，狭心症，開心術後，経カテーテル大動脈弁置換術後，大血管疾患（大動脈解離，解離性大動脈瘤，大血管術後），慢性心不全，末梢動脈閉塞性疾患にまで拡大しており，リハビリテーションの効果のみならず，運動負荷の中止基準など心電図や血圧についても十分に理解しておく必要がある．

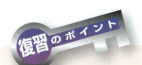

- □ 循環器の構造と機能について整理して説明しなさい．
- □ 代表的な循環器疾患の病態と治療について説明しなさい．
- □ 心臓リハビリテーションの内容とその効果について述べなさい．

第5章 呼吸器疾患

学習目標
- 呼吸器の解剖と生理について学習する．
- 呼吸機能を測定する検査法と基準値について学習する．
- 主要な呼吸器疾患の概念・病態生理・症状・検査・治療および予後について学習する．
- 呼吸リハビリテーションについて学習する．

A 肺の解剖と生理

1 肺の解剖

呼吸器系は呼吸に関連する器官であり，鼻腔，咽頭，喉頭，気管，気管支，肺からなる．肺は肋骨に囲まれた胸郭の中にあり，横隔膜や肋間筋などの働きによって膨らんだりしぼんだりする．

a 肺葉

肺は左右に分かれている．さらに右肺は上・中・下の3つの**肺葉**（pulmonary lobe）に，左肺は上・下の2葉に分かれている．右上葉は3つの区域（segment），中葉は2つの区域，下葉は5つの区域からなり，左上葉は5つの区域，下葉は4つの区域からなる（▶図 5-1）．

b 気道

気道（airway）は，大気中の酸素を肺胞に導き，肺胞内のガス交換を経て二酸化炭素を生体外に排出する導管である．**上気道**（鼻腔・副鼻腔，咽頭，喉頭）と**下気道**（気管・気管支，細気管支）に区分される．

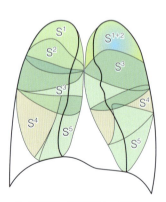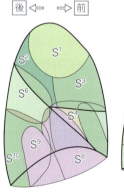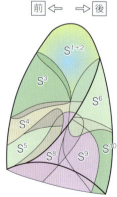

A. 肺区域・正面像（上・中葉）　　B. 肺区域・正面像（下葉）　　C. 肺区域・右側面像　　D. 肺区域・左側面像

▶図 5-1 肺の区域図

(1) 気管・気管支の分岐と名称

気管は直径2～2.5 cm，長さ10～15 cmの筒状で，前壁は輪状軟骨と平滑筋によって，食道に接する後壁は平滑筋によって覆われている．気管は左右の**主気管支**に分岐し（▶図5-2），16分岐で**終末細気管支**となり，さらに**呼吸細気管支**，肺胞道と分岐し，23分岐して**肺胞嚢**となる（▶図5-3）．肺胞は直径0.3 mmで，左右両側で約3億個ある．

(2) 肺実質（肺胞領域）

気腔と肺胞上皮細胞を加えた領域が**肺実質**である（▶図5-4）．肺の主要な機能であるガス交換と代謝機能が行われる．肺実質の間を埋めている結合組織が肺間質である．肺間質と，肺胞の内面を裏打ちする肺胞上皮細胞を肺胞壁という．

①気腔

呼吸細気管支内腔，肺胞道，肺胞嚢および肺胞腔の総称である．

②肺胞上皮細胞

- **Ⅰ型肺胞上皮細胞**：ガス交換に関与する．肺胞壁の90～95%を占める．
- **Ⅱ型肺胞上皮細胞**：表面活性物質を産生する．肺胞壁の5～10%を占める．

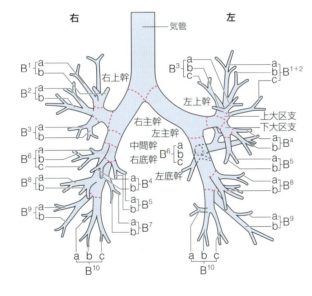

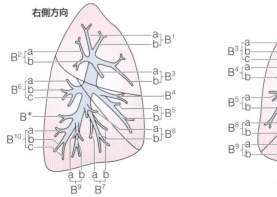

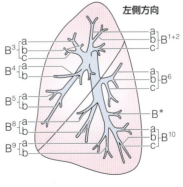

▶図5-2 肺・気管支の解剖
B：区域気管支（segment bronchus）．B*はない場合がある．

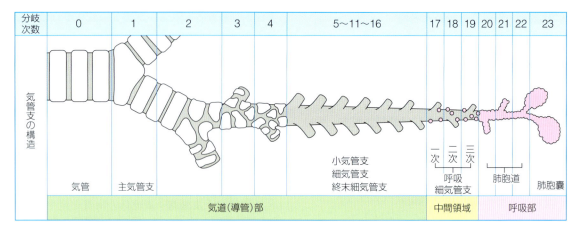

▶図 5-3　気管支の解剖

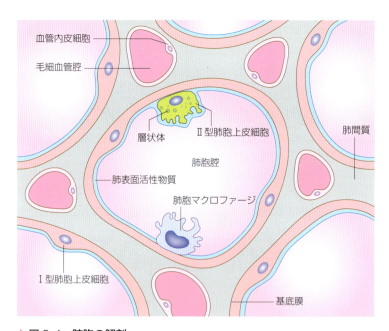

▶図 5-4　肺胞の解剖

③**肺胞マクロファージ**

　骨髄由来の単核細胞がマクロファージとして肺胞内に遊離されたものである．肺胞腔内に存在し，肺胞内に侵入した異物を貪食して処理する機能を有する．

C 肺の循環系

　肺は肺血管系と気管支血管系の2つの血管系の支配を受けている．

(1) 肺血管系（小循環系）

　右心室から出た肺動脈が気管と並行して走行し，肺胞毛細血管となり，肺胞毛細血管網を形成する．肺胞との間でガス交換を行ったのち，毛細血管を経て肺静脈が左心房に開口する．低圧系である．

A 肺の解剖と生理 ● 109

（2）気管支血管系（大循環系）

胸部大動脈から分岐した気管支動脈が，肺門部から主気管支に沿って肺内に入り，呼吸細気管支までの気管支壁，肺動静脈壁，リンパ節，神経などを栄養する．高圧系である．

d 胸膜

胸膜（pleura）は滑らかな漿膜であり，気管支や血管が縦隔から肺に出入りする肺門で折り返して，肺の表面と胸郭の内面を覆っている．肺表面を覆う部分を肺胸膜（visceral pleura），胸郭内面を覆う部分を肋骨胸膜（costal pleura）と呼ぶ．胸膜に挟まれた部分は胸膜腔といい，中には少量の漿液（胸水）があり，肺が滑らかに動くために重要な働きをしている．

e 横隔膜

横隔膜（diaphragma）は，胸腔と腹腔との隔壁となる筋肉であり，呼吸筋の1つとして機能する．

f 呼吸筋・呼吸補助筋

呼吸運動によって肺胞内へ空気が取り込まれる．胸腔と肺とを拡張する筋を呼吸筋（吸息筋）と呼び，安静時には横隔膜，外肋間筋の一部がこれにあたる．横隔膜は横隔神経に支配され，吸息時に平坦化して下降することで胸腔が拡張する．呼気は筋肉を用いず，伸展された肺が自然に元に戻ろうとする力によって行われる．

一方，努力呼吸時には呼吸補助筋が用いられる．努力吸気に用いられる呼吸補助筋には大胸筋，胸鎖乳突筋，僧帽筋，斜角筋，肩甲挙筋，脊柱起立筋がある．努力呼気に用いられる呼吸補助筋は内肋間筋，腹直筋，内腹斜筋，外腹斜筋，腹横筋などの腹筋群である．呼吸補助筋は呼吸筋に比べ効率が悪く，呼吸のために消費する酸素量が多い．

さらに，姿勢制御を通して呼吸に影響を与える筋として，腸腰筋は骨盤の前傾により腰椎の前弯

を強めて肋骨の動きを制限し，腰方形筋は腰椎の前弯を，ハムストリングスは座位で骨盤を後傾させ体幹を円背にし，吸気を制限する．

2 肺の生理

肺の機能は，呼吸（ガス交換）機能が主であるが他に代謝機能，防御機能（咳嗽反射や肺胞マクロファージなど）がある．

a 呼吸機能

呼吸とは，生体が生命維持に必要な酸素を取り入れ，代謝し，二酸化炭素を排出する一連の働きをいう．呼吸は外呼吸（肺胞におけるガス交換）と，内呼吸（組織におけるガス交換）に分けられる．呼吸機能は，換気，拡散，肺循環系の3つの要素から成り立っている．

（1）換気

生体外と肺の間で空気が出入りする過程を換気（ventilation）と呼ぶ．呼吸筋の収縮によって肺が膨らみ，吸気が行われ，肺と胸郭の弾性によって肺が収縮して，呼気が行われる．さらに深く呼気を行う際には，呼吸補助筋が積極的に関与する．

（2）拡散

肺胞と肺毛細血管との間で肺胞壁を介してガス交換を行うことを拡散（diffusion）という．肺胞内の酸素が肺毛細血管内へ移動する仕組みは分圧差に依存した受動的な拡散である．二酸化炭素は逆の方向に拡散する．拡散能は二酸化炭素が酸素の約20倍高い．

（3）肺循環系

肺循環系（pulmonary circulation）には2つある．1つはいわゆる肺血管系であり，他の1つは栄養血管である気管支血管系である．

肺血管系は低圧系であり，肺動脈の平均血圧は15 mmHgと低く（大動脈系の約1/10程度），左心房の平均血圧5 mmHgとの圧差（10 mmHg）で循環している．毛細血管となるまでの距離が短

いのではじめから低い血圧で十分に循環が可能である．肺の血管には，肺胞の酸素濃度が低い部分があると，そこへ血液を送る肺動脈を収縮させて血液量を減らし，酸素を十分に取り込める毛細血管への血流を保つ性質（自動調整能）がある．

b 呼吸調節

呼吸筋の支配体制は二重になっている．1つは，大脳皮質中心前回の運動野からの随意呼吸である．もう1つは延髄を中心とした脳幹を中枢とする不随意呼吸である．たとえば睡眠時にも，呼吸筋のリズミカルな収縮は持続している．

B 呼吸器疾患の症候とその病態生理

1 咳嗽，喀痰

a 咳嗽

咳嗽〔咳（cough）〕は，侵入した異物や喀痰などを肺外に排出しようとする生理的防御反射である．

咳レセプター（cough receptor）は気道壁に存在し，なんらかの刺激が加わると興奮する．興奮は迷走神経の知覚求心路を上行して延髄の咳中枢に到達し，種々の遠心路を介して呼吸筋，横隔膜，声帯へ反射的に刺激が伝えられる．その結果，大きな吸気，声門閉鎖と呼吸筋収縮による気道内圧上昇，声門開放による爆発的な呼気という一連の反応となって咳が発現する（▶図5-5）．

迷走神経の知覚求心路は有髄神経（A-fibers）

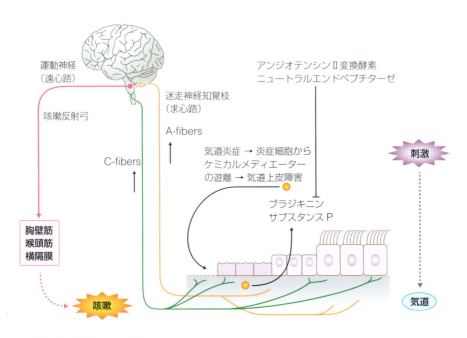

▶図5-5 咳のメカニズム

B 呼吸器疾患の症候とその病態生理 ● 111

▶表5-1 喀血と吐血の鑑別診断

喀血	吐血
咳とともに喀血	悪心とともに吐血
鮮紅色	暗黒色
泡沫あり	泡沫なし
凝固しづらい	凝固する
アルカリ性	酸性
食物残渣なし	食物残渣あり
呼吸困難，窒息感あり	呼吸困難，窒息感なし
下血を伴うことは少ない	下血を伴うことが多い
持続的なことが多い	反復することはあるが，持続的でない
呼吸器症状の既往があることが多い	胃または肝障害の既往があることが多い

と無髄神経（C-fibers）の2つに分けられる．有髄神経は，気道の機械的刺激や種々の化学物質（刺激性ガス，ヒスタミン，$PGF_2\alpha$ など）により興奮して**咳反射**をおこす．また，無髄神経はプロスタグランジン，ブラジキニン，ヒスタミンなどの化学的刺激により興奮して咳反射をおこす．

b 喀痰

咳によって気道系から喀出されるものの総称が**喀痰**〔痰（sputum）〕である．気道には，粘液を分泌する杯細胞と，粘液と漿液を分泌する気管支腺が存在する．痰は，気道の杯細胞や気管支腺からの粘液性分泌物を主体に，脱落細胞成分，細菌などの異物，上気道分泌物や唾液などを含む．

これらの分泌物は気道粘膜で粘液の層をつくる．気道粘膜には線毛があり，線毛運動により，粘液を徐々に口側へ移動させ，気道を浄化する．この粘液は1日に約100 mL 分泌されるが，途中で乾燥して減少し 10 mL 程度が気道の上部まで上昇し，咽頭を経て嚥下される．しかし，気道の炎症などによって分泌量が増加したときには咳刺激を生じて痰として喀出される．痰の増加の原因には，感染などによる炎症性変化，気道への物理・化学的刺激による粘液分泌亢進などがある．腫瘍や肺膿瘍では組織破壊物，肺胞上皮癌や肺水腫では肺胞由来の大量の漿液性の痰のこともあ

る．

喀痰に少量の血液（3〜5 mL 以下）が混入したものを血性痰という．血液のみを 10 mL 以上喀出すると**喀血**（hemoptysis）といい，消化器からの出血による**吐血**（hematemesis）と鑑別する（▶**表5-1**➡157頁，図6-11参照）．

2 喘鳴

喘鳴（wheezes）は，聴診器なしで聴かれる異常呼吸音である．気管支喘息患者で特徴的である．主に呼気時，時に吸気時にも聴取される笛を吹くような呼吸音である．

3 呼吸困難

呼吸困難（dyspnea）は，不快感や努力感を伴った呼吸運動を自覚する主観的な感覚である．

換気障害のみならず，肺うっ血，肺水腫，呼吸筋麻痺，過換気症候群などでおこる．重症度の臨床的評価としては，ヒュー・ジョーンズ（Hugh-Jones）分類（▶**表5-2**）が用いられる．

4 胸痛

胸痛（chest pain）は，①皮膚・筋肉・神経・

▶表5-2 ヒュー・ジョーンズ分類

Ⅰ度	同年齢の健常者と同様の労作ができ，歩行，階段昇降も健常者なみにできる
Ⅱ度	同年齢の健常者と同様に歩行はできるが，坂，階段の昇降は健常者なみにはできない
Ⅲ度	平地でさえ健常者なみには歩けないが，自分のペースなら1マイル（1.6km）以上歩ける
Ⅳ度	休みながらでなければ50ヤード（約46m）も歩けない
Ⅴ度	会話，着物の着脱にも息切れを自覚する．息切れのため外出できない

骨など胸壁に起因する表在性胸痛と，②胸膜・肺・横隔膜・縦隔臓器などに起因する内臓性胸痛に大別される．

5 チアノーゼ

チアノーゼ（cyanosis）については，63頁，「循環器疾患」の章参照．

6 起座呼吸

起座呼吸（orthopnea）については，62頁，「循環器疾患」の章参照．

C 臨床検査所見

1 画像検査

a 胸部単純X線検査

呼吸器疾患の診断の基本となる重要な検査法である．

一般撮影

• **背腹方向（posteroanterior；PA）撮影**：腹側に検出器を置いて，背中側からX線を照射する方法で，最も一般的に行われる撮影法である．

• **側面（lateral）撮影**：病変の存在する側を検出器に近くなるように撮影する．

• **斜位撮影**：背腹方向，側面撮影では陰になる病変を撮影するときに用いる．第1斜位（right anterior oblique）は右前方に，第2斜位（left anterior oblique）は左前方に検出器を置き，それぞれ左または右後方から撮影する．

b 胸部CT検査

胸部CT（computed tomography）検査は，横断面断層像を描出する．肺野のびまん性疾患，腫瘍性疾患，肺門・縦隔疾患などの診断に優れている．

c 肺血管撮影

肺血管撮影（pulmonary angiography）は，肺血管をX線造影する方法である．肺動脈造影や気管支動脈造影などがある．

d 胸部MRI検査

胸部MRI（magnetic resonance imaging）検査では，血管，充実性臓器，組織が描出される．

e 内視鏡検査

ファイバースコープが気管支鏡（bronchoscope）として使われる．病巣の観察のみならず，気管支肺胞洗浄液（BALF）による細胞診，生検による組織検査，細菌学的検査などに幅広く使われる．

f RI検査

• **肺シンチグラフィ（pulmonary scintigraphy）**：肺塞栓症の診断に，テクネチウム大凝集人血清アルブミン（^{99m}Tc）による肺血流シンチグラフィおよび吸入シンチグラフィが用いられる．腫瘍の検査に，クエン酸ガリウム（^{67}Ga）や塩化タリウム（^{201}Tl）を用いる腫瘍シンチグラフィが行われる．

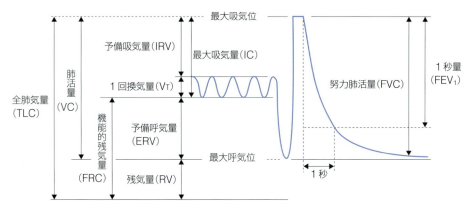

▶図5-6 スパイログラムと肺気量分画

2 生理学的検査

a 呼吸機能検査

(1) 換気

①肺胞換気量

安静時呼吸では1呼吸あたり約450 mLの空気が気道を出入りする（1回換気量；V_T）．1分間の呼吸数を15回とすると，1分間に6,750 mLの空気が出入りすることになる．これを分時換気量（respiratory minute volume；$\dot{V}_E$）という．しかし，このうち気道部の空気は気道を行き来するだけで，ガス交換に関与しない．この空気量のことを死腔といい，約150 mLである．したがって，実際に肺胞においてガス交換される有効肺胞換気量（effective alveolar ventilation volume）は1回につき450−150＝300 mLであり，有効分時肺胞換気量（$\dot{V}_A$）は300×15回/分＝4,500 mLとなる．臨床的には有効分時肺胞換気量が重要である．

換気に関与する呼吸機能は肺活量と1秒量（率）が主であり，これはスパイロメータ（spirometer）で測定する（▶図5-6）．

②肺活量

最大吸気に引き続いて最大呼気により呼出される空気量を肺活量（vital capacity；VC）という．

VCは性・年齢・身長などによって異なるため，性・年齢・身長を加味した予測式によって得られた基準値に対する比率％〔％肺活量（%VC）〕で評価する．%VCは80％以上あれば正常で，それ未満を拘束性換気障害とする．拘束性換気障害は，肺線維症，肺水腫，肺炎，肺うっ血，肺切除後，および頸髄損傷や神経筋疾患などの胸郭の拡張不全による疾患でみられる．

- 努力肺活量（FVC）：VCの測定は時間をかけてもよいが，VC測定においてはじめから終わりまで最大努力を行わせると曲線が得られる．これをティフノー（Tiffeneau）曲線という．この曲線がプラトーになったときの値をFVC（forced vital capacity）という．

- 1秒量（FEV_1）および1秒率（$FEV_1\%$）：FVC測定において，1秒間に呼出した量を1秒量（forced expiratory volume per second；FEV_1）という．
1秒率（$FEV_1\%$）は以下の式で求められる．
 1秒率（$FEV_1\%$）＝
  1秒量（FEV_1）÷努力肺活量（FVC）×100
1秒率（$FEV_1\%$）は70％以上が正常であり，これ以下に減少している場合には閉塞性換気障害という．慢性閉塞性肺疾患（chronic obstructive pulmonary disease；COPD），気管支喘息（発作時）に特徴的である．

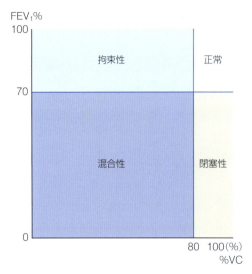

▶図5-7 換気障害の定義

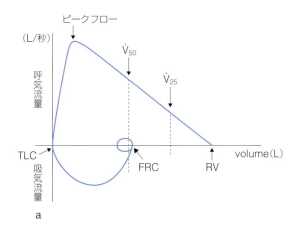

▶図5-8 フローボリューム曲線
a：健常者，b：種々の疾患とのパターン比較．疾患によりFRCがずれることに注意．

- **換気障害の分類**：換気障害は，▶図5-7に示すように，正常，閉塞性，拘束性，混合性換気障害の4型に分類される．
- **％1秒量（％FEV₁）**：％FEV₁は，年齢，性別，身長を基にあらかじめ算出された健常者の予測1秒量（FEV₁予測値）に対する患者の1秒量（FEV₁実測値）の比率である．つまり，以下の式で求められる．

  ％1秒量（％FEV₁）＝
  FEV₁実測値÷FEV₁予測値×100

- **残気量**：残気量（residual volume；RV）はスパイロメータでは直接測定できずにガス希釈法によって機能的残気量（functional residual capacity；FRC）を測定し，予備呼気量（expiratory reserve volume；ERV）を引いて求める．全肺気量（total lung capacity；TLC）に対する残気量の比率（RV/TLC）×100（％）を残気率（residual volume capacity）という．
- **フローボリューム曲線（flow volume curve）**：肺気量（ボリューム）の変化に対応する流量（フロー）の変化を表した曲線で，末梢気道閉塞の検出に有効である．末梢気道が閉塞すると下行曲線が下に凸となる．定量的には肺気量がVCの50％，25％であるときの気流量 $\dot{V}_{50}$，$\dot{V}_{25}$ の比（$\dot{V}_{50}/\dot{V}_{25}$）が用いられ，これが3以上であると異常とされる（▶図5-8）．

(2) 肺年齢

1秒量（FEV₁）から，呼吸機能の程度を調べる方法である．FEV₁の標準値は，性，年齢，身長などにより異なり，20歳台をピークに加齢とともに減少する．

肺年齢の計算式

男性の肺年齢
$$=\frac{0.036\times 身長（cm）-1.178-FEV_1（L）}{0.028}$$

女性の肺年齢
$$=\frac{0.022\times 身長（cm）-0.005-FEV_1（L）}{0.022}$$

(3) 肺コンプライアンス

肺自体の伸展性あるいは軟らかさを表現する用

語である．肺の軟らかさは，肺の内圧の一定の変化（ΔP）と，肺の容積が変化する量（ΔV）の比，すなわち，肺コンプライアンス（C）＝ΔV/ΔPで表される．これは肺胞の表面張力と肺の弾性線維の状態によって決定される．

健常人の肺コンプライアンスは約 $0.2\,L/cmH_2O$ といわれる．加齢により上昇する．

COPDでは肺コンプライアンスの上昇がみられ（$0.4\,L/cmH_2O$），肺線維症では低下（$0.1\,L/cmH_2O$）がみられる．

(4) 肺拡散能力

拡散（diffusion）とは，肺胞気と肺毛細血管との間で肺胞壁を介してガス交換を行うことである．

ガスの拡散は Fick（フィック）の法則：

$$V_{gas} = A/T \times D \times (P_1 - P_2)$$

（A：面積，T：厚さ，D：恒数，P：濃度）

で表され，純物理学的な法則によって行われる．肺における拡散は，肺胞毛細血管を赤血球が通過する始めの1/3で完了するほど速やかに行われる．

CO_2 は組織拡散性（溶液への溶解性）が大きいためで，分子量がほぼ同じ O_2 に比べてその拡散は20倍大きい．

拡散能力の低下は，間質性肺炎，癌性リンパ管症など肺胞壁が肥厚した場合，COPDなどガス交換の面積が減少した場合，貧血などヘモグロビン量が減少した場合でみられる．

b 動脈血ガス分析

肺でのガス交換は肺胞における O_2 と CO_2 の拡散により行われる．

肺胞内の O_2 の拡散は，肺胞気の O_2 分圧 100 Torr と，混合静脈血中 O_2 分圧 40 Torr の圧差によって行われる．CO_2 の拡散は，混合静脈血の CO_2 分圧 46 Torr と新鮮な肺胞気の CO_2 分圧 40 Torr との圧差によって行われる（▶図5-9）．動脈血の O_2，CO_2 の濃度により，肺機能の総合的能力を知ることになる．

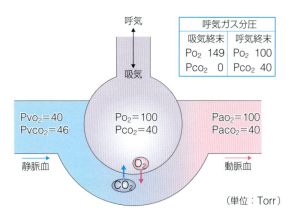

▶図5-9 肺胞におけるガス交換

(1) 動脈血酸素分圧（PaO₂）

若年者の正常値は 95 Torr（85〜100 Torr）であるが，加齢とともに低下する．PaO_2 が低下した状態を**低酸素血症**（hypoxemia）といい，肺胞低換気，拡散障害，換気血流比不均等などによっておこる．パルスオキシメータによる動脈血酸素飽和度（SpO_2）の基準値は 97〜98% であり，これはヘモグロビンとの結合状態を表す指標であり，臨床の場でよく用いられる．

(2) 動脈血二酸化炭素分圧（PaCO₂）

健常者では年齢を問わず $PaCO_2$ の値は 35〜45 Torr で一定している．肺胞低換気では $PaCO_2$ は上昇し，**高二酸化炭素血症**（hypercapnia）の状態になり血液 pH が低下する．その結果，呼吸性アシドーシス（respiratory acidosis）となり，意識障害がおこる．これを**二酸化炭素ナルコーシス**（CO_2 narcosis）という．逆に過換気状態では CO_2 の洗い出しがおこり，$PaCO_2$ の低下がおこる．すると血液の pH は上昇して呼吸性アルカローシス（respiratory alkalosis）となる．これを**低二酸化炭素血症**（hypocapnia）という．

▶表 5-3　滲出性・漏出性胸水の鑑別法

1. 胸水蛋白/血清蛋白＞0.5
2. 胸水 LDH/血清 LDH＞0.6
3. 胸水 LDH＞血清 LDH の正常上限×2/3

上記の 1 項目以上を満たす場合に滲出性胸水とする

3 喀痰検査

a 細菌学的検査

（1）一般細菌検査

　喀痰には口腔内常在菌が含まれるため，喀痰の細菌検査で検出された細菌が必ずしも起因菌とは断定できないが，喀痰 1 mL 中 $1×10^5$ 個以上のコロニーが認められるとその疑いが強い．抗菌薬に対する感受性検査も行われる．口腔内常在菌の影響を避けて気管支分泌液を採取する方法として，気管支鏡による採痰，気管支肺胞洗浄法（BAL）などがある．

（2）結核菌検査

　結核菌検査，非結核性抗酸菌（NTM）の検査には塗抹標本のチール・ネールゼン（Ziehl-Neelsen）染色を行う．陽性の場合にはガフキー（Gaffky）号数で表す．

b 細胞診

　肺癌の診断を目的として，喀痰中に含まれる細胞成分を顕微鏡検査する．

4 胸水検査

　穿刺針を使って胸水を採取し，肉眼的検査，生化学検査，細胞診を行う．漏出液と滲出液の 2 つに分けられる．漏出液と滲出液の区別は，▶表 5-3 に示すような鑑別点により行われる．漏出液の原因疾患としては，うっ血性心不全，ネフローゼ症候群，肝硬変症などの全身浮腫を伴う

ことが多い．滲出液は結核，肺炎，癌などでみられる．

5 肺生検

　びまん性肺疾患を中心とした各種肺疾患の病理組織検査と癌の確定診断に用いられる方法である．

- 経気管支肺生検：気管支鏡を用いる生検である．
- 経皮肺生検：胸膜の疾患あるいは胸膜に近接する肺病変の生検に有用である．
- 胸腔鏡下肺生検：試料が大きく採取でき，患者への負担も比較的小さい．開胸肺生検にとって代わりつつある．
- 開胸肺生検：外科的に開胸して行う肺生検である．

D 呼吸器疾患各論

1 感染性肺疾患

A かぜ症候群

　かぜ症候群（common cold syndrome）は主にウイルス，マイコプラズマ，一般細菌などの微生物感染による上気道感染症で，呼吸器感染症に最も多い．インフルエンザは別に扱う．

a 上気道感染症（狭義のかぜ症候群）

（1）概念

　インフルエンザを除く微生物感染によって生じる上気道の炎症の総称である．

（2）病態生理・病理

　ライノウイルス，コロナウイルス，コクサッキーウイルス，エコーウイルス，アデノウイルスの順で多い．気道分泌物の飛沫感染である．全身

症状は軽微で，2～5日で改善，7日で消失し，予後良好である．個体条件（免疫不全，脱水，疲労，飲酒など）や環境条件（乾燥，寒冷）も誘因となる．

(3) 臨床症状

くしゃみ，鼻閉，水様性鼻汁がみられる．起因微生物によって特有な臨床症状を呈するため，以下のような臨床病型に分けられている．

- **普通感冒**：鼻粘膜発赤，鼻汁．
- **咽頭炎**：咽頭粘膜発赤，全身症状．
- **咽頭結膜熱**：発熱，咽頭炎，濾胞性結膜炎．
- **クループ**：喉頭病変が強く，発熱，嗄声，犬吠様の咳嗽．時に呼吸困難，チアノーゼを認める．

(4) 検査所見

- **血液検査**：CRP は上昇しないことが多い．白血球数（WBC）は減少傾向だが，細菌感染合併例で増加する．
- **血清抗体価**：急性期と回復期のペア血清で4倍以上の上昇が有意と判定する．

(5) 治療

かぜ症候群ウイルスに対する原因治療法は確立していないので，対症療法を行う．細菌感染例は抗菌薬を投与する．安静，保湿，栄養補給，脱水予防などの一般療法に加えて，必要に応じて解熱消炎薬，鎮咳去痰薬，抗ヒスタミン薬の投与を行う．

B インフルエンザ

(1) 概念

インフルエンザ（influenza）は，インフルエンザウイルスによる呼吸器を主とする感染症で，A型とB型が重要である．伝播力が強く，特に冬季に大流行をおこしやすい．かぜ症候群より重症で，多くは4～7日で改善するが，一部の例では予後不良となることもある．

ウイルス粒子表面に2種類のスパイクが存在し，ヘマグルチニン〔hemagglutinin（H）〕とノイラミニダーゼ〔neuraminidase（N）〕と呼ばれ

▶ **表5-4　インフルエンザと普通感冒との鑑別**

	インフルエンザ	普通感冒
発熱	40℃台，突然に	37℃台，徐々に
上気道炎症状	なし	あり（鼻炎，咽頭痛）
全身症状	強い（脱力感，関節痛）	軽い（全身倦怠感）
消化器症状	あり（悪心・嘔吐，下痢）	なし
頭痛	強い	軽い
経過	2週間	3～7日

る．構成ペプチド成分や糖蛋白の変化によって，スパイクの抗原性が変化する．変化が大きいとワクチンは無効になる．

(2) 病態生理・病理

他患者からの飛沫中のウイルスが，口，鼻，目から侵入すると，気道の上皮細胞に侵入・増殖する．気道粘膜に発赤・腫脹，気道上皮細胞の変性・壊死を認める．黄色ブドウ球菌，インフルエンザ菌，肺炎球菌などの細菌二次感染が容易となる．

(3) 臨床症状

1～2日の潜伏期ののちに，突然の発熱，悪寒，頭痛，関節痛，倦怠感を発症する（▶ **表5-4**）．鼻汁，咽頭痛，咳を伴うこともある．二次性細菌感染では膿性痰などを生じる．乳幼児，高齢者，慢性呼吸器疾患患者では肺炎や合併症のため死亡することがある．

(4) 検査所見

- **迅速診断**：酵素免疫測定法によるA型およびB型インフルエンザ迅速診断キットにより，10～15分で確定できる．発病後2日以内の鼻汁・咽頭スワブを用いれば高率に検出可能である．
- **血液検査**：WBC は減少傾向，細菌二次感染例で増加する．
- **血清抗体価**：急性期と回復期のペア血清で4倍以上の上昇が有意である．
- **胸部X線**：肺炎合併例では浸潤影を認める．
- **二次感染**：膿性痰喀出，WBC 増加で細菌二次

感染と診断し，細菌培養と薬物感受性検査を施行する．

(5) 治療

抗インフルエンザ薬を発症48時間以内の初期段階において投与する方法がとられる．対症療法（非ステロイド性抗炎症薬などの鎮痛解熱薬）や一般療法（安静，保温・保湿，栄養補給，脱水予防）も重要である．

インフルエンザ予防ワクチンの接種が推奨されている．

C 新型コロナウイルス感染症（COVID-19）

(1) 概念

新型コロナウイルス感染症（COVID-19）の原因ウイルスは重症急性呼吸器症候群コロナウイルス2（SARS-CoV-2）である．2019年12月に中国・湖北省武漢市で初めて報告され，2020年3月には急速に全世界に感染拡大しパンデミック状態となり，以後，世界中で流行の波を繰り返している．2023年5月4日に世界保健機関（WHO）は，国際的に懸念される緊急事態の終了を宣言したが，引き続きリスクの高い健康課題であり，長期的な対応が必要であるとしている．

この間，感染・伝搬性，毒力，抗原性などに影響を与える遺伝子変異を有する変異ウイルス株であるアルファ，デルタ，オミクロンが置き換わりながら流行を形成してきた．オミクロンとその亜系統は，オミクロン以前の系統と比較して感染・伝搬性が非常に高いが，毒力は低下し，重症化する症例の割合は低下した．今後も新たな変異を獲得した亜系統が出現してくることが予想され，継続的な監視が行われている．わが国では2023年1月をピークとする流行が発生した（いわゆる「第8波」）．2023年5月8日に5類感染症に移行になった．

(2) 病態生理・病理

COVID-19感染者から1〜2m以内の距離で，SARS-CoV-2を含んだ飛沫・エアロゾルを吸入

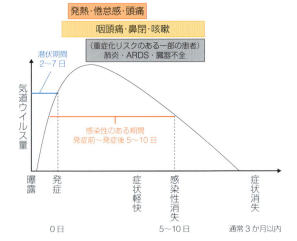

▶図5-10 COVID-19患者の臨床経過
〔厚生労働省：新型コロナウイルス感染症 COVID-19 診療の手引き，第10.1版．https://www.mhlw.go.jp/content/001136687.pdf〕

することが主要な経路である．換気が悪い屋内では，感染者から遠い場所でも感染する．また，SARS-CoV-2を含む飛沫や環境表面に触れた手指で粘膜を触ることでも感染する．潜伏期間は2〜7日（中央値2〜3日）であり，感染性のある期間は発症前から発症後5〜10日とされている（▶図5-10）．

(3) 臨床症状

咽頭痛，鼻汁・鼻閉といった上気道症状に加え，倦怠感，発熱，筋肉痛といった全身症状が生じることが多い（▶図5-10）．咽頭痛がしばしば初発症状となり，嚥下困難を訴えることもある．以前は嗅覚・味覚障害を認めることもあった．しかし，オミクロンに置き換わってからその頻度は減少したため，臨床症状のみからインフルエンザと鑑別することは困難である．発症から3か月を経過した時点で何らかの症状が2か月以上持続し，他の疾患による症状として説明がつかない場合には，罹患後症状の可能性を考慮する．

高齢は最も重要な重症化のリスク因子である．さらにさまざまな基礎疾患や生活習慣が重症化のリスク因子として報告されている（▶表5-5）．

表5-5 COVID-19の重症化に関連する基礎疾患など

エビデンスレベル	高 ←————————————————→ 低		
悪性腫瘍	悪性腫瘍（血液腫瘍）		
代謝疾患	1型および2型糖尿病 肥満（BMI≧30）	肥満（25≦BMI＜30）	
心血管疾患	脳血管疾患 心不全 虚血性心疾患 心筋症		高血圧症
呼吸器疾患	間質性肺疾患 肺塞栓症 肺高血圧 気管支喘息 気管支拡張症 慢性閉塞性肺疾患（COPD） 結核 嚢胞性線維症		気管支肺異形成
肝疾患	肝硬変 非アルコール性脂肪肝 アルコール性肝障害 自己免疫性肝炎		B型肝炎 C型肝炎
腎疾患	慢性腎臓病（透析患者）		
精神神経疾患	気分障害 統合失調症 認知症	薬物中毒	
運動不足	運動不足		
妊娠	妊娠・産褥		
喫煙	喫煙（現在および過去）		
小児		基礎疾患のある小児	
遺伝性疾患	ダウン症候群	鎌状赤血球症	α1-アンチトリプシン欠乏症 サラセミア
免疫不全	HIV感染症 臓器移植・幹細胞移植 ステロイド等の免疫抑制薬の投与 原発性免疫不全症候群		

〔厚生労働省：新型コロナウイルス感染症COVID-19診療の手引き，第10.1版．https://www.mhlw.go.jp/content/001136687.pdf〕

オミクロンに置き換わって以降は頻度が低くなったものの，重症化リスクの高い一部の患者では，感染は下気道にまで進展すると考えられる（中等症に相当）．さらに，急性呼吸窮迫症候群（ARDS）や多臓器不全に至る患者もある（重症に相当）（▶図5-11）．

(4) 検査所見

抗原検査（定性法，定量法）はSARS-CoV-2の蛋白質を検出する検査法である鼻咽頭拭い液，鼻腔拭い液，唾液を用いる．抗原定性検査は有症状者（発症から9日以内）の確定診断として用いることができる．抗原定量検査は抗原量を測定でき特異度も高い．無症状者に対する唾液を用いた検査にも使用できる．

(5) 合併症

新型コロナウイルス感染症は，肺だけでなくさまざまな臓器に所見がみられることがある（▶図5-11）．新型コロナウイルス感染症では，

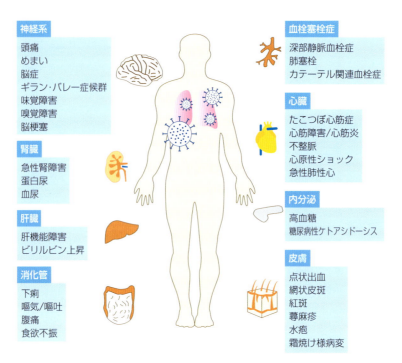

▶図5-11 COVID-19でみられるさまざまな臓器・部位での症状
〔Gupta A, et al：Extrapulmonary manifestations of COVID-19. Nat Med, 26：1017-1032, 2020 より〕

過剰な炎症反応に伴い血管内で凝固異常が生じることによって血管が閉塞し，肺塞栓・心筋梗塞・脳梗塞・深部静脈血栓症などが生じることが知られている．

(6) 罹患後症状

COVID-19 罹患後の一部の患者に，急性期症状の持続や新たな症状の出現，症状の再燃を認めることがある．WHO は，罹患後の症状を「COVID-19 に罹患後した人にみられ，少なくとも2か月以上持続し，また，他の疾患による症状として説明がつかないもの」と定義している．また，「通常は COVID-19 の発症から3か月を経った時点にもみられる」としている．代表的な罹患後症状を▶表5-6 にまとめた．

(7) 治療

重症度別の治療を▶図5-12 にまとめた．個々の患者の病状に応じた適切な治療の選択が重要である．発症から5日間，かつ症状軽快から1日以

▶表5-6 COVID-19でみられる代表的な罹患後症状

・疲労感・倦怠感	・関節痛	・筋肉痛	
・咳	・喀痰	・息切れ	・胸痛	・脱毛
・記憶障害	・集中力低下	・頭痛	・抑うつ
・嗅覚障害	・味覚障害	・動悸	・下痢
・腹痛	・睡眠障害	・筋力低下	

〔厚生労働省：新型コロナウイルス感染症 COVID-19 診療の手引き，第10.1版．https://www.mhlw.go.jp/content/001136687.pdf〕

上経過するまで，人との接触はできるだけ避けるように指導する．同居家族がいる場合には生活空間を分けること，マスク着用や手洗いの励行を指導する．急性期の症状が遷延したり再燃したりする場合には，医療機関を受診するよう指導する．

重症化リスクの低い軽症の患者では，特別な医療によらなくても，経過観察のみで自然に軽快することが多い．解熱鎮痛薬や鎮咳薬などの対症療法を必要に応じて行う．重症度評価のため，パル

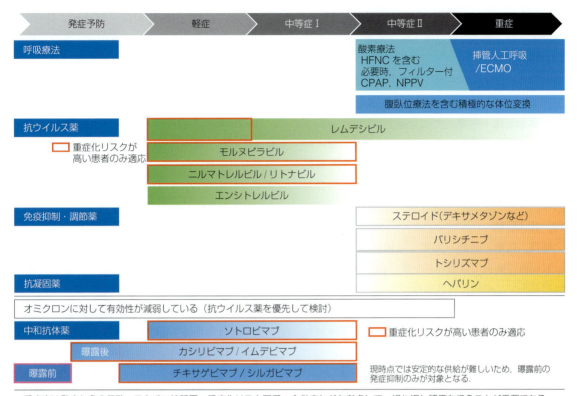

▶図5-12　COVID-19の重症度別治療内容
〔厚生労働省：新型コロナウイルス感染症COVID-19診療の手引き，第10.1版．https://www.mhlw.go.jp/content/001136687.pdf〕

スオキシメータにより，SpO$_2$を測定することが望ましい．重症化リスクの高い患者では診断時は軽症と判断されても，発症後数日から2週目までに病状が進行することがある．重症化リスクの高い患者に対して早期に抗ウイルス薬を投与することは，入院や死亡を減らすことが期待される．

D 肺炎

(1) 概念

肺炎（pneumonia）とはさまざまな病原体による肺実質を主体とした急性炎症である．肺炎はわが国における死因の第5位（2019年）を占める疾患であり，きわめて大きな問題である．

(2) 病態生理・病理

細菌などの病原微生物の感染による肺胞を中心とした急性の炎症である．原因により，肺炎球菌などの細菌性肺炎（bacterial pneumonia），マイコプラズマ，クラミドフィラ（クラミジア）などの非細菌性肺炎（非定型肺炎）に分類される．一方，結核菌による炎症は肺結核（pulmonary tuberculosis）といい，区別している．肺炎は発症した場所によって市中肺炎，院内肺炎，医療・介護関連肺炎に分類される．

a 市中肺炎

市中肺炎（community-acquired pneumonia；

CAP）は，肺炎球菌，マイコプラズマ，クラミドフィラなどが主な病原微生物である．

(1) 概念

病院外で日常生活をしていた人に発症する肺炎である．

(2) 病態生理・病理

肺炎は多くの場合，経気道的な病原体の侵入によって成立するが，時には菌血症に続発する血行性散布によって肺内に感染病巣が成立する場合もある．

(3) 臨床症状

喀痰，咳嗽，発熱，胸痛，息切れなどがある．一般細菌性肺炎では膿性痰を伴う湿性咳嗽が，非定型肺炎では頑固な乾性咳嗽が主症状となることが多い．高齢者の場合は，上記の症状が顕在化せず，食欲不振や自発性低下のみがみられる場合も多い．

(4) 検査所見

- **血液検査**：炎症反応は一般に亢進するが，程度としては一般細菌性肺炎のほうが非定型肺炎よりも高度なことが多い．
- **胸部 X 線**：細菌性肺炎では air bronchogram（気管支透亮像）を伴う区域性の硬化像，融合像を呈する場合が多い．一方の非定型肺炎では，時に非区域性のすりガラス様陰影，粒状影などが中心となる場合が多い．
- **起因菌の同定**：喀痰から病原性の高い菌が $10^6 \sim 10^7$ CFU/mL 以上分離されると起因菌の可能性ありと評価する．実際は起因菌不明のまま治療にあたらなければならない場合が多い．

(5) 治療

起因菌が始めから推定できる場合には，その菌種に応じた薬物を選択する．起因菌不明の場合は，まず一般細菌性肺炎か非定型肺炎かを判断して，初期投与薬を選択する．

b 院内肺炎

(1) 概念

院内肺炎（hospital-acquired pneumonia：HAP）は，入院後 48 時間以上経過して発症し，入院中に感染が成立した肺炎をいう．基礎疾患が重篤，あるいは全身状態が不良な症例ほど，経過中に院内肺炎を併発する頻度は増大する．

(2) 病態生理・病理

院内肺炎の起因菌や病態は，市中肺炎とは異なっている．院内肺炎は，医療従事者や他の患者由来の菌が病院内で伝播することにより感染が成立する外因性の，いわゆる院内感染によるものと，患者の感染防御能の低下によって，もともと患者が保菌していた菌が起因菌となる内因性の感染とに二分される．頻度としては後者が大多数を占めると考えられている．すなわち，通常は病原性の乏しい弱毒菌，常在菌が原因となって感染が引き起こされる．具体的には，緑膿菌などのグラム陰性桿菌や黄色ブドウ球菌などの治療に難渋する細菌，特に耐性菌による感染が多い．

(3) 臨床症状

市中肺炎と同様で，喀痰，咳嗽，発熱，胸痛，息切れなどが主な症状である．ただし，院内肺炎の場合には，その患者背景に意識障害，外科手術などさまざまな因子がかかわってくるために，典型的な症状が現れない場合も多い．

(4) 検査所見

- **血液検査**：炎症反応は一般に亢進するが，原疾患により検査所見が修飾される場合も多い．
- **胸部 X 線**：細菌性肺炎，真菌性肺炎には，air bronchogram（気管支透亮像）を伴う区域性の浸潤影を呈する場合が多い．一方，ウイルス性肺炎には，非区域性あるいはびまん性に広がる，すりガラス様陰影や粒状影が観察される場合が多い．

(5) 治療

起因菌を見極めたうえでの適切な抗菌薬を選択する．患者の全身状態の低下による感染防御能の低下に対して，栄養療法，免疫不全の改善などの補助療法を積極的に施行する．

C 医療・介護関連肺炎（NHCAP）

老人保健施設や介護施設へ入所中に肺炎をおこした場合，市中肺炎（CAP）と院内肺炎（HAP）の両方の特徴をもち，その予後も変わってくることが明らかになった．米国胸部疾患学会・米国感染学会は医療ケア関連肺炎（healthcare-associated pneumonia；HCAP）として取り扱うことを提唱している．わが国の NHCAP（nursing and healthcare-associated pneumonia）では，介護を必要とする高齢者・身障者で，長期療養型病床群（精神病床を含む）もしくは介護施設に入所している人が発症する肺炎とした．NHCAP 患者の背景として，抗菌薬使用歴の存在，高齢，ADL不良，合併症が多く存在，貧血，低アルブミン血症，BMI 低値，誤嚥の関与が非常に多いことがあげられる．特に NHCAP 患者の 20〜60％ が誤嚥性肺炎という報告もあり，抗菌薬治療に加えて，口腔ケア，誤嚥予防策，呼吸ケア，呼吸リハビリテーションなどが必要になることが多い．

d その他の肺炎

（1）誤嚥性肺炎

誤嚥性肺炎（aspiration pneumonia）は，胃・口腔の分泌物や食物などの異物を誤飲（誤嚥）することによりおこる肺炎である．薬物中毒，アルコール性昏迷，意識障害，片麻痺などの嚥下障害をおこす疾患や，気管切開，鼻腔栄養チューブなどの医学的処置に伴っておこる．

吐物を誤飲すると数時間後に胃液の酸による肺胞・毛細管膜の損傷から肺胞性水腫や出血を伴った化学性肺炎がおこり，呼吸困難となる．感染や異物による閉塞性無気肺も合併する．治療は，気管内異物の除去，気管支肺胞洗浄，酸素投与，補液を行い，次いで抗菌薬を投与する．

（2）MRSA 肺炎

MRSA とはメチシリン耐性黄色ブドウ球菌（methicillin-resistant *Staphylococcus aureus*）のことであり，抗菌薬，特に β-ラクタム系抗菌薬

を無制限に長期間使用しているうちに，薬物に対する耐性を獲得したものである．健常者に伝播しても特に危険な細菌ではない．しかし，慢性消耗性疾患，免疫機能不全状態などの患者では，重篤な肺炎などの原因となること，耐性菌のため使用する薬物が限られることも大きな問題である．

MRSA は現在でも重要な院内感染の起因菌であるが，市中肺炎などの院内感染症以外の起因菌になる場合も往々にしてある．院内感染の場合は患者から患者への伝播に加えて，医療従事者を介する伝播も指摘されている．

治療としては感受性のある抗菌薬（バンコマイシン，アルベカシン）などが用いられるが必ずしも有効ではない．したがって MRSA に関しては予防対策が重要である．

（3）マイコプラズマ肺炎

マイコプラズマ肺炎（mycoplasma pneumonia）の病原体のマイコプラズマ・ニューモニエ（*Mycoplasma pneumoniae*）は，細菌とウイルスの中間に位置する微生物である．

激しい乾性咳と発熱が必発である．胸部 X 線所見では，すりガラス様の陰影が特徴である．血清検査所見として寒冷凝集素の上昇，血清マイコプラズマ抗体価の上昇が特徴的である．白血球は増加しない．マクロライド系，テトラサイクリン系の抗菌薬が有効であり，予後は良好である．

（4）クラミジア肺炎

クラミジア肺炎（chlamydia pneumonia）の病原体のクラミドフィラ（クラミジア）・ニューモニエ（*Chlamydophila pneumoniae*）は人畜共通の病原体である．症状は乾性咳，発熱，咽頭痛であり，マイコプラズマ肺炎に類似している．

特に *Chlamydophila psittaci* による肺炎をオウム病といい，インコやハトからの感染で発病する．合併症として髄膜炎，心筋炎を併発して頭痛，意識障害，徐脈など重篤な症状を呈することがある．

抗菌薬としてはマイコプラズマ肺炎と同様にマクロライド系，テトラサイクリン系の抗菌薬が有

効である．

E 肺化膿症

(1) 概念

肺化膿症〔pulmonary suppuration, lung (pulmonary) abscess〕は化膿性病原菌により肺実質が融解・壊死に陥り，空洞を形成し，中に膿の貯留を認める疾患である．肺膿瘍とほぼ同義語である．

(2) 病態生理・病理

肺化膿症は原発性と続発性に分けられる．肺化膿症の約80％が原発性とされ，意識障害，嚥下障害，歯周病などで口腔内の常在細菌を吸飲・誤嚥することによって発症する．主要な原因菌は，口腔内の歯垢に存在する複数の嫌気性菌であり，黄色ブドウ球菌などでもおこることがある．残りは続発性肺化膿症で，腫瘍や異物などによる気道閉塞，胸腔内手術，免疫不全状態に伴うものをいう．

吸飲された細菌叢は重力により下気道に落ち込むため，肺化膿症は右上葉および左上葉の後方区域（S^2），次に下葉の上方区域（S^6）に発生しやすい．炎症が胸膜に波及すると，膿胸となる．

(3) 臨床症状

肺炎に類似した発熱，咳嗽，膿性痰を呈する．

(4) 検査所見

- **血液検査**：好中球増加，赤沈亢進，CRP上昇など高度の炎症所見を認める．
- **喀痰検査**：喀痰の性状は膿性で，好気性菌の検査に加えて，悪臭を伴えば嫌気性菌の関与を示唆する．
- **胸部X線・CT検査**：鏡面形成を伴った空洞が認められる．

(5) 治療

化学療法が主体となる．また，気管支鏡による吸引や体位ドレナージによって排膿を促すことも重要である．

F 肺結核

(1) 概念

肺結核（pulmonary tuberculosis）は，抗酸菌属の結核菌（*Mycobacterium tuberculosis*）によって肺に炎症をおこす疾患である．ほとんどすべての組織，臓器を侵しうるが，肺結核症が全結核の90％以上を占める．高齢者，糖尿病や腎不全などの免疫機能低下例，路上生活者などに発病が集中している．

(2) 病態生理・病理

①初感染

- 排菌患者の咳，くしゃみ，会話で生じた小粒子（1～2μm）を吸入し，結核菌が呼吸細気管支や肺胞に定着して成立する．
- 定着部に小さな初感染巣（▶図5-13a）を形成する．細胞内寄生性の結核菌はマクロファージ内で増殖し，リンパ管から肺門リンパ節に到達し病変（▶図5-13b）を形成する．両方を合わせて初期変化群という．
- 感染後4～8週で初期変化群に石灰化をおこして初感染が終息する．80～85％の例はこの状態で治癒する．

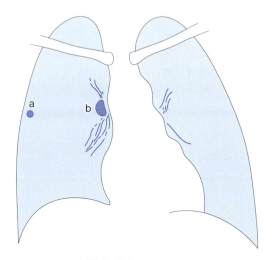

▶図5-13 結核初感染による初期変化群
a：初感染巣，b：肺門リンパ節における病変

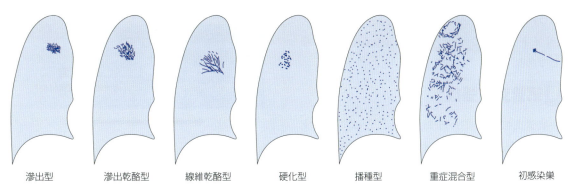

▶図 5-14　肺結核の X 線所見
滲出型　滲出乾酪型　線維乾酪型　硬化型　播種型　重症混合型　初感染巣

②発病・進展
- 初感染に引き続く発病の初感染結核（primary tuberculosis），あるいは過労，低栄養，高齢，免疫抑制，癌，糖尿病，腎不全，代謝性疾患など消耗性疾患の要因があると半年～数十年後発病の既感染結核（post-primary tuberculosis）となる．
- 初感染結核，既感染結核ともに，肺の S^1，S^2，S^6 に好発し，空洞を形成する．また，血行・リンパ行性に全身臓器に転移して，粟粒結核をおこす．

(3) 臨床症状

　肺結核の初期症状としては，微熱，頭痛，食欲不振，全身倦怠感，寝汗，体重減少などの非特異的症状であるため自覚に乏しい．

　肺胞に滲出液が貯留すれば咳嗽，喀痰がみられ，進行すると呼吸困難，体重減少，貧血などもみられる．炎症が胸膜に及べば胸痛や背部痛も出現する．

(4) 検査所見
- ツベルクリン反応検査：結核菌感染の有無の判定に役立つ．BCG 既接種者におけるツベルクリン反応陽性は必ずしも結核菌感染を意味するものではない．
　粟粒結核や重症結核で一般状態が不良な場合，副腎皮質ホルモン薬・免疫抑制薬・抗アレルギー薬・抗癌剤などの投与時，癌末期や超高齢などでは，遅延型アレルギー反応が低下しているためにツベルクリン反応が陰性化するので注意が必要である．
- 胸部 X 線：浸潤影や結節影をみる．好発部位は S^1，S^2 および S^6 である（▶図 5-14）．
- 喀痰塗抹検査：全視野に 1～数個の抗酸菌≒菌数 10^4/mL 以上が感染危険性の目安である．
- 培養：少数菌でも検出可能で，薬物感受性検査も可能である．
- 核酸同定・増幅法：迅速で高感度であり有用である．

(5) 治療

　感受性を認める抗結核薬を 2～4 剤，6～12 か月併用する．再燃や耐性化の原因の多くは，治療中断と不完全な治療である．

G 免疫機能低下に伴う呼吸器感染症

　癌患者，膠原病の治療における免疫抑制薬の使用例や後天性免疫不全症候群（AIDS）患者などは，健常者に対しては病原性が弱く，通常では感染症をおこさない病原体が原因の重症な肺感染症や敗血症が増加している．このような感染症を日和見感染症と呼んでいる．日和見感染症をおこす代表的な病原体は，真菌類〔カンジダ（Candida），アスペルギルス（Aspergillus），クリプトコッカス（Cryptococcus），ニューモシスチス・

イロベチイ（*Pneumocystis jirovecii*）］，ウイルス〔サイトメガロウイルス（cytomegalovirus）〕などである．

H 気管支拡張症

気管支拡張症（bronchiectasis）とは，気管支のうち亜区域気管支より末梢部分が非可逆的に拡張している疾患である．独立した疾患ではなく，多様な疾患に付随した病態である．びまん性汎細気管支炎，結核，真菌症，肺化膿症，塵肺，AIDSなどでみられることがある．咳，痰を伴うwet typeと咳のみのdry typeに分けられる．wet typeはほとんどが副鼻腔炎を合併し，多量の濃性痰（時に喀血）を伴う．

慢性感染のコントロールと喀血に対する処置が治療の主体となる．気道のクリーニングとして体位ドレナージがあり，呼吸リハビリテーションの一環として行う．

2 慢性閉塞性肺疾患（COPD）

(1) 概念

COPD（chronic obstructive pulmonary disease）とは，タバコ煙を主とする有害物質を長期に吸入曝露することで生じた肺の炎症性疾患である．呼吸機能検査で正常に復すことのない気流閉塞を示す．気流閉塞は末梢気道病変と気腫性病変がさまざまな割合で複合時に作用することによりおこり，進行性である．従来の慢性気管支炎と肺気腫を合わせた疾患群と理解される（▶図5-15）．COPDの最大の危険因子は喫煙である．

(2) 病態生理・病理

肺胞系の破壊が進行して気腫性病変優位型になるものと，気道病変が進行して末梢気道病変優位型となるものがある．

(3) 臨床症状

労作時の呼吸困難，慢性の咳嗽，喀痰が主症状である．その他，ばち状指，チアノーゼを認めることがある．典型的な身体所見は重症になるまで出現しないことが多い．

(4) 検査所見

①身体所見

- 肺の過膨張のための胸郭前後径の増大を認める〔樽状胸（barrel chest）〕．吸気時に胸腔内の陰圧が増し，鎖骨上窩・季肋部が陥没する．進行すると肺の過度の過膨張によって横隔膜が平低化し，吸気時に横隔膜の収縮に伴って側胸壁が内方に陥凹する〔フーバー（Hoover）サイン〕．
- 気流制限のために呼気時間が延長する（呼気延長）．胸鎖乳突筋や斜角筋などの呼吸補助筋である胸鎖乳突筋の筋肥大を認める．聴診では呼

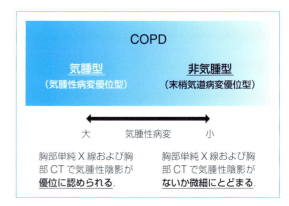

▶図5-15 COPDの病型
〔日本呼吸器学会COPDガイドライン第6版作成委員会（編）：COPD（慢性閉塞性肺疾患）診断と治療のためのガイドライン2022（第6版）．p2，メディカルレビュー社，2022より〕

▶表5-7 COPDの病期分類

病期	定義
Ⅰ期 軽度の気流閉塞	%FEV$_1$≧80%
Ⅱ期 中等度の気流閉塞	50%≦%FEV$_1$<80%
Ⅲ期 高度の気流閉塞	30%≦%FEV$_1$<50%
Ⅳ期 きわめて高度の気流閉塞	%FEV$_1$<30%

気管支拡張薬投与後のFEV$_1$/FVC 70%未満が必須条件．
〔日本呼吸器学会COPDガイドライン第6版作成委員会（編）：COPD（慢性閉塞性肺疾患）診断と治療のためのガイドライン2022（第6版）．p2，メディカルレビュー社，2022より〕

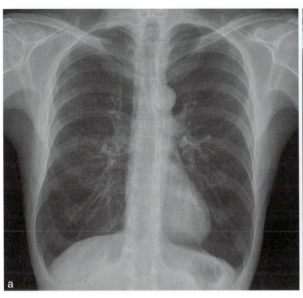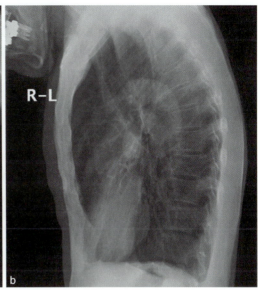

▶図5-16　COPDの胸部X線写真
a：正面P→A像．肺野の透過性の亢進，肺野末梢血管影の狭小化，横隔膜の平低化，滴状影（心胸郭比の低下）を認める．
b：側面像．横隔膜の平低化，胸骨後腔の拡大，心臓後腔の拡大を認める．
〔仁多寅彦：労作時呼吸困難．福井次矢（編）：内科診断学．第3版，p 889，医学書院，2016より〕

吸音が減弱する．

②呼吸機能検査
- COPDの気流閉塞は気管支拡張薬（β刺激薬エアゾル）吸入後に1秒率（$FEV_1\%$）が70％未満である（閉塞性換気障害）．
- 中等症以上のCOPDではFVCも低下する傾向にあるため，$FEV_1\%$だけで重症度（病期）を適切に判定するのは難しい．そこで病期は，患者の1秒量（FEV_1）が同性・同年代の健常者の何％に相当するかを表す％1秒量（$\% FEV_1$）を基準に分類している（▶表5-7）．
- 肺気量分画：全肺気量（TLC），残気量（RV），残気率（RV/TLC）が増大する．機能的残気量（FRC）も増大，全肺気量肺活量（VC）は減少．COPDが重症になると，全肺気量の増大よりも残気量の増大が上回るために，肺活量が低下し，混合性換気障害をきたす．
- 肺の一酸化炭素拡散能（D_{LCO}）は肺毛細血管床のガス交換面積を反映するため，肺血管床の減少に伴い，重症度に比例して低下する．
- フローボリューム曲線では，ピークフローが低下し，末梢気道の気流閉塞が顕著となるために，正常に比べてサイズが小さく，下行脚が凹の曲線となる（➡114頁，図5-8参照）．

③運動負荷試験
重症度の評価，治療方針の決定・治療の効果判定，予後の評価に有用である．

④動脈血ガス分析
病期の進行により低酸素血症が高度になり，次第に高二酸化炭素血症を伴うようになる（呼吸不全）．

⑤血液検査
低酸素血症が進むと，赤血球数（RBC）が増加する．

⑥胸部X線
肺野透過性の亢進，肺血管影の粗密化，横隔膜の平低化，滴状心などが特徴である（▶図5-16）．

⑦**高分解能 CT（high resolution-CT；HR-CT）**

X線検査より感度も特異度もはるかに優れる．周囲の正常肺組織との明らかな境界を伴わない低吸収領域（low attenuation area；LAA）のサイズは大きくなり，数，分布ともに増してくる．

（5）治療

①禁煙指導

喫煙者のおよそ15%は非喫煙者の5倍のスピードで急速に1秒量が減少し（約150 mL/年），COPDを発症する．禁煙は開始年齢にかかわらず，COPDの予後を改善する．

②薬物療法

気管支拡張薬，抗コリン薬，テオフィリンなどが使用される．

③換気補助療法

高二酸化炭素血症を伴う患者（II型呼吸不全）に対する換気補助療法として，非侵襲的陽圧換気療法（non-invasive positive pressure ventilation；NPPV）を行う．

④在宅酸素療法（HOT）

在宅酸素療法（home oxygen therapy；HOT）は，安静時室内空気呼吸下でPaO_2が60 Torr以下で，睡眠時・運動時に著しい低酸素血症をきたすものが対象となる．この際，高二酸化炭素血症（$PaCO_2$が45 Torr以上）では，呼吸中枢抑制によって肺胞換気量が減少して，ますます二酸化炭素の蓄積がおこり，二酸化炭素ナルコーシス（➡NOTE-1）がおこるので，酸素の吸入は低濃度

（鼻腔カテーテル法では0.5〜1.5 L/分程度）に抑え慎重に投与する必要がある．在宅酸素療法の臨床効果としては，QOLの改善，入院回数の減少，肺高血圧症の予防と改善，不整脈の改善，生存期間の延長などが証明されている．

⑤インフルエンザワクチン

COPDの増悪重症化を予防し，死亡率を約50%低下させることが報告されている．

⑥呼吸リハビリテーション

下肢運動を中心として好気的運動訓練を行うと，呼吸困難の改善，QOLの改善，入院回数の減少などの効果がある（➡146頁参照）．

（6）予後を規定する因子

COPDの予後は体重，運動能力など呼吸機能以外のさまざまな因子によっても規定される．これらの因子を組み合わせて疾患の重症度を判定する比較的簡単な方法が提唱されている．BODEインデックスは，BMI（body mass index），閉塞性換気障害（obstruction），息切れ（dyspnea），運動能力（exercise）の4つの指標をスコア化して合計したもので，おのおのの指標単独よりも予後を判定する能力が高いと報告されている．

3 びまん性汎細気管支炎

（1）概念

びまん性汎細気管支炎（diffuse panbronchiolitis；DPB）は原因不明の疾患で，呼吸細気管支領域の慢性炎症性病変が肺内にびまん性（diffuse）に分布し，また炎症が細気管支壁全層に及ぶこと〔汎（pan-）〕から名づけられた．

（2）病態生理・病理

85%以上の高率で慢性副鼻腔炎を合併または既往にもつ．エリスロマイシン（EM）など14員環マクロライド系抗菌薬による長期療法が導入された結果，著しく予後は改善された．

（3）臨床症状

湿性咳嗽，多量の喀痰，労作時の息切れを特徴とする．ほとんどの症例は同時に，慢性副鼻腔炎

NOTE

■1 二酸化炭素ナルコーシス（CO_2 narcosis）

高濃度酸素あるいは呼吸中枢抑制薬を投与したときに誘発される二酸化炭素中毒症候群の重症型．肺胞換気量の低下により高二酸化炭素血症，意識障害をきたした状態である．臨床所見としては，頭痛，発汗，顔面紅潮，血圧上昇に始まり，次第に傾眠から昏睡に陥る．二酸化炭素自体に麻酔作用があるが，二酸化炭素蓄積に伴う脳細胞内アシドーシスも意識低下に関与していると考えられている．

の症状である鼻汁，鼻閉，嗅覚障害がみられる（▶表5-8）．

(4) 検査所見

①身体所見

聴診所見では，断続性（湿性）ラ音を聴取し，多くは水泡音（coarse crackles）で，時に連続性（乾性）ラ音（wheezes, rhonchi）を伴う．

②胸部X線

両側肺野，特に下肺野に辺縁不明瞭で大きさ5 mm以下のびまん性散布性粒状影を呈する（▶図5-17a）．しばしば気管支の壁肥厚を示すtram lineや拡張を示す輪状影が下葉に認められる．

③高分解能CT（HR-CT）

終末細気管支によって支配される構造単位（二次小葉）の中心にみられる小葉中心性粒状影が特徴的である（▶図5-17b）．

④呼吸機能検査

1秒率低下（70%以下）などの閉塞性障害および低酸素血症がみられる．進行すると肺活量（VC）減少，残気量（RV）増加を伴い，拘束性障害が出現する．低酸素血症が出現し，やがて呼吸不全に陥る．

⑤喀痰検査

初期にはインフルエンザ菌感染が最も多く，繰り返す抗菌薬の投与によって菌交代を生じ，緑膿菌感染を伴うようになる．

⑥血清学的検査

白血球増多，CRP陽性，赤沈亢進に加えて，寒冷凝集素高値（64倍以上）が高率にみられる．

▶表5-8　びまん性汎細気管支炎（DPB）とCOPDの鑑別診断

	DPB	COPD
喫煙歴のある患者の割合	約25%	100%
喀痰	膿性，大量	さまざま
ばち状指	頻度が高い	まれ
胸部X線	びまん性小粒状影	過膨張所見
胸部CT	多数の小結節性病像	低濃度吸収領域
慢性副鼻腔炎	耳鼻科的検索により100%	時にあり
寒冷凝集反応	上昇	正常が多い

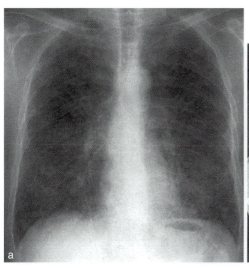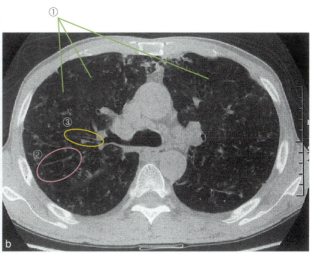

▶図5-17　びまん性汎細気管支炎の画像所見
a：胸部X線像．両肺野にびまん性に辺縁のぼやけた小粒状陰影がみられる．
b：胸部CT像．①小葉中心性粒状影，②tree-in-bud appearance，③気道壁の肥厚などの所見がみられる．
〔石橋賢一：《Navigate》呼吸器疾患．p 147，医学書院，2015より〕

(5) 治療

基本はエリスロマイシン（EM）の少量投与（400〜600 mg/日）で，原則として初期には6か月間の投与を行い，進行した例では2年間の継続投与を行う．マクロライド系薬の作用機序は，抗菌作用以外の抗炎症効果，抗免疫作用による気道病変の改善効果などが考えられている．EM以外の14員環マクロライドであるクラリスロマイシン（CAM）やロキシスロマイシン（RXM）も有効であるが，ジョサマイシン（JM）などの16員環マクロライドは無効である．

急性増悪の多くは，インフルエンザ菌や肺炎球菌によるもので，β-ラクタム系抗菌薬（ペニシリン系およびセフェム系）かニューキノロン系抗菌薬を投与する．緑膿菌感染による重症化の場合は，抗緑膿菌抗菌薬を投与する．

4 リンパ脈管筋腫症

(1) 概念

リンパ脈管筋腫症（lymphangioleiomyomatosis；LAM）は，妊娠可能年齢の女性に好発する比較的まれな疾患である．

(2) 病態生理・病理

病理学的には，肺内に平滑筋細胞様の形態を示すLAM細胞の増殖を認め，末梢気腔が破壊されて肺内にびまん性の囊胞が形成され，閉塞性換気障害が出現する．LAM細胞の増殖は，肺のみならず骨盤腔，後腹膜腔，縦隔のリンパ管系にも合併する．

(3) 臨床症状

自然気胸，労作性呼吸困難が多い．咳，血痰，乳糜胸水，乳糜腹水を合併することもある．

(4) 検査所見

胸部X線写真では網状・粒状影などの間質性陰影を認める．胸部CTでは径数mm〜10 mm前後の囊胞が散在し，経過とともに増加していく．それが次第に癒合・拡大し，徐々に正常肺実質領域が減少していく．囊胞形成の進行とともに拡散能障害が検出され，次いで閉塞性換気障害を認める．

(5) 治療

慢性に進行し呼吸不全に至る予後不良な疾患である．反復性気胸には外科的治療を行い，積極的に再発防止をはかる．呼吸不全に至った症例では肺移植が適応となる．

5 気管支喘息

(1) 概念

気管支喘息（bronchial asthma）は，気道の慢性炎症性疾患であり，その慢性炎症によって気道過敏性が上昇し，繰り返す喘鳴，息切れ，咳嗽が，特に夜間や早朝におこる．この症状はさまざまな程度の気道閉塞を伴っておこり，しばしば自然に，あるいは治療により寛解する（可逆性の気道閉塞）．しかし，気道リモデリングを生じた難治性喘息患者では，気道の可逆性がみられなくなってくる．

(2) 病態生理・病理

気道過敏性は，抗原刺激，喫煙，冷気，運動によって生じ，気流がさまざまな程度に制限される．気管支〜細気管支壁には炎症細胞浸潤，気道粘膜下浮腫，気管支腺や杯細胞の増生がみられる．気道平滑筋層が著しく肥大すると非可逆的な病変となり，治療に抵抗性を示す．

(3) 臨床症状

発作性の呼吸困難，喘鳴，咳（夜間，早朝が多い）がある．

(4) 検査所見

①身体診察

- 喘鳴：狭窄した気道内の速い気流が乱れるためさまざまな音色の喘鳴が生じ，主に呼気時，時に吸気時にも聴取される．

②呼吸機能検査

- 肺機能検査：残気量（RV）の増大がみられ，発作時には機能的残気量（FRC）と全肺気量（TLC）も増加する．

D 呼吸器疾患各論 ● 131

- 肺の一酸化炭素拡散能（D$_{LCO}$）：気管支喘息では基準範囲にある.

③動脈血ガス分析

平穏状態では基準範囲内にあるが，発作時には低酸素状態となる.

④血液検査

- 好酸球増加症：末梢血中の好酸球が増加がみられることがあるが，好酸球が増加していなくても喘息を否定しない.
- IgE：血清 IgE が高値であることが多い.

⑤喀痰検査

喀痰中の好酸球が喘息や COPD でみられる.

⑥アレルギーテスト

血清 IgE や皮膚テスト，および血清中の抗体から抗原を特定する．特定の抗原がみつかれば抗原を可能なかぎり避けたり，脱感作などの免疫療法が試みられる.

(5) 治療

長期管理で喘息症状の改善とその維持，および呼吸器機能の正常化とその維持を目的とする．喘息の重症度による段階的薬物療法を ▶表 5-9 に示す.

6 サルコイドーシス

(1) 概念

サルコイドーシス（sarcoidosis）は，肺，眼，皮膚を主病変とし，非乾酪性類上皮細胞肉芽腫を生じる原因不明の全身性疾患である.

(2) 病態生理・病理

病因として，未知の抗原に対してのⅣ型アレルギーが関与すると考えられている.

(3) 臨床症状

全体の約 30% は無症状で，多くは集団検診時の胸部異常陰影がきっかけとなる.

- 呼吸器症状：咳，息切れ.
- 眼症状：ぶどう膜炎，網膜血管周囲炎で霧視，羞明，視力低下.
- 皮膚病変の症状：結節性紅斑

(4) 検査所見

- 胸部 X 線：両側肺門リンパ節腫脹（BHL）と肺野に粒状・線状陰影がみられる.
- 免疫学的検査：ツベルクリン反応が陰性化することがある.
- 血液検査：血清アンジオテンシン変換酵素高値.
- 気管支肺胞洗浄液（BALF）：リンパ球（活性 T 細胞）の増加.
- 生検：経気管支肺生検（TBLB），前斜角筋生検により肉芽腫が証明される.

(5) 治療

大部分は自然治癒する．薬物療法としては副腎皮質ホルモン薬が使用される.

7 多発血管炎性肉芽腫症

(1) 概念

多発血管炎性肉芽腫症（granulomatosis with polyangiitis；GPA）は，全身の壊死性肉芽腫性血管炎，上気道と肺の壊死性肉芽腫，腎の壊死性半月体形成性腎炎の 3 徴を認める血管炎である.

(2) 臨床所見

膿性鼻漏，鼻出血などの上気道症状，咳，血痰，呼吸困難などの肺症状，血尿，蛋白尿，腎不全などの腎症状，貧血，発熱，体重減少などの全身症状がさまざまな程度でみられる．進行すると鞍鼻をきたす.

(3) 検査所見

- 胸部 X 線：円形の結節性陰影と肺炎様の浸潤陰影
- 血液検査：赤沈亢進，白血球増加，好酸球増加をみる．抗好中球細胞質抗体（ANCA）が活動期に上昇する.
- 生検：鼻腔粘膜生検で肉芽腫病変を認める.

(4) 治療

副腎皮質ホルモン薬と免疫抑制薬が用いられる.

▶表 5-9　喘息治療ステップ

長期管理薬	基本治療	治療ステップ 1	治療ステップ 2	治療ステップ 3	治療ステップ 4
		ICS（低用量）	ICS（低〜中用量）	ICS（中〜高用量）	ICS（高用量）
		上記が使用できない場合，以下のいずれかを用いる	上記で不十分な場合に以下のいずれか 1 剤を併用	上記に下記のいずれか 1 剤，あるいは複数を併用	上記に下記の複数を併用
		LTRA テオフィリン徐放製剤 ※症状がまれなら必要なし	LABA （配合剤使用可*5） LAMA LTRA テオフィリン徐放製剤	LABA （配合剤使用可*5） LAMA （配合剤使用可*6） LTRA テオフィリン徐放製剤 抗 IL-4Rα 抗体*7, 8, 10	LABA （配合剤使用可） LAMA （配合剤使用可*6） LTRA テオフィリン徐放製剤 抗 IgE 抗体*2, 7 抗 IL-5 抗体*7, 8 抗 IL-5Rα 抗体*7 抗 IL-4Rα 抗体*7, 8 経口ステロイド薬*3, 7 気管支熱形成術*7, 9
	追加治療	アレルゲン免疫療法*1 （LTRA 以外の抗アレルギー薬）			
増悪治療*4		SABA	SABA*5	SABA*5	SABA

ICS：吸入ステロイド薬，LABA：長時間作用性 β_2 刺激薬，LAMA：長時間作用性抗コリン薬，LTRA：ロイコトリエン受容体拮抗薬，SABA：短時間作用吸入 β_2 刺激薬，抗 IL-5Rα 抗体：抗 IL-5 受容体 α 鎖抗体，抗 IL-4Rα 抗体：抗 IL-4 受容体 α 鎖抗体
*1：ダニアレルギーで特にアレルギー性鼻炎合併例で，安定期 %FEV$_1$≧70% の場合にはアレルゲン免疫療法を考慮する．
*2：通年性吸入アレルゲンに対して陽性かつ血清総 IgE 値が 30〜1,500 IU/mL の場合に適用となる．
*3：経口ステロイド薬は短期間の間欠的投与を原則とする．短期間の間欠投与でもコントロールが得られない場合は必要最小量を維持量として生物学的製剤の使用を考慮する．
*4：軽度増悪までの対応を示し，それ以上の増悪については「急性増悪（発作）への対応（成人）」の項を参照．
*5：ブデソニド/ホルモテロール配合剤で長期管理を行っている場合は同剤を増悪治療にも用いることができる（本文参照）．
*6：ICS/LABA/LAMA の配合剤（トリプル製剤）
*7：LABA，LTRA などを ICS に加えてもコントロール不良の場合に用いる．
*8：成人および 12 歳以上の小児に適応がある．
*9：対象は 18 歳以上の重症喘息患者であり，適応患者の選定の詳細は本文参照．
*10：中用量 ICS との併用は医師により ICS を高用量に増量することが副作用などにより困難であると判断された場合に限る．
〔日本アレルギー学会喘息ガイドライン専門部会：喘息予防・管理ガイドライン 2021．p. 109，協和企画，2021 より〕

8 拘束性肺疾患

概念

　拘束性換気障害を呈する疾患のうち，肺活量が減少する肺疾患を拘束性肺疾患と呼ぶ．原因不明な間質性肺炎（肺線維症）と，原因が比較的明らかな膠原病性間質性肺炎，医原性肺炎（薬物性肺炎，放射線肺炎），過敏性肺炎，塵肺などがある．

a 間質性肺炎（肺線維症）

　間質性肺炎（interstitial pneumonia）は肺間質の炎症により，線維性変化を伴う疾患である．肺線維症は間質性肺炎の終末像で，肺が縮小した状態を表す．

（1）特発性間質性肺炎

病態生理・病理　厚生労働省難治性疾患克服研究事業びまん性肺疾患調査研究班では，特発性間質

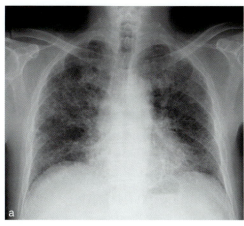 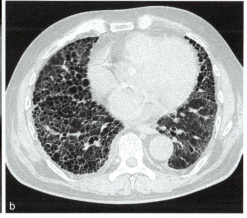

▶図 5-18　間質性肺炎の画像所見
a：特発性間質性肺炎例の胸部 X 線写真；胸膜下すりガラス様変化，心陰影の不鮮明化，網状・線状影の増加を認める．
b：同一症例の胸部 CT 所見；背部胸膜下を中心とする線維化変化を広範に認める（蜂巣肺）．

性肺炎（idiopathic interstitial pneumonias；IIPs）を 7 つの病型よりなる疾患と定義した．最も多いものが特発性肺線維症（idiopathic pulmonary fibrosis；IPF）である．

臨床症状　労作時の呼吸困難で発症する．乾性咳嗽を伴うことが多い．全身倦怠感やるいそうを認めることもある．

検査所見

- **身体診察**：肺底部に吸気終末時の捻髪音（fine crackles）を聴取する．チアノーゼやばち状指を認め，終末期には肺性心を呈する．
- **胸部 X 線・CT 検査**：両側びまん性に細粒状，網状，輪状陰影（蜂巣肺）を認める．肺底部と胸膜直下に強い．高分解能 CT（HR-CT）ではすりガラス様陰影，小葉間隔壁の肥厚，牽引性気管支拡張像などを認める（▶図 5-18）．
- **呼吸機能検査**：低酸素血症，肺活量（VC）・全肺気量（TLC）の減少，肺の一酸化炭素拡散能（D_{LCO}）の低下が特徴である．時に運動負荷で PaO_2 が著しく低下する．
- **血液検査**：赤沈亢進，CRP 上昇，LDH 上昇や肺胞上皮の傷害に特異的なマーカーである血清 SP-A，SP-D（サーファクタント蛋白 A，D），KL-6（ムチンの一種 MUC-1 上のシアル化糖鎖抗原）が上昇する．

治療　有効な治療法は確立されていない．1 か月以内の経過で，明らかな肺感染症や心不全がないのに，呼吸困難の増悪，胸部単純 X 線に両側すりガラス様陰影，浸潤影の出現や増加および PaO_2 の有意な低下のすべてがみられる場合を急性増悪といい，その治療にはステロイドパルス療法を用いる．また低酸素血症に対しては，在宅酸素療法（HOT）を行う．肺癌が高率に合併する．最終的には，肺移植も検討する．

(2) 膠原病性間質性肺炎

間質性肺炎をきたしやすい膠原病としては高齢男性の関節リウマチ，皮膚筋炎，全身性硬化症などである．治療は原疾患である膠原病の治療であるが，病状が進行した例では副腎皮質ホルモン薬や免疫抑制薬が用いられる．

b 医原性肺炎

医原性肺炎（iatrogenic pneumonitis）とは，なんらかの疾患の治療に起因する呼吸器疾患であり，主なものは薬物性肺炎と，放射線肺炎である．

(1) 薬物性肺炎

病態生理・病理　薬物性肺炎（drug-induced pneumonitis）をおこす薬物としては抗癌剤，抗菌薬，インターフェロンα，小柴胡湯などが報告されている．発生機序は，肺組織を直接傷害する場合（細胞傷害性）と，アレルギーや免疫反応による場合（非細胞傷害性）とがある．

臨床症状　急性発症例では，薬物投与後3週までに乾性咳，発熱が出現し，進行すると労作時息切れ，呼吸困難を呈する．慢性発症例では，薬物投与後数週間〜数か月に乾性咳，労作時息切れ，呼吸困難が出現する．いずれも下背部を中心に捻髪音（fine crackles）を聴取する．

検査所見　CRP上昇，赤沈亢進，末梢血白血球数・好酸球数の増加をみるが非特異的である．胸部画像所見は，基本的には，特発性間質性肺炎（IIPs）に準じる．

治療　治療の基本は，被疑薬物の中止と副腎皮質ホルモン薬の投与である．被疑薬物の中止と治療の開始時期，浸潤影の範囲などにより予後は異なる．

(2) 放射線肺炎

概念　放射線肺炎（radiation pneumonitis）は，胸郭内外の悪性腫瘍に対する放射線治療後に，照射野に一致した肺領域に発生する．照射野が広いほど，照射線量が多いほど発生頻度が高い．最近では照射法の進歩によって発生はまれになった．

病理・病態生理　早期・急性期は間質主体の炎症性病変であり，その後，肺線維症に移行する．

臨床症状　放射線肺炎では照射終了2〜6か月後に，呼吸困難，乾性咳，発熱がみられる．病変が局所的な場合は自覚症状に乏しい．

検査所見　CRP上昇，赤沈亢進，末梢血白血球増加がみられるが軽度である．胸部画像所見では，照射野にほぼ一致する浸潤影が終了後2〜6か月間に出現し，陰影の境界は次第に明瞭になり，最終的に線維化像を呈する．

予後　病変が放射線照射部位に限局する場合の予後は良好で治療を要しない．両側にびまん性のタ

イプは予後不良である．

C 過敏性肺炎

(1) 概念

過敏性肺炎（hypersensitivity pneumonitis）は，抗原性のある物質を大量もしくは少量でも頻回に吸入することにより経気道的に感作された状態で，類上皮細胞性肉芽腫形成を伴う間質性肺炎である．夏型過敏性肺炎（浴室，台所，マット），空調病（汚染された換気装置），加湿器肺（汚染された加湿器），農夫肺（カビが生えた飼料），鳥飼病（鳥類の排泄物の蛋白質，羽毛布団）などで，抗原の種類によって30種類以上の疾患名がある．

(2) 病態生理・病理

本症の発症には個体の遺伝的・外的要因が関与している．

(3) 臨床症状

急性型では，抗原曝露後4〜6時間で発熱，咳，呼吸困難が出現する．

亜急性型では発熱，咳，労作時の呼吸困難が顕著である．

慢性型では無症状から労作時呼吸困難まで幅が広く，年余にわたって徐々に症状が進行していく．抗原を回避しても症状は改善せず，病変は不可逆的となる．

(4) 検査所見

- **聴診**：両側に捻髪音や小水泡性ラ音を認める．
- **血液検査**：白血球の増加，CRP上昇，ツベルクリン反応陰性化が認められる．原因抗原に対する特異的抗体を認めることがある．
- **動脈血ガス分析**：低酸素血症を認める．
- **呼吸機能検査**：肺活量（VC）の低下（拘束性障害），一酸化炭素拡散能（D_{LCO}）の低下（拡散障害）を認める．
- **胸部X線**：急性・亜急性型では両側中下肺野を中心にびまん性にすりガラス様陰影や小粒状陰影を認める．慢性型では特発性間質性肺炎（IIPs）と鑑別がつかず，注意を要する．

- **高分解能 CT（HR-CT）**：急性・亜急性型では肺野濃度の上昇，2〜4 mm 大の境界不鮮明な小円形の粒状影が小葉中心性にびまん性に認められる．慢性型では辺縁不整な線状影や輪状影を認める．
- **気管支肺胞洗浄液（BALF）**：回収細胞数は健常非喫煙者の 4〜6 倍であり，その大半は T 細胞である．原因となった抗原に対する特異的抗体を認めることがある．

（5）治療

本症を疑ったら，病因となる環境から患者を隔離するためにも入院治療が原則である．呼吸不全に陥っている重症例ではステロイドパルス療法を行う．

d 塵肺

塵肺（pneumoconiosis）は，無機性の粉塵を吸入することによって肺に線維増殖性変化を生じる職業性肺疾患である．吸入する粉塵によって珪肺，石綿肺などと呼ばれる．

（1）珪肺

概念　珪肺（pulmonary silicosis）は，遊離珪酸（SiO_2）粉塵を吸入することによって，珪肺結節と呼ばれる線維形成をきたす疾患である．鉱山，採石場や窯業，石工の職場などでみられる．

病態生理・病理　珪肺結節と呼ばれる肉芽腫形成が特徴である．末梢の肺胞は拡大して局所性の肺気腫をきたす．肺門リンパ節は卵状石灰化を示す．

臨床症状　初期には自覚症状がない．塊状巣を形成するようになると咳，労作性呼吸困難，体重減少，全身倦怠感を訴える．

検査所見
- **胸部 X 線**：全肺野に粒状影（1〜10 mm）がびまん性散布性陰影としてみられる（珪肺結節）．進行すると癒合して大陰影が認められるようになる．肺門には卵殻状陰影が 2 個以上みられることがある．進行すると下肺野に局所性肺気腫のため巨大なブラ，ブレブ（肺囊胞）がみられる．

- **呼吸機能検査**：拘束性換気障害（%VC 低下），静肺コンプライアンス低下，拡散障害，閉塞性換気障害（%FEV_1 の低下）がみられる．

合併症　珪肺の合併症として最も重要なのは肺結核（珪肺結核）である．以前は珪肺死亡の 5〜8 割は珪肺結核であったといわれている．

治療　根本的治療法はない．進行すると心肺機能不全により死亡する．

（2）石綿肺

概念　石綿（アスベスト）すなわち珪酸塩は，耐熱性，耐圧性，耐酸性に優れ，建築用材，自動車のブレーキなど幅広く使われていた．吸入によって肺に線維性変化をもたらす点において珪肺と類似するが，石綿肺（pulmonary asbestosis）には以下の特徴がある．

病態生理・病理　肺病変に加えて胸膜に病変がおこる．限局性・びまん性胸膜肥厚，胸水貯留などがみられる．

検査所見　喀痰，気管支肺胞洗浄液（BALF），肺組織中にオレンジ色の特殊な形をした石綿小体が検出される．

合併症　石綿肺の合併症としては肺癌，悪性中皮腫（胸膜中皮腫）が特徴的である．石綿肺の結核合併率は珪肺に比べるとはるかに少ない．

治療　石綿吸入を中止しても進行の停止はみられない．根本的治療法はない．

9 肺腫瘍

肺腫瘍には，原発性肺癌，転移性肺腫瘍，肉腫，悪性リンパ腫，肺良性腫瘍などがある（▶表 5-10，11）．

a 原発性肺癌

（1）概念

原発性肺癌（primary lung cancer）は，気管支から肺実質までの肺組織に由来する悪性腫瘍の総称である．その発症部位や進展様式は組織型によって大きく異なる．そのほとんどは悪性上皮性

第5章：呼吸器疾患

▶表5-10 肺癌の組織分類

肺腫瘍	扁平上皮癌	癌肉腫
上皮性腫瘍	角化型扁平上皮癌	肺芽腫
腺癌	非角化型扁平上皮癌	**分類不能癌**
置換型腺癌	類基底細胞型扁平上皮癌	リンパ上皮腫様癌
腺房型腺癌	前浸潤性病変	NUT 転座癌
乳頭型腺癌	異形成	**唾液腺型腫瘍**
微小乳頭型腺癌	上皮内扁平上皮癌	粘表皮癌
充実型腺癌	**神経内分泌腫瘍**	腺様嚢胞癌
特殊型腺癌	小細胞癌	上皮筋上皮癌
浸潤性粘液性腺癌	混合型小細胞癌	多形腺腫
粘液・非粘液混合腺癌	大細胞神経内分泌癌	**乳頭腫**
コロイド腺癌	混合型大細胞神経内分泌癌	扁平上皮乳頭腫
胎児型腺癌	カルチノイド腫瘍	外向性
腸型腺癌	定型カルチノイド	内反性
微少浸潤性腺癌	異型カルチノイド	腺上皮乳頭腫
非粘液性	前浸潤性病変	扁平上皮腺上皮混合型乳頭腫
粘液性	びまん性特発性肺神経内分泌細胞過形成	**腺腫**
前浸潤性病変	**大細胞癌**	硬化性肺胞上皮腫
異型腺腫様過形成	**腺扁平上皮癌**	肺胞腺腫
上皮内腺癌	**肉腫様癌**	乳頭腺腫
非粘液性	多形癌	粘液嚢胞腺腫
粘液性	紡錘細胞癌	粘液腺腺腫
	巨細胞癌	

〔日本肺癌学会（編）：臨床病理肺癌取扱い規約 2017 年 1 月第 8 版，pp 70-71，金原出版，2017 より〕

▶表5-11 肺癌の主なリスク因子

- 喫煙
- 職業的曝露：ヒ素，石綿，ラドン，クロム酸，クロロメチルエーテル，ニッケル
- 大気汚染
- 室内気汚染：受動喫煙
- 肺疾患の既往：慢性気管支炎，肺気腫，間質性肺炎

腫瘍である．

肺癌は世界的にも主要な癌死因の1つであり，わが国における肺癌死亡数も癌死亡の第1位である．肺癌の最も重要な危険因子が喫煙である．1日喫煙本数が多く，喫煙期間が長く，喫煙指数〔ブリンクマン（Brinkman）指数：喫煙本数/日×喫煙期間/年〕が大きいほど，肺癌死亡リスクが高くなる．

肺癌は小細胞癌（15%）と非小細胞癌（85%）に分けられ，非小細胞癌は主に腺癌，扁平上皮癌，大細胞癌からなる．

（2）組織型別の病態生理・病理

- **腺癌（adenocarcinoma）**：肺癌全体の約 40%，女性肺癌の 80% を占め，最も頻度が高い．発症者に非喫煙者が多い．肺胞系の末梢に発生し，画像上孤立結節影（coin lesion）を形成する．

- **扁平上皮癌（squamous cell carcinoma）**：肺癌全体の 35% を占め腺癌に次いで発生頻度が高い．喫煙者の男性に多い．肺門部の主気管支や葉気管支に多く，気管支内腔の狭窄や閉塞をきたす．腫瘍の中心部は壊死して空洞を形成することも多い．

- **大細胞癌（large cell carcinoma）**：大型の腫瘍細胞の増殖を認める．増殖は速く，発見時には大きな腫瘍を形成していることが多い．発生部位は亜区域枝より末梢で，気管支内腔にポリープ状に突出することが多い．

- **小細胞癌（small cell carcinoma）**：肺癌全体の 15% を占め，きわめて悪性度が高く，発見時にすでに遠隔臓器への転移や肺門縦隔リンパ節

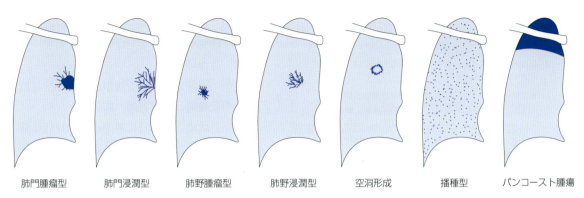

▶図 5-19　原発性肺癌の X 線所見（正面像）

肺門腫瘤型　肺門浸潤型　肺野腫瘤型　肺野浸潤型　空洞形成　播種型　パンコースト腫瘍

転移をみることが多い．喫煙者の男性に多い．多くは肺門型で，気管支粘膜下を長軸方向に浸潤増殖する．化学療法や放射線療法に対する感受性が他の組織型と比較して高く，手術が選ばれるのはまれである．

(3) 臨床症状

早期では無症状のことが多く，進行期になると多彩な症状を呈する．

- **全身症状**：全身倦怠感，食欲不振，体重減少，発熱などで，癌に伴う悪液質が原因となっていることが多い．
- **気管支，肺組織に関連するもの**：咳・痰（気道の刺激症状），血痰（気管支粘膜への浸潤），呼吸困難や喘鳴（気管支内腔の腫瘍増大，気管支の狭窄）．
- **胸郭内隣接臓器への浸潤，転移によるもの**：胸痛，胸水貯留（原発巣の胸膜直接浸潤，癌性リンパ管症による胸膜リンパ流のうっ滞），ホルネル（Horner）症候群，上肢麻痺〔パンコースト（Pancoast）腫瘍〕，横隔膜麻痺，不整脈，心囊液貯留，上大静脈症候群（頭頸部や上肢の浮腫，表在静脈の拡張，上大静脈への浸潤）．
- **遠隔転移による症状**：遠隔転移による症状が初発症状となることもあり，脳転移では頭痛，悪心・嘔吐，めまい，運動麻痺，感覚麻痺など，骨転移では転移部位局所の疼痛，肝転移では肝腫大，黄疸などを認める．

(4) 検査所見

- **胸部 X 線**：正面像と側面像を同時に一対として撮影することが重要である（▶図 5-19）．
- **胸部 CT**：癌の存在とその局在，周囲臓器との関係，肺門，縦隔リンパ節腫大などを検討する際に必要不可欠である．
- **MRI**：胸壁，縦隔，大血管浸潤や骨，脳への遠隔転移の診断に有用である．
- **FDG-PET（fluorodeoxyglucose-positron emission tomography）**：胸部陰影の悪性の鑑別や他臓器への転移の有無の検索に有用である．
- **喀痰細胞診**：施行が容易であり，外来で可能である．起床時，3 日間連続の採痰が望ましい．
- **経皮的肺生検**：病変が胸膜直下または近傍に存在する場合，CT や超音波ガイド下に行う．
- **胸腔鏡（VATS）下肺生検**：各種検査で質的診断が得られず，肺癌がなお疑われる場合に行う．

(5) 臨床病期

わが国の肺癌の分類は TNM 分類，UICC 病期分類が用いられている．肺癌の治療を行う前には全身状態の程度（performance status；PS，▶表 5-12）を判断しておくことも重要である．

(6) 治療

外科療法，化学療法，放射線療法が主体となる．治療法選択は癌組織型，進展度（staging），

▶表 5-12　performance status の分類

分類	全身状態
0	無症状で社会活動ができ，制限を受けることなく発病前と同等にふるまえる
1	軽度の症状があり，肉体労働は制限を受けるが，歩行，軽労働や座業はできる．たとえば軽い家事，事務など
2	歩行や身のまわりのことはできるが，時に少し介助がいることもある．労働はできないが，日中の 50% 以上は起居している
3	身のまわりのある程度のことはできるが，しばしば介助を必要とし，日中の 50% 以上は就床している
4	身のまわりのこともできず，常に介助を必要とし，終日就床している

PS，合併症の有無などにより左右される．

b 転移性肺腫瘍

(1) 概念

転移性肺腫瘍（metastatic lung tumor）は，肺以外の臓器に発生した悪性腫瘍が肺に転移することで生じた腫瘍である．

(2) 病態生理・病理

転移経路としては，①血行性，②リンパ行性（癌性リンパ管症など），③管腔性（肺胞上皮癌），④直接浸潤などがある．

(3) 臨床症状

臨床症状は解剖学的な部位と転移の程度に依存する．一般に，肺末梢に生じる孤立結節型，あるいは多発性結節型の転移性肺腫瘍では，気管支に影響しないため，咳や息切れなどの症状が出にくい．症状が出現する段階では，肺の病巣がかなり広がっていることが多い．

(4) 検査所見

- **画像検査**：胸部 CT による画像所見が最も有効である．
  - 孤立結節型：1 個のみの結節影．大腸癌，腎臓癌など．
  - 多発結節型：大小不同の境界鮮明な正円形な結節影が多発する．悪性腫瘍の多くはこの型である．
  - 塊状型：cannon ball とも呼ばれる類円形の大きな腫瘤影が単発または数個．大腸癌，腎臓癌，骨肉腫など．
  - 粟粒型：両肺野に微小な陰影がびまん性に散布．甲状腺癌，前立腺癌，肺癌など．
  - リンパ管状型：両肺野に肺門から樹枝状に分岐放射する線状陰影．胃癌，乳癌，膵癌，肺癌など．
  - 肺門，縦隔リンパ節腫大型：頭頸部癌，甲状腺癌，食道癌，胃癌，乳癌など．
  - 胸水貯留型：胃癌，膵癌，乳癌，肺癌など．
- **生検**：CT ガイド下生検や胸腔鏡下肺生検などで腫瘍の一部を採取して病理診断を得る．
- **ポジトロン CT（PET）**：全身の転移性腫瘍の可能性は，胸部 CT の画像所見よりも明確に示される．また，活動性のある感染や炎症でも著明な取り込みをみる．

(5) 治療

- **外科的治療**：孤立性または数個までの結節型転移は外科的切除の対象となる．原発巣がコントロールされ，転移臓器が肺のみである症例で，呼吸機能をはじめとする諸検査などから手術に耐えられる場合に限られる．
- **化学療法**：一般に非切除例が適応となる．
- **放射線治療**：転移局所に生じる気管支閉塞，大静脈閉塞，胸壁浸潤による疼痛などに対する対症療法として行われる．

10 肺循環障害

a 肺血栓塞栓症

(1) 概念

肺血栓塞栓症（pulmonary thromboembolism；PTE）とは，下肢あるいは骨盤腔などの深部静脈血栓症から遊離した血栓が肺動脈を閉塞し（肺塞栓），急性または慢性の肺循環障害をまねく病態をいう．肺動脈で一次的に血栓が形成される場合を肺血栓と呼び，肺塞栓の結果，肺組織の虚血

性壊死が生じた場合を肺梗塞と呼ぶ.

(2) 病態生理・病理

　発症後おおむね2週間以内のものを急性肺血栓塞栓症，一方，肺動脈が慢性的に閉塞され，そのため3～6か月以上病態が不変のものを慢性肺血栓塞栓症という.

　危険因子として心疾患，加齢，長期臥床，骨折・外傷，術後などが知られている．術後あるいは長期臥床後の歩行開始など体動時，特に排尿・排便時に関連した動作に伴って発症することが多い．エコノミークラス症候群やロングフライト血栓症として社会的にも問題となってきている.

(3) 臨床所見

- 急に発症する呼吸困難，胸痛が特徴的である.
- 広範な塞栓の場合，不整脈，狭心症様の胸部重苦感，失神，右心不全によるショックや突然死をまねくこともある.
- 安静解除直後の最初の歩行時，排尿・排便時，体位変換時におこりやすい.

(4) 検査所見

- **動脈血ガス分析**：低二酸化炭素血症を伴う低酸素血症，呼吸性アルカローシス，肺胞気動脈血酸素分圧較差（A-aDo$_2$）の開大.
- **胸部X線**：肺動脈主幹部陰影の不均等な拡大，片側もしくは両側の横隔膜挙上，心陰影拡大，無気肺・肺水腫所見もみられることがある.
- **肺換気・血流シンチグラフィ**：換気シンチグラムで正常の部位に，血流シンチグラムで肺区域分布に一致した楔形の血流欠損像を示す.
- **肺動脈造影**：塞栓による造影欠損像．診断的価値は最も高い.
- **D-ダイマー**：フィブリン分解産物の集まりであり，陽性になることが多い.

(5) 治療

　急性肺血栓塞栓症では右心不全，ショック，低酸素血症などの治療に加えて，再び血栓をおこさせないための抗凝固療法，おこってしまった血栓性塞栓を溶かすための血栓溶解療法，遊離した血栓を途中で捕捉するための下大静脈フィルター留

置が行われる．重症度に基づく治療指針を ▶図5-20 に示す.

b 原発性肺高血圧症

(1) 概念

　原発性肺高血圧症（primary pulmonary hypertension；PPH）は，他の二次的な疾患に起因しない原因不明の肺高血圧症（肺動脈平均圧が安静時25 mmHg以上，運動時30 mmHg以上である一方，肺動脈楔入圧は正常）である．わが国における肺移植の待機症例中で最も頻度の高い疾患である.

(2) 病態生理・病理

　成因は不明である．若年型は原因不明の肺血管収縮の繰り返しにより発症する．成人型は肺血管収縮なしに原因不明の血管内皮傷害がおこり，肺血管閉塞や肺血管床の減少が生じ，肺高血圧，右心負荷（不全）をきたす.

(3) 臨床症状

　初発症状としては，心拍出量の低下による労作時呼吸困難，易疲労感，狭心症様疼痛，失神などである.

(4) 検査所見

①身体所見

　チアノーゼ，浮腫，肝腫大などの右室不全徴候.

②検査所見

- **胸部X線**：両側肺動脈本幹部の拡大・末梢肺動脈陰影の細小化．左第2弓突出.
- **心エコー**：肺動脈主幹部拡大，心室中隔扁平化ないしは左室側への圧排，ドプラ心エコー法にて肺動脈圧上昇.
- **肺換気・血流シンチグラフィ**：換気シンチグラムは正常である．血流シンチグラムはほぼ正常で肺血栓塞栓症を除外する.
- **心臓カテーテル**：肺動脈平均圧が25 mmHg以上と増加する一方で肺毛細血管楔入圧が12 mmHg以下の正常値を示すことを確認する.
- **肺生検**：肺高血圧の病理像（肺動脈中膜の筋性

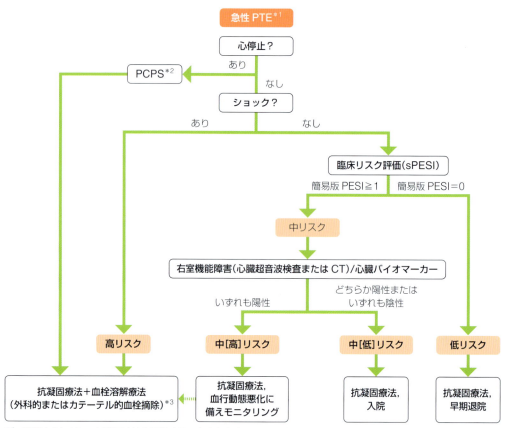

▶図 5-20　急性肺血栓塞栓症のリスクレベルと治療アプローチ
[Konstantinides SV, et al., Task Force for the Diagnosis and Management of Acute Pulmonary Embolism of the European Society of Cardiology (ESC): 2014 ESC guidelines on the diagnosis and management of acute pulmonary embolism. Eur Heart J, 35：3033-3069, 3069a-3069k, 2014 を改変]
編集部注：PTE：肺血栓塞栓症，PCPS：経皮的心肺補助法，PESI：肺塞栓症重症度指数

肥大，内膜線維化，壊死性動脈炎，叢状病変，血栓）による確定診断．肺疾患や血管炎の除外．

(5) 治療
- 経口抗凝固療法
- 在宅酸素療法や右心不全対策として利尿薬，強心薬を用いる．
- 経口 Ca 拮抗薬，経口エンドセリン受容体拮抗薬，プロスタサイクリン（PGI$_2$）経口投与や持続静注療法を用いる．

11 胸膜の疾患

a 胸水貯留

健常者の胸腔にはわずかな（10 mL 以下）胸水が存在する．胸水貯留は胸腔内に過剰な水分が貯留する状態である．胸水には滲出液と漏出液がある．

(1) 血管透過性の亢進
結核性胸膜炎，癌性胸膜炎などによる血管透過性の亢進による胸水貯留である．多くの場合滲出性である．

(2) 血管内圧の上昇
うっ血性心不全など．原則として漏出液である．

(3) 血漿膠質浸透圧の低下
ネフローゼ症候群，肝硬変など．原則として漏出液である．

(4) 臨床症状
胸部圧迫感と呼吸困難．

b 気胸

(1) 概念
肺あるいは胸壁を介して胸腔内に空気が漏れ出て，肺が虚脱した状態を気胸（pneumothorax）という．

(2) 病態生理・病理
肺からの空気の漏れは，肺胸膜内のブレブや肺実質内のブラの破裂が原因となることが多い．気胸には，外傷によらない自然気胸と外傷による外傷性気胸がある．自然気胸では，肺に基礎疾患がない若年者の気胸（一次性気胸）が最も多い．肺疾患に合併する気胸を二次性気胸という．

(3) 臨床症状
突然の胸痛，乾性咳，呼吸困難を認める．しかし，症状を伴わずに健診で偶然に発見されることもある．

(4) 検査所見
- **胸部X線**：末梢に向かって凸な臓側胸膜の線がみられ，その外側の胸膜腔部にはまったく肺血管影がみられない．気胸による肺虚脱の程度の評価法を▶図5-21に示す．
- **胸部CT**：ブレブ，ブラの診断や，肺疾患合併症の評価に有効である．
- **動脈血ガス分析**：重症度に応じてPaO$_2$の低下をみる．

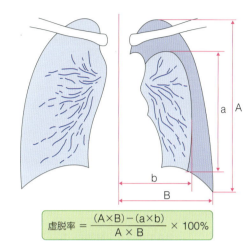

▶図5-21　気胸の虚脱率計算法

(5) 治療
初回の一次性自然気胸で，自覚症状が乏しく肺の虚脱率が軽度であれば，特に処置を必要としない．安静のみで自然に胸膜腔の空気は吸収される．気胸の程度が中等度であるときには，チューブドレナージを行う．

二次性自然気胸では，軽度の気胸であっても最初からチューブドレナージを行う．

自然気胸を繰り返す症例や，チューブドレナージで肺の再膨張がみられない場合，あるいは再膨張してもチューブドレナージを中止すると再び虚脱するときには，内視鏡下にブラの切除を行うのが主流となっている．

c 胸膜の腫瘍

胸膜の腫瘍は，原発性腫瘍と転移性腫瘍に分けられる．大部分は転移性腫瘍である．原発性のもののほとんどは胸膜中皮腫で，良性のものと悪性のものとがある．

(1) 良性胸膜中皮腫
良性胸膜中皮腫（benign pleural mesothelioma）は，石綿曝露とは因果関係がない．腫瘍結節が胸壁に接してみられる．超音波検査あるいは胸腔鏡検査下で胸膜を生検し，良性と診断できれ

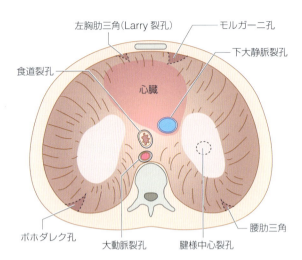

▶図 5-22　横隔膜裂孔の位置

ば，腫瘍部を外科的に切除することで完治する．

(2) 悪性胸膜中皮腫

悪性胸膜中皮腫（malignant pleural mesothelioma）は職業的な石綿吸入が発症要因として考えられている．石綿は建築資材のなかに多量に含まれていることが多く，職場や住宅などで日常的に吸入している可能性があり，社会問題となっている．

早期診断は難しい．胸水が貯留した場合に呼吸困難感，咳，胸痛，体重減少などの症状が出て初めて診断されることが多い．有効な治療法がなく，周辺組織，臓器へ浸潤・転移し予後が不良である．

12 横隔膜の疾患

a 横隔膜ヘルニア

横隔膜ヘルニア（hernia of diaphragm）は，生理的な横隔膜裂孔（▶図 5-22）を通して腹腔臓器が胸腔内に脱出した状態である．横隔膜の脆弱部や外傷性の横隔膜裂傷にも起因する．非外傷性と外傷性の原因に分類され，非外傷性はさらに先天性と後天性に分けられる．

臨床症状はまったく無症状か，心窩部痛，腹部膨満感，嘔吐，便秘を呈する．先天性のなかで最も頻度の高いボホダレク（Bochdalek）孔ヘルニアは胎生期の胸腹膜孔の閉鎖不全に起因し，結腸，小腸が脱出し，小児に多いこともあって症状は激烈である．一方，モルガーニ（Morgagni）孔ヘルニアは，大網，時に肝，胃，腸，胆嚢が脱出するが，無症状のことが多い．後天性では食道裂孔ヘルニアの頻度が最も高く，高齢女性に多い．

b 横隔膜麻痺

(1) 概念

横隔膜麻痺（paralysis of diaphragm）は，横隔膜自体ないし横隔神経の刺激伝導障害による横隔膜の機能不全である．

(2) 病態生理・病理

原因は悪性腫瘍，心血管系・頭頸部の外科手術，脳血管障害，外傷，神経筋疾患，感染症および代謝・内分泌疾患など多岐にわたる．

(3) 臨床症状

患側の横隔膜は挙上し，呼吸運動の低下・消失や奇異呼吸がみられる．片側性麻痺は胸部X線写真で偶然に発見され，無症状のことが多い．両側性麻痺では努力様呼吸，奇異呼吸がみられ呼吸困難は労作により増強する．仰臥位で増強する呼吸困難は特徴的所見である．

(4) 検査所見

- 呼吸機能検査：拘束性換気障害がみられる．最大吸気筋力（PI_{max}）が低下する．片側性では予測肺活量は約 75% に保たれる．両側性では予測肺活量は約 50% まで低下し，換気不全により右心不全，肺性心を呈することがある．予測肺活量が 50% 以下では睡眠呼吸障害がおこりやすい．

(5) 治療

原疾患に対する治療と換気不全の対策が重要である．片側性麻痺は特別な治療を必要としないことが多い．両側性麻痺には非侵襲的陽圧換気療法

（NPPV）がよい適応となる.

13 異常呼吸

　健常者では，安静時 14～20 回/分の呼吸をしている．その深さやリズムは規則正しい．運動や精神的な緊張などで，健常者でも呼吸数が多くなったり，リズムが乱れたりする．ただし，これらは安静にすればやがて回復する.

　呼吸は脳幹部の延髄に存在する呼吸中枢による無意識下の自動調節と，高位中枢による意識下の随意調節を可能にするという二重支配を受けている．異常呼吸には換気量の異常と呼吸リズムの異常がある．以下に述べる異常呼吸は，患者が重症であることを示す徴候である.

・**チェーン・ストークス（Cheyne-Stokes）呼吸**：始めに小さい呼吸がおこり，次第に大きな呼吸となる．そしてきわめて深い呼吸となったのち，再び無呼吸となる．これが周期的に繰り返される．重症の心疾患，腎疾患，脳疾患，薬物中毒などでみられる.

・**下顎呼吸（sternomastoid breathing）**：吸気時に下顎が上方へ上がり，呼気とともにゆるやかに下がる状態である．瀕死期の患者にみられる.

a 過換気症候群

(1) 概念・病態生理・病理

　過換気症候群（hyperventilation syndrome）とは，発作的に不随意な換気運動を繰り返し，$PaCO_2$ の低下，呼吸性アルカローシスをおこし，著明な吸気不全感を自覚し，多彩な身体症状と，強い不安状態を呈する機能性疾患である．過換気をきたす要因を▶**表 5-13** に示す.

(2) 臨床症状

　過換気発作時の症状は，空気飢餓感があり，呼吸数と深さが増加して，胸部絞扼感などの呼吸器・循環器症状が出現する．さらに，四肢のしびれ感，テタニー型の痙攣発作，めまい，意識レベルの低下などが出現することによって患者は不安

▶**表 5-13　過換気をきたす要因**

・大脳皮質を介する要因：過労，ストレス，睡眠不足，情緒不安定
・視床下部を介する要因：高熱，疼痛
・末梢中枢化学受容体を介する要因：高地，肺疾患，代謝性アシドーシス
・迷走神経を介する要因：心不全，肺水腫，肺血栓塞栓症，気管支喘息発作
・呼吸筋固有受容体を介する要因：肺線維症，気胸，胸郭変形

▶**表 5-14　肺胞低換気をきたす疾患**

・中枢神経疾患：原発性肺胞低換気症候群，中枢型睡眠時無呼吸症候群，球麻痺性ポリオ，脳血栓，脳出血など
・末梢神経・筋疾患：重症筋無力症，筋萎縮性側索硬化症，筋ジストロフィー，ポリオなど
・肺気道疾患：慢性閉塞性肺疾患，閉塞型睡眠時無呼吸症候群など
・胸郭異常：後側弯症，胸郭形成手術後遺症など

感が増大し，さらに過換気が促進されるという悪循環に陥る.

(3) 検査所見

・**動脈血ガス分析**：過換気のため $PaCO_2$ 低下，pH 上昇，PaO_2 増加がみられる.

(4) 治療

① 発作時

　患者の不安を除きながら，ゆっくり呼吸するよう指示し，時に呼吸を 10～20 秒間止めるように指示する．これで改善しない場合には横隔膜を使う腹式呼吸法を指導する．軽快しなければ鎮静薬や精神安定薬を試みる.

② 非発作時

　反復する例が時に存在する．発作の予防のために心理療法，ストレスの除去，薬物療法などを行う．薬物療法としては，抗不安薬や抗うつ薬を試みる.

b 肺胞低換気症候群

　肺胞低換気症候群（alveolar hypoventilation syndrome）は，肺胞レベルでの換気量が減少し，O_2 摂取と CO_2 排出が十分に行われない状態をいう．▶**表 5-14** のように，中枢神経疾患，末梢神

経・筋疾患，肺気道疾患，胸郭異常によるものがある．

(1) 原発性肺胞低換気症候群

原発性肺胞低換気症候群（primary alveolar hypoventilation syndrome）は，明らかな器質的疾患がなく，安静時の高二酸化炭素血症と低酸素血症をきたす疾患である．

呼吸調節系のなかで，化学レセプターの機能低下または脳幹部の異常によっておこるとされている．

薬物療法と呼吸補助法がある．薬物療法としては呼吸中枢を刺激して換気量を増加させる．酵素療法や気管切開や鼻マスクを介した陽圧呼吸法などがとられている．

(2) 肥満性低換気症候群（ピックウィック症候群）

肥満性低換気症候群（obesity hypoventilation syndrome）とは，高度の肥満，傾眠，周期性呼吸，チアノーゼ，筋萎縮，二次性多血症，右心不全を呈するものをいう．睡眠中の無呼吸発作を伴うことが多い．肥満による脂肪沈着によって胸壁の動きが悪くなること，末梢性・中枢性の化学レセプターの感受性が低下すること，呼吸中枢の神経刺激出力が低下することなどが原因と考えられている．

肥満に対する食事療法が基本となる．睡眠中の呼吸異常を伴っているとき，また日中，傾眠傾向が強いときには睡眠時の経鼻的持続気道内陽圧呼吸（nasal CPAP）や非侵襲的陽圧換気療法（NPPV）がすすめられる．

C 睡眠時無呼吸症候群

(1) 概念

睡眠時無呼吸症候群（sleep apnea syndrome；SAS）は，睡眠中に呼吸が頻回に停止する疾患である．携帯型装置による簡易検査や睡眠ポリグラフ検査（PSG）にて睡眠中の呼吸状態の評価を行う．PSG にて，1 時間あたりの無呼吸と低呼吸を合わせた回数である無呼吸低呼吸指数（AHI）が 5 以上であり，かついびき，夜間の頻尿，日中の

眠気や起床時の頭痛などの症状を伴う際に SAS と診断する．その重症度は AHI 5～15 を軽症，15～30 を中等症，30 以上を重症としている．

(2) 病態生理・病理

上気道閉塞による閉塞型無呼吸症候群（OSAS），呼吸中枢の障害による中枢型無呼吸症候群（CSAS），同じ無呼吸発作中に閉塞型と中枢型が存在する混合型無呼吸症候群（MSAS）に分けられる．

- **OSAS**：無呼吸のなかで最も頻度が高い．機序には，形態学的異常と機能的異常とがある．前者の例として，肥満による脂肪沈着，上気道の内腔の狭小化，後者の例として，上気道開大筋の緊張度と，気道内腔陰圧（呼吸筋の収縮力）の不調和などがある．
- **CSAS**：呼吸調節機構の障害と，脳血管障害などによる呼吸中枢の呼吸調節不良によっておこる場合がある．

(3) 臨床症状

SAS では，無呼吸発作によって睡眠中に低酸素血症や高二酸化炭素血症となる．そのため，右心不全，高血圧，多血症を生じさせる．

- **睡眠中の症状**：いびきが高頻度にみられる．不眠・中途覚醒や，異常な体動，夜間頻尿（前立腺疾患との鑑別）などもみられる．
- **覚醒時の症状**：日中過眠，記憶力・集中力低下がある．

(4) 検査所見

SAS の大部分は OSAS である．

①パルスオキシメータ

夜間の動脈血酸素飽和度をモニターし，反復する低下があれば SAS が疑われる．

②ポリソムノグラフィ

動脈血酸素飽和度，心電図の測定が同時に行われる．

(5) 治療

①経鼻的持続気道内陽圧呼吸（nasal CPAP）

nasal CPAP（nasal continuous positive airway pressure）は，スタンダードの治療法である．鼻

マスクを介して気道内を 5〜12 cmH$_2$O の陽圧にし，気道虚脱を防ごうとするものである．

②手術的治療法

口蓋垂軟口蓋咽頭形成術（uvulopalatopharyngoplasty；UPPP）は上気道の拡大手術で，軽症〜中等症例で考慮される．

③減量，生活習慣の改善

肥満者に対しては食事療法による減量を指導する．過度の飲酒や睡眠薬は呼吸中枢機能が抑制されて無呼吸発作がおこりやすくなるので，やめさせるなどの生活指導を行う．

14 呼吸不全

(1) 概念

呼吸不全（respiratory failure, pulmonary failure）とは，肺における混合静脈血の酸素化と，混合静脈血からの CO$_2$ 排出のどちらかまたは両方が障害を受け，室内空気吸入時の PaO$_2$ が 60 Torr 以下となる呼吸障害，またはそれに相当する呼吸障害を呈する異常状態である．

(2) 分類

①PaCO$_2$ による分類

- Ⅰ型呼吸不全：高二酸化炭素血症を伴わない呼吸不全（PaCO$_2$≦45 Torr）．
- Ⅱ型呼吸不全：高二酸化炭素血症を伴った呼吸不全（PaCO$_2$＞45 Torr）．

②病期による分類

- 急性呼吸不全：呼吸器系に異常のみられなかった人に，肺炎，自然気胸，術後肺合併症，急性呼吸促迫症候群（acute respiratory distress syndrome；ARDS）などによって急激におこってくる呼吸不全．
- 慢性呼吸不全：呼吸不全の状態が少なくとも 1 か月以上持続するもの．

(3) 臨床症状

▶表 5-15 に呼吸不全に伴う症状を示す．急性呼吸不全では血液ガス所見と臨床症状とは明確な関係があるが，慢性呼吸不全では慣れと腎臓によ

▶表 5-15　呼吸不全の随伴症状

	低酸素血症による症状	高二酸化炭素血症による症状
急性呼吸不全	PaO$_2$ の絶対値（Torr）に従って症状が出現 70≧ 呼吸促迫，頻脈 40≧ 興奮，不穏，不整脈，乏尿，チアノーゼ 20≧ 昏睡，ショック状態，無尿，洞性徐脈	PaCO$_2$ の基礎値からの上昇度（Torr）に従って症状が出現 5 上昇：手のぬくもり 10 上昇：高血圧，縮瞳 15 上昇：発汗，傾眠，羽ばたき振戦，腱反射低下 30 上昇：頭痛，悪心，昏睡 40 上昇：眼底の乳頭浮腫
慢性呼吸不全	臨床症状 • PaO$_2$ が 50〜60 Torr 程度では，急性呼吸不全と異なり，呼吸困難，心悸亢進を訴えることは少ない． 身体所見 • 二次性多血症，ばち指，肺高血圧症，肺性心・腎機能障害など，多彩な所見 • 急性期と同様の所見が出現すると慢性呼吸不全の急性増悪の可能性あり．	

▶表 5-16　在宅酸素療法の社会保険の適用基準

高度慢性呼吸不全例の対象患者
- 動脈血酸素分圧（PaO$_2$）が 55 mmHg 以下の者
- PaO$_2$ が 60 mmHg 以下で睡眠時または運動負荷時に著しい低酸素血症をきたす者

る代償機能が働くため明らかでないことがある．

(4) 治療

呼吸不全の原因を明らかにし，酸素療法や原疾患の治療を行う．しかし COPD のように，原疾患によって肺の組織構造に高度の変化が生じ，機能の回復が困難な場合が多い．

特に慢性呼吸不全の管理として，禁煙，薬物療法，呼吸リハビリテーション，栄養管理などが必要となる．

- 在宅酸素療法（home oxygen therapy；HOT）：薬物療法など十分な治療を行っても 1 か月以上低酸素血症が持続する高度慢性呼吸不全患者に対して，自宅で酸素吸入を行う療法である．患者の QOL（quality of life）向上や予後が改善される効果が認められている．社会保険の適用基準を示す（▶表 5-16）．

HOT の装置としては酸素濃縮器，液体酸素

装置の2つがあるが，酸素濃縮器が，空気中から酸素を自動的に濃縮（約90%，最大5 L/分）し，停電しない限り安定的に酸素を供給できるという長所のために最も普及している．

E 呼吸リハビリテーション

(1) 概念

　呼吸リハビリテーション（呼吸リハ）とは，呼吸器疾患によって生じた障害をもつ患者が，可能な限り機能を回復あるいは維持させることを目的とし，それによって，患者自身が自立できるように継続的に支援していくための医療である．呼吸リハは運動療法を中心に呼吸理学療法，栄養指導，患者教育（特に禁煙指導），薬物療法（酸素療法を含む），社会活動支援など包括的に行われるものである．慢性呼吸不全を伴う重症のCOPDに対して実施される長期酸素療法や在宅人工呼吸療法も，包括的呼吸リハの一環として実施される．呼吸器機能障害，特にCOPDの呼吸リハに関するエビデンスが集積し，非薬物療法の最初に行うべきものとして位置づけられている（▶図5-23）．

(2) 対象

　運動療法は呼吸リハの中核となる構成要素である．『呼吸リハビリテーションマニュアル―運動療法 第2版』（照林社，2012年発行）によると，運動療法の条件および禁忌は以下のように規定されている．

● 運動療法の条件

1) 症状のある慢性呼吸器疾患
2) 標準的治療により病状が安定している
3) 呼吸器疾患により機能制限がある
4) 呼吸リハビリテーションの施行を妨げる因子や不安定な合併症・依存症がない
5) 年齢制限や肺機能の数値のみによる基準は定めない

● 運動療法の禁忌

1) 不安定狭心症，発症からまもない心筋梗塞，非代償性うっ血性心不全，急性肺性心，コントロール不良の不整脈，重篤な大動脈弁狭窄症，活動性の心筋炎，心膜炎などの心疾患の合併
2) コントロール不良の高血圧症
3) 急性全身性疾患または発熱
4) 最近の肺塞栓症，急性肺性心，重度の肺高血圧症の合併
5) 重篤な肝，腎機能障害の合併
6) 運動を妨げる重篤な整形外科的疾患の合併
7) 高度の認知障害，重度の精神疾患の合併
8) 他の代謝異常（急性甲状腺炎など）

　運動療法の適応は，息切れのある慢性呼吸器疾患で病状が安定している場合である一方，年齢制限や肺機能の数値には基準を定めない．すなわち，コントロール不良の循環器疾患，急性炎症，重度の精神疾患など，よほどのことがなければ禁忌とはならない．高齢，肺機能の低下が著しい，高二酸化炭素血症の状態にある，という理由のみで，運動療法の導入をあきらめることのないようにすることが肝心である．運動療法のみならず酸素療法，栄養指導など包括的にリハビリテーションを行うことが重要である．

　COPDを中心として呼吸リハの体系は模式的に▶図5-23のように示すことができる．ここでは評価に基づき個別のプログラムを作成し実施する．プログラムの内容の詳細はガイドラインや成書を参照されたい．

(3) 中止基準と効果

　COPDの呼吸リハにおける運動療法の際の中止基準によれば，心不全などの合併症がない限り，息切れが少しくらい出ても，他の自覚症状（胸痛，動悸，疲労，めまい，ふらつき，チアノーゼなど）の出現やSpO_2の低下（90%未満）がなければ，運動療法を中止しなくてもよい．この点は，他の疾患別リハ，すなわち心臓大血管リハ，運動器リハ，脳血管疾患などのリハとは異な

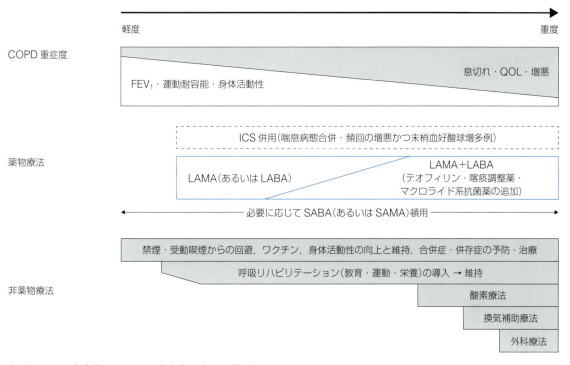

▶ 図 5-23　安定期 COPD の重症度に応じた管理

- COPD の重症度は，FEV_1 低下の程度のみならず，運動耐容能や身体活動性の障害程度，さらに息切れの強度，QOL の程度（CAT スコア）や増悪の頻度と重症度を加味して総合的に判断する．これらの評価は初診時のみでなく，定期的に繰り返すことが大切である．
- 禁煙は，一般のタバコのみならず，電子タバコ・加熱式タバコも例外ではない．また，受動喫煙からの回避のための教育および環境整備を行う．
- ICS は喘息病態合併患者に追加併用を行う．また，頻回の増悪（年間の中等度の増悪が 2 回以上，および/または，重度の増悪が 1 回以上）かつ末梢血好酸球増多（参考値 300/μL 以上）患者において ICS の追加併用を考慮する．ただし，本邦で ICS 単剤は COPD に保険適用ではない．
- マクロライド系抗菌薬は COPD に保険適用ではなく，クラリスロマイシンが好中球性炎症性気道疾患に保険収載されている．
- 肺合併症や全身併存症の診断，重症度の評価および予防，治療を並行する．特に喘息病態の合併は薬物療法の選択に重要な因子である．

〔日本呼吸器学会 COPD ガイドライン第 6 版作成委員会，編：COPD（慢性閉塞性肺疾患）診断と治療のためのガイドライン第 6 版 2022，p.96，メディカルレビュー社，2022 より〕

る．また，「下肢を中心とした運動療法」を行う比率をできるだけ高めるようにしないと，運動療法の効果をあまり期待できない．

COPD における呼吸リハビリテーション効果として，呼吸困難の軽減，運動耐容能の改善，ADL の向上，不安・抑うつの改善，健康関連 QOL の改善，入院回数および期間の減少などがある．このような効果は，軽症から最重症までのいずれの病期においても報告されている．また，気管支拡張薬や酸素療法に運動療法を加えることにより，単独の治療よりも呼吸困難を軽減し運動持続時間を延長できる．

すなわち，呼吸リハは「呼吸障害者に対するきわめて有効な治療」として位置づけられているわけであり，呼吸障害者に対して呼吸リハを行わないことは，有効な「治療」を行わないことに等しい．このように，呼吸リハのエビデンスは，心臓リハや脳卒中のリハのエビデンスと遜色ないレベルにまで高まった．

F 理学療法・作業療法との関連事項

呼吸器疾患は超高齢社会のわが国では今後も増え続けると考えられ，理学療法士・作業療法士にとっても基礎的理解は不可欠である．COPDを代表とする呼吸器障害のリハビリテーションは内部障害のリハビリテーションのなかでも代表的なものであり，疾患の病態とリハビリテーションの効果については十分に理解しておく必要がある．

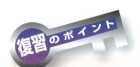

復習のポイント

- □ 肺機能検査を理解し，代表的な呼吸器疾患の特徴について説明しなさい．
- □ COPDの病態，診断，治療，リハビリテーションについて述べなさい．
- □ 肺癌の種類とそれぞれの特徴について説明しなさい．
- □ 呼吸不全患者の在宅酸素療法について説明しなさい．

第6章 消化管疾患

学習目標
- 消化管の解剖と生理について理解する．
- 消化管疾患の症候と病態生理について理解する．
- 消化管疾患の診断法を学習する．
- 主な消化管疾患の概念，病態，症状と治療法について学習する．

A 消化管の解剖と生理

　われわれはさまざまな筋の収縮と弛緩によって活動するが，そのためのエネルギーを食物から得ている．消化管は摂取した食物を細胞が利用できる形にして生体に供給する．この過程を広義の消化といい，①食物の摂取，②消化（狭義），③吸収，④排便の過程に分けられる．**食物の摂取**過程には，口腔内への摂取，咀嚼，嚥下，蠕動運動のステップが含まれる．また**消化**は歯や舌の機械的粉砕による機械的消化と，胃と腸で消化酵素により分解される化学的消化がある．さらに小腸を主な栄養素の吸収場所とし，消化した食物を体内に取り込む過程が**吸収**である．最後に，不消化物を体外へ排泄する過程が**排便**である．

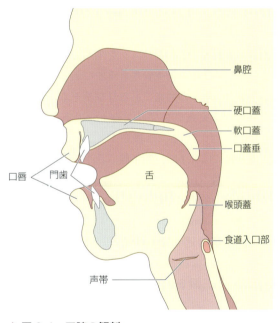

▶図6-1　口腔の解剖

1 口腔

　口腔内は重層扁平上皮の口腔粘膜に覆われる．**口腔**（oral cavity）は口唇（lip），門歯（tooth），舌（tongue），硬口蓋（hard palate），軟口蓋（soft palate）によって構成され，後方は咽頭へとつながっている．口腔は，歯と舌・硬口蓋による機械的消化，構音，味覚などの機能をもつ（▶図6-1）．

2 唾液腺

　パブロフの犬のエピソードや，梅干を見ると唾液が出ることでよく知られるように，視覚や嗅覚，五感を介した刺激によって，あるいは梅干の味を思い起こすだけでも反射的に**唾液腺**（salivary gland）から唾液分泌が促進される．つまり食物の認知によって唾液が分泌され，口腔粘膜が

149

▶表 6-1 唾液の成分と生理作用

成分	生理作用
H₂O (99.5%)	粘膜を潤滑に保つ 食物を嚥下しやすくする
ムチン	粘液となって，粘膜を保護する
重炭酸塩，リン酸塩	pH (6.35〜6.85) の維持
アミラーゼ	澱粉質の化学的消化
リゾチーム	口腔内雑菌の破壊
分泌型 IgA	粘膜防御

潤い，食物摂取の最初の準備段階ができる．

唾液の分泌量は1日に1.0〜1.5 L にもなり，嚥下障害で自分の唾液を飲み込めなくなることがいかに大変なことか，また口腔内の常在菌とともに誤嚥することでどんなリスクを生じるか想像にたやすい．口腔内の衛生管理も重要である．唾液には細菌を溶解する酵素である**リゾチーム**や，細菌を防御する免疫グロブリンの1つである**分泌型IgA**も含まれている（▶表 6-1）．

唾液腺には耳下腺，顎下腺，舌下腺の3対がある．**耳下腺**（parotid gland）は頬部で耳の下前方にあり，腺管は上顎第2臼歯近くに開口する．**顎下腺**（submandibular gland）は舌底部にあり，舌小帯の近くに開口する．**舌下腺**（sublingual gland）は顎下腺のやや前方で，口の床面に存在する（▶図 6-2）．

3 咽頭と嚥下作用

摂取した食物は口腔から咽頭（pharynx）へと移送される．咽頭アーチにはリンパ組織の**扁桃**（tonsil）があり，細菌感染を防御する．中心には**口蓋垂**（palatine uvula）が垂れ下がっている．咽頭側壁には耳管咽頭口が開口し，中耳内の気圧調整が行われる．

嚥下（swallowing）は，咽頭の複雑な神経反射によって行われる．嚥下時は呼吸運動を停止し，鼻と気管への呼吸路は誤嚥を防ぐため閉鎖される．鼻腔への鼻咽頭の開口は，軟口蓋の挙上に

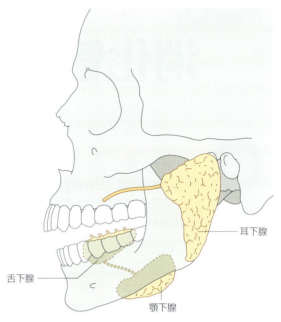

▶図 6-2 唾液腺

よって閉じられる．食物の移送に伴って咽頭が上方に移動すると，気管は**喉頭蓋**（epiglottis）によって閉じられ，食物塊は食道へ移る．

4 食道

食道（esophagus）は第6頸椎の高さ（門歯から約15 cm）で始まり，咽頭と胃をつなぎ，長さは25 cm 程度である．頸部食道は横紋筋であり，随意筋である．そのため，胃内視鏡挿入の際などに力が入り挿入が困難になることがある．それより下部は平滑筋であり，自律神経の支配を受ける．食物が通過しないときは，管腔はつぶれている．食道粘膜は皮膚と同じ扁平上皮でできている．また胃壁と異なり漿膜がなく，食道癌では周辺臓器への浸潤を容易にしている．

食道は気管の後方にあり，横隔膜を貫き胃に達する．食道入口部，気管分岐部，大動脈弓，食道胃接合部は**生理的狭窄部位**として知られ，食物が詰まりやすい場所である．食道胃接合部には下部食道括約筋があり，胃液の逆流防止に役立ってい

A 消化管の解剖と生理 ● 151

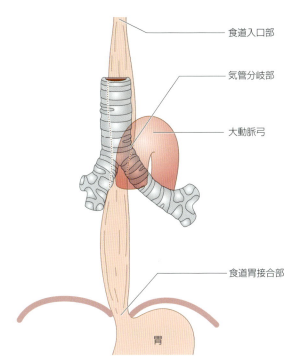

▶図 6-3 食道の生理的狭窄部位

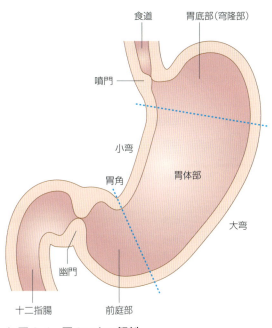

▶図 6-4 胃のマクロ解剖

る（▶図 6-3）．

 胃

a 胃のマクロ解剖

　胃（stomach）は横隔膜のすぐ下，腹部の左中央に位置し，通常の最大容積は 1,500 mL 程度である．食道に続く入口は**噴門**（cardia），十二指腸（duodenum）に続く出口は**幽門**（pylorus）と呼ばれる．幽門には，胃から十二指腸への食物の流れを調節するための幽門括約筋（pyloric sphincter）がある．胃各部の名称を▶図 6-4 に示す．

b 胃のミクロ解剖

　胃壁は内側から粘膜層（mucosa），粘膜筋板（muscularis mucosa），粘膜下層（submucosa），筋層（muscularis），漿膜下層（sub mucosa），漿膜（serous membrane）で構成される．粘膜は円柱上皮で構成される腺上皮であり，胃体部には胃底腺，前庭部には幽門腺がある．
　胃底腺には化学的な消化に必要な塩酸分泌と，ビタミン B_{12} の吸収にかかわる内因子（➡212 頁，**巨赤芽球性貧血の項参照**）の産生も担う壁細胞と蛋白分解酵素であるペプシノゲンを分泌する主細胞がある（▶図 6-5）．胃液は pH1〜2 の強酸性であり，有害細菌の腸内侵入を防ぎ，またペプシノゲンを活性化させる．
　幽門腺には，胃酸を中和し粘膜保護に役立つアルカリ性の粘液を分泌する粘液細胞と，胃酸分泌の刺激となるガストリンを分泌する G 細胞がある．粘液層が破壊されるとびらんとなり，さらにその組織損傷が粘膜下層に及べば，潰瘍となる．
　胃酸分泌の経路には脳相，胃相，腸相の 3 つが知られている．
(1) 脳相
　匂いや味，視覚刺激など五感を通じた情報が大脳に伝えられ，迷走神経によって脳から胃壁細胞に伝えられて胃酸分泌を刺激する．

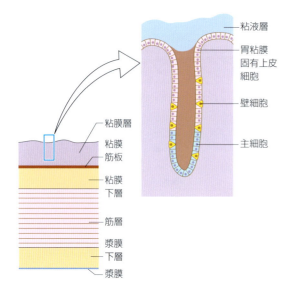

▶図6-5 胃粘膜と胃底腺の解剖

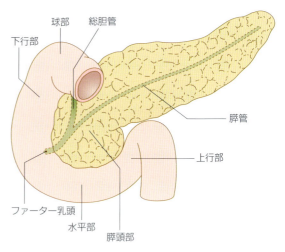

▶図6-6 十二指腸

(2) 胃相

食物が刺激となりG細胞から**ガストリン**が分泌され、胃壁細胞のガストリン受容体に作用して胃酸の分泌を亢進させる。壁細胞はガストリンのほかにヒスタミン、アセチルコリンの受容体が存在し、これらの物質によって胃酸分泌が刺激される。

(3) 腸相

胃内の食物が十二指腸に移ると、十二指腸から**セクレチン**（secretin）などが血中に放出され、胃酸分泌が抑制される。また食物により小腸が満たされれば、胃の運動が低下し、十二指腸への排出速度も落ちる。このように胃酸分泌と胃の運動は小腸胃反射の影響を受ける。

小腸

a 小腸のマクロ解剖

小腸（small intestine）は全長6〜7mにも及ぶ体内最長の臓器である。十二指腸以外は腸間膜（mesentery）によって包まれている。小腸の直径は平均2.5cmで、**十二指腸**、**空腸**（jejunum）、

回腸（ileum）に細分される。十二指腸は後腹壁に固定されており、球部、下行部、水平部、上行部からなる。下行部は約25cmの長さがあり膵頭に沿ってC字形に走り、総胆管・膵管が開口する**ファーター**（Vater）**乳頭**がある（▶図6-6）。小腸はトライツ（Treitz）靱帯の部で腹腔内に入り空腸となり、回腸へと続く。空腸は主として左上腹部に、回腸は右下腹部にある。回腸は回盲弁〔バウヒン（Bauhin）弁〕を介して大腸へと続く。

内腔面にはケルクリング（Kerckring）皺襞といわれる粘膜の襞を有する。空腸と回腸は、上腸間膜動脈の分岐から網の目状に血管支配を受けている（▶図6-7）。この網の目状の血管は脂肪組織とともに腸間膜に包まれる。

b 小腸のミクロ解剖

小腸には**腸腺**（intestinal gland）という腺組織が広範に分布し、**消化酵素**（アミラーゼ、プロテアーゼ、リパーゼ）を分泌する。腸粘膜の表面では分泌型IgAといわれる免疫グロブリンが分泌され、食物とともに侵入してくる雑菌に対する免疫防御に関与している。**腸液**とはこれらの分泌物の総称である。

A 消化管の解剖と生理 ● 153

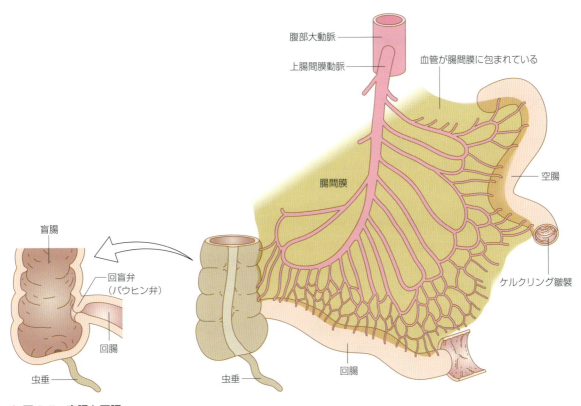

▶ 図 6-7 空腸と回腸

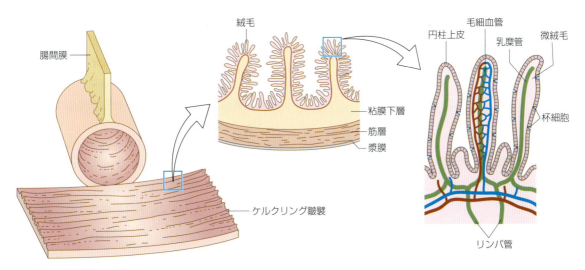

▶ 図 6-8 小腸粘膜の構造

　小腸は人体で最長の臓器であるとともに，効率よく栄養素を吸収するために広大な内腔面積をなす特殊な構造をしている．すなわちケルクリング皺襞には**絨毛**(villus)が密生し，さらに絨毛には，非常に多くの**微絨毛**(microvillus)が存在する（▶図 6-8）．このようにしてケルクリング皺

襞，絨毛，微絨毛を合計すると，粘膜の吸収面積はおよそ1,000倍となり，小腸全体ではテニスコートの広さに相当する．

7 大腸

大腸（large intestine）は盲腸（cecum），結腸（colon），直腸（rectum），肛門管（anal canal）の順につながり，長さ約1.5～1.7 mで直径は約6.5 cmで小腸より太い．**盲腸**は小腸から回盲弁を通って始まる盲端の囊状の部分であり，ここに**虫垂**がついている．次に**結腸**は上行結腸，横行結腸，下行結腸，S状結腸の順につながる4つの部分からなる．結腸は全長約1.2 mで大腸のなかで最も長い．結腸には全長にわたって**結腸膨起**（ハウストラ）と呼ばれる小袋様の膨らみと，**結腸ヒモ**と呼ばれるヒモ状の筋がある．**肛門管**では粘膜が襞状になり，血液の供給が豊富であり，痔核ができやすい．肛門管の出口に**肛門括約筋**（anal sphincter）があり排便を調節している（▶図6-9）．

8 消化，吸収および排泄

a 糖質の消化と吸収

澱粉をはじめとする高分子の糖質は唾液，膵液のアミラーゼによってデキストリンなど低分子に分解される．その後，小腸絨毛細胞中の酵素（マルターゼ，スクラーゼ，ラクターゼ）によってさらに小さなブドウ糖や果糖に分解されて吸収され，門脈を経て肝臓へ運ばれ代謝される．

b 蛋白質の消化

胃液中のペプシン，膵液中のトリプシンによってアミノ酸まで分解され，小腸絨毛細胞から吸収される．吸収されたアミノ酸は門脈を経て肝臓に運ばれ代謝される．

c 脂肪の消化

主なる脂肪成分であるトリグリセリド（中性脂肪）は，膵液中のリパーゼにより遊離脂肪酸とモノグリセリドに分解される．分子量の大きい長鎖脂肪酸は，小腸細胞内で再びトリグリセリドに合成される．トリグリセリドは水に不溶性なので胆汁酸による乳濁化でカイロミクロンとなり，乳糜管から吸収され，リンパ管，胸管を経て上大静脈に入って全身に循環する．使用された胆汁酸は回腸の末端部で再吸収され肝臓に戻り，再利用される（腸肝循環）．一方，分子量の小さい，中鎖脂肪酸や短鎖脂肪酸は水溶性で血液中のアルブミンと結合し，門脈を経て肝臓で代謝される．

d 糞便

糞便の内容は小腸で吸収されなかった食物の残渣，腸内常在菌，脱落した腸上皮細胞などである．残渣中の炭水化物は腸内細菌によって分解されガスを発生する．したがって糖質が多い食物や，食物繊維が多く残渣が残りやすい食物を摂取するとガスが多く発生する．便色は食物中の色素

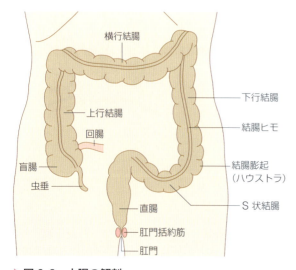

▶図6-9　大腸の解剖

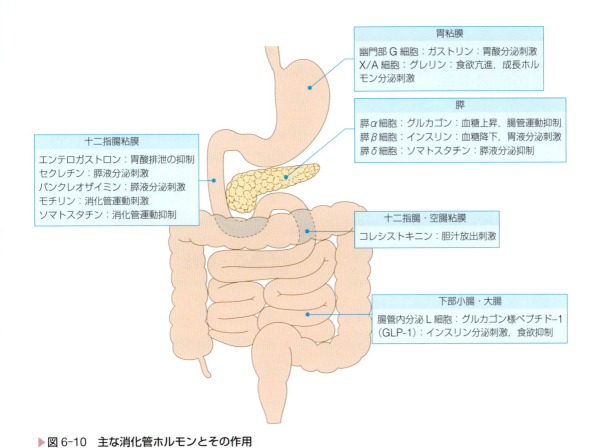

▶図 6-10　主な消化管ホルモンとその作用

も影響するが，腸肝循環で吸収されずに残った，胆汁中のビリルビンが大腸で細菌によって分解された色素の影響を大きく受ける（→NOTE-1）．

9 消化管のホルモン調節

　消化管の機能は自律神経による神経性調節機序と，消化管ホルモンによる体液性調節機序によって制御されている．消化管ホルモンは固有の腺組織があるわけではなく，粘膜内に散在する細胞から分泌される．代表的な消化管ホルモンを▶図 6-10 にまとめる．

NOTE

1 便の観察と健康状態

　便の性状や色は，摂取した食物によって変化するが，皮膚の張りや色同様に，体調によっても変化する．黒色のタール便や赤い血液の混じった便の場合は緊急の対応が必要なケースもある．黒色便というのは消化管出血を疑わせる重要な所見であるが，鉄剤を内服していると，吸収されなかった鉄により黒色便となる（通常の薬物の場合，吸収されるのは 20〜30％ 程度，残りは便と一緒に排泄される）．便は単なる汚物ではなく，重要な身体所見の 1 つである．排泄介助の際は，便の性状を観察し他のスタッフに情報を提供できるよう心がけておこう．

B 消化管疾患の症候とその病態生理

1 腹痛

　臨床上，内臓痛と体性痛とをおおむね鑑別できることが大切である．また関連痛に関しては，その知識が活かされなければ，通常の肩こりや腰痛と判断してしまい，漫然と物理療法を繰り返しても，効果がないばかりか，悪化を見過ごすことにもなりかねない．関連痛が疑われる場合は，しかるべき専門医への受診をすすめるといった判断が必要である．

a 内臓痛

　感染などに伴う腹腔内臓器の炎症，腫瘍や結石などに伴った腸管や胆管，膵管などの通過障害などにより生じる痛みである．痛みの伝達路は，内臓に分布する主に交感神経知覚枝によって伝えられる．痛みの局在を細かく認知できず，腹部の漠然とした痛みとして感じる．

b 関連痛

　内臓や深部組織に生じた侵害刺激が，時に体表局所の痛みとして放散する．このような痛みを関連痛という．病変の強い痛み刺激が脊髄後根神経節へ伝達され，この神経節の支配領域に属する皮膚知覚神経枝に影響を及ぼし，その支配領域の皮膚や骨格筋の痛みとして感じると考えられている．狭心症や胆嚢炎に伴う痛みを肩こりとして感じる場合がある．肩こりという理学療法士・作業療法士にとって身近な症状が，重篤な内臓疾患と関連する場合もあり，痛みの特徴についてよく話を聞き，観察することが重要である．

c 体性痛

　体性痛とは病変部位に一致して認められる，腹壁の自発痛・圧痛である．腹壁表面各部の名称を▶図2-9に示した（➡27頁）．腹腔内の炎症が，周辺の腹壁を構成する筋肉，筋膜，結合組織に波及し，知覚神経を刺激することで痛みを知覚する．腹膜内臓器の炎症が腹膜に及ぶと，腹壁の筋緊張が亢進し，**筋性防御**（muscular defense）を伴った**急性腹症**状態（➡NOTE-2）になる．また腹壁圧迫の痛みよりも，圧迫した手をすばやく離した際に痛みが強くなる場合があり，**反跳痛**または**ブルンベルグ**（Blumberg）**徴候**という．

2 悪心・嘔吐

　脳卒中や脳腫瘍など，頭蓋内病変に伴う脳圧亢進による中枢性の嘔吐と，乗り物酔いや腸管蠕動の低下に引き続き生じる末梢性の嘔吐がある．症状が出現した場合は，まずは臥床させ，楽な肢位にして，ベルトやコルセットなど身体を締めつけているものがあればゆるめる．泥酔時も含め，意識レベルの低下や，嚥下障害がある場合は，吐物で気道閉塞や誤嚥を防ぐため側臥位にする．

　また，感染性胃腸炎など感染原因となるウイルスや細菌が吐物に含まれる場合もあり，感染防御マニュアルに従った吐物処理が必要である．

3 消化管出血（吐血，下血）

　一般に胃・食道などの上部消化管出血は口から排出されることが多く，**吐血**といい，小腸・大腸

NOTE

2 急性腹症（acute abdomen）

　急性の激烈な腹痛を総称した症候名である．腹部大動脈瘤破裂や上腸間膜動脈塞栓のように生命にかかわる緊急性を要するものから，急性胃炎や尿路結石のように保存的に経過をみてよいものまで幅が広く，また異所性妊娠のような産婦人科疾患も含まれ，臨床医が悩まされる症候の1つである．

B 消化管疾患の症候とその病態生理 ● 157

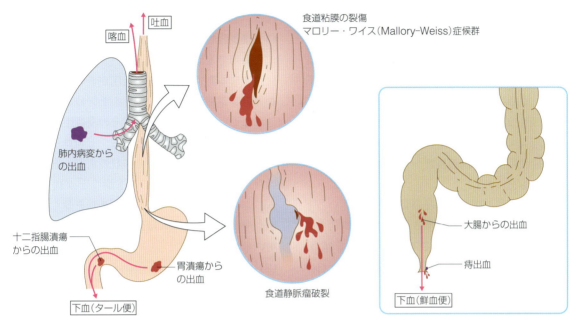

▶図6-11　吐血，下血，喀血の違い

など下部消化管出血の場合は肛門から排出されることが多く，**下血**という．また気管，肺からの出血を喀血という．吐血，下血，喀血の違いを▶図6-11にまとめる（➡111頁，表5-1参照）．

　胃内に出血した血液は胃酸によってヘモグロビンが酸化され，黒褐色～コーヒー残渣様に変化する．しかし食道静脈瘤破裂のように，胃液の量に比して出血量が多ければ鮮血色の吐血となる．

　下血の性状は，出血部位から肛門までの距離の長短と，出血から排便までの時間によって影響を受ける．上部消化管の出血では胃液によるヘモグロビンの酸化が進み，ある種の光沢を伴いタール便と表現される．下部消化管では腸内細菌によりヘモグロビンが分解されて黒色となる．出血部位が肛門に近いほど鮮血色となる．

4 便秘

　便秘（constipation）は，糞便（stool）が大腸内に長くとどまり，水分が吸収され硬く，排便困難な状態である．加齢とともに大腸の蠕動が弱ま

り，高齢者では便秘の有訴率が非常に高い．

　糞便は直腸に送られ，ある程度たまると腸管壁が緊張し，直腸内圧が亢進する．直腸内からの刺激が骨盤神経を経て脊髄，大脳へと伝えられて便意を感じる．トイレへ行き，排便の準備が整うと，直腸の蠕動と収縮がおこり，腹筋や横隔膜の筋緊張とともに腹圧が上昇し，これら一連の動きと内外肛門括約筋の弛緩が協調することで糞便が排出される．

　便秘の原因を探る際には，大腸の蠕動低下が主因か，あるいは腹圧や直腸肛門機能の問題かを推察する．運動・作業・物理療法による排便リハビリテーションへの取り組みにはまだまだ改善の余地がある．

a 分類と病態生理

（1）機能性便秘

①弛緩性便秘：高齢者，経産婦に多く，習慣化しやすい．アウエルバッハ（Auerbach）神経叢の壁伸展受容器の反応低下から腸管内容物の通過が遅くなり，一方で時間的経過から水分は吸

収され硬くなる．腸管が拡張するために，便柱が太くなり，宿便になりやすい．鎮咳薬をはじめとする風邪薬など，抗コリン作用のある薬では，しばしば副作用として弛緩性便秘をもたらす．さらにひどい場合は腸閉塞へと至る．

②**直腸性便秘**：骨盤神経を介した直腸の排便反射鈍麻により生じる．痔核などの疼痛に伴う意識的排便抑制や，浣腸排便への依存により生じることもある．

③**痙攣性便秘**：副交感神経の緊張状態に伴い，下部大腸の筋緊張が亢進する一方で，協調的な蠕動運動が障害され生じる．多くは腹痛を伴い，糞便は兎糞状となる．過敏性腸症候群など自律神経の不安定なケースでよくみられる．

(2) 器質性便秘

癌や炎症，術後の癒着など，器質的な腸管の狭窄による便秘である．通過障害が進行すれば腸閉塞となる．

5 下痢

通常，1日の水分摂取量は1.5〜2L程度であるが，胃液，腸液を含めると腸管を流れる水分量は9Lにも達する．このうちの7.5Lは小腸で，残りの1.5Lが大腸で吸収され，糞便中の水分はわずか0.1〜0.2L（糞便量の60〜85％）である．つまり大腸での水分吸収によって便の硬さが決まる．

炎症などで分泌と蠕動の亢進がおこると水分が多くなり下痢（diarrhea）便となる．小児や高齢者，基礎疾患をもつ患者では，下痢により，水分とカリウムを主とした電解質の喪失による脱水症，アシドーシス，ショックなどに陥りやすく注意が必要である．

a 分類と病態生理

食中毒や毒物，化学物質の摂取に伴う下痢は，重要な生体反応なので，安易に止痢薬は使うべきではない．病態生理学的には以下の3つに分類される．

(1) 浸透圧性下痢

大腸内で水分量がコントロールされる際に便中に含まれる物質によって浸透圧が変化する．糖質などの非電解質物質や，Mgイオンのような吸収されにくい多価イオンでは，その浸透圧作用で水分の吸収が障害され下痢となる．セルロースのようにヒトが消化できない非吸収性糖質，塩類下剤の服用，乳糖不耐症による下痢などが代表である．この作用を利用して，ミネラルを多く含む硬水や酸化マグネシウムは便秘症の治療としてよく用いられる．

(2) 分泌性下痢

腸管内での炎症により，粘膜上で分泌される水分量が増え下痢となる．潰瘍性大腸炎，クローン（Crohn）病などの炎症性腸疾患に伴う下痢や細菌性下痢がある．細菌性下痢は細菌の産生毒素による毒素型と，細菌そのものによって炎症が引き起こされる感染型（滲出性下痢）がある．電解質と水分の分泌・吸収の異常によっておこる下痢である．

(3) 腸管運動の異常による下痢

糖尿病に伴う自律神経障害のように，腸管の運動低下をきたす疾患では，糞便が腸管内に長時間滞留し，腸内で増殖した細菌によって胆汁酸の分離を生じる．分離した胆汁酸が刺激となって分泌亢進がおこり，下痢をきたす．通過時間が長くて下痢になることもあれば，逆に短くて下痢になることもある．後者の代表的なものが過敏性腸症候群で，腸管の運動亢進により腸管通過時間が短縮し，排便回数が増える．

b 対処法

腸管蠕動が亢進している場合，冷たいもの，食物繊維が多いもの，高脂肪のもの，香辛料の強いものなど，下痢の誘因となる食品は控える．下腹部の保温は過度な腸蠕動を抑制する作用がある．マッサージは腸蠕動を促進するので避ける．下痢が続く場合は，脱水症予防のために水分，電解質

B 消化管疾患の症候とその病態生理 ● 159

の補給に努める．経口摂取で下痢を助長するような場合は，経静脈投与がよい．

c 過敏性腸症候群

検査をしても器質的疾患は見つからず，腹痛を主とする腹部症状に下痢または便秘を伴う，小腸・大腸の機能的異常を**過敏性腸症候群**（irritable bowel syndrome；IBS）という．

（1）病態

病因として強い心理社会的ストレス，腸内細菌叢，遺伝的体質が知られている．

（2）臨床症状

腹痛と下痢または便秘を主症状とする．腹痛の程度は軽いものから，急性腹症と誤診されるほど強いものまで幅が広い．下痢を主症状とする下痢型では，便意が頻回となり残便感や排便困難感を訴えることもある．性状も軟便から水様便までさまざまである．便秘型では兎糞状のことが多い．

また下痢と便秘を交互に繰り返す混合型も多い．腹部症状以外にも，月経困難や頻尿，残尿感などの平滑筋過敏症や，立ちくらみなどの自律神経機能異常を思わせる症状を合併することも多い．

（3）治療

さまざまな薬物治療が試みられるほか，NOTE-3 にも述べたように，行動療法などの心身医学的アプローチも有効である（➡Advanced Studies-1）．そのほかにも運動療法・作業療法あるいは温熱療法などの物理療法も有効性が期待できる．

6 胃もたれ・胸やけ・げっぷ・腹部膨満感

上部消化管症状として頻度の高い訴えである．心窩部を中心とした腹部症状は**ディスペプシア**と呼ばれ，かつてはこのような症候のみで器質的な胃粘膜病変を認めない場合も慢性胃炎とみなしていたが，現在は**機能性ディスペプシア**（function-

al dyspepsia；FD）と呼び，胃粘膜の組織学的な炎症を伴うものと区別している．

器質的な異常を伴わないから正常ということではなく，日常生活上のストレスに関連した自律神経機能の変調による胃の運動機能障害と考えられている．

7 嚥下障害

水分や食べ物を認知し，口の中に取り込み，咽頭から食道を経て胃へと送り込む過程のどこかがうまくいかなくなることを**嚥下障害**という．嚥下は5つのステップに分けられ，それぞれのステップに障害をきたす主な疾患を▶**表6-2** に示す．

NOTE

❸消化器症状と心身症

世の中にはさまざまな生物がいるが，ナマコやヒトデのように多細胞の動物で脳のない生物はいても，原則として消化管をもたない生物はいない．腸管は第2の脳と考える研究者もあり，脳と腸には深い関係がありそうである．心身症でも消化器症状の訴えは多い．心身症の診断は下らないまでも，自覚症状に反して，内視鏡で検査しても器質的異常が見つからないケースも多い．訴えの背景には，本人も意識していない心理的な問題が隠されていることがある．消化器症状に限ったことではないが，患者のおかれた社会的状況や心理的状況をよく照らし合わせて，その関連性を検討することも，大切な技術といえよう．

Advanced Studies

❶行動療法

心理療法の1つで，学習理論（行動理論）を基礎とする数多くの行動変容技法の総称である．精神科疾患や心身症の治療に用いられる．問題となる行動パターンを修正するために，ある一定の理論に基づいて行動を制御し，問題の発生を回避できることを学習していく．作業療法士や理学療法士による治療にも用いられることがある．

▶表 6-2 嚥下の過程と嚥下障害をきたす疾患

嚥下の過程	役割	嚥下障害をきたす主な原因疾患
①先行期	食物の認知	認知症，進行した変性疾患，頭部外傷，脳卒中に伴う前頭葉障害
②準備期	咀嚼，食塊形成	口腔疾患，シェーグレン（Sjögren）症候群，顔面神経麻痺に伴う口唇閉鎖不全
③口腔期	咽頭への送り込み	脳幹損傷に伴う舌・軟口蓋の麻痺
④咽頭期	咽頭閉鎖，食道への送り込み	脳卒中，頭部外傷，進行した変性疾患
⑤食道期	食道から胃への送り込み	食道癌などによる食道狭窄，食道アカラシア，進行した変性疾患，強皮症，多発性筋炎

a 嚥下障害の対処法：経管栄養，経腸栄養

経口摂取ができない場合，数日～1週間程度であれば，末梢血管からの輸液で水分とエネルギーの補給が可能である．しかし，末梢血管で通常活動に必要なカロリーを補給しようとすれば，浸透圧が高くなり細い末梢血管では静脈炎をおこしてしまう．

高カロリー輸液を可能にする手法には，鎖骨下静脈，内頸静脈または大腿静脈を経て，中心静脈までカテーテル先端を進め，留置する中心静脈栄養，中心静脈にカテーテルが入っている点では同じであるが，点滴への接続ポートを皮下に埋め込むCVポート，末梢血管から中心静脈まで挿入可能なピック（peripherally inserted central venous catheter；PICC）がある．しかし，長らく腸管を使わないと腸蠕動は低下し，粘膜血流は落ち萎縮し，さらに免疫機能は低下し，外来微生物の侵入を許しやすくなる．つまり腸管を栄養の吸収に使わないことで腸管粘膜の防御機能は廃用症候群を生じる．

腸管を用いた栄養管理には経鼻経管栄養と胃瘻栄養がある．経鼻経管栄養は鼻からカテーテルを胃内まで挿入するだけなので，簡単ではあるが鼻からカテーテルをぶら下げなければならない．胃瘻栄養は1980年代から内視鏡的に造設可能となり，経皮内視鏡的胃瘻造設術（percutaneous endoscopic gastrostomy；PEG）と呼ばれ，嚥下障害の際の代替手段として頻繁に利用されるよう

になった（▶図 6-12）．しかし，これらの手段はあくまで経口摂取の代替手段であり，食物摂取というのは栄養状態の維持ができればそれでよいというものではなく，QOL（生活の質）を考えれば，たとえエネルギーのごく一部であっても，経口摂取を目指すべきである．

C 消化管疾患の検査法

1 身体診察

a 視診・触診

皮膚の色調から貧血，黄疸の有無，程度がわかる．腹壁の静脈怒張やくも状血管腫は肝硬変によることが多く，門脈圧の亢進状態がわかる．触診では腹壁の緊張，圧痛や反跳痛など痛みのチェック，腫瘤触知の有無を調べる．腹水が貯留した場合は，片方の側腹部から手掌で振動を加え，もう片方の側腹部で波動を感じることがある．

b 聴診・打診

聴診では腸蠕動音により，腸管の運動が亢進または低下していることが推察できる．特に閉塞物などによる機械的腸閉塞（mechanical ileus）では，腸内容物の通過障害に伴い腸管内圧が高くなり，間欠的に金属を叩いたような高い音（メタリックサウンド）を聴取できる．逆に腸管蠕動麻

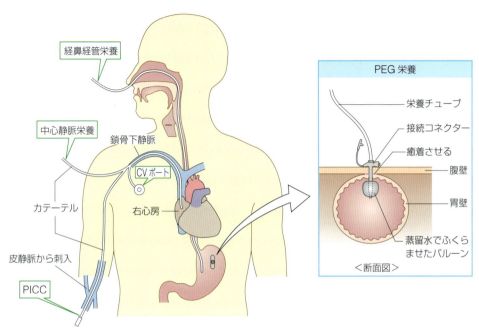
▶図 6-12 栄養手法のいろいろ

痺などの麻痺性腸閉塞（paralytic ileus）では腸管の音（グル音）は低下する．打診では腹部膨満の原因が消化管内のガスによるものか否かの鑑別ができる．

2 画像検査

a X線検査

単純撮影では，造影剤を使わずに撮影する．X線の透過しにくい骨性の組織は白く，逆に透過しやすい空気では黒く陰影ができる．腸閉塞では腸管内で停滞した内容物により拡張した腸管ガスの存在や結石などがわかる．主な所見を▶図 6-13に示す．

胃透視では，硫酸バリウムなどの造影剤を飲ませて，さまざまな体位で胃粘膜表面の陰影を撮影する．胃癌や胃潰瘍などが画像診断できる．注腸透視では，肛門からチューブで造影剤（硫酸バリウム）と空気を送り，大腸のX線撮影を行う．

b 内視鏡検査

X線検査では判断が難しい胃腸の粘膜を直接観察できる消化管疾患の診断に不可欠な検査である．また胃粘膜下腫瘍などの病巣検出能力に優れる超音波内視鏡もある．通常，胃内視鏡では食道から十二指腸まで，大腸内視鏡では回腸末端まで観察するが，小腸内まで観察可能なバルーン内視鏡やカプセルを口から飲み込むカプセル内視鏡も開発された．さらに内視鏡は観察だけでなく，病変の生検や早期癌やポリープの切除術，食道静脈瘤の治療にも使われる．

D 消化管疾患各論

1 口腔疾患

口腔内は重層扁平上皮の粘膜によって覆われて

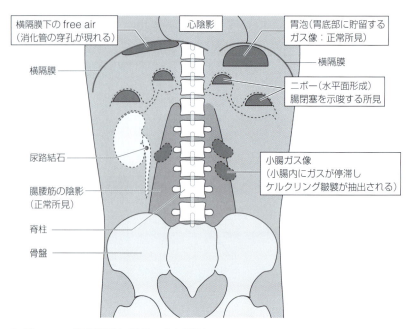

▶図 6-13　腹部単純 X 線像の主な所見

いる．粘膜は軟らかく損傷されやすい．しかし一方で細胞の更新も早く，約 30 時間で新たな上皮と入れ替わる．つまり，粘膜表層の損傷は，原因を取り除くことができれば，おおむね 1 日で治癒するということである．

a 口内炎

単純ヘルペスウイルスはウイルス感染による口内炎の代表的なもので，有痛性の口内炎と歯肉炎がみられる．手足口病，水痘ウイルスには小水疱アフタがみられる．

真菌感染では，糖尿病，白血病，栄養失調，副腎皮質ホルモン薬服用など，免疫力低下状態ではカンジダによる鵞口瘡（白色の点状あるいは斑状の白斑）を認めることがある．

薬物アレルギーに伴う**スティーブンス・ジョンソン（Stevens-Johnson）症候群**（皮膚粘膜眼症候群）の初期症状として有痛性の口内炎を認めることがある．

b 舌炎

鉄欠乏性貧血による舌表面が地図状に不整形な平坦となった地図状舌が代表的である．悪性貧血では舌乳頭が萎縮して表面が平滑になり，疼痛を伴い**ハンター（Hunter）舌炎**と呼ばれる．

c 舌癌

病理組織学的には扁平上皮癌（squamous cell carcinoma）が大部分であり，放射線感受性が高いが，頸部リンパ節への転移が多く予後不良で，5 年生存率は 20〜30% といわれている．

d 唾液腺疾患

（1）流涎症

正常な唾液分泌量（1.0〜1.5 L/日）を超える量の唾液が分泌されるものを**流涎症（ptyalism）**という．唾液を嚥下できない場合も同様の症状を呈するので，鑑別を要する．

（2）唾液分泌減少症

唾液分泌量が 0.5 L/日以下のものを唾液分泌減

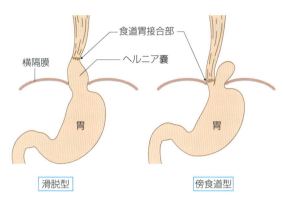
▶図6-14 食道裂孔ヘルニア

少症（aptyalism）という．口腔内が乾燥し，舌が発赤やひび割れをきたし，咀嚼・嚥下障害がみられる．シェーグレン（Sjögren）症候群が代表的である．

2 食道疾患

a 食道裂孔ヘルニア

食道と胃は，横隔膜の食道裂孔を境界として分けられる（食道胃接合部）が，**食道裂孔ヘルニア**（hiatal hernia）は食道裂孔を越えて胃の一部が縦隔内に脱出している．▶図6-14に示すように，脱出の形態によって滑脱型，傍食道型に分類され，多くは滑脱型である（➡NOTE-4, 5）．

b 逆流性食道炎

(1) 病態
食道裂孔ヘルニアなどの影響に伴う下部食道括約筋の障害により胃酸が食道内へと逆流することによって，食道粘膜が傷つけられ**逆流性食道炎**（reflux esophagitis）を生じる．

(2) 臨床症状および臨床所見
胸やけ，胸骨後部痛を訴える．内視鏡で下部食道のびらん，潰瘍を認める．増悪と治癒を繰り返す症例では瘢痕や狭窄を認める場合もある．

(3) 治療
プロトンポンプ阻害薬（proton pump inhibitor；PPI）や H_2 受容体拮抗薬により，胃酸の分泌を抑制する．再発を防ぐためには，食後，胃酸分泌が盛んになったときに腹圧を上昇させるような肢位を避ける生活指導が重要である．

c 食道静脈瘤

(1) 病態
食道静脈瘤（esophageal varices）は門脈圧亢進に伴い，下部食道の静脈叢，左胃静脈，脾静脈のうっ血により静脈瘤が形成されたものである．肝硬変症の進行により門脈圧亢進症をきたし，静脈瘤を合併する症例が多い．食道静脈瘤の破裂は出血多量によりショック状態となり，死に至ることが多い．

(2) 治療
ひとたび静脈瘤が破裂すると予後が悪いので，内視鏡で肉眼上破裂のリスクが高い静脈瘤に対しては，内視鏡的食道静脈瘤硬化療法（endoscopic injection sclerotherapy；EIS，▶図6-15），内視鏡的食道静脈瘤結紮術（endoscopic variceal ligation；EVL）を行う（▶図6-16）（➡Advanced Studies-2, 3）．

> **NOTE**
>
> **4 ヘルニア**
> 本来位置すべき場所から組織が脱出している状態のこと．臨床上は脳ヘルニア，椎間板ヘルニア，鼠径ヘルニア，腹壁ヘルニアがよく知られている．椎間板ヘルニアと鼠径・腹壁ヘルニアはよく目にするので，また脳ヘルニアは生死にかかわる病態なので，いずれもよく知っておく必要がある．
>
> **5 胸やけ**
> 高齢者では，時に「甘いものは苦手」，食後すぐに横になると「胸やけ」がすると訴える人が少なくない．そのような人に内視鏡検査をしてみると，滑脱型食道裂孔ヘルニアがあることも珍しくない．食道裂孔ヘルニアの存在が，胃酸を逆流させやすい状況を作っているのである．

d マロリー・ワイス症候群

激しい嘔吐を繰り返した結果，食道胃接合部近傍の粘膜裂傷をおこし，出血した状態を**マロリー・ワイス（Mallory-Weiss）症候群**という．アルコールを過度に摂取した際などに生じることが多い．新鮮血を吐出するが，食道静脈瘤の破裂とは異なり，予後は良好である．裂創が深く再出血のリスクがある場合は内視鏡的な止血を行う．

e 食道癌

（1）病態と臨床像

食道癌（esophageal cancer）は食道粘膜に発生し，組織学的には90％以上が扁平上皮癌である．危険因子として喫煙，飲酒，熱い食べ物，食品添加物など食物中の発癌物質があげられる．

2008年の日本食道学会の全国調査では，性別では男女比が約6：1と男性に多く，好発年齢の60～70歳代が全体の約69％を占める．占居部位は，胸部中部食道が約50％と最も多く，次いで胸部下部食道（約25％），胸部上部食道（約12％），腹部食道（約6％），頸部食道（約5％）となっている．また食道癌症例の他臓器重複癌は約23％に認められ，胃癌，咽頭癌の順で多く，診療上も重要な問題である．

Advanced Studies
❷内視鏡的食道静脈瘤硬化療法（EIS）
内視鏡的に食道静脈瘤へ針を刺し硬化剤を注入して，静脈瘤を固めてしまう．
❸内視鏡的食道静脈瘤結紮術（EVL）
静脈瘤の根元をゴムリングで縛ってしまう．瘤はつぶれ，圧迫された組織は壊死し，ゴムリングもやがて脱落し排泄される．

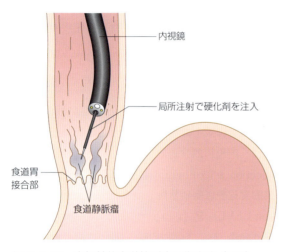
▶図6-15 内視鏡的食道静脈瘤硬化療法（EIS）

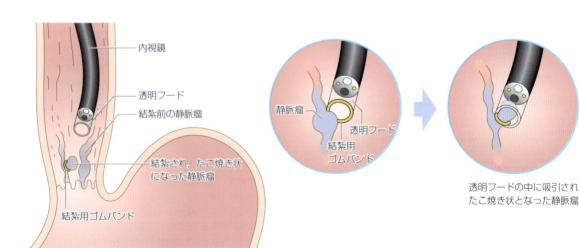
▶図6-16 内視鏡的食道静脈瘤結紮術（EVL）

早期癌では自覚症状に乏しく，早期発見されにくい．進展するにつれて食道壁に腫瘤を生じ，食道狭窄がおこる．そのため通過障害，嚥下困難，食道狭窄感，食道異物感がみられる．腹腔内の消化管と異なり，食道には漿膜がないために筋層外に出た癌は縦隔内で容易に周辺臓器に浸潤しやすく，外科的切除を困難にする．さらにリンパ行性転移も多く，胸部食道癌のリンパ節転移陽性率は60〜80%と高い．また，原発巣の場所にかかわらず縦隔，上腹部，頸部と広い範囲に転移しやすい．血行性転移では肺，肝，骨に多い．

(2) 検査方法

かつては，X線検査で二重造影により表在性病変（表面隆起型）の検出に力を注いでいたが，現在は内視鏡が第1選択となり，また電子内視鏡の発展により，観察に用いる光の周波数帯域を絞った狭帯域光観察も普及し，さらにヨード染色と併用することで平坦な病変の早期発見に有効であることも知られている．

(3) 治療方法および予後

粘膜内にとどまる早期癌であれば，内視鏡的粘膜切除術（endoscopic mucosal resection；EMR）が可能となる．侵襲も小さく，術後回復も早い．EMRの概要を▶図6-17に示す．広範囲の病変では，EMRの分割切除という選択肢があるが，現在では一括切除が可能な内視鏡的粘膜下層剥離術（endoscopic submucosal dissection；ESD）と呼ばれる方法がある．その他にも光線力学的治療（photodynamic therapy；PDT），アルゴンプラズマ凝固法（argon plasma coagulation；APC），電磁波凝固法があり，内視鏡治療の選択肢が広がっている．

癌の深達度が粘膜下層以上の胸部食道癌では，食道の広範囲切除とリンパ節の郭清，胃または結腸による食道再建術が必要となる．また扁平上皮癌は放射線感受性が高く，根治的照射療法のみならず，手術に併用して術前・術後の照射が行われることがある．

化学療法には根治的化学放射線療法と，緩和的化学放射線療法がある．化学療法単独で行われることもあるが，手術や放射線療法と併用して行われることが多い．シスプラチン，5-FUなどの多剤併用が一般的である．早期癌と進行癌で予後が大きく異なり，早期発見が重要である．

f 食道アカラシア

食道アカラシア（esophageal achalasia）は副交感刺激に対する蠕動不全により，下部食道噴門部の弛緩不全（痙攣）をきたし，食物の通過障害，食道の異常拡張がみられる機能的疾患である．嚥下障害を主訴とすることが多く，下部食道括約筋（lower esophageal sphincter；LES）部

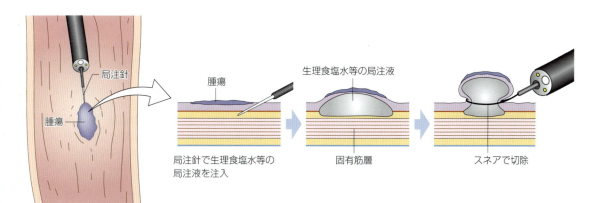

▶図6-17　内視鏡的粘膜切除術（EMR）

166 ● 第6章：消化管疾患

の通過障害と食道体部の運動不全に起因する口内逆流，誤嚥，前胸部痛を伴うこともある．原因はよくわかっておらず，食道無弛緩症，特発性食道拡張症，特発性噴門痙攣症とも呼ばれる（→ NOTE-6）．食道癌が3～8%に合併するため，発癌母地として注意深くフォローする必要がある．

内科的治療として抗コリン薬，Ca拮抗薬によるLES圧の下降が期待される．またバルーン拡張術が行われることもあるが効果は一時的であり，食道穿孔のリスクがある．外科的治療として粘膜外筋層切開術，噴門形成術などがある．現在は内視鏡を用いた経口内視鏡的筋層切開術（peroral endoscopic myotomy；POEM）も行われる．

3 胃疾患

a 急性胃炎

急性胃炎（acute gastritis）は熱による物理的刺激，薬物やアルコールなどのような化学的刺激，あるいは細菌毒素の刺激などさまざまな原因によって引き起こされる胃粘膜のびまん性病変である．

急性単純性胃炎は食事の不摂生，濃いアルコール，多量のコーヒー，強い香辛料，非ステロイド性抗炎症薬などによりおこり，胃粘膜は発赤，腫脹し，びらん，潰瘍を伴う場合もある．症状は悪心，心窩部不快感など軽症の場合から，粘膜下の血管損傷を伴い吐血，下血，ショックに至る場合までさまざまである．胃炎を生じた部位には上皮

細胞の変性，壊死，脱落と粘膜固有層の充血，浮腫や白血球浸潤が認められる．

急性腐食性胃炎は塩酸，苛性ソーダ（水酸化ナトリウム），ホルマリンなどの腐食性薬物を，誤飲あるいは自殺目的で飲用したときに生じる．重症例では粘膜のびらん，潰瘍，融解壊死を認め，出血や穿孔，ショック，敗血症を合併することもあり，死亡率も高い．

急性感染性胃炎はウイルスや細菌の毒素によって引き起こされた胃粘膜病変である．インフルエンザ，腸チフス，敗血症などの経過中に二次的におこり，高熱などの全身症状を伴う．

治療は原因の除去と胃粘膜保護薬や胃酸分泌抑制薬を基本とし，症状が重い場合は絶食による胃安静を保つ．単純性胃炎であれば比較的短時間で治癒し予後は良好であるが，活動性の出血が続く場合などは緊急手術を要する．

b 慢性胃炎

慢性胃炎（chronic gastritis）とは萎縮性胃炎を基本とする胃粘膜のびまん性変化である．成因には諸説あるが，慢性胃炎の一部は*Helicobacter pylori*（→NOTE-7）の感染が深く関連していることが明らかとなってきている．慢性胃炎は臨床的・病理学的・内視鏡的に表層性胃炎（superfi-

NOTE

6 特発性とは

特発性食道拡張症のように，"特発性～"と名前の付く病名は多い．実は，この"特発性"とは原因がわからないという意味なのである．また，"突発性発疹"のように用いられる"突発性"は，突然におこるという意味なので，混同しないように．

NOTE

7 *Helicobacter pylori*

1983年にオーストラリアのWarrenとMarshallによって発見されたグラム陰性桿菌である．菌体がウレアーゼという酵素を分泌し，尿素をアンモニアに変えて菌体周囲の酸を中和でき，pH 1～2の胃液中で生息できる．*H. pylori*感染が関与する疾患として，急性・慢性胃炎，胃・十二指腸潰瘍，胃癌などがある．わが国の症状のない健康人の感染率は加齢とともに上昇し，30歳代までは20%以下であるが，60歳代以上になると60～70%の高率となっている．感染経路は飲料水による経口感染が有力視されており，感染率は上下水道の普及率と逆相関がみられるとされている．WarrenとMarshallは2005年にノーベル賞を受賞している．

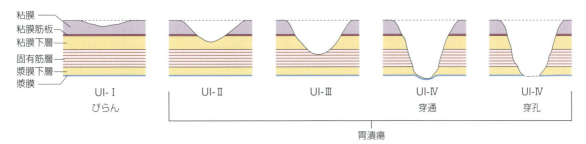

▶図6-18 びらんと胃潰瘍の分類

cial gastritis）と**萎縮性胃炎**（atrophic gastritis）に分けられ，萎縮性胃炎はさらに**萎縮性過形成性胃炎**（atrophic hyperplastic gastritis）と**萎縮性化生性胃炎**（atrophic metaplastic gastritis）に分類している．

症状は胃炎の分類によって異なる．表層性胃炎には上腹部痛，心窩部痛，嘔吐，胸やけなどの症状がみられ，萎縮性胃炎では腹部膨満感，心窩部不快感，食欲不振などを訴えることが多い．

内視鏡では表層性胃炎は粘膜の斑状または櫛状発赤がみられ，粘膜は浮腫状を呈する．萎縮性胃炎では粘膜の血管透見像，菲薄化，退色，小顆粒状隆起などがみられる．

表層性胃炎は消化性潰瘍や急性胃炎に類似し，薬物療法が有効である．H_2受容体拮抗薬，プロトンポンプ阻害薬（PPI），抗コリン薬，制酸薬，粘膜保護薬，粘膜防御因子増強薬が用いられる（➡NOTE-8）．

萎縮性胃炎では*H. pylori*の感染が増悪因子となっていることが多く，除菌も有効である．現在，わが国の保険診療で認可されている除菌療法は，PPIと抗菌薬2剤〔アモキシシリン（AMPC）＋クラリスロマイシン（CAM）〕を組み合わせた3剤併用療法で，3剤を7日間服用する．

C 胃潰瘍・十二指腸潰瘍

潰瘍（ulcer）の定義は粘膜下層以上の深さに達する組織の欠損である．組織欠損の程度により▶図6-18のように分類されている．欠損が粘膜層内に限られ，粘膜筋板に及ばないもの（Ul-I）はびらんとなり，厳密には潰瘍と区別される．つまりUl-II以上が潰瘍であり，Ul-IVは穿通性・穿孔性潰瘍である．なお，びらん，潰瘍を総称する疾患概念として急性胃粘膜病変がある（➡NOTE-9）．**胃潰瘍**（gastric ulcer）と**十二指腸潰瘍**（duodenal ulcer）は胃液によって粘膜が自己消化されてできた粘膜の欠損であるので，**消化性**

NOTE

8 プロトンポンプ阻害薬とH₂受容体拮抗薬

プロトンポンプ阻害薬（proton pump inhibitor；PPI）は胃の壁細胞のプロトンポンプに作用し，胃酸の分泌を抑制する．1990年代後半から臨床現場で使用されるようになった比較的新しい薬である．潰瘍性疾患の治療は1970年代，H_2受容体拮抗薬の登場で劇的に変わった．それまで開腹手術が必要だった症例が点滴で治療できるようになったのである．さらに，PPIはそのH_2受容体拮抗薬よりも強力に胃酸の分泌を抑え，注射剤を使わなくとも内服でほとんどの潰瘍が治療できるほどになった．かつて文豪夏目漱石は潰瘍に伴う大出血で死線をさまよった．再発再燃を繰り返す潰瘍に苦労していたのである．今となっては隔世の感を禁じえない．

9 急性胃粘膜病変

急性胃粘膜病変（acute gastric mucosal lesion；AGML）は，急激に生じたびらん，潰瘍，またはそれらの混じった胃粘膜病変の総称名である．突発する腹痛，心窩部痛，吐・下血などの症状を伴う急性の胃粘膜病変による症候群ととらえておけばよい．手術，頭部外傷，広範な熱傷など，非常に強いストレスが加わった際には急性胃粘膜病変を伴うリスクが高くなるので，事前に胃粘膜保護薬や胃酸分泌抑制薬を使用することが多い．

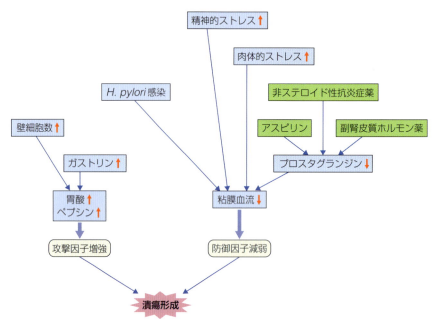

▶図6-19 消化性潰瘍の病因

潰瘍 (peptic ulcer) と呼ばれる．

(1) 潰瘍形成のメカニズム（▶図6-19）

胃粘膜は胃酸を分泌しているが，正常な胃では防御因子に守られ，潰瘍形成が生じることはない．つまり防御因子と攻撃因子のバランスがとれているのである．

攻撃因子とは胃粘膜の傷害因子で，塩酸（胃酸）とペプシンである．攻撃因子と防御因子のバランスが崩れると，酸，ペプシンによって粘膜の自己消化を生じる．壁細胞の増加，迷走神経の緊張，ガストリン産生腫瘍などは過酸をきたし，攻撃因子は増強されることとなる．

防御因子とは粘膜保護に関与する因子で，粘膜血流が胃粘液分泌に大きな影響を与えている．防御因子を減弱させるものには，精神的・肉体的ストレスなどによる粘膜血流の減少と，薬物（アスピリン，非ステロイド性抗炎症薬，副腎皮質ホルモン薬など）による粘液産生の減少が重要である．

また，手術，外傷など強いストレスが加わると急性胃粘膜病変（➡NOTE-9）を生じることがある．

(2) H. pylori と消化性潰瘍との関係

H. pylori は胃粘膜の粘液下に生息する．H. pylori の強力なウレアーゼ活性によって尿素が分解され，アンモニアを生じる．このアンモニアが菌体周辺の酸を中和し，酸からの攻撃を免れるわけであるが，アンモニアは強い粘膜傷害作用を有し，また抗 H. pylori 抗体との抗原抗体反応によるサイトカイン（TNF-α，IL-1）産生に伴う炎症反応が粘膜傷害を助長すると考えられている．

(3) 臨床症状

消化性潰瘍の症状は無症状から，胸やけ，げっぷ，呑酸など過酸による酸症状（acid symptoms）まで多彩であるが，心窩部，上腹部に限局し反復する鈍痛の訴えは約半数に認める．腹痛の出現する時間は食事と関連性があり，十二指腸潰瘍では空腹時痛と夜間痛が特徴的である．そのため夜間疼痛のために目覚めたり，食事により痛みが軽快したりする傾向がある．胃潰瘍では逆に，食後に痛みがむしろ増強することもある．なかには食事

との関連がみられない例もあり注意が必要である．また，食後に悪心・嘔吐，腹部膨満を伴うこともある．食欲は正常ないし亢進する場合もあれば，疼痛，悪心，腹部膨満が強く食欲が減退する場合もあり，それに伴って体重減少を認める場合がある．

(4) 検査所見

かつては，胃透視X線二重造影法により，組織欠損部に造影剤が侵入して突出した像が形成されるニッシェ（niche）や粘膜集中像を詳細に検討し，胃癌か胃潰瘍かの鑑別も行っていた．現在は内視鏡で肉眼的にステージを分類し，胃癌との鑑別も肉眼所見に加え，内視鏡と同時に行うバイオプシー検査（生検）の意義が大きい．

新鮮な潰瘍の多くは打ち抜き状（punch out），円形ないし卵円形で，明瞭な周囲粘膜との境界をもつ．潰瘍底は白色，淡緑色の厚苔で覆われている．治癒により形態は変化し，胃潰瘍の内視鏡的ステージは活動期（active stage；A_1, A_2），治癒期（healing stage；H_1, H_2），瘢痕期（scarring stage；S_1, S_2）に分類される．

(5) 治療

NOTE-8 にも記したように，かつて胃・十二指腸潰瘍は外科的治療の対象であり，場合によっては命を落とすリスクもあった．現在でも併存疾患や合併症の有無によっては命を落とすリスクがないわけではないが，ほとんどは内科的治療で十分に治癒可能である．

①薬物療法：攻撃因子抑制と防御因子増強が治療の原則となる．攻撃因子抑制としては，胃液分泌抑制薬として，抗コリン薬，選択的ムスカリン受容体拮抗薬，H_2受容体拮抗薬，プロトンポンプ阻害薬（PPI）など多数の薬物があるが，H_2受容体拮抗薬とPPIの治療効果は傑出している．1970年代以降，この両者の出現は潰瘍治療に劇的な進歩をもたらした．粘膜防御因子増強薬としては胃粘膜保護薬，組織修復促進薬，粘液産生・分泌促進薬，粘膜血流改善薬など多くの種類の薬物がある．2015年以降は

即効性が高くPPIの進化版ともいえるカリウムイオン競合型アシッドブロッカー（P-CAB）も使用されている．

②*H. pylori* の除菌治療：本邦の標準的な除菌療法は，PPIもしくはP-CAB＋アモキシシリン（AMPC）＋クラリスロマイシン（CAM）もしくはメトロニダゾール（MNZ）の3種類の薬物を7日間内服する3剤併用療法である．

③一般療法：潰瘍に限らず，精神的・肉体的ストレスは免疫力や組織修復力を低下させる．食習慣（アルコール，コーヒー，香辛料など），運動習慣，喫煙などを含めて，腸管へのストレスを総合的に軽減することが大切である．

(6) 合併症

出血の合併は多く，吐血・下血の原因となる．潰瘍に伴い損傷された血管が活動性に出血をおこす場合は，血圧低下に伴いショック症状を呈するので緊急性を要する．特に循環血液量の少ない高齢者では急変するので，潰瘍だからといって安心できない．現在では，止血処置が必要なケースも，内視鏡的止血術の進歩・普及により開腹することはほとんどなくなった．

潰瘍底が穿孔すれば，胃内容物が腹腔内に漏出し，急性びまん性腹膜炎を生じ，急性腹症の症状を呈し，命にかかわる重篤な状態となりうるので，緊急手術が必要である．また，高齢者では穿孔の自覚症状に乏しく急に全身状態が悪化することもあるので注意が必要である．

d 胃癌

胃癌（gastric cancer）は胃粘膜の上皮細胞から発生する悪性腫瘍で，粘膜内の分泌細胞や分泌物の導管の細胞から発生する．わが国の胃癌による死亡数は，集団検診の充実や治療法の進歩により戦後一貫して減少し，1999年に死亡統計で肺癌に抜かれ，癌死の原因疾患として男女とも2位になっている．近年の *H. pylori* 研究から萎縮性胃炎を経た発癌へのステップが明らかとなり，今後，除菌の普及とともに胃癌の発生も減少してい

くことが期待される．

(1) 病態

癌の浸潤が粘膜層または粘膜下層までにとどまるものを早期癌という．一方，固有筋層以上に深く浸潤したものは進行癌という．リンパ節転移の有無は問わない．

早期胃癌の肉眼的分類を▶図 6-20 に示す．わが国ではⅡc 型が最も多く約半数を占める．進行胃癌の肉眼病型分類はボールマン（Borrmann）分類と呼ばれ，隆起性病変で腫瘍を形成するものが 1 型である．2 型は潰瘍を形成するが，浸潤は限局しており，3 型は潰瘍を形成し浸潤が局所に限局しないものである．4 型はスキルス癌といわれ，潰瘍も腫瘍も形成せず，びまん性に浸潤するもので，予後が最も悪い（▶図 6-21）．

病理組織型としては，早期癌，進行癌を問わずほとんどが腺癌（adenocarcinoma）である．特に管状腺癌（tubular adenocarcinoma），乳頭腺癌（papillary adenocarcinoma）が多い．

胃癌の初発症状としては，腹痛，食欲不振，嘔吐，体重減少などを主訴とし受診することが多いが，特に自覚症状を認めないこともある．癌により食道側の噴門部狭窄をおこすと嚥下困難や食物のつかえ感が出て，十二指腸側の幽門狭窄をきたすと胃部膨満感，胃部重圧感，胸やけ，げっぷなどを訴える．

(2) 検査所見

内視鏡による肉眼的観察に加えて，生検を行う．生検による確定診断率は早期癌では 94% と非常に高い．

(3) 治療

胃癌の治療は外科的手術が中心となるが，悪性度の低い早期癌では内視鏡的粘膜切除・粘膜下層剝離術が行われるようになった．また開腹せずに鏡視下手術という選択も広まっており，患者への侵襲軽減が進んでいる．切除不能な進行・再発胃癌に対しては化学療法が行われる．免疫療法，放射線療法などもあるがあまり期待できない．

手術による 5 年生存率は早期癌では 95% と良好な成績であり早期発見・早期治療が重要である．

e 胃切除後症候群

胃切除後の合併症や後遺症の総称を**胃切除後症候群**（postgastrectomy syndrome）という．

(1) 小胃症状

小胃症状（small pouch syndrome）は，術後，胃の容積減少によっておこる症状である．胃内に

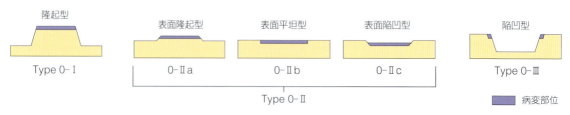

▶図 6-20　早期胃癌の肉眼的分類（日本消化器内視鏡学会）

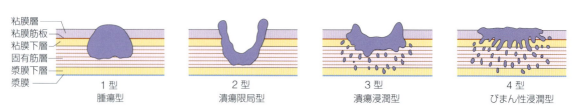

▶図 6-21　進行胃癌の肉眼的分類（ボールマン分類）

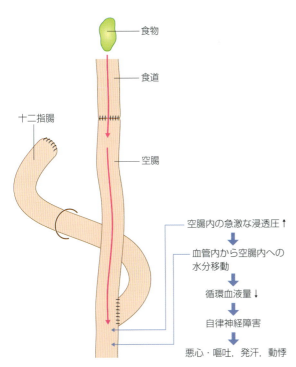

▶図6-22 早期ダンピング症候群

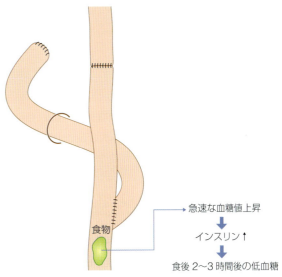

▶図6-23 後期ダンピング症候群

たまる空気を胃泡というが，胃底部を失うとこの空気だまりのスペースがなくなり症状が出やすい．少量の食物摂取で満腹感を覚え，さらに摂取すると心窩部膨満感や左肩痛，悪心などを訴えることがある．少量ずつしか食事が入らないので，1回の食事量を制限し食事回数を増やして分食するとよい．

(2) ダンピング症候群

ダンピング症候群（dumping syndrome）とは胃に食物が一定時間とどまらず，直接小腸内へと排出されるためにおこる症状で，早期と後期がある．

早期ダンピング症候群は，浸透圧の高い食事内容が一気に空腸に入り，浸透圧差により血管内から空腸内に水分の移動がおこると考えられる．そのため一過性に血液量の減少がおこり，循環動態が乱れ，自律神経活動が不安定になり，悪心・嘔吐，発汗，動悸などの不快な症状を訴える（▶図6-22）．

後期ダンピング症候群は，胃内容物が急速に腸管に移動し炭水化物（糖質）の吸収が急速に行われるので食後高血糖が引き起こされる．その後高血糖に反応してインスリンが過剰に分泌され，食後約2〜3時間後に低血糖症状が生じる．続発性低血糖症候群とも呼ばれ，特に手術後6〜12か月に食事量を増した際におこりやすい（▶図6-23）．

いずれも一度に多くの食物摂取，特に炭水化物の摂取を控え，1回量を調節することが予防かつ治療となる．

(3) 貧血 (anemia)

胃を全摘すると，胃から分泌される内因子が出なくなるためにビタミンB_{12}の吸収が妨げられ続発性の悪性貧血となる（→212頁，巨赤芽球性貧血の項参照）．ビタミンB_{12}を注射で補給して治療する必要がある．

(4) その他

手術により噴門の逆流防止作用が障害されると，胃酸の逆流により逆流性食道炎を引き起こしやすくなる．また胃切除術後における消化吸収障害はカルシウム，ビタミンD_3の不足により潜在的に骨代謝障害の誘因となることもある．

4 小腸・大腸疾患

a 急性腸炎

　急性腸炎は，大別すると**感染性腸炎**（infectious enteritis/colitis）と**非感染性腸炎**（non-infectious enteritis/colitis）に分けられるが，ここでは感染性腸炎について記載する．

　感染性腸炎は細菌あるいはウイルス感染で生じる．

　黄色ブドウ球菌などの生体外毒素産生型細菌では，細菌が産生した毒素を食物とともに摂取することで発症するので，潜伏期間は短い（3～5時間）．一方，病原性大腸菌 O157 などの生体内毒素産生型細菌は腸管内で増殖し，毒素を産生して発症するために潜伏期間が長い（12時間～2日）．症状はどちらも悪心・嘔吐，腹痛，下痢を基本とする．

　ウイルス性の原因として多いノロウイルスの場合はイムノクロマト法による検査キットが普及し，15分程度で結果が出るようになった．

　腸炎に下痢を伴うと脱水による循環不全，カリウムなどの喪失による電解質異常を合併することがあるので補液を行う．原因菌の抗菌スペクトルを考えて，抗菌薬を選択する．予後は原因菌によって異なる．また，感染者の抵抗力や反応性によっても異なる．

b 虫垂炎

　虫垂炎（appendicitis）の典型的な症状は心窩部痛，悪心・嘔吐で始まり，その後右下腹部に限局した持続性の疼痛へと移行する．軽度の発熱を伴い，腹膜刺激による下痢がみられることがある．小児や高齢者では症状に乏しく，腹膜炎を合併し重篤化することがある．

　症状に加えて，腹部超音波で腫大した虫垂が，二重の壁を有する低エコーとして描出され，血液検査で白血球（特に好中球）の増多，CRP 上昇

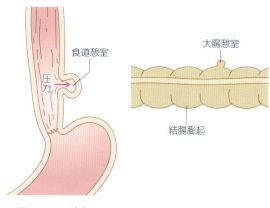

▶図 6-24　憩室

を認めると診断確定が濃厚となる．かつては外科切除が多く行われていたが，現在は抗菌薬内服で軽快することが多い．

c 憩室炎

　腸管の粘膜が外側に膨らみ小部屋状になった部分を憩室という．**憩室炎**（diverticulitis）は腸の筋層の攣縮によっておこると考えられ，時に習慣性腹痛の原因となる．腸の筋層の攣縮によって腸管内の圧が高まり，腸壁の弱い部分が突出する．憩室があっても無症状のことがほとんどだが，下痢，血便などをおこすことがある（▶図 6-24）．

d 腸閉塞

　腸閉塞（ileus）とは，腸管蠕動運動の機能障害に伴い，腸内容物の通過障害をきたした状態である．腸管内部が癒着や腫瘍などの異物によって閉塞する**機械的イレウス**と，腸管の蠕動運動がなくなり通過障害をきたす**機能的イレウス**に分かれる．機械的イレウスには腸管の血行障害を伴わない**単純性イレウス**と，腸重積やヘルニア嵌頓など腸管の血行障害を伴う**絞扼性イレウス**がある．機能的イレウスには急性腹膜炎や開腹術後など腸管の運動麻痺による**麻痺性イレウス**と，鉛中毒やヒステリーに伴い腸管の痙攣をきたす**痙攣性イレウス**がある（▶表 6-3）．

▶表6-3 腸閉塞の分類と原因疾患

機械的イレウス	単純性イレウス	血行障害を伴わない，腸管の炎症・癒着，腫瘍，開腹術後
	絞扼性イレウス	血行障害を伴う，腸重積，腸軸捻症，ヘルニア嵌頓
機能的イレウス	麻痺性イレウス	急性腹膜炎，開腹術後，脊髄損傷，薬物による副作用
	痙攣性イレウス	鉛中毒，ヒステリー

❺炎症性腸疾患

(1) クローン病

クローン病（Crohn's disease）は小腸と大腸を中心に，口腔から肛門までのすべての消化管におこる慢性の炎症性疾患である．免疫学的機序が考えられているが，原因は不明である．

消化管粘膜に慢性炎症を生じ，下痢，腹痛，発熱を訴え，栄養素の吸収障害に伴い体重減少をきたす．小腸や大腸では，肉眼的に非連続性または区域性（skip lesion），不整形〜類円形潰瘍，多発アフタの病変が多い．

特徴的な病理像は粘膜面の縦走潰瘍（longitudinal ulcer）と，敷石像（cobblestone appearance）である．縦走潰瘍は腸間膜付着側に，大腸では結腸ヒモに沿って腸管の長軸に平行に，縦に走るように生じる．敷石像は粘膜下層の浮腫，細胞浸潤，粘膜筋板のひきつれによって形づくられる粘膜の隆起である．顕微鏡レベルでは腸壁全層の炎症細胞の浸潤があり，結核とは異なった肉芽腫（非乾酪性類上皮細胞肉芽腫）の形成がみられる．増悪して潰瘍が深くなると他の消化管に内瘻と呼ばれるトンネルができ，消化管の内腔がつながったり，腹壁に穿通して外瘻を形成し，腹腔内に膿瘍や炎症性腫瘤をつくることもある．

病変は増悪と寛解を繰り返しつつ進行し，治癒は困難である．好発年齢は10歳代後半〜20歳代の若年者に多い．副腎皮質ホルモン薬，抗菌薬，サラゾスルファピリジンなどの薬物療法が主となるが，コントロールは難しい．薬物療法で炎症の活動性が抑えられない場合は，炎症部位の外科的切除が検討される．しかし炎症部位の拡大に伴い手術を繰り返し，栄養素の吸収が不能になることもある．その場合，中心静脈栄養が必要となる．

(2) 潰瘍性大腸炎

潰瘍性大腸炎（ulcerative colitis）は大腸の粘膜・粘膜下層にびまん性に炎症が広がる原因不明の非特異的炎症性疾患である．直腸炎型，左側大腸炎型，全大腸炎型，右側あるいは区域性大腸炎型に分類されている．腸管外病変としてぶどう膜炎，関節炎，壊疽性皮膚潰瘍がある．

病理学的には粘膜の浮腫，びらん，潰瘍，炎症性ポリープなどがびまん性，連続性にみられる．粘血便を主とし，下痢，腹痛，食欲不振，体重減少などがみられる．臨床的には貧血，発熱，頻脈の程度によって重症度の分類が行われている．

X線では腸管の長さが短くなり，ハウストラが消失して鉛管状となる．その他，鋸歯状変化，偽ポリポーシス様の所見が特徴的とされる．内視鏡ではさまざまな形，大きさのびらん，潰瘍がみられる．

治療は5-アミノサリチル酸（5-ASA）製剤，副腎皮質ホルモン薬やサラゾスルファピリジンの

NOTE

⑩腸内細菌叢と便移植療法

ヒトの腸内には数百種類，100兆個以上の細菌が存在し，腸内細菌叢といわれる．"叢"とは"草むら"を意味し，英語では"花畑"を意味する"flora"が使われ，腸内フローラと呼ばれる．近年，この腸内細菌叢と炎症性腸疾患，糖尿病，肥満などさまざまな疾患との関連が報告されている．

抗菌薬によって腸内細菌叢のバランスが崩れ菌交代現象を生じ，菌毒素による偽膜性大腸炎が引き起こされ治療に難渋することがあるが，便移植療法の非常に高い有効性が報告されている．潰瘍性大腸炎に関しても有効な症例があることが知られており，新たな治療法への展開が期待されている．

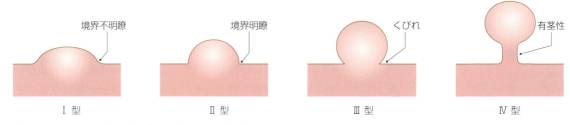

▶図6-25 山田分類（胃ポリープの肉眼分類）

▶表6-4 消化管ポリポーシスの特徴

疾患名	遺伝形式	組織像	癌化	消化管外病変
ポイツ・ジェガース症候群	常染色体顕性	過誤腫	一部癌化	色素斑
ガードナー症候群	常染色体顕性	腺腫	100%	骨腫・軟骨腫瘍
クロンカイト・カナダ症候群	非遺伝性	その他	良性	脱毛・色素沈着
若年性ポリポーシス	形式不明	過誤腫	一部癌化	奇形

内服，生物学的製剤の投与，副腎皮質ホルモン薬の注腸などの薬物療法が主である．多くは再発・再燃を繰り返すが，年数を経ると次第に再発は減少する．大半は寛解へ導けるが，経過中に内科的には対応できない大出血を合併した場合は，緊急手術の適応となる．重篤な合併症として，**中毒性巨大結腸症**（toxic megacolon）では横行結腸の腸管径が5～10 cmにも拡張して腹痛が増強する．穿孔の危険性が高く，緊急手術の適応である．

長期的な合併症として癌化への注意が必要である．長期に経過する潰瘍性大腸炎では大腸癌の発生率が高いので内視鏡による経過観察が重要である．その他，腸管外合併症としてアフタ性口内炎，結節性紅斑，壊死性膿皮症，骨格系合併症，眼合併症，肝・胆道系合併症，血管系・尿路系合併症などがあり，多様である．

f 消化管ポリープ

(1) 胃ポリープ

胃ポリープ（gastric polyp）は胃粘膜に形成される良性腫瘍である．ポリープはその形状から有茎，無茎に大別される．山田の分類がよく知られている（▶図6-25）．ポリープ自体は無症状だが，内視鏡による生検で必要があれば内視鏡的ポリペクトミーを行う．

(2) 大腸ポリープ

大腸ポリープ（colon polyp）は胃ポリープ同様，内視鏡検査で偶発的に発見されることが多い．胃ポリープと異なり，腺腫（adenoma）が癌化することが認められており，大腸癌の大部分がこの腺腫から発生する．内視鏡で生検を行い悪性度を判断し，必要に応じて内視鏡的ポリペクトミー（ポリープ切除術）を行う．

(3) 消化管ポリポーシス

ポリープが多発する疾患〔消化管ポリポーシス（polyposis of gastrointestinal tract）〕として**ポイツ・ジェガース**（Peutz-Jeghers）**症候群**，**クロンカイト・カナダ**（Cronkhite-Canada）**症候群**などがよく知られている．組織学的に性質が異なる多数の疾患がある．癌化や遺伝が関与するものは特に重要である（▶表6-4）．

g 小腸・大腸の悪性腫瘍

(1) 小腸腫瘍

小腸腫瘍（tumor of small intestine）の発生頻

度は消化管のなかでは最も低く，全消化管腫瘍の2%程度である．良性腫瘍よりも悪性腫瘍のほうが多いとされる．従来，上部消化管内視鏡検査では十二指腸までしか観察できず，また下部消化管内視鏡検査では回盲弁（バウヒン弁）以降しか観察できず，空腸，回腸内腔面の観察はできなかった．現在はカプセル内視鏡が開発され，全腸内の観察が可能となってきた．

(2) 大腸癌

大腸癌（colon cancer）は結腸，直腸の上皮性悪性腫瘍で，原発性と続発性があり，原発性は大腸粘膜由来の腺癌が大部分で，続発性は他臓器の癌からの転移である．食物などに含まれ経口摂取された発癌物質や食習慣の影響を受けることも考えられ，下部大腸での発癌が多い．

肛門付近に発生したものは肛門指診で発見できる．肛門に近い部位では排便時の違和感，糞便の細小化，便通過障害などの症状が伴いやすく，また出血が鮮血に近いので発見されやすい．しかし，上部大腸では大きくなるまで気づかれにくく，巨大な腹部腫瘤として触知するようになって気づくことや，イレウスが生じて発見されることもある．

健康診断などの大腸癌のスクリーニング検査としては，便潜血反応が用いられる．肉眼的に見えない糞便中の血液を検出する．食物中の他の動物の血液と混合しないよう現在はヒトヘモグロビンに特異的に反応する免疫学的便潜血反応が主流である．癌の存在が疑わしければ内視鏡検査を受け，内腔面を観察し，さらに周辺組織との関連や全体的な大きさ，形状などを観察する．手術方針を決定するためにはCT，MRI，注腸X線検査，核医学検査も必要になる．典型例では，注腸で大腸の陰影欠損または大腸壁の不整として観察される．さらに狭窄へと進行した両側変形例では，リンゴをかじり芯だけ残ったような特有の形態を示し，アップルコア（apple-core sign）と呼ばれる．治療経過における活動性の評価には腫瘍マーカーが有用であり，大腸癌の肝転移，局所再発の

指標となるCEA，CA19-9などが用いられる．

リンパ節転移の可能性がほとんどなく，腫瘍が一括切除できる大きさと部位であれば内視鏡的切除が可能である．進行癌は外科的切除を原則とする．リンパ節転移を疑う場合はリンパ節郭清を行う．さらに術後化学療法を行う場合もある．直腸癌では肛門括約筋を残せない場合は，人工肛門の造設が必要になる．結腸癌の根治手術の5年生存率は80%以上と比較的良好な治療成績であるが，切除不能例では1.5%程度と不良であり，大腸癌検診などで早期発見し根治術を徹底することが予後の改善につながる．

(3) 大腸癌以外の悪性腫瘍

①カルチノイド（carcinoid）

直腸に好発する黄白色の半球状の隆起で粘膜下腫瘍に類似した形の稀な疾患である．良性腫瘍と悪性腫瘍の中間の性質を示すが，大きくなると癌に類似した外観となり，肝に転移する．カルチノイドは内分泌細胞からなり，セロトニンなどの生理活性物質を分泌して**カルチノイド症候群**と呼ばれる諸症状（皮膚紅潮，下痢，動悸，喘息様発作）を呈する．

②悪性リンパ腫（malignant lymphoma；ML）

リンパ節以外にできる悪性リンパ腫のうち，20%が消化管にできる．さらにそのうち，15%が大腸原発である．発生頻度としては大腸癌の1%に満たず，少ない．

③平滑筋肉腫（leiomyosarcoma）

腸管の平滑筋から発生する悪性腫瘍であり，良性の平滑筋腫と鑑別が難しい．胃，小腸，大腸いずれの消化管にも発生するが，悪性リンパ腫よりもさらに発生頻度は低い．

h 虚血性大腸炎

可逆的血管閉塞による腸管の一時的な循環障害により生じる虚血性の大腸病変である．便秘と関連することも多く，下行～S状結腸を中心とする左側結腸に好発し，特徴的な症状として突然の激しい左下腹部痛，下痢，血便を呈する．虚血が重

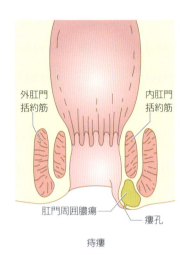
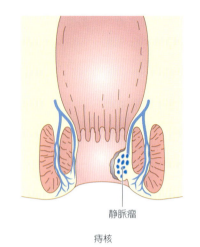
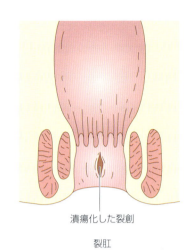

▶図 6-26 痔の分類

度の場合，結腸粘膜の潰瘍ができ，治癒後に管腔の狭窄が残ることもある．

5 肛門疾患（▶図 6-26）

(1) 痔瘻
痔瘻（anal fistula）は肛門の皮膚から細菌が侵入し，肛門腺の感染に続き形成された肛門周囲膿瘍が自潰して瘻孔となったものである．

(2) 痔核
痔核（hemorrhoids）は肛門管の静脈が炎症をおこして静脈瘤様の変化をきたしたものである．俗にいう"いぼ痔"である．排便時の怒責で時に瘤がはじけ，出血をきたすことがある．

また，痔核の部位によって，肛門の内側にできる「内痔核」と，外側にできる「外痔核」がある．この内痔核が肛門外に脱出して元に戻らない状態を脱出性痔核（脱肛）という．

(3) 裂肛
裂肛（anal fissure）は肛門管の裂創が慢性化して小さな潰瘍となっているもの．俗にいう"切れ痔"である．

肛門疾患の罹患率は高く，消化管疾患のなかでもかなり身近である．直腸癌に伴う下血を肛門疾患によるものと自己診断して手遅れになることもあり注意が必要である．よく遭遇する疾患だけに，理解を深めておいたほうがよい．

E 理学療法・作業療法との関連事項

消化管疾患に対する直接的なリハビリテーションアプローチは少ない．しかし今後，リハビリテーションの対象疾患を拡大していくうえで，消化管疾患はまずその筆頭としてとらえるべきであろう．胃潰瘍や過敏性腸症候群をはじめ，心身医学的，複合的アプローチを必要とする疾患も多く，理学療法や作業療法が関与することで，さらに治療効果を高めることも可能であろう．また当然のことながら，リハビリテーションの対象者が消化器症状を訴えることは多く，一般的知識を整理しておく必要がある．

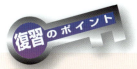

- 嚥下に関わる口腔・咽頭・食道の解剖と機能を説明しなさい．
- 消化，吸収の生理学的な仕組みと，その機能障害によって生じる疾患の病態について説明しなさい．
- 食道癌，胃癌，大腸癌の特徴についてまとめ，相違点について説明しなさい．
- 消化管の切除手術後におこりうる問題や合併症について説明しなさい．
- 消化管の運動にかかわるホルモンについて説明しなさい．

第7章 肝胆膵疾患

> **学習目標**
> ・肝臓，胆道系，膵臓，腹膜の解剖と生理について理解する．
> ・肝臓，胆道系，膵臓，腹膜疾患の症候，病態生理，その検査法と治療法を理解する．

A 肝臓

1 肝臓の解剖と循環系

　肝臓（liver）は左右2つの葉（lobe）および**尾状葉**から成り立ち，腹腔内の右横隔膜直下のスペースを埋めるように存在する重さ約1.4kgの実質臓器である．上背部の一部は横隔膜と線維性に付着していて，呼吸性に移動する．

a 肝循環

　肝臓への血液循環は特徴的で他の臓器と異なり，通常の大循環による**肝動脈系**（hepatic arterial system）と**門脈系**（portal system）が存在する（▶図7-1）．前者では肝細胞の栄養や酸素供給を，後者では消化管からの吸収物を肝細胞へ供給する．肝臓は血流が豊富で双方の系で供給血液量は1〜1.5L/分と全心拍出量の25%におよび，うち75%は門脈系が占める．

(1) 大循環系（肝動脈系）

　腹腔動脈（celiac artery）から分岐する**肝動脈**（hepatic artery）により供給される．

(2) 門脈系

　門脈は腸管で吸収した物質を漏れなく肝細胞へ運搬できるよう，食道から肛門に至る腸管すべての静脈血が集約される．主な脈管は，脾臓・膵・左下行結腸から供給される**脾静脈**（splenic vein）と，膵・小腸・右上行結腸および胃の一部から供給される**上・下腸間膜静脈**（mesenteric vein）である．これらは前腹壁臍傍静脈，下部食道静脈，直腸静脈（痔静脈）と吻合し，肝硬変などに伴う門脈圧亢進時には側副血行路となる（➡195頁，肝硬変症の項参照）．

2 肝臓のミクロ解剖

　肝臓の基本的ユニットとして**肝小葉**があり，肝細胞，類洞内皮細胞，クッパー（Kupffer）細胞で構成される．**肝細胞**は肝重量の約60%を占め，再生能力が高く，正常肝では肝臓の2/3を切除しても，速やかに再生される．また肝細胞は代謝を中心に多彩な機能を有する．**類洞内皮細胞**は，表面に小孔（0.1〜1μm）を有し血漿を通して肝細胞に接する．**クッパー細胞**は類洞内壁に存在する単球系の細胞と考えられ，肝の貪食，解毒，代謝機能に関与している．

　肝細胞が放射状に配列した肝小葉の隅には門脈・肝動脈・リンパ管と胆管がセットになった**グリソン**（Glisson）**鞘**と呼ばれる結合組織の鞘がある（▶図7-2）．グリソン鞘から肝動脈，門脈がそれぞれ分岐して最後に毛細血管系の類洞に注ぎ合流する．つまり1個の肝細胞の両面を挟み，血液が広い面積で肝細胞と接触できる構造になっている（▶図7-3）．肝細胞と血液が低圧でゆっ

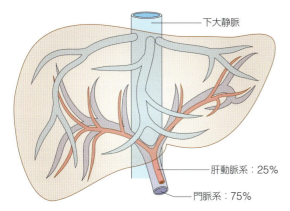

▶図 7-1 肝循環の特徴

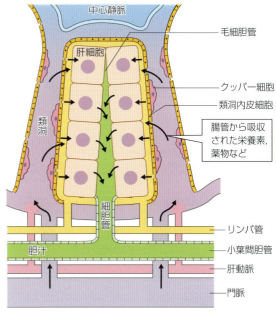

▶図 7-3 類洞の構造

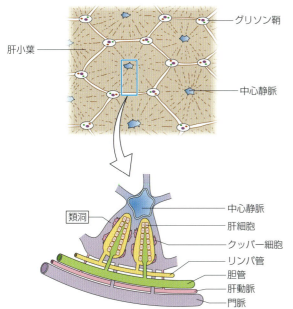

▶図 7-2 肝小葉の構造

くりと接したあとは，肝小葉の中心静脈（肝静脈枝）となり，集合したものが 1 本の肝静脈となって下大静脈へと注ぎ込む．

中心静脈を中心に，放射状に配列した肝細胞から分泌された胆汁は，肝細胞の間から徐々に集合してグリソン鞘の細胆管に注ぎ込む．最終的に胆管となって肝門部から肝を出る．

3 肝臓の多彩な生理機能

腸管で吸収された栄養素，薬物，毒物などはすべて門脈経由で肝細胞へ至る．肝細胞内はミトコンドリアに富み，小胞体，ゴルジ（Golgi）装置，リソソームなどの小器官や種々の酵素を含み，吸収された物質は肝細胞内でさまざまな代謝を受け，酸化・還元あるいは抱合作用のいずれかの作用を受け，胆汁中あるいは尿中に排泄される．

a 代謝機能（▶図 7-4）

(1) 糖代謝

余分なグルコースを重合し，**グリコーゲン**として貯蔵する．肝細胞はアミノ酸，脂肪からもグリコーゲンを合成できる．肝細胞はまた，必要に応じてグリコーゲンからグルコースを生成するが，グルコースが不足する場合はアミノ酸からグルコースを生成して血糖を維持する．

(2) 脂肪代謝

腸管で吸収された脂肪はリンパ管から血中に運

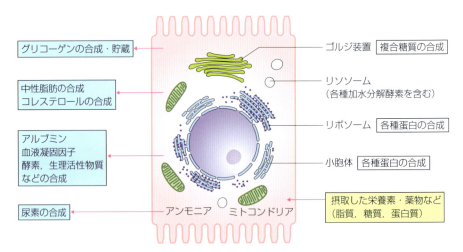

▶図7-4 肝細胞の代謝機能

ばれ，**中性脂肪**〔トリグリセリド（triglyceride）〕として脂肪組織に貯蔵される．中性脂肪はリパーゼによって遊離脂肪酸（free fatty acid）とモノグリセリドに分解されて小腸粘膜上皮細胞で脂肪に再合成される．

肝で再合成された脂肪とコレステロールはアポ蛋白と結合してVLDLとなり，全身に運ばれる．

経口摂取した食物中のコレステロールは肝臓に取り込まれるが，肝臓でも1日約1gのコレステロールがつくられる．肝臓でつくられたコレステロールは中性脂肪と同様にリポ蛋白となって血中に分泌され，全身に運ばれる．

(3) 蛋白質代謝

肝細胞は消化管から吸収されたアミノ酸から，アルブミンなど種々の蛋白質を合成する．これらの蛋白質は全身の細胞・臓器の再生・新生のために使用される．その他，血液凝固因子，酵素，生理活性物質などの蛋白質を合成している．

肝細胞中のアミノ酸代謝を行う酵素〔トランスアミナーゼ（transaminase）〕により蛋白質が代謝される．アンモニアの代謝経路が代表的なものである．三大栄養素のなかで蛋白質は，窒素（N）を含む点が糖質，脂質との大きな違いであるが，蛋白質代謝過程で生じた有害なアンモニア（NH$_3$）を無害な尿素に変えて尿中に排泄するのが肝細胞の重要な働きである．肝障害（肝不全）の際には肝細胞の蛋白合成能が低下するため血漿アルブミン値や凝固因子が低下し，一方で尿素生成能も低下し血中のアンモニア値が上昇する．

b 胆汁産生

胆汁は肝細胞で産生され，主成分は胆汁酸とビリルビン（赤色），ビリベルジン（緑色）の色素で，その他，コレステロール，リン脂質，電解質などが含まれる．夜間よりも昼間に，空腹時よりも食後に多く分泌され，1日の分泌総量は500～1,000 mLになる．

(1) 胆汁酸の腸肝循環

胆汁酸は肝細胞でコレステロールから生成され，生理作用として食事中の脂肪吸収を助け，脂溶性ビタミンの吸収をよくし，肝におけるコレステロール生成を調節するという役割をもつ．胆汁酸が胆汁中へ排泄される量は1日に30～40 gであるが，回腸末端を中心に回腸・大腸で再吸収され，最終的に糞便中への排泄は0.6 gとなる．胆汁酸は1日あたり6～10回の腸肝循環を行っている（▶図7-5）．

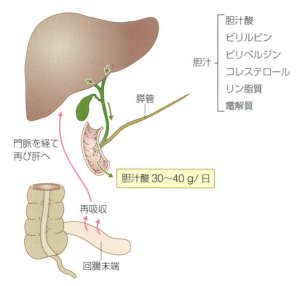

▶図 7-5　胆汁酸の腸肝循環

(2) ビリルビン代謝

ヒトの赤血球が生成され消失するまでは約 120 日で，古くなった赤血球は脾臓，肝臓，骨髄をはじめとする全身の細網内皮系で破壊され，ヘモグロビンから鉄分子を取り去った残りのヘム蛋白からビリルビンがつくられる．次にビリルビンは肝細胞に取り込まれてグルクロン酸抱合を受ける．グルクロン酸抱合を受ける前のビリルビンを**間接ビリルビン**（非抱合型ビリルビン）と呼ぶ．抱合後は**直接ビリルビン**（抱合型ビリルビン）と呼ばれる．

間接ビリルビンは肝細胞に取り込まれてグルクロン酸抱合を受け，非水溶性から水溶性の直接ビリルビンとなり，大部分は胆汁中に，一部は尿中に排泄される．ビリルビン代謝物（ウロビリン体と総称される）も胆汁酸と同様に腸肝循環をし，消化管に排泄されたビリルビンは，腸内細菌により脱抱合され，さらに還元されウロビリノゲンとなり，20% が腸管から吸収され再び肝臓に戻り，残り 80% は最終的にステルコビリンとなって糞便中に排泄される．

C 解毒に関する機能

身体に摂取された物質は体内でさまざまな代謝を受け，不必要なものは体外へと排泄される．薬物，異物，毒物は，肝で酸化・還元あるいは抱合作用のいずれかの作用を受け，解毒されて胆汁中あるいは尿中に排泄される．肝不全になると代謝が遅れ，ホルモンの分解が遅延することで種々の内分泌障害の症状を呈するようになる．

たとえば肝不全時には男性で女性化乳房を認めることがあるが，男性でもごく微量に存在する女性ホルモンの代謝が遅延するために，相対的に女性ホルモン濃度が高くなってしまい乳腺が大きくなるのである．また，投与された薬物の代謝が遅延するために，血中濃度が高くなり，異常な薬物作用が現れることがある．特に中枢神経系抑制薬，抗菌薬の投与には注意を要する．

4 肝不全の病態生理と症候

肝不全（hepatic failure）とは肝細胞の機能低下が進行し，生体で必要とされる最低限の機能が維持できなくなった状態である．

腎不全では人工透析という代償手段があるが，肝不全には代償手段がなく予後不良で，意識障害，黄疸，腹水，消化管出血，腎不全などがさまざまに出現する．以下に肝不全に伴う主な症候を説明する（▶図 7-6）．

a 意識障害，肝性脳症

肝不全では，肝細胞でうまく代謝されずに残った物質の血中濃度が高くなるため，神経細胞の活動に影響を及ぼすと考えられる．そのため意識障害（精神症状）としては，抑うつ・多幸気分といった軽度の状態から昏睡に至るさまざまな症状が生じる．

肝不全による昏睡状態は**肝性昏睡**（hepatic coma）と呼ばれる．急性肝不全により生じる脳症状を伴う**肝性脳症**（hepatic encephalopathy）

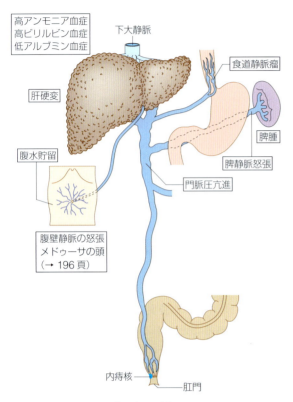

▶図 7-6 肝不全に伴う主な症候

は脳浮腫を合併する．また慢性肝不全では脳の萎縮が認められる．昏睡のメカニズムとして，血液脳関門のバリアが崩壊し，アンモニアなど神経毒を有する中分子量物質が脳に悪影響を与えていると考えられる．

b 黄疸

黄疸（jaundice, icterus）は，血中のビリルビン濃度が過剰となり，皮膚，粘膜，眼球結膜に沈着した状態で，肉眼的に各部位の黄染が確認できる．また自覚症状として，全身皮膚の瘙痒感を訴えることが多い．

肝不全に伴う黄疸の原因には，肝細胞機能障害，溶血，感染，多臓器不全などが関与している．肝硬変末期，肝不全ではビリルビンの直接化（抱合化）過程が障害されるため，血中間接ビリルビンが増加するのが特徴である．抱合後，胆汁とともに胆管を経て排泄される過程で障害が発生すれば，直接型ビリルビンが増加することになる．細網内皮系でのビリルビン処理能力は1日1,500 mg 程度と，肝での抱合処理能力の3倍程度である．つまりその両者の処理能力以内であれば，溶血により赤血球崩壊が進んでも，ビリルビンは体内に蓄積することなく黄疸は生じない．しかし許容範囲を超えると，間接ビリルビンの生成が亢進する．また，肝炎では抱合に必要な酵素が不足するため抱合ができなくなり，血中の間接ビリルビンが増加し，高ビリルビン血症（黄疸）となる．

c 腹水

肝不全になると，アルブミンおよびその他の血漿蛋白の合成が低下する．アルブミンは血漿浸透圧を保ち，水分の血管内から組織への移動を抑制する．アルブミンの低下に加え門脈圧の上昇によって，漿膜毛細血管から体液の漏出がおこり**腹水**（ascites）となる．腹水発生の要因には循環血液量，腎機能，アルドステロンなども関与している．

d 消化管出血（出血傾向）

肝臓で合成される種々の蛋白質のなかには，血液の凝固・線溶にかかわるものもある．よって肝不全では血液凝固・線溶因子の合成低下をきたし，さらに脾機能亢進による血小板の減少，凝固活性物質の処理を行う細網内皮系の機能低下なども加わり，血管内凝固の亢進をおこし血流障害から出血をきたすようになる．

e 肝腎症候群

肝不全に伴って生じる腎機能障害は**肝腎症候群**（hepatorenal syndrome）と呼ばれる．腎動脈末端の攣縮による腎皮質の循環障害に伴い腎機能が低下すると考えられている．

B 胆道系

1 胆管と胆嚢の解剖

　胆汁の排泄管を総称して**胆管**（bile duct）という．肝細胞から胆汁は毛細胆管へと分泌され，次第に集合して細胆管から小葉間胆管，肝内胆管，左右肝管，**総肝管**（common hepatic duct）となり肝を出る．総肝管は**胆嚢管**（cystic duct）と合流して**総胆管**（common bile duct）となる（▶図 7-3，7）．

　総胆管は十二指腸の背側から膵頭部を貫いて，**膵管**（pancreatic duct）と合流して**ファーター**（Vater）**乳頭**〔十二指腸乳頭（duodenal papilla）〕に開口する．乳頭には**オッディ**（Oddi）**括約筋**が存在する．

　胆囊（cholecyst）は長さ 9 cm 前後，最大幅 4 cm のナスの形をした内容量 40〜50 mL の胆汁の貯蔵袋である．食事に伴って胆汁が排出され，胆囊はしぼんでしまう．そのため，腹部エコーなどでの胆囊の観察は食前など，空腹の状態が適している．

2 胆囊の生理機能と胆汁うっ滞

　肝臓から分泌される胆汁の約半分は直接腸に排泄され，残りは胆嚢管を通って胆囊に蓄えられ，水と電解質が吸収されて約 10 倍に濃縮される．総胆管末端部のオッディ括約筋は胆管内圧が高まると弛緩し，減じると収縮して胆汁排泄を調節する．このように胆囊の機能は濃縮と分泌である．しかし胆石症や胆嚢炎では胆嚢摘除を行うが，その後特に支障もなく，その存在意義ははっきりしない．

　肝臓から胆管を経て腸管に至る分泌過程に障害をきたし，血中に胆汁成分が漏れ出る状態を胆汁うっ滞（排泄障害）という．さらに胆汁うっ滞

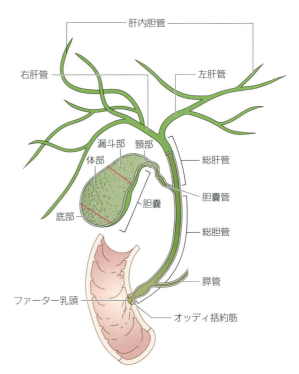

▶図 7-7　胆道系の解剖

は，その原因が肝内にあるか肝外にあるかで肝内性と肝外性に分けられる．肝内性胆汁うっ滞はウイルス性肝炎，薬物，アルコールなどの中毒性肝炎に多い．肝外性胆汁うっ滞は胆石症，胆道炎，胆道癌などによる器質的狭窄や閉塞によるものが多い．

C 膵臓

1 解剖学的特徴

　膵臓（pancreas）は胃の後ろで，さらに腹膜の後方に存在する後腹膜臓器である（▶図 7-8）．扁平で長さは約 15 cm，幅は 3〜5 cm，厚さ 2 cm，重量は約 60 g 程度で，頭部（head），体部（body），尾部（tail）の 3 部分に分けられる．頭

部はC型の十二指腸によって囲まれ，尾部は脾臓（spleen）に接している．

膵臓には外分泌に関与する組織と内分泌に関与する組織が混在するが，90%以上は外分泌部が占めている．外分泌腺は，円錐形の腺腔をつくる腺房細胞（acinar cell）とその内側の腺房中心細胞（centroacinar cell）で構成される．これが導管の上皮細胞に移行して膵管となり，膵頭部で総胆管と一緒になって十二指腸乳頭へ開口する．

内分泌腺に関与する組織は**ランゲルハンス（Langerhans）島**といい，全体で約100万個あり，グルカゴンを分泌するα細胞，インスリンを分泌するβ細胞，ソマトスタチンを分泌するδ細胞と膵臓ポリペプチドを分泌するPP細胞がある．

2 生理学的機能（▶図7-9）

a 外分泌機能

膵液は種々の消化酵素を含み，1日に1〜2.5 L分泌される．成分は蛋白質，電解質などで，蛋白質の大部分は消化酵素が占める．膵液に含まれる消化酵素として，蛋白質分解酵素のトリプシン，キモトリプシン，カルボキシペプチダーゼ，ロイシンアミノペプチダーゼ，エラスターゼ，脂肪分解酵素のリパーゼ，ホスホリパーゼ，糖質分解酵素のα-アミラーゼ，その他にもリボヌクレアー

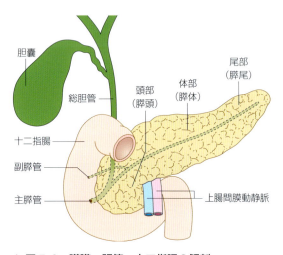

▶図7-8 膵臓・胆管・十二指腸の解剖

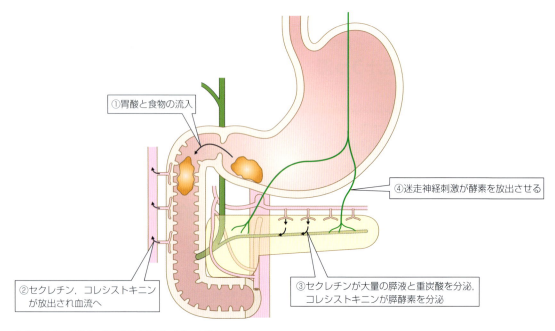

▶図7-9 膵液・膵酵素分泌のメカニズム

ゼ，コラゲナーゼ，デオキシリボヌクレアーゼが知られている．

b 内分泌機能

インスリンは細胞内にグルコースを取り込み，血糖値を降下させ，肝臓や筋肉でグルコースからグリコーゲンへの合成を促進する作用がある．グルカゴンは29個のアミノ酸からなるポリペプチドで，肝臓でグリコーゲンからグルコースに分解するグリコーゲンホスホリラーゼを活性化し，アミノ酸からの糖新生を促進し血糖値を上昇させる働きをもつ．

D 腹膜

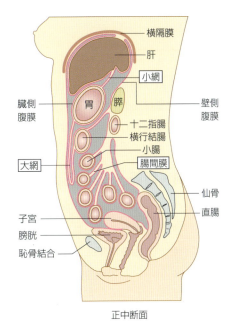

▶図7-10 腹膜の構造

1 腹膜の解剖

腹膜（peritoneum）は薄い透明な漿膜で，腹壁内面を覆い，さらに腹腔・骨盤腔にある諸臓器の表面を包む（▶図7-10）．腹壁の内面を覆う腹膜を**壁側腹膜**（parietal peritoneum）といい，これが反転して腹部臓器の外表を覆う腹膜を**臓側腹膜**（visceral peritoneum）という．

a 後腹膜臓器

副腎，腎，膀胱，膵，十二指腸，上行結腸，下行結腸，直腸は後腹膜臓器といわれ，これらの臓器は一部が腹膜に覆われるのみで，腹膜の後ろに存在する．

b 腸間膜

臓器を包む腹膜が折り返して2枚合わさったものが**腸間膜**（mesentery）である．腸間膜によって包まれる臓器は，肝，胆囊，脾，胃，空腸，回腸，虫垂，盲腸，横行結腸，S状結腸である．動静脈，門脈，神経はこの腸間膜のなかを走行している．

c 大網，小網

大網（greater omentum），**小網**（lesser omentum）は腸間膜が2枚，つまり4枚の腹膜が合わさったものである．肝表面と胃小弯，十二指腸上部では，小網を形成する胃の前後壁を覆う小網は大弯で合体して大網となり，腹腔内に垂れ下がる．

男性では腹膜が完全に閉鎖され，腹腔は外界から遮断されるが，女性では卵管の開口部（卵管孔）が外界と通じている．そのため，不妊症で卵管通気法を行う際に，医原性の腹膜炎を生じることがある．

2 腹膜の生理機能

腹膜の総表面積は$2 m^2$ほどで体表面積よりもやや広い．腹膜は以下のような生理機能を有する．

a 半透膜

腹腔内外の浸透圧差によって，さまざまな物質の吸収と漏出を行う機能を有する．水と電解質などの水溶性の物質は血管に吸収され，脂溶性の物質はリンパ管に吸収される．腎不全患者では腹膜透析として人工透析に用いることができる．

b 感染防御・癒着・知覚機能

腹膜にはマクロファージや組織球などの貪食細胞が存在し，外界と通じる胃・腸に穿孔が起これ ばただちに炎症が惹起され穿孔部位を覆い，損傷の限局化に役立つ．炎症が起こると臓側腹膜は内臓神経支配で内臓痛として自覚されるが，壁側腹膜は体腔壁に接する神経に支配され体性痛として自覚され，炎症波及の重篤さとしてブルンベルグ（Blumberg）徴候や筋性防御から板状強直の腹壁所見を示す．

E 肝胆膵疾患の検査・診断法

1 肝・胆道機能検査

a 血清酵素

(1) 逸脱酵素

逸脱酵素とは，肝細胞が傷害を受けたときに血中に逸脱する各種酵素のことで，肝細胞の変性壊死の程度，つまり傷害の重症度に応じて逸脱酵素量が変化し，重症度や経過の判定に役立つ．よく知られている逸脱酵素として，AST（アスパラギン酸アミノトランスフェラーゼ，GOT），ALT（アラニンアミノトランスフェラーゼ，GPT）がある．俗にいう"肝機能の数値"を示すものである．肝機能検査では最も鋭敏なものの1つであり，スクリーニング検査に用いられる．

AST，ALT はトランスアミナーゼと呼ばれ，

アミノ酸代謝にかかわるアミノ基転移酵素であるが，肝小葉における酵素の濃度分布が均一ではなく存在特性があり，疾病で両者の動きに違いを生じる．たとえば急性肝炎では AST，ALT ともに著明な上昇がみられる．慢性肝炎，脂肪肝，胆汁うっ滞などでは AST<ALT（AST/ALT 比が0.87 以下），肝硬変，肝癌，アルコール性肝障害，急性肝炎極期，劇症肝炎では AST>ALT（AST/ALT 比が 0.87 以上）の傾向がみられる．また AST は肝細胞だけでなく心筋，骨格筋細胞にも多く存在し，心筋梗塞，筋ジストロフィーなどの骨格筋障害でも上昇し，鑑別を要する．

LDH（乳酸脱水素酵素）も代表的な逸脱酵素として知られる．生体内各組織に広く分布し，乳酸の生成や除去にかかわるエネルギー代謝酵素である．白血病，悪性腫瘍，溶血性貧血，心筋梗塞，骨格筋疾患など，細胞が崩壊する疾患で血中へ LDH が逸脱し高値を示す．LDH 高値というだけでは肝疾患と診断することはできない．LDH をさらに細かく分類すると，アイソザイム（isozyme）と呼ばれる5つの分画があり，存在する組織によってこのパターン分類が異なる．このアイソザイムを手がかりに傷害臓器を推定する．

(2) 胆道酵素

ALP（アルカリホスファターゼ），γ-GTP（ガンマグルタミルトランスペプチダーゼ）などは，胆汁うっ滞で著明に上昇することから胆道酵素と呼ばれる．胆道炎症による胆汁のうっ滞や，腫瘍や胆石による胆道閉塞で上昇する．

健常者の血清 ALP は肝および骨由来なので，異常高値を示した場合は肝疾患か骨疾患を疑う．しかし成長期の子どもでは骨形成が盛んなため，正常でも高値となることがある．血清 ALP の上昇を示す肝胆道系疾患に，胆汁うっ滞，肝腫瘍や，肝膿瘍などの限局性肝疾患，白血病や，リンパ腫などの浸潤性肝病変，肉芽腫性肝病変（サルコイドーシス），アミロイドーシスなどがある．急性肝炎，慢性肝炎，肝硬変では上昇することが

少ないので，胆汁うっ滞との鑑別に利用される．

γ-GTP は胆汁うっ滞，アルコール性肝障害で上昇する．特にアルコールの摂取量との関連が強く，飲酒の中止で低下する．異常高値の原因は必ずしも細胞傷害による上昇とはいえず，抗てんかん薬，向精神薬などの投与では，薬物排泄のために酵素合成が誘導されて上昇すると考えられている．

(3) 分泌酵素

ChE（コリンエステラーゼ）などは，肝細胞のミクロソームで生成され，速やかに血中に分泌される酵素なので，肝の蛋白質合成の指標として有用である．非代償性肝硬変で著明に低下し，肝疾患の重症度の指標となる．逆に脂肪肝，ネフローゼ症候群，甲状腺機能亢進症，糖尿病では脂質合成が亢進し上昇する（➡Advanced Studies-1）．

b 血清ビリルビン

間接ビリルビン値と直接ビリルビン値を足し合わせたものが総ビリルビン値となる．直接，間接どちらが優位に上昇しているかで，鑑別疾患が変わってくる（▶表 7-1）．血清ビリルビンは，肝・胆道系疾患や溶血性貧血の鑑別診断に有用であり，病状の経過観察，重症度，予後判定にも必須の検査である．

c 血清蛋白および蛋白代謝産物

アルブミン（albumin）は肝細胞で生成される蛋白質であり，半減期は 20 日と長い．つまり栄養状態不良になってすぐにアルブミンが低下するわけではなく，逆にアルブミンが低下したときは，栄養状態が悪くなってすでにしばらく時間が経過しているということになる．急性肝障害では変化があまりみられず，肝硬変の重症度判定に用いられる．

肝臓では免疫に深くかかわるγグロブリン（γ-globulin）の生成も行うが，慢性肝疾患では，アルブミンの減少と同時に多クローン性のγグロブリンの増加がみられる．γグロブリンのなかに

▶表 7-1　黄疸の分類

高間接ビリルビン（非抱合型）血症を呈する疾患
1. 溶血性黄疸
2. シャント高ビリルビン血症（骨髄内での無効造血）
3. ギルバート症候群（先天性ビリルビン代謝障害）
4. 新生児黄疸
5. 薬物性肝障害の一部
6. 肝不全

高直接ビリルビン（抱合型）血症を呈する疾患
1. 肝細胞性黄疸（ウイルス性肝炎，肝硬変，アルコール性肝障害，薬物性肝障害）
2. デュビン・ジョンソン症候群（良性，慢性の遺伝性高ビリルビン血症）
3. 肝内胆汁うっ滞（原発性胆汁性肝硬変，原発性硬化性胆管炎）
4. 肝外胆汁うっ滞

は IgG，IgA，IgM，IgD，IgE の 5 種類の免疫グロブリン（immunoglobulin）が含まれる．慢性肝炎，自己免疫性肝炎では IgG が増加する．肝炎初期，アルコール性肝障害では IgA が，原発性胆汁性病変では IgM が上昇する．

肝臓はアミノ酸合成の重要な場でもあるので，重症肝疾患では血漿遊離アミノ酸の変動がみられる．劇症肝炎では芳香族アミノ酸（フェニルアラニン，チロシン）やメチオニンの著明な上昇がみられる．またアミノ酸の代謝過程でアンモニアが生じるが，肝不全になるとその代謝が落ちてしまい，高アンモニア血症となる．肝性脳症，劇症肝炎，尿素サイクル酵素欠損症，ライ（Reye）症候群の診断，経過観察には必須の検査である．

Advanced Studies
❶栄養指標としての酵素
ChE は蛋白合成の簡便な指標として従来から臨床現場で利用されてきたが，栄養サポートチーム（NST）の活動が盛んになるにつれて，より鋭敏で，リアルタイムな栄養指標が求められた．最近では肝臓で合成される蛋白質のうち，半減期が短いものを rapid turnover protein と呼び，臨床現場で栄養指標として用いられている．プレアルブミン，トランスフェリン，レチノール結合蛋白の 3 種類が知られている．

d インドシアニングリーン（ICG）試験

ICGは濃緑色の色素で肝からのみ排泄され，肝実質機能と有効肝血流量を反映するので，慢性肝疾患の診断，重症度の判定に有用である．ICG色素0.5 mg/kgを静脈注射し，15分後の停滞率と血中消失率を求める．

e 血液凝固検査

臨床的に**プロトロンビン時間**（PT），**トロンボテスト**（TT）などが用いられ，肝疾患の重症度の判定にはきわめて有用な検査である．肝細胞傷害による蛋白質合成能が低下すると，血液凝固因子は，アルブミンよりも半減期が短いので，急速に減少してプロトロンビン時間延長，トロンボテスト値の低下をきたす．特に手術や内視鏡的治療などで出血を伴う処置が必要な場合，その後の止血にかかわるので，重要である．

f 肝線維化マーカー

慢性肝炎から肝硬変への移行は，慢性炎症に伴う肝細胞の障害と線維化を伴った再生のサイクルの長期にわたる繰り返しである．線維化が進めば，それだけ肝細胞が減少することとなり，肝臓全体の機能が低下していく．腹部エコーを用いて肝の位置を確認しながら，経皮的に肝実質へ専用針を刺し，肝組織を採取して顕微鏡下で線維化を組織学的に評価する肝生検が最も正確とされるが，侵襲や合併症のリスクもあるので，必要最小限にとどめるべきである．

そこで血液中に含まれ，かつ線維化を反映する物質がマーカーとして使用される．肝で合成されるトロンボポエチンは骨髄の巨核球産生を促し，血小板へと変化していくので，通常の臨床検査で汎用される**血小板数**は最も簡便な肝線維化マーカーといえる．そのほかに特殊検査として，**Ⅳ型コラーゲン**や**ヒアルロン酸**などが使用される．Ⅳ型コラーゲンは基底膜の主要成分として知られ，正常な肝類洞中には基底膜は存在しないが，線維

化が起こるとⅣ型コラーゲンなどの基底膜構成成分が分泌され沈着し，一部が血液中でも測定される．また硝子体，関節液などに存在する酸性ムコ多糖体であるヒアルロン酸は肝内皮細胞の機能を表しており，慢性肝炎から肝硬変への移行のマーカーとして有用である．

g 肝腫瘍マーカー

肝細胞癌においては画像診断が重要であり，腫瘍マーカーは必須ではない．しかし，肝癌発生リスクの高い患者のフォローの際，スクリーニングや診断補助として意義は高い．わが国では，AFP，PIVKA-Ⅱ，AFP-L3分画の3種類が保険収載されている．また治療開始前に上昇を認めたマーカーは治療効果判定にも有用であると考えられている．

h 肝炎ウイルスマーカー

肝炎ウイルス感染後，血中のウイルス蛋白（抗原）と，それに対する抗体が，時間経過で特徴ある変動を示すことがわかっており（▶図7-11，12），臨床上有用である．現在ウイルス性肝炎の抗原はA型・B型・C型・D型・E型・G型肝炎ウイルスが知られている．これらウイルスマーカーの定量的評価は，診断，経過，予後の予測，治療効果判定などに不可欠な検査である．

2 膵機能検査

a 生化学検査

（1）膵逸脱酵素

膵機能検査の最も一般的なものとして，**アミラーゼ**測定がある．急性膵炎，慢性膵炎の急性増悪で血中・尿中のアミラーゼ値が上昇する．膵疾患のスクリーニング検査として重要であるが，アミラーゼには膵型と唾液腺型のアイソザイムがあり，両者を鑑別する必要がある．アミラーゼ以外にも**リパーゼ，エステラーゼ，トリプシン**などの

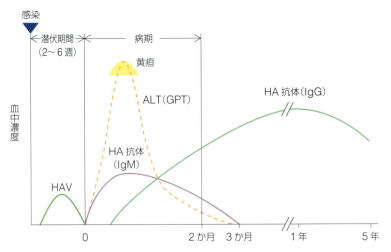

▶図 7-11　A 型急性肝炎発症後の経過と抗体変化

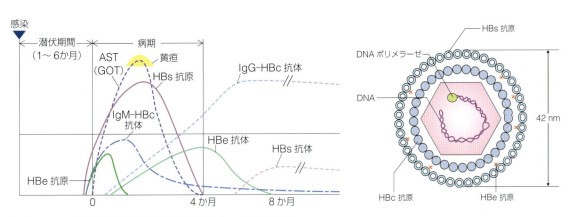

▶図 7-12　B 型急性肝炎発症後の経過とウイルスの構造

消化酵素も膵特異性が高く，膵実質からの血中への逸脱を反映する．膵炎の際には，これら消化酵素により膵組織が自己消化されることで，血中，尿中への逸脱が生じる．

(2) 膵分泌性トリプシンインヒビター

膵液中に分泌されるトリプシンを特異的に阻害し，組織の自己消化を防ぐ．重症膵炎では著明に上昇し，病勢を反映する．

b 膵外分泌機能検査

セクレチン試験が代表的である．セクレチン100 単位を静脈注射し，膵外分泌腺の反応性をみる．胃・十二指腸ゾンデで十二指腸液を 10 分間隔で採取し，液量，重炭酸塩濃度，アミラーゼ活性を測定する．慢性膵炎では低下する．

c 膵腫瘍マーカー

膵癌は自覚症状に乏しく，進行してから見つかることが多いので，早期癌の発見に有用なマーカーがあれば理想的であるが，膵癌特異性の高いものは存在しない．しかし，フォローアップ，予後予測，治療効果の判定には有用で，臨床ではCA19-9，CEA，SPan-1，DU-PAN-2 が用いられる．

3 画像診断法

a 超音波検査

超音波検査（ultrasonography；US）は被曝や侵襲なく，どこでも何度でも実施できるスクリーニングや経過フォローに最適な検査である．最新機種は空間分解能が高くなり，細かな病変もとらえられるようになっている．さらに超音波検査用の造影剤も進歩し，肝癌などの検出力向上に貢献している．またプローブから音響振動を腹部に与え，肝実質の硬さで伝導速度が変化する原理を用いて，線維化の程度を推し量る超音波エラストグラフィも慢性肝炎や肝硬変の診療現場で臨床応用されている．

b CT

CT（computed tomography）検査も技術の進化によって高速化が進み，撮影時間は短くなり，しかも空間分解能や時間分解能が上昇し検出精度の向上がはかられている．さらにコンピュータの処理能力向上は2次元の画像情報を3次元へと再構成する3D-CTへと発展させた．また造影剤の静脈注入時間と撮影のタイミングをコントロールすることで動脈相，門脈相に分離して，しかも脈管を立体的に捉えることが可能となった．

かつては周辺脈管との立体的位置関係，病変の血管造成状況など，肝癌などの手術適応や切除範囲の決定の際に，X線透視下で動脈カテーテルを挿入し，造影剤を注射する血管造影検査が不可欠な検査であった．しかし3D-CTの進歩が，より低侵襲かつ低被曝を可能とし，血管造影検査の必要性は少なくなってきた．

c 磁気共鳴画像（MRI）

MRI（magnetic resonance imaging）は，核磁気共鳴（nuclear magnetic resonance）現象を利用して，水素原子核の分布とその存在状態を画像化する．CT同様，技術の進化により，より強力な磁場を用いた機種が開発されている．1980年代に臨床現場で使われるようになったころは0.5 T（テスラ）の超伝導電磁石を用いたMRIであったが，その後1.0 T，1.5 Tと時代は変わり，近年は3.0 Tの超高磁場装置がすでに一般的となっている．さらに超音波エラストグラフィ同様に，線維化および早期肝硬変の検出を目的とした肝MRエラストグラフィもすでに保険収載されている．

F 肝胆疾患各論

1 急性ウイルス性肝炎

急性ウイルス性肝炎（acute viral hepatitis）は，感染によるウイルスの増殖，急激な肝細胞の壊死がみられ，食欲不振，全身倦怠感などの症状を呈する．原因ウイルスとしてA型肝炎ウイルス（hepatitis A virus；HAV），B型肝炎ウイルス（HBV），C型肝炎ウイルス（HCV），D型肝炎ウイルス（HDV），E型肝炎ウイルス（HEV），G型肝炎ウイルス（HGV）が一般的に知られている．

a A型急性肝炎

（1）病態

A型急性肝炎（type A acute hepatitis）は，A型肝炎ウイルス感染による急性肝炎で，感染経路は糞口感染が最も一般的である．シジミや生ガキの摂取，家族内感染などによる．潜伏期間は約4週間で，日本では冬から春にかけて多発するのが特徴である．

（2）症状，身体所見

黄疸に2週間先行して発熱，咽頭痛，関節痛などの前駆症状がある．次いで黄疸とともに頭痛，全身倦怠感，筋肉痛，胃腸症状（食欲不振，悪

心・嘔吐, 腹痛, 下痢など) が出現する.

肝臓は全例が腹部触診で触知するほど腫大し, 時に脾腫も伴う. 黄疸は成人ではほぼ必発だが, 小児では出現しないこともある. 3〜4週間で黄疸が消失し, 肝脾腫も軽快し回復する.

(3) 検査・診断

顕微鏡で組織を見ると肝細胞の壊死・変性, クッパー細胞の腫脹・貪食・増殖像, 門脈域への円形細胞浸潤などが認められる.

生化学検査では, 肝細胞壊死と炎症反応により, AST, ALT は著明に上昇し, いずれも極期には 1,000 単位以上となる. 特に ALT が優位に上昇する. 血清ビリルビン値は直接ビリルビン優位を示し, 黄疸期では 10 mg/dL 程度まで上昇する. A 型急性肝炎では IgM 型の抗体産生が顕著となる.

A 型肝炎ウイルス(HAV)はピコルナウイルスに属する強い抗原性をもつ RNA ウイルスである. A 型急性肝炎の診断は, 病初期から増加する血清中 IgM 型 HA 抗体の測定によって行われる. HA 抗体は IgM 抗体から IgG 抗体に推移する. HA 抗体は強力な感染抵抗を有する中和抗体であり, この抗体は長期にわたって持続する(▶図 7-11).

末梢血の炎症所見では, 白血球数は正常値のことが多いが, 軽度減少することもある. リンパ球が相対的に増加し, 異型リンパ球の出現をみる場合や, 反対に白血球増加を示すこともある. 好中球増多を示すときは肝細胞壊死が広範かつ高度と診断できる. 画像検査では超音波検査で肝壊死の程度, 脾腫の程度がわかる.

(4) 治療・予防

抗ウイルス薬投与など特異的治療はなく, 安静と栄養補給が基本的な治療となる. 食事が摂取できない場合は補液による栄養補給を行う.

感染を予防するには, まず糞口感染という感染経路をよく認識する必要がある. 手指洗浄を徹底し, 流行地では火を通さない食事を控えるべきである. また宿主に免疫能を獲得させる方法として, ワクチン接種によって能動的免疫能を, あるいはヒト免疫グロブリン投与によって受動的免疫能を獲得させる方法がある.

(5) 予後

ウイルス性肝炎のなかでは最も予後は良好である. 慢性化することはなく, 発症後 6〜12 か月頃まで遷延する例もあるが, 基本的に自然に治癒する. 劇症化する例もまれにあるが, B 型, C 型の劇症化に比べると頻度は低く, 救命率は高い. まれではあるが, 腎障害, 肝炎後再生不良性貧血, 多発神経炎, 低血糖, 徐脈, 心膜炎などをおこすことがある.

b B 型急性肝炎

(1) 病態

B 型急性肝炎(type B acute hepatitis)は, B 型肝炎ウイルスの初感染で発症し, 主に血液感染で拡大する. 潜伏期間は 1〜6 か月で, 黄疸を伴う典型例と, 明らかな症状がみられない不顕性感染例がある. また一過性感染で終わらず, 肝炎鎮静化後に持続性感染となり, キャリア化する場合がある. キャリアは後述する HBe 抗原陽性が継続し, 血液や体液を介してウイルス感染源となるリスクがある. 性行為感染が最も多い感染経路と考えられるが, キャリアの妊婦から新生児への垂直感染もおこる.

(2) 症状, 身体所見

臨床症状では, 潜伏期後, 全身倦怠感, 食欲不振, 悪心・嘔吐などの前駆症状を経て肝炎を発症する. ほぼ全例に黄疸がみられ, 発熱・消化器症状は A 型肝炎よりも軽度であることが多い. 関節痛や神経痛などの肝外症状を認める場合もある. 小児の B 型急性肝炎では全身の皮疹を伴う例があり, ジャノッティ(Gianotti)病と呼ばれる.

(3) 検査・診断

検査所見では, 腹部エコーで全例に肝腫大を認め, 肝機能検査は他の急性肝炎と同様にトランスアミナーゼやビリルビン値の上昇を示す. 疾患特

異的なウイルスマーカーの臨床的意義は大きく，診断および経過の判定において重要である．

B型肝炎ウイルス（HBV）は直径約42 nmの球状粒子で，外皮とコア粒子からなるDNAウイルスである．外皮には表面抗原（surface antigen）としてのHBs抗原，コア（core）粒子にはHBc抗原がある．HBe抗原は，HBc抗原の一部分が切り離されて血中に出たものである（▶図7-12）．

HBs抗原が血中に検出されればHBVの感染と増殖を示し，正常な免疫系をもっていればその抗原に対してHBs抗体がつくられる．HBs抗体はHBs抗原に対する抗体であり，血中で中和抗体として機能する．

HBc抗原はHBVの内部に存在するため，通常は血中に存在しない．そのためHBcの血中濃度を測定する臨床的な意義はない．HBc抗体はHBc抗原に対する抗体であり，B型急性肝炎などで出現し，IgM型とIgG型抗体の2種類がある．IgM-HBc抗体は急性肝炎初期に一過性に高力価で出現して6〜12か月で消失する．IgG-HBc抗体は肝炎極期以降に抗体価が徐々に上昇し，HBs抗原が消失したあともしばらく高い抗体価で持続する．HBs抗原キャリアでは高い抗体価で長期間持続する．

血清中のHBe抗原量は血中ウイルス量と比例する．HBe抗原陽性キャリアの多くはやがて肝炎を発症し慢性肝炎の状態となる．一般にHBe抗体陽性キャリアの肝炎ではウイルス量が少なく，肝炎の活動性が低いことが多い（▶図7-12）．

（4）治療

治療は原則としてA型急性肝炎同様，安静と栄養補給である．一過性感染か持続感染かで予後は非常に異なる．一過性感染の場合は，劇症化して死亡するか治癒するか，大きく分かれる．劇症化するのはすべて急性肝炎で1%程度といわれているが，B型急性肝炎で劇症化すると予後は非常に悪い．それ以外の一過性感染では，経過の時間的な差はあっても，完全に治癒する．一般に1〜3か月以内にHBe抗原が陰性化すれば，一過性感染と診断できる．

（5）ウイルスのキャリア

ウイルスのキャリアには，すでに症状が現れている「症候性キャリア」と，まったく自覚症状がない「無症候性キャリア」がいる．

持続感染例のなかには初感染から移行する例と，無症候性キャリアの急性発症例がある．これらは，HBe抗体陽性無症候性キャリアに移行する例もあるが，多くはHBe抗原陽性慢性肝炎へ移行する．HBe抗原陽性無症候性キャリアの90%はHBe抗体陽性無症候性キャリアへ移行し，慢性肝炎に移行することはないと考えられる．残りの約10%が，HBe抗原陽性慢性肝炎へ移行する．一部はHBe抗体陽性慢性肝炎に移行する．HBe抗原陽性慢性肝炎が持続すると肝硬変へ進展していく．

C C型急性肝炎

（1）病態

C型急性肝炎（type C acute hepatitis）は，C型肝炎ウイルスの感染によって生じる急性肝炎である．1970年代から，輸血後におこる肝炎として注目されていたが，当初病原ウイルスは不明で，非A非B型肝炎と呼ばれていた．1989年にウイルスが同定され，C型肝炎と呼ばれるようになった．

（2）検査・診断

C型肝炎ウイルスはヒトを固有宿主とし，一本鎖RNAの遺伝情報をもち，現在までに10種類以上の遺伝子型が報告されている．感染経路としては血液感染で，抗体検査法が確立される以前は，輸血や血液製剤によって感染が拡大し，国や製薬会社を相手どった訴訟がおこされた．現在は輸血，血液製剤による感染のおそれはないが，刺青，注射器を用いた薬物乱用（回し打ち）では感染のリスクがある．

（3）症状と経過

一般的にC型肝炎ウイルスに感染すると，2〜16週間の潜伏期間を経て，発熱や頭痛，関節痛，

食欲不振などの症状が現れる．C 型肝炎は A 型や B 型肝炎とは異なり，ウイルスに感染しても多くの場合，症状が軽く，感染していることに気づかないうちに慢性肝炎へと移行していることが多い．

d B 型・C 型肝炎の医療現場での予防法

B 型・C 型肝炎ウイルスは血液，体液を介して感染する．リハビリテーションの現場でも肝炎ウイルスのキャリアと遭遇する機会は多く，場合によっては血液，体液に触れることもありうる．理学療法士・作業療法士は，看護師や臨床検査技師に比べ，針刺し事故をおこすリスクは高くはないが，医療従事者の基本的知識として以下のことは知っておきたい．

- HBe 抗原陽性患者や C 型肝炎ウイルス陽性患者が使用した針やメスなどを誤って刺した場合は，すぐに止血はせず，血液を十分な流水で洗い流したほうがよい．医療従事者は通常，入職時などに B 型肝炎ウイルスに対する抗体の有無を確認することが多い．さらに B 型肝炎への曝露の多い職種では，抗体陰性の者に対してHB ワクチンを接種する．未感染の人が針刺し事故をおこした場合，24 時間以内に免疫グロブリンと HB ワクチンを接種すれば，感染を阻止できるといわれている．C 型肝炎ウイルスの場合は，1 年程度慎重に経過観察（定期的な肝機能検査，ウイルス抗原，抗体検査）を行う．
- 健常な皮膚は頑丈な角化層に覆われているので，通常は直接血液や体液に触れても，ウイルスが体内に侵入するのは困難である．しかし擦過傷や皮膚疾患があると感染リスクが高まるので，ゴム手袋の使用，手洗いの徹底が重要である．リハビリテーション室の機器などが血液，体液で汚染された場合は，0.1% 次亜塩素酸ナトリウムで消毒するとよい．

2 劇症肝炎

劇症肝炎（fulminant hepatitis）とは，肝炎ウイルス感染，薬物アレルギー，自己免疫性肝炎などが原因で，正常の肝臓に短期間で広範な壊死が生じ，進行性の黄疸，出血傾向および精神神経症状（肝性脳症）などの肝不全症状が出現する病態で，急性型と亜急性型がある．近年は本邦で年間 50 例程度と考えられており減少傾向にある．ウイルス性の割合がかつては多かったが，4 割弱へ減少していることが大きな要因と考えられる．そのなかでも B 型肝炎ウイルスによるものが全体の約 3 割と多くを占める．薬物性と自己免疫性の例はそれぞれ全体の 1～2 割を占める．救命率は現在でも約 3 割と低い．

3 慢性肝炎

(1) 病態

急性炎症後 6 か月以上にわたって肝細胞の炎症が持続すると，**慢性肝炎**（chronic hepatitis）と呼ばれる状態となる（▶図 7-13）．本邦の B 型慢性肝炎患者数はキャリアを含め約 110～120 万人，C 型慢性肝炎患者数は約 90～130 万人と推定されている．慢性肝炎の原因としてウイルス性が約 6 割と半分以上を占めるが，その他に必ずしも急性炎症を経ずに慢性炎症が持続する病態としてアルコール性が約 2 割，後述する非アルコール性脂肪性肝疾患に伴う慢性炎症が 1 割弱，その他薬物等が 1 割強となっている．

黄疸を伴って発症した急性ウイルス性肝炎の多くは 2～3 か月以内に治癒する．しかし，1～2 割は黄疸が消えたあとも，C 型急性肝炎でみられるように，発症を自覚することなく慢性肝炎の形で発見されることも多い．慢性肝炎のうち B 型肝炎ウイルスに起因するものが約 3 割，C 型が残りの約 7 割で，A 型肝炎は慢性化することがない．肝生検を行うと門脈領域を中心に円形細胞の浸

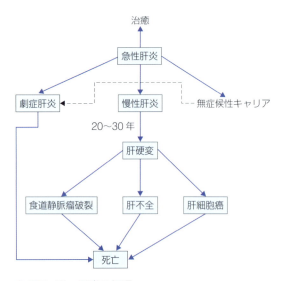

▶図7-13　肝炎の経過

潤, 線維の新生・増生がみられ, さまざまな程度の肝細胞の変性・壊死を示す.

(2) 症状, 身体所見

自覚症状としては全身倦怠感, 易疲労感, 食欲不振, 腹部膨満感, 皮膚瘙痒, 黄疸などが主であるが, 約半数は無症状で, 血液検査などで異常を指摘されて発覚する. 他覚的には肝腫大を認めることが多く, くも状血管腫 (vascular spider), 手掌紅斑, 色素沈着などの皮膚症状がみられる場合は, 肝硬変の初期症状として疑う必要がある.

(3) 検査・診断

臨床検査では AST, ALT などのトランスアミナーゼの上昇を認める. 肝硬変に移行するに従って肝合成能は低下し, アルブミン低下や血小板減少, 凝固因子合成低下に伴いプロトロンビン時間延長などが確認できる.

(4) 治療

慢性肝炎の治療は長期的視点で行う必要がある. 1つは肝機能の維持, つまり肝硬変への進展予防である. 肝不全には, 腎不全における人工透析のような代償手段が存在しない. 肝不全になってしまえば肝移植以外に助かる道はない. しかし移植にはドナーが必要であり, 簡単に選択できる治療法ではない. 2つ目には肝細胞の炎症の反復過程から癌細胞を生じることがわかっており, 肝癌の予防, 早期発見が重要である.

この 30 年の間に慢性ウイルス性肝炎の治療は大きく進歩した. 分子生物学の発展に伴い, ウイルスの遺伝子タイプ分類, 定量評価, さらに抗ウイルス薬の開発へと進み, 治療アルゴリズムが確立されてきた. 具体的に B 型肝炎では, ウイルスに対する免疫反応を賦活するペグインターフェロンとウイルスの増殖を直接阻害する核酸アナログ製剤が治療戦略として用いられる. 治療目標として短期的には ALT の正常化, HBe 抗原や HBV 陰性化を目指し, 最終的には HBs 抗原消失を目標として治療を行う. また C 型肝炎に関しては 2014 年以降, インターフェロンを使用せず, 遺伝子型に応じて直接型抗ウイルス薬を用い, 最近では初回投与例で 90% を超える高いウイルス排除率が得られている.

4 脂肪肝

脂肪肝 (fatty liver) は肝臓に脂肪が過度に蓄積して生じる肝障害であり, トランスアミナーゼや γ-GTP の上昇を認める.

エネルギーの摂取過剰, 特に糖質や脂質の過剰摂取で脂肪肝になりやすく, 肥満になると脂肪細胞のインスリン感受性が低下し, 肝における中性脂肪の合成が促進されて, 肝内に脂肪酸, 中性脂肪の蓄積がおこる. 加えてアルコールの過剰摂取は脂肪組織からの遊離脂肪酸の動員を促進する反面, クエン酸回路を抑制し, 脂肪酸の酸化 (エネルギーとしての利用) を障害するために肝に脂肪沈着がおこりやすくなる.

5 非アルコール性脂肪性肝疾患

非アルコール性脂肪性肝疾患 (nonalcoholic fatty liver disease；NAFLD) は, 組織診断あるいは画像診断で脂肪肝を認め, アルコール・薬

剤・遺伝子疾患による二次性脂肪肝を除外した病態である．多くは肥満，糖尿病，脂質代謝異常症，高血糖などを基盤に発症する．さらに糖尿病や肥満，アルコールを含む代謝異常関連脂肪肝（metabolic dysfunction-associated fatty liver disease；MAFLD）と呼ばれる新たな概念も国際的に提唱されており，今後ガイドライン上での整理が待たれる．いずれにせよ単純な脂肪肝の状態から，肝細胞内に蓄積された脂肪の変性，炎症性細胞の浸潤，線維化への移行を防ぐことが重要である．線維化の進行により肝癌など肝関連疾患だけでなく心血管イベントのリスクも上昇することが知られている．

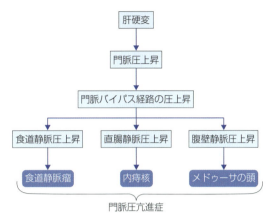

▶図 7-14　門脈圧亢進症への進展過程

6 肝硬変症

(1) 病態

肝硬変症（liver cirrhosis）とは，慢性の肝障害が進行し，正常肝細胞の炎症・破壊に伴い，線維組織によって置き換えられ硬くなった状態である．慢性肝炎の終末像であり，肝炎ウイルスによるものが多く，B型が約2割，C型が約5割を占める．その他の原因として，アルコール性肝障害による肝硬変が1割程度である．門脈圧亢進症を引き起こす最大の要因であり，肝生検では高度の線維化に伴い肝小葉構造が完全に消失する．肉眼的にも肝は萎縮し肝の表面は凹凸となる．

肝硬変は代償期と非代償期に分けられるが，代償期では特段の症状はなく，気づいたら非代償期へと移行してしまっている例もある．

(2) 症状，身体所見

非代償期になると，門脈圧亢進症の特徴を認めるようになる（▶図 7-6➡182頁，図 7-14）．門脈圧亢進症では，臍部から放射状に広がる静脈怒張〔メドゥーサの頭（▶図 7-15，➡NOTE-1）〕，食道静脈瘤，痔核形成などがあり，特に食道静脈瘤破裂による大出血は死亡の原因となる．非代償期になると，ビリルビン処理能低下による黄疸，低アルブミン血症による腹水貯留・浮腫，凝固因子や血小板減少に伴う出血傾向，高アンモニア血症による意識障害などがみられる．その他の症状として皮膚の色素沈着，手掌紅斑，くも状血管腫，女性化乳房，精巣萎縮などの性ホルモン代謝異常がみられる．

(3) 検査・診断

臨床検査では，活動性の高い慢性肝炎のころよりもトランスアミナーゼは低下してくる．一見炎症活動性が鎮静化してきたことを錯覚させるが，これは残存肝細胞が減少し，逸脱酵素として上昇するトランスアミナーゼの絶対量自体が減少していることを示す．このような状況になるころには肝の蛋白合成能は著しく低下し，アルブミン，血清総蛋白減少，汎血球減少を認める．一方でアンモニアの代謝能が低下し，高アンモニア血症から肝性脳症をきたす．

(4) 治療

前述のように根治的治療は肝移植以外にないので，個々の症状に対する対症療法が基本となる．腹水に対しては食塩制限と利尿薬の投与を行う．アルブミン製剤の点滴も行うが，一時的な効果で長くは続かない．肝性脳症の症例には血中アンモニアの上昇を抑制するために，薬物を投与してアンモニアを産生する腸内細菌を減らす方法や，アミノ酸代謝の過程でアンモニアの生成をできるだけ抑制するために，分枝鎖アミノ酸を多く含有

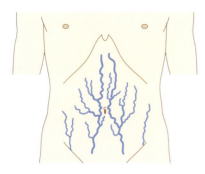

▶図7-15 メドゥーサの頭

し，芳香族アミノ酸の含有を減らしたアミノ酸製剤もよく使われる．

7 肝癌

(1) 病態

肝癌（liver cancer）は原発性と転移性の2つに分けられ，原発性肝癌は肝細胞由来の肝細胞癌（hepatocellular carcinoma；HCC）と肝内胆管，すなわち胆管細胞由来の胆管細胞癌があり，そのほとんどが肝細胞癌である．肝細胞癌の発生母地を探ると，80〜90％が肝硬変を合併しており，B型・C型肝炎ウイルスの慢性活動性肝炎患者が大部分を占める．肝細胞癌は他の臓器の癌と異なり，発癌のリスク因子が明確になっている．つまり肝細胞内で炎症と再生が繰り返される過程で癌細胞が生じると考えられている．

(2) 検査・診断

肝細胞癌そのものによる自覚的症状はほとんどないので，慢性肝炎，肝硬変の患者には定期的なフォローでの早期発見が，非常に重要である．特に超音波検査，CT，MRI検査は肝細胞癌の早期発見に威力を発揮する．検査法の発達により，より小さな細小肝癌が発見できるようになってきている．

(3) 治療

治療手段の選択は肝障害の程度と腫瘍の数，サイズによって異なり，肝機能障害が重度でなく，腫瘍数が少なければ局所的肝切除が可能であるが，切除可能なケースは肝細胞癌の場合約3割と考えられている．外科的な切除の適応とならない場合は，経動脈カテーテル肝動脈塞栓療法（▶図7-16，➡NOTE-2），経皮的エタノール注入療法（➡NOTE-3）や肝動注化学療法（➡NOTE-4）の適応となる．

肝硬変に伴う肝予備能の低下の影響もあり，肝癌の切除適応例の予後もかつては低かったが，現在は超高齢化に伴い発症年齢は上昇しているものの，5年生存率は60％を超えている．

8 肝膿瘍

肝膿瘍（liver abscess）は細菌，アメーバなどの感染により生じ，発熱，全身倦怠感，食欲不振，体重減少，下痢，右上腹部痛などを呈し，病原体によって化膿性とアメーバ性に大別される．化膿性肝膿瘍の感染経路は門脈，胆道，動脈，静脈などいずれもありうる．アメーバ性肝膿瘍は赤痢アメーバが大腸から門脈経由で肝に運ばれ生じ，海外渡航者に多くみられる．

9 胆石症

(1) 病態

胆石症（cholelithiasis）は胆囊，胆管など胆道内で，胆汁成分が固まってできる結石である（▶図

> **NOTE**
>
> **1 メドゥーサの頭（caput medusae）（▶図7-15）**
>
> 門脈圧が亢進することにより，拡張した腹壁静脈が放射状に広がる様子を「メドゥーサの頭」と呼ぶ．メドゥーサとはギリシア神話の怪物であり，髪の毛が無数の蛇となり四方に広がっている．腹壁に浮き出た静脈の怒張の模様が，この怪物の頭を連想させることからつけられた名前である．

F　肝胆疾患各論　●　197

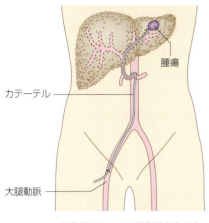
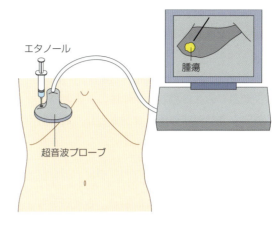

経動脈カテーテル肝動脈塞栓療法　　　　経皮的エタノール注入療法

▶図 7-16　肝癌の非開腹手術

7-17). 中年女性に多い. 結石ができる背景として, 代謝・内分泌, 自律神経などの異常による胆汁組成の変化, 胆汁うっ滞や炎症が基本にあると考えられている. 胆石の主成分はコレステロールとビリルビンであるが, それぞれが混じり合わずに層を形成している場合や混在している場合など

NOTE

2 経動脈カテーテル肝動脈塞栓療法（trans-catheter arterial embolization；TAE）

大腿動脈からセルディンガー（Seldinger）法によりカテーテルを腫瘍支配動脈に選択的に挿入し, 塞栓物質を詰め腫瘍を阻血壊死に至らせる療法（▶図 7-16）.

3 経皮的エタノール注入療法（percutaneous ethanol injection；PEI）

腫瘍直径 3 cm 以下, 3 病巣以下の小肝細胞癌に対して, 超音波ガイド下に細い注射針を用いて腫瘍部に直接エタノールを局注することにより, 癌細胞を瞬時に凝固壊死させる療法（▶図 7-16）.

4 肝動注化学療法（transcatheter arterial infusion；TAI）

経皮的に肝動脈にカテーテルを挿入し, 末端を腫瘍血管に留置する. もう片方の末端は, 腹部皮下に埋め込んだリザーバーへと接続する. その後は皮下のリザーバーに針を刺し, 抗癌剤をリザーバー内へ注入する. こうすることで, 抗癌剤を腫瘍のみに選択的に投与することが可能となる.

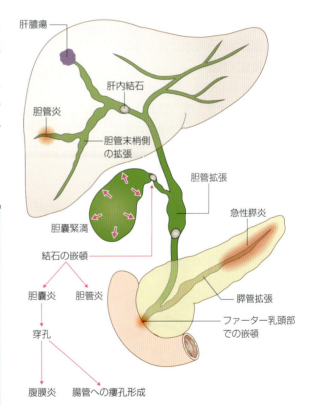

▶図 7-17　胆石症とその合併症

さまざまである．胆石が存在しても，必ずしも症状が出現するとは限らず無症候性の場合もある．

(2) 症状

最も典型的な症状は疝痛発作（colicky pain）であり，急激におこる激しい発作性の上腹部痛である．特に夕食に脂肪の多い食事をとり，数時間後の寝入りばなに現れることが多い．右肩，右背部に関連痛を生じることもある．結石のサイズによっても症状が異なり，10 mm を超えるような大きな胆石では，胆囊頸部に嵌頓し，心窩部から右背部の疼痛を訴える．3 mm 以下の小さい結石では胆囊管を通過して胆管に移行し，さらにオッディ括約筋を通過して十二指腸に排泄されることを胆石分娩と呼ぶ．オッディ括約筋を通過するときに典型的な激しい疝痛発作を訴えるが，十二指腸に排泄されれば急に痛みはなくなる．

(3) 検査・診断

臨床検査上では，胆石の嵌頓により胆管が閉塞すると，胆汁うっ滞，閉塞性黄疸を生じ，血清ビリルビン値，ALP，LAP（ロイシンアミノペプチダーゼ），γ-GTP の上昇を認める．胆囊炎や胆管炎を合併すると，白血球増多，CRP 高値，赤沈亢進などの炎症所見が加わる．胆石の存在の有無確認は超音波検査が最も適している．食前で十分に胆汁が胆囊に貯留している状態でないと観察は困難である．また胆石の嵌頓により胆道の閉塞機転が生じると，嵌頓部位より上位の胆管拡大が超音波検査で確認できる．胆管結石の詳細な部位，胆道狭窄の有無を確認するには内視鏡的逆行性胆管膵管造影法（ERCP）や経皮経肝的胆管造影法（PTC）が適している（▶図 7-18）．胆石症に胆管炎を合併すると，上腹部痛に加え発熱，黄疸，ショック（エンドトキシンショック）状態と意識障害が加わり重症化することがある．

(4) 治療

コレステロール系胆石に対しては，ウルソデオキシコール酸，ケノデオキシコール酸の内服治療（胆汁酸溶解療法）が有効である．結石のサイズや個数によっては体外衝撃波破砕術（extracorporeal shock wave lithotripsy；ESWL）が適応となる．外科的には開腹による胆囊摘出術や腹腔鏡下胆囊摘出術が行われる．

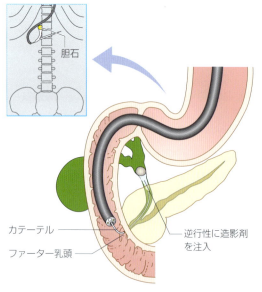

内視鏡的逆行性胆管膵管造影法（ERCP）

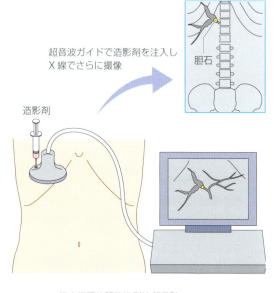

経皮経肝的胆管造影法（PTC）

▶図 7-18　ERCP と PTC

10 胆嚢炎

胆嚢炎（cholecystitis）は細菌感染によっておこる胆嚢の炎症である．起因菌は主に大腸菌で，腸管内から総胆管を経由して逆行性に感染するものと考えられる．急性胆嚢炎では発熱，悪寒・戦慄に加え，右季肋部・上腹部の局所疼痛を伴う．周囲へ炎症が波及すると腹部の疼痛・圧痛が拡大し，右肩への放散痛がみられる．慢性胆嚢炎の場合は発熱，悪寒の全身症状は一般に伴わず局所症状が主症状となる．胆汁への移行がよい抗菌薬による内科的治療が行われる．胆石を有する場合は，内科的治療によって炎症鎮静化後，内視鏡下または開腹手術により胆嚢摘出術を行う．

11 先天性胆道閉鎖症

先天性胆道閉鎖症（congenital biliary atresia）は，先天的な肝外胆管閉塞のために，胆汁分泌ができず，新生児黄疸に引き続いて持続性の黄疸と白色便がみられる．そのまま放置すると胆汁性肝硬変症をきたし，ほとんどの症例では2年以内に死亡する．生後2か月以内の早期に外科的胆汁路形成手術を行うとよい．胆道閉塞を疑ったら診断を確定したあとに速やかに開腹，肝管空腸吻合術あるいは肝門部腸吻合術が行われる．

12 先天性胆道拡張症

先天性胆道拡張症（congenital biliary dilatation）は，先天的に胆管と膵管の合流のしかたが本来のものと異なるため胆道が拡張する疾患で，主に総胆管の一部または全体が紡錘状，囊胞状に拡張する．肝管から十二指腸開口部まで拡張するものもある．腹痛，黄疸，腫瘤触知が3主徴である．右季肋部に鈍痛または疝痛を伴い，黄疸は乳幼児や若年者で高度で，灰白色便を呈する例もある．早期に診断を確定し，肝管空腸吻合術などの外科的手術を行う．

13 胆道の悪性腫瘍

a 胆嚢癌

胆嚢癌（gallbladder cancer）は，胆嚢および胆嚢管にできる癌で，胆石症同様に女性に多く，男女比は1：2である．また，高齢者に多い．胆嚢癌の5～7割に胆石の合併があり，また胆石手術例の2～5%に胆嚢癌が認められることから，発症因子として胆石症の意義は大きい．

病理学的には8～9割が腺癌で，肉眼的には乳頭型，結節型，浸潤型に形態が分かれる．病因としては胆石症の合併以外にも，先天性膵管胆道合流異常が重要である．本来小腸に流れるはずの膵液が胆嚢内へ逆流することが発癌に関連すると考えられている．

臨床症状では胆石症，胆嚢炎と鑑別はできない．胆石症，胆嚢炎が発見されれば，癌の存在も念頭において検査を行うことが重要である．つまり，超音波エコー，CT，MRI，ERCP などの画像診断や腫瘍マーカーを用いて存在診断を行う．胆嚢壁は薄く，粘膜筋板も欠くため，転移しやすい解剖学的特徴をもつ．そのため早期の胆嚢癌を除くと予後は不良である．

b 胆管癌

胆管癌（bile duct cancer）は部位によって左・右胆管癌，上部胆管癌，中部胆管癌，下部胆管癌に分かれる．胆嚢癌同様，高齢者に多いが，男女比は胆嚢癌と異なり男性がやや多い．胆管癌では胆石との関連は薄く，先天性膵管胆道合流異常との関連が考えられている．臨床症状，検査所見，病理学的特徴，治療は胆嚢癌と基本的に近く，胆嚢癌と同様に，胆石症，胆嚢炎の際には胆管癌も念頭において検査を進める必要がある．予後は分化度の高い乳頭型は比較的良好な場合が多いが，結節型，浸潤型は進行，転移しやすく予後不良で

ある.

G 膵疾患各論

1 急性膵炎

(1) 病態

急性膵炎（acute pancreatitis）の発症機序は膵酵素による自己消化である. トリプシンに始まり種々の膵酵素の活性化に伴い炎症が悪化し, 逸脱した膵酵素が全身をめぐり間質浮腫, 融解壊死, 脂肪壊死, 出血をきたす. 急性膵炎の病因では, 胆石とアルコール摂取が2大成因である.

(2) 症状, 身体所見

上腹部激痛が特徴で, 急性腹症の鑑別診断として重要である. ただし疾病特異的な症状はなく, 逸脱した膵酵素による融解の程度や, 損傷臓器の違いで疼痛の訴えはさまざまである. その他に悪心・嘔吐, 発熱, 腹部膨満などの訴えがある. 炎症が腹膜に波及すれば筋性防御を認め, 胆道の閉塞機転があれば黄疸を呈する. 重症例では血圧低下, 頻脈, チアノーゼなどのショック状態から呼吸困難, 出血傾向, 多臓器不全となり, 死に至ることもある.

(3) 検査・診断

臨床検査値では, 白血球増多, 血清・尿中アミラーゼの急峻な上昇を認める. その他血清リパーゼ, エラスターゼ, トリプシンも上昇する.

(4) 治療

治療の基本として, まず絶飲食による膵外分泌抑制, 輸液による水分と電解質バランスの補正, 薬物による胃液・膵液分泌抑制およびオッディ括約筋の緊張緩和, 疼痛にはペンタゾシン, モルヒネなどの中枢性鎮痛薬（麻薬性鎮痛薬など）を用いることもある. 蛋白分解酵素阻害薬の点滴による膵酵素の活性阻害も有効である. 予後は軽症であれば良好で, 2〜5日で腹痛が軽減し, 2〜3週

間でほぼ完治する. アルコール性のもの以外では再発もまれである.

2 慢性膵炎

(1) 病態

慢性膵炎（chronic pancreatitis）は, 膵の炎症性変化のために膵実質組織の破壊・消失・線維化がおこり, それに伴う膵外分泌不全による消化吸収障害と膵内分泌不全による糖代謝異常の病態である. 誘因としてアルコールの過剰摂取が過半数を占める.

(2) 症状

膵外分泌機能不全としてトリプシン, キモトリプシンの分泌障害による蛋白消化障害や, リパーゼの分泌障害で脂肪消化障害がおこり, 下痢, 脂肪便, 体重減少を認める. また膵内分泌障害では, 膵島の萎縮・変性によりインスリン不足となり, 糖尿病を引き起こす.

(3) 治療

治療は, 膵外分泌障害に対しては, 消化酵素製剤の投与, 膵内分泌障害に対しては, インスリンによる血糖コントロールが主となる.

3 膵癌

(1) 病態

膵癌（pancreatic carcinoma）は外分泌腺由来, 内分泌腺由来, 間質由来の3群に分類されるが, 外分泌腺癌が9割以上を占める. 原因は明らかでなく, 喫煙, 食習慣, 飲酒, 発癌物質などとの関連が考えられているが, わが国でも高脂肪食の増加に伴って増加傾向である. 部位として膵頭部が約7割と多く, 総胆管閉塞に至ると黄疸が出現するため, 異常に気づかれるが, 自覚症状に乏しく早期発見が難しいとされる. そのうえ, 膵臓自体が漿膜に囲まれず, 解剖学的にも比較的小さな臓器なので, 周囲への浸潤やリンパ節転移, 肝転移をきたしやすい特徴がある.

(2) 検査・診断

スクリーニング検査として最も有用なのは超音波検査である．しかし，膵の観察には胃や腸管のガスや内容物が邪魔をするので技術を要する．疑わしい場合は，ERCP や PTC で，より精密な診断が可能である．CA19-9 と SPan-1 の腫瘍マーカーの陽性率が高いが，早期癌では陰性のことが多く，経過観察には有用だが早期診断には結びつくことが少ない．

(3) 治療

根治的治療が最も期待できるのは外科的切除術だが，早期発見が困難なために，手術適応となるのは2割と少ない．切除不能例では放射線療法が行われる．予後は不良で，切除例でも再発リスクが高く5年生存率は2〜4割と低い．特に，症状が出にくい体部癌・尾部癌の予後は不良である．

4 膵内分泌系腫瘍 (pancreatic neuroendocrine tumor；panNET)

ホルモンや生理活性物質を分泌する腫瘍を**神経内分泌腫瘍**（neuroendocrine neoplasm；NEN）と呼び，膵，消化管，肺など諸臓器で発生するが，わが国における罹患数は膵・消化管 NET で10万人あたり約3人と希少癌に分類されるものの，近年増加傾向にある．

腫瘍の産生ホルモンによってインスリノーマ，ガストリノーマ，グルカゴノーマと呼ばれ，それぞれランゲルハンス島細胞，非β細胞性ランゲルハンス島細胞，α細胞由来の腫瘍で，各々の分泌ホルモンによる低血糖，胃酸分泌亢進による消化性潰瘍，高血糖が代表的症状として知られる．研究の進展により遺伝子変異との関連性が明らかとなった病態もある．

H 腹壁・腹膜疾患各論

1 鼠径ヘルニア

腸管が腹膜をかぶったまま，鼠径靱帯上下の腹壁に生じたすき間から脱出した状態を**鼠径ヘルニア**という．腸管が腹腔から押し出されるすき間をヘルニア門といい，ヘルニア門が内鼠径輪となり鼠径管を通って脱出する間接型（または外）鼠径ヘルニア，鼠径管を通過せず腹壁から直接脱出する直接型（または内）鼠径ヘルニア，そして鼠径靱帯下で大腿管を通る大腿ヘルニアに分類される．

すべての腹部ヘルニアの約75%は鼠径ヘルニアである．腹圧が高くなった際に腸管の脱出による皮膚の膨隆を観察できる．ヘルニア門のサイズなどの条件によっては，脱出する腸管は可逆的で，無症状や軽度の痛みのみで，待機的な外科手術（切開または腹腔鏡下での修復術）となる．しかし脱出した腸管に強い絞扼が加わる場合は，嵌頓あるいは絞扼性ヘルニアとなり緊急外科の修復が必要となり，患者の年齢や状態によっては死亡を含めた合併症を生じることがある．

2 腹膜炎

急性腹膜炎（acute peritonitis）は細菌感染や機械的，化学的刺激によっておこり，炎症の進展範囲によって汎発性腹膜炎と限局性腹膜炎に区別される．腹膜癒着が速やかにおこり進展が防御され炎症が限局された場合は，被包化して膿瘍（abscess）を形成することがある．

逆に汎発化し炎症が拡大すると，大量の滲出性腹水が貯留する．滲出性腹水は白血球等の細胞数が多く，フィブリン析出や蛋白量も多く混濁し比重が重く，門脈圧亢進症や低蛋白血症に伴ってみられる漏出性腹水との違いは大きい．腹水が貯留

すると，麻痺性イレウスの状態を引き起こしやすくなり，さらに体液喪失による循環血漿量減少，細菌毒素（エンドトキシン）によるショック症状が併発すると，**播種性血管内凝固症候群**（disseminated intravascular coagulation；DIC）をきたしやすく重篤である．

慢性腹膜炎（chronic peritonitis）には，急性腹膜炎に引き続いて膿瘍を形成した場合や，結核や癌の進展に伴う慢性炎症による腹膜炎が知られる．

I 理学療法・作業療法との関連事項

肝臓，胆道系，膵臓を対象とした内部障害のリハビリテーションはまだまだ未開の分野である．しかし，たとえばB型・C型慢性肝炎のキャリア数と患者数を合わせると300万人を超えているといわれ，潜在的なニーズは大きい．実際，日本肝臓学会ではワーキンググループを作り，肝臓疾患に基づく身体的・精神的影響を軽減させ，症状を調整し，生命予後を改善し，心理社会的ならびに職業的な状況を改善することを目的として，運動療法，栄養療法，薬物療法，教育，精神・心理的サポート等を行う，長期にわたる包括的なプログラムを目標とする肝臓リハビリテーション指針を2023年に発表している．既存の枠組みにとらわれず，新たな領域を開拓していく姿勢が必要である．

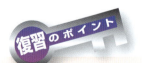

- □ 肝臓の機能について説明しなさい．
- □ ウイルス性肝炎の種類と経過，予後について説明しなさい．
- □ 肝硬変症に伴って，どのような生理機能が障害され，どのような病態が発生するか説明しなさい．
- □ 胆石症に伴い合併する病態について説明しなさい．
- □ 腹膜の構造と役割について説明しなさい．

第8章 血液・造血器疾患

学習目標
- 血液の成分および生理，造血器の解剖と生理，造血幹細胞について学習する．
- 貧血，リンパ節腫脹，出血性疾病などの主な症状について学習する．
- 主要な血液疾患の概念，病態，診断，治療法，予後について学習する．

A 血液の成分と生理

1 血液の生理

血液は血管内を循環し，物質の運搬，熱の分配，生体防御などのさまざまな機能を有する．血液は体重の約7%を占め，細胞成分と液性成分に分けられる．細胞成分は赤血球，白血球，血小板よりなる．**赤血球**は酸素と二酸化炭素の運搬を担う．**白血球**は生体防御機構を，**血小板**は止血機構を果たす．血液の液性成分は**血漿**と呼ばれ，電解質，血漿蛋白，糖質，脂質，ホルモン，代謝産物などを含み，生体の恒常性の維持に重要な役割を果たす．

2 ヘマトクリット

血液に抗凝固薬を加えて遠心分離すると，細胞の沈殿部分と上清の液性成分〔**血漿**（plasma）〕の2層に分かれる（▶図8-1）．沈殿部分は色の薄い層（白血球と血小板）と赤い層（赤血球）に分かれる．赤血球が血液全体に占める割合を**ヘマトクリット**（hematocrit；Ht）といい，基準値は男性40～52%，女性33～45%である．

抗凝固薬を加えないで血液を自然放置すると，沈殿部分〔**血餅**（clot）〕と液性成分〔**血清**（serum）〕とに分離する．血清は血漿からフィブリノゲン（fibrinogen）が除かれた成分である．

3 血漿蛋白

血漿蛋白（plasma protein）とは，血漿に含まれる蛋白をいう．電気泳動法によって血漿中の蛋白を泳動すると，移動度の差により，アルブミンと α_1, α_2, β および γ グロブリンの分画を呈する（▶図8-2）．

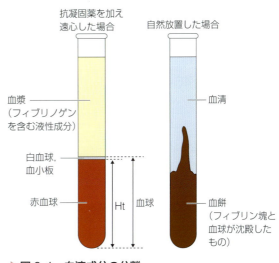

▶図8-1 血液成分の分離

(1) アルブミン

アルブミン（albumin）は，脂肪酸や薬物など非水溶性の物質と結合・吸着する．血液浸透圧を保つ作用がある．

(2) グロブリン

α，β分画のグロブリン（globulin）には諸種の担体蛋白，血清酵素の不活性型，補体などが含まれる．γ分画には**免疫グロブリン**（IgGなど）が含まれる．

(3) フィブリノゲン

フィブリノゲン（fibrinogen）は，血漿蛋白分画でβとγ分画の間に泳動されるΦ分画に含まれる蛋白である．血液凝固に際してフィブリン（線維素）となる．

4 細胞成分の形態と機能

末梢血中の細胞成分は赤血球，白血球，血小板に大別される（▶図8-3）．

a 赤血球の形態と機能

(1) 形態

赤血球（erythrocyteまたはred blood cell；RBC）は中央が凹んだ円盤状をしている．核や顆粒をもたない．変形能が高いので，毛細血管での通過性や密着度に優れ，酸素の授受に有利に働く．

(2) ヘモグロビン

赤血球内には**ヘモグロビン**（hemoglobin；Hb）と呼ばれる血色素が含まれている．ヘモグロビンは酸素を肺から組織に運び，二酸化炭素を組織から肺に運搬する．赤血球数が減少したり，1個の赤血球に含まれるヘモグロビンの量が減少したりすると，酸素運搬能力が減少して酸素欠乏となり，顔面蒼白，動悸，息切れなど，貧血症状が出現する．

(3) 赤血球の寿命と破壊

成熟赤血球の寿命は約120日である．老化した赤血球は脾臓で捕捉され，破壊されて貪食細胞〔マクロファージ（macrophage）〕によって貪食される．

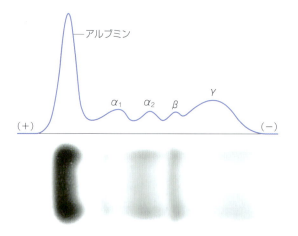

▶図8-2　血漿蛋白の電気泳動図

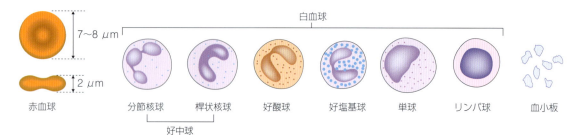

▶図8-3　血球の形態

b 白血球の形態と機能

白血球（leukocyte または white blood cell；WBC）は顆粒球（granulocyte；好中球，好酸球，好塩基球），単球，リンパ球の5種類がある（▶図8-3）．いずれも核を有する細胞である．

(1) 顆粒球

①好中球

好中球（neutrophil）は，中性色素でラベンダー色に染色される顆粒をもつ．幼若好中球の核は小桿状であり（桿状核球），成熟するに従って分節がみられるようになる（分節核球）．

主な機能は，生体に侵入する病原体や異物に対する防衛反応である．すなわち，好中球は毛細血管壁の血管内皮細胞の隙間から外に遊出する（血管外遊出）．細菌などの目標物が分泌する物質や組織破壊産物の方向に移動する（走化性）．包み込み，好中球内に取り込み（貪食），好中球内部の消化酵素やペルオキシダーゼなどにより消化する．1個の好中球は5～25個の細菌を貪食・消化すると死滅する．死滅した好中球の集塊が膿である．

②好酸球

好酸球（eosinophil）は，酸性色素で赤色に染色される顆粒をもつ．抗原・抗体反応の場に集まり，抗原抗体複合物を貪食し，アレルギー反応に関与する．

③好塩基球

好塩基球（basophil）は，塩基性色素で青色に染色される顆粒をもつ．I型アレルギー反応時に，顆粒中の生理活性物質（ヒスタミン，セロトニン，ロイコトリエンなど）を放出する．

(2) 単球

単球（monocyte）は白血球中で最も大きい（直径12～15μm）．顆粒はなく，核にくびれがある．

一部は貪食細胞となり，旺盛な貪食作用をもち，体外異物，老化赤血球，組織の破壊産物の処理にあたる．

(3) リンパ球

リンパ球（lymphocyte）は白血球中で最も小さい（直径6～12μm）．大きな核を有し，顆粒はない．T細胞（T cell）系とB細胞（B cell）系よりなり，免疫応答の中心的存在である．

c 血小板の形態と機能

血小板（platelet）は骨髄巨核球の細胞質が断片化してできたものである．血小板の約2/3は血中に，残りの約1/3は脾臓に存在する．

血小板は止血に関与する．また血管内皮に接触付着して血管壁を補強する．

B 造血と血液細胞の分化

1 造血の場

造血（hematopoiesis）は胎生初期には卵黄嚢で，胎生2～7か月には肝臓・脾臓で，その後は通常骨髄で行われる．骨髄での造血機能が低下すると肝臓，脾臓，リンパ節などで造血が行われることがある（髄外造血）．

2 骨髄

骨髄（bone marrow）は全身の骨の内部（髄腔）を満たしており，総量は平均2,600 gである．成人では胸骨，椎骨，肋骨，頭蓋骨，骨盤，大腿骨と上腕骨近位端の骨髄に限局して造血が行われる．

3 造血幹細胞の分化と増殖 （▶図8-4）

造血幹細胞は血液細胞の起源である．造血幹細胞は全能性幹細胞から多能性幹細胞，すなわちリンパ系幹細胞と骨髄系幹細胞とに分化する．分裂・増殖を3～4回繰り返した後，リンパ系幹細

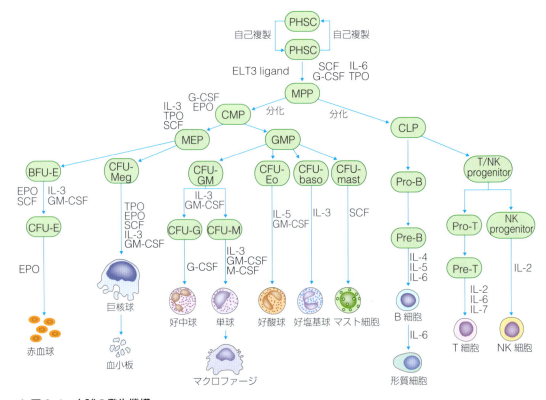

▶図 8-4　血球の発生機構
PHSC（pluripotent hematopoietic stem cell, 多能性造血幹細胞），MPP（multipotent progenitor），CMP（common myeloid progenitor, 骨髄系共通前駆細胞），CLP（common lymphoid progenitor, リンパ系共通前駆細胞），MEP（megakaryocyte/erythroid progenitor, 赤芽球・巨核球系前駆細胞），SCF（stem cell factor），GMP〔骨髄球系前駆細胞（granulocyte/monocyte progenitor, 顆粒球・単球前駆細胞）〕，TPO（thrombopoietin, トロンボポエチン），G-CSF（granulocyte-colony stimulating factor, 顆粒球コロニー刺激因子），EPO（erythropoietin, エリスロポエチン），BFU-E（burst-forming unit-erythroid, 赤芽球バースト形成細胞），CFU-E（colony-forming unit-erythroid, 赤芽球コロニー形成細胞），CFU-GM（顆粒球・単球系前駆細胞），CFU-M（単球系前駆細胞），CFU-G（顆粒球系前駆細胞）．

胞は B 細胞および T 細胞・NK 細胞へ，骨髄系幹細胞は顆粒球・マクロファージ系・赤血球系，巨核球系の前駆細胞へと分化する．これらが成熟するとそれぞれの系の球（赤血球など）となって，末梢血に出現する．造血幹細胞から分化し成熟血球（赤血球や好中球）として末梢血中に出現するまでの期間は約 2 週間である．

a 赤血球系細胞

　エリスロポエチン（erythropoietin）は赤血球系の分裂・成熟を促す造血ホルモンであり，腎臓で産生される．大出血のような赤血球数不足，高地滞在などの酸素不足の状態では，エリスロポエチン産生が増加して，赤芽球産生を促す．

　網赤血球は，赤芽球が核（DNA）やミトコンドリアを次第に失って，リボソームのみが残ったもので，網赤血球は末梢血でさらに成熟して赤血球となる．

b 白血球系細胞

　骨髄球系前駆細胞から，顆粒球系前駆細胞，単球系前駆細胞，好酸球系前駆細胞，好塩基球系前駆細胞を経て，それぞれ好中球，単球（マクロファージ），好酸球，好塩基球が産生される．好

▶表 8-1　貧血の症候

症状	全身症状：倦怠感，脱力感，易疲労感 循環器系：労作時の呼吸困難，動悸 神経器系：頭痛，耳鳴り，めまい，失神 生殖器系：無月経
徴候	皮膚（手掌，爪床）や眼瞼結膜粘膜（口腔粘膜）の蒼白，頻脈，収縮期心雑音

中球の産生には G-CSF など増殖因子が重要である．

c 巨核球系細胞

巨核芽球は DNA が増加しても細胞分裂がおこらず，巨大な細胞〔巨核球（megakaryocyte）〕となる．その細胞質が細かく断裂して末梢血中に出現したものが血小板である．

C 血液疾患の主要な症候

1 貧血

貧血（anemia）とは，末梢血液中の赤血球数（RBC），ヘモグロビン（Hb）濃度あるいはヘマトクリット（Ht）値が低下した状態をいう．成人男性で Hb が 13 g/dL 未満，成人女性で 12 g/dL 未満，幼児や妊婦では 11 g/dL 未満を貧血とする（➡210 頁，表 8-3 参照）．

貧血の症候は▶**表 8-1** に示すとおりである．貧血患者は，低酸素血症に基づく症候，貧血が高度になり心不全をおこすことによる症候，そして貧血をおこす原疾患そのものによる症候を訴える．急性におこった場合のほうが症状が強く現れる．自覚症状がなく，健診などで貧血を指摘されて受診することもある．

2 発熱

白血球の機能は，異物貪食（顆粒球，単球）による非特異的防衛と，免疫反応による特異的防衛（T リンパ球，B リンパ球，形質細胞）である．白血球の質的量的異常がおこると**発熱**（fever）がみられることが多い．

好中球減少は急性白血病，無顆粒球症，再生不良性貧血などの血液疾患に加え，抗白血病薬，免疫抑制薬などの投与による副作用としておこり，易感染性となる．血液疾患における感染症は主症状，合併症，死因として重大である．感染による発熱の頻度は好中球減少期間が長いほど，また好中球が少ないほど高くなる．

3 脾腫

リンパ節腫脹をきたす血液疾患や溶血性貧血，真性多血症，骨髄線維症などでは脾臓の腫大〔**脾腫**（splenomegaly）〕を認めることが多い．

4 リンパ節腫脹

悪性リンパ腫や白血病のような血液疾患による**リンパ節腫脹**（lymph node swelling）は，全身性かつ持続性進行性であるが，炎症性の痛みは伴わないことが多い．一方，化膿性疾患に伴うものは有痛性のことが多い．

5 出血傾向

出血傾向（bleeding tendency，または出血性素因）とは，止血機構に異常があり，止血しにくい状態をいう．出血症状は止血機構が障害される要因の種類・程度，血管損傷の程度などによってさまざまである．血管または血小板の異常であれば，点状出血や紫斑など皮膚・粘膜の表在性出血が多い．一方，血友病など血液凝固系の異常では，関節出血，筋肉内血腫など深部の出血が多い．

6 血栓形成傾向

血栓形成傾向（thrombophilia）とは，血液が固まりやすくなったり，過度に凝固したりする状態をいう．先天的には凝固を制御する蛋白質や凝固因子の量や機能異常，後天的には播種性血管内凝固症候群（癌と関係あることが多い）や抗リン脂質抗体症候群（全身性エリテマトーデスなど自己免疫性疾患に合併することが多い）などがあり，いずれも血液凝固因子の活性が過剰になるため，血栓形成のリスクが高まる．

D 血液の検査法

1 血算（血球数算定）

検査項目は赤血球数，白血球数，血小板数，Hb量，Ht値，血液塗抹標本による血球の形態検査である．

貧血を認める場合には，平均赤血球容積（MCV），平均赤血球血色素量（MCH），平均赤血球血色素濃度（MCHC）を求め，貧血を分類し，その原因を検索する．

2 血清学的検査

a クームス試験

クームス（Coombs）試験は自己免疫性溶血性貧血における抗赤血球自己抗体の検査に使われる．赤血球に付着した抗体を調べる直接クームス試験と，血清中の抗体を調べる間接クームス試験とがある．

b ABO式血液型検査

血液には，赤血球中の凝集原と血清中の凝集素

▶表8-2　ABO式血液型における表試験と裏試験

判定	表試験（赤血球が検体）		裏試験（血清が検体）	
	抗A凝集素	抗B凝集素	A赤血球	B赤血球
O型	−	−	＋	＋
A型	＋	−	−	＋
B型	−	＋	＋	−
AB型	＋	＋	−	−

＋：凝集あり，−：凝集なし

が反応して血球凝集反応がみられるが，ABO式血液型では赤血球の凝集原はAとBがあり，凝集素には抗Aと抗Bがある．検体の赤血球と既知の凝集素の反応を表試験，検体の血清と既知の赤血球との凝集反応を裏試験という．表試験と裏試験の結果が一致した場合にABO式血液型を判定する（▶表8-2）．

c 交差適合試験

輸血を安全に行うためには血液型の正しい判定と交差適合試験の実施が不可欠である．交差適合試験には主試験（供血者血球と受血者血清の反応）と副試験（供血者血清と受血者血球の反応）がある．主試験が陽性（凝集）の場合には輸血を行ってはならない．副試験のみ陽性の場合にもできるだけ輸血をしないことが望ましい．

3 出血傾向の検査

臨床的に使用される検査法として血小板数のほか，出血時間，凝固時間，活性化部分トロンボプラスチン時間（APTT），プロトロンビン時間（PT）などがある（▶図8-5）．

a 出血時間（デューク法，Ivy法）

耳たぶまたは指先を穿刺する．出血を30秒ごとに濾紙で吸い取り，血液斑が1mm以下になるまでの時間を測定する．基準値はデューク法で1～3分，Ivy法で1～5分である．

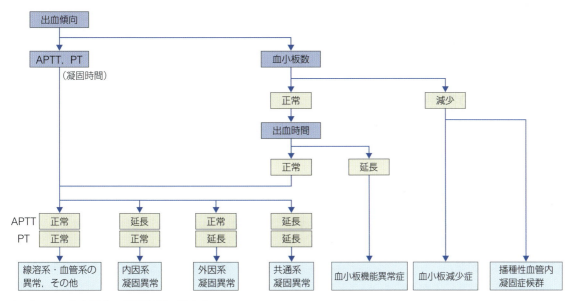

▶図8-5 出血傾向の鑑別診断の進め方

b 凝固時間（リー・ホワイト法）

肘静脈から採血した全血を用い，測定する．主に内因系凝固異常のスクリーニング検査である．基準値は6〜15分である．

c 活性化部分トロンボプラスチン時間（APTT）

血漿を用いる検査である．基準値は25〜40秒である．血友病などの内因系凝固異常のスクリーニング検査である．

d プロトロンビン時間（PT）

抗凝固薬を加えた血漿に，プロトロンビン以外の血液凝固因子を入れて凝固時間を測定する．基準値は11〜13秒である．閉塞性黄疸，肝硬変症，新生児出血性疾患など，外因系凝固異常のスクリーニング検査に用いる．

4 骨髄検査

再生不良性貧血，白血病や多発性骨髄腫などの造血器腫瘍，癌の骨髄浸潤や骨髄線維症などを疑った場合に行う．骨髄穿刺針を用いて経皮的に骨髄液の一部を吸引採取する（骨髄穿刺）．穿刺部位は腸骨が適当である．

5 リンパ節生検

腫大したリンパ節を外科的に摘出して，病理学的検索を行う．

6 血液生化学検査

貧血の鑑別診断には血清鉄と総鉄結合能（TIBC）もしくは不飽和鉄結合能（UIBC），フェリチン，ビタミンB_{12}，葉酸，間接ビリルビン，乳酸脱水素酵素（LDH），ハプトグロビン（Hp）などの定量が必要である．多発性骨髄腫の診断には，M蛋白が必要である．

210 ● 第8章：血液・造血器疾患

E 血液疾患各論

1 赤血球系の疾患

a 貧血の定義と分類

末梢血中の赤血球数，ヘモグロビン（Hb）値あるいはヘマトクリット（Ht）値が基準値以下に減少した病態をいう．貧血の基準値は▶表8-3に示すとおりである．

（1）原因による分類

血液中の赤血球数は生成と破壊のバランスの上に存在している．貧血の原因は，①赤血球の産生低下，②赤血球崩壊の亢進，③出血のいずれかが考えられ，**原発性貧血**と呼ぶ．他の疾患が原因の貧血は**二次性（続発性）貧血**と呼ぶ．

（2）赤血球指数による分類

赤血球の大小やヘモグロビンの含有量などを赤血球数，Hb値，Ht値から計算したものが赤血球指数である（▶表8-4）．代表的な赤血球指数はMCV（平均赤血球容積）とMCHC（平均赤血球血色素濃度）である．貧血は▶図8-6のように

他の生化学的検査なども行いながら診断していく．

b 鉄動態

ヒトの体内には3~4gの鉄が存在している．その2/3はヘモグロビンに結合し，1/3はフェリチンやヘモジデリン（hemosiderin）に結合している鉄（貯蔵鉄），ミオグロビン（myoglobin）や各種ヘム酵素などに結合している鉄（組織鉄），トランスフェリン（transferrin）に結合して利用できる形で血中に存在する鉄（血清鉄）などである．

体内の鉄の動態は，1日の食事中の鉄（約10mg）のうち約1mg（10%）が十二指腸から空腸上部で吸収される．その一方で，汗，尿，便からは同量である1mgが排泄される（生理的排泄）．すなわち一種の半閉鎖系を形成している（▶図8-7）．また，成人女性では月経のために1日に2mg，妊婦では3mg程度の吸収がないと鉄欠乏に陥る．

生体内における鉄利用は，ほとんどが赤血球ヘモグロビン鉄の再利用によりまかなわれる．循環している赤血球の寿命は平均120日であり，老廃赤血球は脾臓のマクロファージにより処理されて1日あたり赤血球由来の20mgの鉄が再利用プールへ遊離される．さらに赤血球以外の組織や，貯蔵鉄プール，腸管から吸収された鉄がこれに加わり，トランスフェリンは1日約25mgの鉄を運搬する．トランスフェリン鉄の大部分は骨髄中の赤芽球へ運搬されて（20mg），赤血球造血に再利用される．一部は分裂増殖する細胞（3mg）や貯蔵鉄プール（1mg）などに再度運搬され，

▶表8-3　貧血の判定基準（WHO）

性・年齢	ヘモグロビン（g/dL）
幼児（6か月~6歳）	11.0未満
小児（6~14歳）	12.0未満
成人男性	13.0未満
成人女性	12.0未満
妊婦	11.0未満

▶表8-4　赤血球指数

指数	計算法	単位	基準値	正常	過大	過小
平均赤血球容積（MCV）	{Ht(%)/RBC数}×10	fL	80~100	正球性	大球性	小球性
平均赤血球ヘモグロビン濃度（MCHC）	{Hb(g/dL)/Ht(%)}×100	%	33~36	正飽和性	過飽和性	不飽和性

fL：1fL=10^{-15}L，RBC数：$10^6/\mu$L

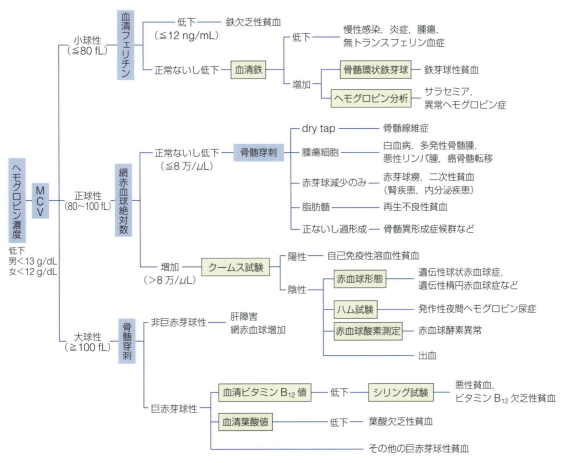

▶図8-6 貧血の鑑別診断の進め方

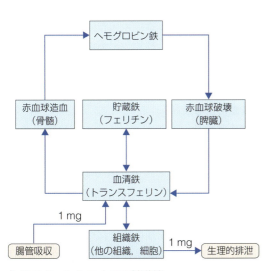

▶図8-7 ヒトの1日の鉄動態

利用される．

C 鉄欠乏性貧血

(1) 概念

鉄欠乏性貧血（iron deficiency anemia）は，鉄欠乏のためのヘモグロビン合成低下に基づく小球性低色素性貧血である．貧血のなかで最も頻度が高い．特に女性では妊娠可能な女性の約20%で発症する．特に思春期，妊娠・出産時に多い．

(2) 病態生理・病理

鉄欠乏性貧血の発生機序は，▶表8-5のように鉄摂取の不足，鉄需要の増大，鉄排泄の増加に分けられる．また，激しい身体活動を行うスポーツ選手では生理的な排泄量が増大するため，食事

▶ **表 8-5 鉄欠乏性貧血の原因**

1. 鉄摂取の不足
   1) 食物摂取量の不足，偏食
   2) 鉄吸収の障害：消化機能の低下，消化管手術後，胃酸の低下
2. 鉄需要の増大
   1) 発育，成長
   2) 妊娠，授乳
3. 鉄排泄の増加
   1) 月経過多，婦人科疾患
   2) 病的出血：胃腸の潰瘍，悪性腫瘍，痔核からの出血
   3) 血尿および血色素尿

からの摂取量が追いつかなければ貧血が発生する（運動性貧血）．

(3) 臨床症状

①組織の低酸素による症状

労作時の動悸，息切れ，易疲労感，立ちくらみ，食欲不振，耳鳴り，頭痛など．

②組織の鉄欠乏による症状

舌炎（舌前 1/3 の舌乳頭が萎縮），咽頭炎，食道粘膜萎縮による嚥下痛〔プランマー・ヴィンソン（Plummer-Vinson）症候群〕，異食症，口角炎，匙状爪（spoon nail）．

(4) 検査所見

①身体所見

- **貧血による所見**：眼瞼結膜・口腔粘膜・皮膚の蒼白．
- **高度の貧血による心不全**：心肥大，収縮期駆出性心雑音，浮腫．

②検査所見

- **末梢血液検査**：小球性低色素性貧血，血球の大小不同や変形赤血球がみられる．網赤血球数は正常か軽度に増加する．白血球数は正常，血小板数は増加していることが多い．
- **血液生化学検査**：血清鉄減少，総鉄結合能（TIBC）〔または不飽和鉄結合能（UIBC）〕上昇，鉄飽和率（血清鉄/TIBC）低下，血清フェリチン減少．
- **骨髄検査**：赤芽球の過形成〔顆粒球系細胞/赤芽球系細胞（M/E）比が低値〕．

(5) 治療

鉄欠乏の原因を明らかにして原疾患を治療する．同時に原則として経口で鉄剤を服用する．また，鉄が多い食品（レバー，肉，魚など）の摂取をすすめる．Hb 値が正常化しても貯蔵鉄補充のためにさらに 3〜6 か月続けて血清フェリチンを十分に上昇させることが必要である．大量出血などで急速の鉄補給が必要な場合には経静脈的に鉄剤を投与する．

◰ 巨赤芽球性貧血

(1) 概念

巨赤芽球性貧血（megaloblastic anemia）は，ビタミン B_{12} または葉酸の欠乏により骨髄細胞の DNA 合成に障害がおこり，骨髄に巨赤芽球が出現する貧血である．胃粘膜萎縮によるビタミン B_{12} 吸収不良によるものを**悪性貧血**（pernicious anemia）といい，自己免疫機序で内因子（intrinsic factor）の分泌欠乏により発症する．

(2) 病態生理・病理

ビタミン B_{12} 欠乏は，菜食主義による摂取不足，悪性貧血，胃全摘後・吸収不良症候群でのビタミン B_{12} 吸収不足，あるいは盲係蹄症候群（blind loop syndrome）や広節裂頭条虫症では細菌や寄生虫とビタミン B_{12} 吸収とが競合しておこる．

葉酸欠乏は，アルコール依存症や経静脈栄養で摂取が不足したり，妊娠で需要が亢進した場合におこりやすい．

(3) 臨床症状

- **貧血による症状**
- **消化器症状**：食欲不振，心窩部不快感，悪心，便秘あるいは下痢．
- **舌**：平滑で発赤し，舌乳頭の萎縮がみられる．しみるために食べ物の摂取困難な場合がある〔ハンター（Hunter）舌炎〕．
- **神経症状**：四肢末端のしびれや知覚異常．進行すれば脊髄の後索および側索の脱髄性病変が生じて深部腱反射減弱，位置覚・振動覚の減弱，

歩行障害や運動失調がみられるようになる（亜急性連合脊髄変性症）. 大脳の神経細胞まで侵されれば人格障害，記憶障害，精神障害がおこる.

• **白髪**

ただし，葉酸欠乏症では消化器症状と舌炎はみられない.

(4) 検査所見

• **末梢血液検査**：大球性正色素性貧血，すなわち平均赤血球容積（MCV）が100 fL を超えるが平均赤血球はヘモグロビン濃度（MCHC）が正常な貧血.

• **骨髄検査**：骨髄巨赤芽球，赤芽球過形成

• **血液生化学検査**：血清ビタミン B_{12} または葉酸低値.

• **シリング（Schilling）試験**：$^{57}C_0$（シアノコバラミン）を経口投与して行うビタミン B_{12} の吸収試験で，吸収率が3%以下（基準値11～40%）に低下する.

• **血清検査**：抗内因子抗体，抗胃壁細胞抗体陽性（悪性貧血）.

• **胃内視鏡検査**：内視鏡では胃粘膜の萎縮性変化，生検では胃壁細胞の減少・消失，リンパ球浸潤が認められる. 胃癌合併頻度が高い.

(5) 治療

ビタミン B_{12} 欠乏性貧血では，ビタミン B_{12} 製剤1 mg を週に数回筋注すれば1～2か月で体内貯蔵の補充は完了する. その後は3か月ごとに維持投与を続ければよい.

葉酸欠乏性貧血では，貧血が回復するまで経口葉酸製剤を投与する.

悪性貧血では，胃癌の発生率が高いので慎重に経過を観察する. また，自己免疫性疾患や糖尿病の合併も多い.

c 骨髄低形成による貧血（再生不良性貧血）

(1) 概念

再生不良性貧血（aplastic anemia）は，造血幹細胞の異常により，骨髄での造血能低下から赤血球，白血球，血小板すべてが減少する汎血球減少症をきたす難治性造血障害である.

(2) 病態生理・病理

再生不良性貧血は正球性正色素性貧血（MCVが正常でMCHCも正常な貧血をいう）であり，先天性と後天性および特殊型に分類される.

先天性再生不良性貧血は小頭症などの先天性異常の合併症，遺伝子異常が証明され，ファンコーニ（Fanconi）貧血と呼ばれる. 常染色体潜性遺伝である.

後天性の再生不良性貧血には，原因が明らかでない特発性と，薬物（抗菌薬，鎮痛薬，抗炎症薬など），放射線などが原因でおこる二次性のものがある. 大部分の症例が特発性である.

(3) 臨床症状

• **貧血による症状**

• **顆粒球減少による症状**：気道感染や尿路感染などの感染症による発熱.

• **血小板減少による症状**：皮下出血斑，歯肉出血，鼻出血.

(4) 検査所見

• **末梢血液検査**：赤血球，白血球，血小板すべてが減少する（汎血球減少症）. 正球性正色素性または大球性貧血を示し，網赤血球の増加を伴わない.

• **骨髄穿刺，生検**：脂肪が多く有核細胞数が減少するが，形態学的には異常を認めない.

• **血液生化学検査**：血清鉄高値，不飽和鉄結合能（UIBC）低下，フェリチン増加，エリスロポエチン（EPO）高値.

• **鉄代謝**：血清鉄消失時間の延長，赤血球鉄利用率低下.

(5) 治療

かつては重症例の半数が半年以内に死亡したが，最近では，治療法の進歩により約9割の患者が長期生存するようになっている.

①重症では骨髄移植や免疫抑制薬を投与する.

②中等症，軽症では免疫抑制療法や蛋白同化ホ

▶表 8-6　溶血性貧血の分類

1. 赤血球自体の欠陥（内因性溶血性貧血）
 1) 赤血球膜異常
  ・遺伝性球状赤血球症（HS）
  ・遺伝性楕円赤血球症（HE）
  ・発作性夜間ヘモグロビン尿症（PNH）
 2) ヘモグロビン合成異常
  ・ある種のポルフィリン症
  ・サラセミア
  ・異常ヘモグロビン症の一部
 3) 赤血球酵素異常症
  ・ブドウ糖-6-リン酸脱水素酵素（G-6-PD）欠乏症
  ・ピルビン酸キナーゼ（PK）欠乏症
2. 赤血球の環境異常（外因性溶血性貧血）
 1) 免疫機序（抗原抗体反応）
  ・自己免疫性溶血性貧血（AIHA）
  ・血液型不適合輸血
  ・新生児溶血性疾患
  ・薬物アレルギー性溶血性貧血
 2) 機械的要因
  ・微小血管異常性溶血性貧血：TTP, DIC, HUS など
  ・行軍ヘモグロビン尿症
 3) その他の原因
  ・物理的要因：火傷
  ・感染症：マラリア
  ・化学薬品：フェニルヒドラジン
  ・蛇毒

TTP：血栓性血小板減少性紫斑症，DIC：播種性血管内凝固症候群，HUS：溶血性尿毒症症候群
〔Lee GR：Wintrobe's clinical hematology, 9th ed. Lea & Febiger, 1993, p. 947 より一部改変〕

▶表 8-7　続発性貧血をおこしやすい疾患

1. 慢性感染症：亜急性細菌性心内膜炎，結核，骨髄炎など
2. 非感染性慢性炎症：関節リウマチ，全身性エリテマトーデスなどの膠原病
3. 悪性腫瘍：胃癌，大腸癌など
4. 肝疾患：肝硬変症，慢性肝炎
5. 腎疾患：急性・慢性腎炎，腎不全
6. 内分泌疾患：甲状腺機能低下症，アジソン病など

注：1，2，3 を基礎疾患とする小球性低色素性貧血を "慢性疾患に伴う貧血"（anemia of chronic disorders：ACD）と呼ぶ.

血球の崩壊亢進に基づくもの，②代償的な赤血球の産生亢進に基づくものがみられる．
　一般に正球性正色素性貧血である．赤血球を補充するために，骨髄には赤芽球の増加がみられ，末梢血では網赤血球が著明に増加する．このほか，それぞれの原疾患に特徴的な検査所見も認められる．

(4) 治療

　溶血性貧血の経過は多彩であり，その予後も異なり，それぞれの原因に応じた治療を行う．

g　続発性（二次性）貧血

　続発性（二次性）貧血（secondary anemia）をおこしやすい疾患を ▶ 表8-7 に示す．各種慢性疾患に伴う貧血であり，独立した疾患としては扱われないが頻度は高い．貧血の程度に応じた一般的症状が現れる．治療は疾患によって異なるが，確実な治療法がなく，輸血で対処することが多い．

h　赤血球増加症

(1) 概念

　赤血球増加症（erythrocytosis）は，末梢血中の赤血球数，Hb 濃度，あるいは Ht 値が高値を示す疾患である．

(2) 病態生理・病理

　赤血球増加症は，体内の総赤血球数は増加しないが，循環血液量が減少したためにおこる場合（相対的赤血球増加症）と，赤血球数が増加する場合（絶対的赤血球増加症）とに分けられる

ルモン薬を投与する.
　③補充療法：成分輸血を行う.

f　溶血性貧血

(1) 概念

　溶血性貧血（hemolytic anemia）は赤血球の寿命が短縮するために発生する．

(2) 病態生理・病理

　▶ 表8-6 に示すように多くの種類がある．①溶血の原因が赤血球自体にあるもの（内因性）と，②環境異常によるもの（外因性）に大別される．前者の大部分は先天性であり，後者はすべて後天性である．

(3) 臨床症状・検査所見

　共通する症候は，貧血，黄疸，脾腫である．
　検査所見は，溶血に共通する所見として，①赤

▶表 8-8　赤血球増加症の分類

```
1．相対的赤血球増加症
 1) 体液喪失によるもの：発汗，下痢，嘔吐，熱傷など
 2) ストレス性
2．絶対的赤血球増加症
 1) 真性赤血球増加症
 2) 二次性赤血球増加症
  a) 組織の低酸素症によるもの
   高地滞在，換気障害，心疾患，異常血色素症
  b) エリスロポエチンの異常産生
   腎疾患，エリスロポエチン産生腫瘍
```

（▶表 8-8）．絶対的赤血球増加症は真性赤血球増加症と，エリスロポエチン産生増加により生じる二次性赤血球増加症に分類される．

(3) 相対的赤血球増多症

　循環赤血球量は正常範囲だが，循環血漿量の減少による Ht 値の上昇を認める．見かけの赤血球増加症を**相対的赤血球増加症**（relative erythrocytosis）という．

①血液濃縮状態

　嘔吐，下痢，発汗亢進などによる一過性の血管内脱水や，広範な火傷や熱傷による皮膚からの血漿成分の喪失が原因で生じる．

②ストレス赤血球増加症

　真性赤血球増加症との鑑別が問題になる疾患としてストレス赤血球増加症（ストレス多血症，ガイスベック症候群）があげられる．本疾患はストレスによって発症し，慢性に経過する相対的な赤血球増加症である．1905 年 Gaisböck によって提唱された症候群で，1952 年 Lawrence がストレス多血症という病名を提唱し，今日に至っている．しかし，ストレスと本症の直接的因果関係は証明されていない．赤血球や血漿の分布の変化というよりは正常上限の赤血球数と正常下限の血漿量の組み合わせが偶然起こったのではないかと考えられている．赤ら顔で肥満型が多く，血圧が高く，中年男性に多い．多くは喫煙者で，アルコール多飲者も多い．症状は，頭重感，頭痛，めまいをしばしば訴える．心血管系の合併症も多いことから，高血圧症，脂質異常症などに対する治療が中心で，禁煙，節酒，減量に努めるよう指導する．

(4) 真性赤血球増加症

概念　真性赤血球増加症（polycythemia vera）は，多能性造血幹細胞レベルでの腫瘍化によって生じた疾患であり，白血球や血小板の増加もみられる．急性骨髄性白血病へ移行することもある．

臨床症状　赤血球が増加すると血液粘稠度が高くなり，循環時間が延長して末梢性チアノーゼを呈する．また，末梢血管抵抗が増すために高血圧となる．血液粘稠度の増加と血小板増加によって血栓形成が促進され，脳梗塞をおこしやすい．

治療　瀉血をして Ht 値を正常範囲に保つ．化学療法薬の使用や，血栓症のある場合には抗凝固薬や抗血小板薬を使用する．

2 白血球系の疾患

a 好中球減少症

　好中球減少症（neutropenia）は，末梢血中の好中球が 1,500/μL 以下に減少した病態である．発症機序は好中球の産生の減少と破壊の亢進，分布の異常のいずれか，あるいはそれらの組み合わせによって出現する．好中球が 1,000/μL 以下になると感染症を合併しやすく，特に 500/μL 以下を**無顆粒球症**（agranulocytosis）といい，重症感染症に合併しやすい．多くは感染症，放射線，薬物，反復輸血によって二次的に引き起こされる．

　無顆粒球症の症状には，悪寒，戦慄，高熱，筋肉痛，倦怠感などがあり，局所症状として口腔・咽頭粘膜の発赤・腫脹・壊死・潰瘍が現れる．

b リンパ球減少症

　リンパ球減少症（lymphocytopenia）は，末梢血中のリンパ球が 1,500/μL 以下に減少した病態である．

　HIV 感染者のリンパ球減少症は日和見感染を引き起こす．

C 白血球増加症

　白血球増加とは，総白血球数 10,000/μL 以上の状態を指し，好中球増加は 7,500/μL 以上，好酸球増加は 700/μL 以上である．白血病以外の**白血球増加症**（leukocytosis）の機序は，①骨髄での産生量が増加する，②血管壁に付着するものが血流中に出る，③骨髄にプールされたものが流出する，④白血球の利用が亢進する，の4つが考えられる．白血球増加を示す疾患は ▶**表 8-9** に示すように多彩である．

d 白血病

(1) 概念

　白血病（leukemia）は，白血球生成組織の腫瘍性疾患である．多能性造血幹細胞が正常の幹細胞以上の増殖能を有するようになり，白血病細胞（leukemic cell）となる．白血病細胞が無制限に増殖する結果，正常では出現しない芽球が末梢血に出現するとともに，正常造血を抑制して，貧血，易感染性，出血傾向をおこす．また，白血病細胞の臓器浸潤によって臓器障害を引き起こす．

(2) 分類

　末梢血あるいは骨髄中に 30% 以上の白血病細胞が存在する場合を急性白血病，30% 未満の場合を骨髄異形成症候群（MDS）と定義する．

(3) 急性白血病

概念　急性白血病（acute leukemia）は造血細胞の悪性腫瘍である．

病態生理・病理　白血球造血の幹細胞レベルでの傷害によって，骨髄芽球またはリンパ球に由来する腫瘍性細胞の分裂異常がおこる．白血病細胞の種類により急性骨髄性白血病（acute myeloid leukemia；AML）と急性リンパ性白血病（acute lymphocytic leukemia；ALL）に分類されるが，臨床症状は共通しているものが多い．

　成人の急性白血病では AML が約 75% を占め，小児では逆に ALL が約 80% を占める．

▶**表 8-9　白血球増加症をきたす主な疾患と薬物**

1. 好中球増加

1) 感染症，急性組織障害，ストレスなど
　細菌・真菌・リケッチア感染症，熱傷，外傷，心筋梗塞，麻酔，手術など
2) 炎症
　リウマチ熱，関節リウマチ，痛風，筋炎，大腸炎，膵臓炎，腎炎，皮膚炎など
3) 悪性腫瘍
　肺，消化器，泌尿器など
4) 血液疾患
　慢性骨髄増殖症候群，慢性溶血，慢性出血など
5) 内分泌・代謝性疾患
　重症甲状腺機能亢進症，ACTH や糖質コルチコイドの過剰産生状態（クッシング症候群など）
6) 薬物
　アドレナリン，副腎皮質ホルモン製剤，リチウム製剤，G-CSF，GM-CSF など

2. 好酸球増加

1) アレルギー性疾患，皮膚疾患
　気管支喘息，蕁麻疹，アレルギー性鼻炎，アレルギー性血管炎，天疱瘡，乾癬など
2) 寄生虫性疾患
　回虫，十二指腸虫，ジストマ，フィラリアなど
3) 慢性感染症，自己免疫性疾患
　サルコイドーシス，結核，結節性多発動脈炎など
4) 好酸球増加症候群
　レフラー症候群，レフラー心内膜炎など
5) 薬物

3. 好塩基球増加

1) アレルギー性，炎症性疾患
　紅皮症，潰瘍性大腸炎，若年性特発性関節炎など
2) 内分泌疾患
　糖尿病，エストロゲン製剤投与，甲状腺機能低下症
3) ネフローゼ症候群

4. リンパ球増加

1) ウイルス感染症
　伝染性単核球症，百日咳，流行性耳下腺炎，風疹など
2) 慢性感染症ないし炎症性疾患
　結核，梅毒，関節リウマチなど
3) 内分泌疾患
　甲状腺機能亢進症，アジソン病など

5. 単球増加

感染症，肝疾患（急性肝炎，肝硬変など），無顆粒球症回復期など

臨床症状

- **貧血症状**：息切れ，動悸，倦怠感，顔面蒼白など．
- **出血症状**：初期には血小板減少による点状出血

が，進行すると鼻出血，歯肉出血，臓器内出血などがみられる．

- **感染症状**：発熱は，主に好中球減少に伴う細菌性感染症の合併によることが多い．白血病細胞の増殖による腫瘍性発熱（tumor fever）も時にみられる．
- **浸潤・腫瘤形成**：肝臓，腎臓，脾臓，リンパ節，皮膚，骨，中枢神経系などへの浸潤や腫瘤形成がみられる．肝，腎への浸潤では機能障害が発現しうる．髄膜浸潤や脳内腫瘤形成によって神経症状が発現した場合，中枢神経系白血病（CNS leukemia）と呼ばれる．

検査所見

- **末梢血液検査**：血液塗抹標本で白血病細胞を認める．白血球は増加，正常，減少とさまざまである．芽球と残存する成熟好中球があるが中間段階の細胞がない状態を白血病裂孔（hiatus leukemicus）と呼ぶ．慢性骨髄性白血病（CML）との鑑別に重要である．正球性貧血と血小板減少を通常認める．
- **骨髄検査**：大半を白血病細胞が占める．高度に過形成や線維化を伴う例で骨髄液が吸引できない場合（dry tap）は骨髄生検を行う．
- **血液生化学検査**：白血病細胞の破壊により尿酸，LDH の上昇がみられる．

治療

①薬物療法

白血病細胞クローンの根絶を目的とする多剤併用化学療法，その副作用として発現する骨髄抑制の時期を安全に通過させる補助療法が行われる．

化学療法によって正常造血も抑制され 2〜3 週間続く血球減少期が必発である．その補助療法として，血小板減少に対して血小板輸血，好中球の消失に伴う感染症合併の予防のために無菌室・低菌室管理と抗菌薬の予防投与などが行われる．

②同種造血幹細胞移植

化学療法による治癒率をさらに向上させる方法として同種造血幹細胞移植（allogeneic hematopoietic stem cell transplant；allo-HSCT）が普及している．同種移植では通常より大量の化学療法が行われ，また，厳重な無菌室管理と補助療法が必須であるため，特有の合併症である移植片対宿主病（graft versus host disease；GVHD）の予防のための免疫抑制療法も重要となる．

（4）骨髄異形成症候群

概念　骨髄異形成症候群（myelodysplastic syndrome；MDS）は，造血幹細胞の複数の遺伝子異常によって発生する血球の形態異常（異形成）と機能異常（無効造血）を有する後天的造血障害である．治療に反応しにくく（不応性貧血），一定の割合で急性白血病に移行する（前白血病状態）．

臨床症状　高齢者に多く，緩徐に進行することが多い．無症状のまま血液検査で偶然みつかることも多い．進行すると，汎血球減少に起因する貧血・出血・感染の症状を認める．

検査所見　無効造血を反映して，骨髄は正から過形成を呈する．末梢血で汎血球の減少を示し，赤血球・白血球・血小板系の細胞の種々の分化段階において形態異常を認める．

治療　難治性疾患のため根治療法は同種造血幹細胞移植のみとなっている．低リスク症例では血球減少に対する各種成分輸血などの支持療法や免疫抑制療法が行われる．また，高リスク症例では同種造血幹細胞移植に加えメチル化阻害薬などの化学療法が行われる．

（5）慢性骨髄性白血病

概念　慢性骨髄性白血病（chronic myelogenous leukemia；CML）は，腫瘍化した造血幹細胞が各血球系への分化・成熟能を保ったまま増殖し，特に顆粒球系細胞の増加をきたす疾患である．発病は緩慢で症状に乏しく，発見されにくい．慢性に経過するが，急性転化すると急性白血病と同様の病像を呈して数か月後に死に至る（▶図8-8）．

臨床症状

- 健康診断で，白血球増加などの異常値により診断されることが多い．
- 慢性期には，細胞増殖の亢進による微熱，寝

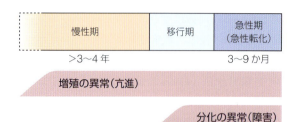

▶図8-8 慢性骨髄性白血病の病態の進展

汗，体重減少，髄外造血の結果生じる脾腫・肝腫，それに伴う腹満感，貧血による全身倦怠感などをきたす．
- 急性転化期では急性白血病と同様に成熟血球の減少に伴う貧血症状，感染症状，出血傾向が認められるようになる．

検査所見
- **末梢血液検査**：白血球数増加（数万～数十万/μL），慢性期では少数の幼若細胞から多数の成熟好中球に至る各成熟段階の細胞が切れ目なく続き，ピラミッド型を示す．多くの症例で好塩基球の増加を伴う．赤血球数は正常～軽度減少，血小板数は増加する．好中球アルカリホスファターゼ陽性指数（NAPスコア）が低値を示す．白血病裂孔は慢性期には認められない．
- **骨髄検査**：有核細胞数は著増，巨核球数は増加する．染色体検査によりフィラデルフィア（Ph¹）染色体が検出される．Ph¹染色体とは，第9染色体と第22染色体の長腕間の相互転座 t(9;22)(q34;q11)の結果生じる第22染色体由来の小型染色体である．CMLではこの転座によってつくられるBCR/ABL融合蛋白が，細胞増殖を促進させ，CMLを発症させる．
- **血液生化学検査**：血球産生亢進を反映したLDH値の高値，尿酸値の増加，好中球の著しい増加とその破壊によりビタミンB_{12}結合蛋白質の血漿への供給が増加し，血中ビタミンB_{12}値が上昇する．
- **急性期（急性転化）**：急性白血病と同様の所見を呈する（末梢血や骨髄中の芽球比率の急増，貧血や血小板減少の進行など）．染色体異常，NAPスコアの上昇が認められる．

治療・予後　慢性期にはイマチニブ（BCR/ABL融合蛋白に対するチロシンキナーゼ阻害薬）やインターフェロンαによるPh陽性細胞の減少，ハイドロキシウレアによる血球数コントロール，適応があれば骨髄移植で治癒を目指す．診断の時期，選択される治療によって慢性期の期間は異なるが，一度急性期（急性転化）へ移行するとその予後はきわめて不良である．

③ リンパ性細網内皮系の疾患

a 炎症性リンパ節疾患

（1）急性リンパ節炎
急性リンパ節炎（acute lymphadenitis）は，病原菌，細菌毒素などによって所属リンパ節におこる急性炎症である．好発部位は頸部，腋窩，鼠径部などで，腫大したリンパ節に圧痛がある．

（2）慢性リンパ節炎
慢性リンパ節炎（chronic lymphadenitis）は，急性リンパ節炎の陳旧化した場合や弱い刺激が繰り返されたり持続したりするときにみられる．

（3）伝染性単核球症
伝染性単核球症（infectious mononucleosis；IM）は，エプスタイン・バー（Epstein-Barr）ウイルス（EBウイルス）による急性感染症であり，全身リンパ節腫脹，発熱を主徴とする疾患である．肝脾腫がみられる．末梢血ではリンパ球増加があり，異型リンパ球が出現する．また，血清学的にポール・バンネル（Paul-Bunnell）反応が陽性になる．予後は良好である．一部で感染後に慢性疲労症候群や線維筋痛症との関連があることが指摘されている．

b 悪性リンパ腫

（1）概念
悪性リンパ腫（malignant lymphoma）は，リ

ンパ節や全身のリンパ組織に存在するリンパ系細
胞の悪性腫瘍である.

(2) 病態生理・病理

病理組織学的所見から，ホジキン（Hodgkin）
リンパ腫（HL）と非ホジキンリンパ腫（NHL）
とに大別される．わが国では非 Hodgkin リンパ
腫が多い.

九州・四国に好発することはわが国のリンパ腫
の最も大きな特徴である.

(3) ホジキンリンパ腫

病態生理・病理　ホジキンリンパ腫（Hodgkin
lymphoma；HL）の組織病変は，異型性の少な
い小リンパ球を主体とする炎症細胞浸潤を背景に
少数の散在する巨細胞〔ホジキン（H）細胞およ
びリード・ステルンベルク（Reed-Sternberg；
RS）細胞〕を特徴とする.

臨床症状

- **無痛性リンパ節腫脹**：頸部，腋窩，鼠径部など
  にみられ，進行すると全身にみられるようにな
  る.
- **全身症状**：発熱，寝汗，体重減少，全身倦怠
  感，瘙痒感などがある.
- **腫瘍による圧迫や浸潤による症状**：部位により
  浮腫，嚥下障害，呼吸困難，食欲不振などさま
  ざまである.

検査所見

- **リンパ節生検**：リンパ節の生検による病理組織
  学的検査が必須である.
- **血液検査**：特異的な所見はない．HL では好酸
  球増加やリンパ球減少がみられることがある.
  NHL では白血病化するとリンパ腫細胞が出現
  する.

治療　放射線療法と化学療法を行う.

(4) 非ホジキンリンパ腫（NHL）

非ホジキンリンパ腫（non-Hodgkin-lymphoma）
は，リンパ組織に原発する腫瘍性増殖性疾患のう
ちホジキンリンパ腫以外のリンパ腫の総称である.
リンパ節の病変はホジキンリンパ腫よりも多く
みられ，特に扁桃腫瘍がしばしばみられる．ホジ
キンリンパ腫と異なり初期から多発性に腫脹して
いることが多い.

治療はホジキンリンパ腫と同様に化学療法，放
射線療法が行われる.

(5) 慢性リンパ性白血病の類縁疾患：成人 T 細胞白血病・リンパ腫

概念　成人 T 細胞白血病・リンパ腫（adult
T-cell leukemia/lymphoma；ATLL）は，レト
ロウイルスに属する HTLV-Ⅰ（human T-cell
leukemia virus type Ⅰ）の感染によって引き起
こされる末梢性 T リンパ球の白血病・リンパ腫
である.

病態生理・病理　わが国全体では 100 万～200 万
人の HTLV-Ⅰ感染者がいると推定され，その中
から年間 1,000～2,000 人に 1 人の割合で ATLL
が発症する．母乳中の感染リンパ球などを介して
ヘルパー T 細胞に感染し，レトロウイルス RNA
が細胞 DNA に組み込まれる．DNA の変異が蓄
積されると悪性のクローンが出現し，ATLL が
発症する．細胞増殖の病態から，くすぶり型，慢
性型，リンパ腫型，急性型の 4 病型に分類され
る．経過中に急性型へ移行することを急性転化と
いう.

臨床症状

- リンパ節腫脹
- 紅斑，丘疹，皮下結節などの皮膚浸潤所見
- 全身倦怠感，食欲不振，下痢，発熱などの症状
- 口渇，悪心，意識障害などの高カルシウム血症
  による症状

検査所見

- **末梢血液検査**：白血球数は正常～著増とさまざ
  まで，核に切れ込みや分葉をもつ異常リンパ球
  が認められる．赤血球数と血小板数は正常のこ
  とが多い.
- **リンパ節生検**：多型細胞型やびまん性大細胞型
  リンパ腫としての組織像がみられる.
- **血液生化学検査**：ATLL 細胞が産生する副甲
  状腺ホルモン関連蛋白（PTHrP）などによる
  高カルシウム血症がみられる．抗 HTLV-Ⅰ抗

体を認める.

治療 ATLL患者は，しばしば免疫不全状態にあり，上記の種々の感染症をきたすと，それが致命的になることが少なくない．リンパ腫型と急性型は多剤併用化学療法を行う．くすぶり型と慢性型は経過観察を行う．

4 M蛋白血症

a 原発性マクログロブリン血症

(1) 概念

原発性マクログロブリン血症（Waldenström's macroglobulinemia；WM）は，IgM産生細胞の腫瘍性増殖に伴い，血液中にIgMが著しく増加し，これによってさまざまな症候をきたす疾患である．

(2) 病態生理・病理

腫瘍細胞は骨髄，リンパ節，肝，脾などで緩徐に増殖する．骨髄腫と異なり，骨融解は通常認めない．腫瘍細胞からIgMが多量に血液中に分泌されるが，これをM蛋白（M成分）と呼ぶ（▶図8-9）．

(3) 臨床症状

①過粘稠度症候群による症状

血液の粘稠度が著しく亢進し，血流のうっ滞による症状を呈する．すなわち，全身倦怠感，めまい・意識障害などの神経症状（中枢神経の循環障害による），出血傾向（M蛋白が血小板や凝固因子へ結合するため），心不全，視力障害などが出現する．

②腫瘍細胞の増殖による症状

全身性のリンパ節腫脹，肝脾腫，貧血などが出現する．

(4) 検査所見

- 末梢血液検査：正球性貧血を認めることが多い．白血球数は減少～増加とさまざまである．
- 蛋白異常：血清蛋白電気泳動法で，M蛋白のピークを認める．免疫グロブリン定量では

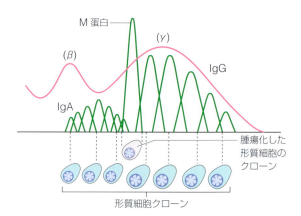

▶図8-9 M蛋白（蛋白分画像）

IgMが著増する．10～20％の患者で尿中にベンス・ジョーンズ（Bence Jones）蛋白を認める．

- 骨髄検査・リンパ節生検：半数の例で骨髄有核細胞の50％以上を腫瘍細胞が占める．リンパ節生検ではリンパ形質細胞性リンパ腫の組織像がみられる．

(5) 治療

化学療法が中心となる．過粘稠度症候群による重篤な症状があるときは，緊急処置として血漿交換を行う．

b 多発性骨髄腫

(1) 概念

多発性骨髄腫（multiple myeloma；MM）は，免疫グロブリン産生細胞である形質細胞が腫瘍化し，骨髄を主体として増殖する疾患である．骨髄の数か所に同時に発生するので多発性骨髄腫と呼ばれる．形質細胞性骨髄腫（plasmacytoma）とも呼ばれる．

(2) 病態生理・病理

骨髄腫細胞の多くは，その単クローン性増殖を反映して1種類のM蛋白を産生する．M蛋白の型により，IgG，IgA，IgD，IgE（おのおのκ，λ）型，L鎖のみを産生するベンス・ジョーンズ蛋白型（BJP型），血中・尿中にM蛋白を認めな

い非産生型や非分泌型に分類される.

(3) 臨床症状

まったく症状がなく健診で発見されることもあるが，緩徐に発症する腰背胸部の疼痛，全身倦怠感，発熱などが初発症状であることが多い．また，骨折，対麻痺，高カルシウム血症による悪心や意識障害で見つかることもある．

①血液学的異常による症状

骨髄腫細胞は主に体幹部に近い骨の骨髄に集まるが，びまん性に増殖することもある．骨髄腫細胞が骨髄で異常増殖することによって赤血球産生が阻害され，貧血や血小板減少が進行する．全身倦怠感，息切れ，動悸などの貧血症状や皮膚の紫斑などの出血傾向を示すこともある．

②骨病変による症状

骨髄腫細胞が産生する破骨細胞活性化因子によって骨融解がおこり，その結果病的骨折や，高カルシウム血症による意識障害などの症状をきたす．病気の進展に伴い多くの患者が疼痛を訴える．腰椎，胸椎の圧迫骨折が多くみられる．時に腫瘤を形成し，対麻痺や馬尾神経症状などの脊髄圧迫症状を呈する．

③M蛋白血症による症状

骨髄腫細胞は同一の免疫グロブリンを産生するため，血中に大量の単クローン性の免疫グロブリン（M蛋白）を認める．これにより，過粘稠度症候群をきたすこともある．過剰に産生された免疫グロブリンのL鎖は二量体をつくり，BJPとなり，分子量が小さいため，糸球体を通過して尿細管に沈着し腎障害をきたす．

④アミロイドーシス合併による症状

L鎖の組織沈着によりアミロイドーシスを合併して，巨舌，多発性神経炎を引き起こす．また心アミロイドーシスによる難治性の心不全症状，腸管アミロイドーシスによる吸収不良症候群や蛋白漏出性胃腸症を引き起こすこともある．

(4) 検査所見

- **末梢血液検査**：白血球と血小板は軽度低下する場合が多い．正球性正色素性貧血を認める．血液粘稠度が高まり，末梢血塗抹標本で赤血球連銭形成がみられる．

- **尿検査**：試験紙法ではBJPが検出されないので，スルホサリチル酸法かパットナム（Putnam）法で検査する．これらの方法で陽性であれば，尿の免疫電気泳動によってBJPの存在と型を確定する．BJP型では尿中にBJPがほぼ100%にみられるが，BJP型でない病型でも50〜70%において尿中にBJPが陽性となる．

- **骨X線**：頭蓋骨，肋骨，脊椎，骨盤などに高頻度に骨の欠損（打ち抜き像）や脊椎の圧迫骨折が認められる．

- **骨髄検査**：半数の例で骨髄有核細胞の50%以上を骨髄腫細胞が占める．

- **蛋白異常**：血清・尿中のM蛋白血症の存在とM蛋白以外の正常免疫グロブリンの減少を認める．

- **血液生化学検査**：M蛋白が多い例では血清総蛋白量（TP）が著明に増加し，血液粘稠度が増加して過粘稠度症候群を示す．腎障害を伴う場合には血清Cr，BUNの上昇を認める場合もある．骨吸収と腎障害の存在する場合は高カルシウム血症をみる．

(5) 治療

化学療法を行う．背部痛，腰痛を有する患者にはコルセットの着用や麻薬性鎮痛薬投与，放射線療法も考慮する．

5 出血性疾患

a 止血機構

止血には，血管収縮，血小板血栓の形成，血液凝固の3因子が関係している（▶図8-10）．血管または血小板による止血を一次止血，血液凝固因子による止血を二次止血と呼ぶ．これらが障害された場合の臨床的特徴を▶表8-10に示す．

(1) 血管の収縮反応

血管損傷部位の血管が収縮して出血を減弱さ

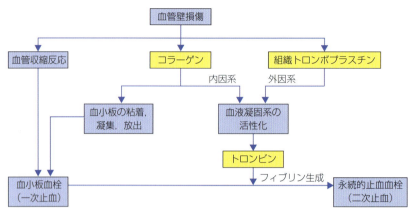
▶図8-10 止血機構

▶表8-10 一次止血障害と二次止血障害

	一次止血障害	二次止血障害
原因	血管または血小板の異常	血液凝固の異常
出血部位	皮膚・粘膜の点状出血または斑状出血,鼻出血,消化管出血	皮下,筋肉,関節内への深部出血,血腫
止血の開始	即発性	遅発性
出血の持続	短い	長い.再出血が多い
有効な処置	圧迫	止血困難で再出血が多い

▶表8-11 血液凝固因子の名称

因子番号	慣用名
第Ⅰ因子	フィブリノゲン
第Ⅱ因子	プロトロンビン
第Ⅲ因子	組織因子
第Ⅳ因子	カルシウムイオン
第Ⅴ因子	不安定因子
第Ⅵ因子	(欠番)
第Ⅶ因子	安定因子
第Ⅷ因子	抗血友病因子(AHF)
第Ⅸ因子	クリスマス因子
第Ⅹ因子	スチュアート・プローワー因子
第Ⅺ因子	血漿トロンボプラスチン前駆因子(PTA)
第Ⅻ因子	ハーゲマン因子
第ⅩⅢ因子	フィブリン安定因子
(プレカリクレイン)	フレッチャー因子
(高分子キニノーゲン)	フィッツジェラルド因子

せる.

(2) 血小板の止血作用

血小板は損傷血管壁に付着し,粘着した血小板は相互に凝集し,またアデノシン二リン酸(ADP),セロトニンなどを放出して他の血小板を活性化し,一塊となって,血小板血栓が形成される.

(3) 血液凝固

血液凝固に直接関与する因子を**血液凝固因子**といい,現在,▶表8-11に示すように14の因子が知られている(Ⅵは欠番).

傷害部位で開始される外因系凝固系は,傷害組織の組織因子(tissue factor; TF)と血中のⅦa因子の結合(Ⅶa因子・TF複合体)から開始され,Ⅸ因子の活性化(Ⅸa因子)によって凝固反応が進展する.

内因系凝固系は,陰性荷電物質へのⅫa因子,Ⅺ因子,血漿プレカリクレイン,高分子キニノーゲンの集合によるⅪ因子の活性化,あるいは血小板上でのトロンビンによるⅪ因子の活性化によって開始される.活性化Ⅺ因子(Ⅺa因子)は,さらに血小板上などでⅨ因子を活性化する(Ⅸa因子).

こうして外因系凝固経路あるいは内因系凝固経

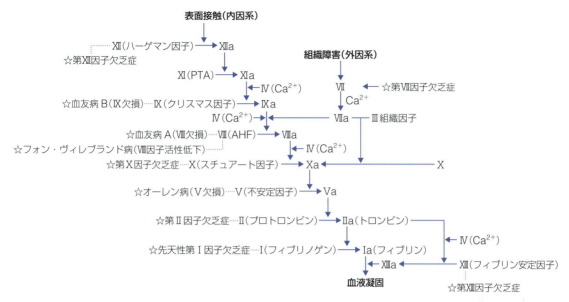

▶図8-11 血液凝固の機序と遺伝子的欠乏症
図中の☆は欠乏症の病名を示す．

路で活性化されたIXa因子は，血小板上でVIIIa因子と複合体を形成して，効率よくX因子を活性化する．次いで，活性化X因子（Xa因子）はVa因子と複合体を形成して効率よくプロトロンビンを活性化し，トロンビンを生成する．トロンビンは止血と傷害組織の修復，さらに血液循環の維持など多彩な生理作用を示す．また，トロンビンはXIII因子を活性化し，活性化XIII因子（XIIIa因子）はフィブリン網を安定化する．さらに，トロンビンは傷害組織の細胞を活性化するとともに，増殖因子や各種サイトカインを産生させ，細胞の増殖，移動，分化を促し，組織を修復させる．

血液凝固の機序は内因系機序と外因系機序に分けられる（▶図8-11）．内因系機序は，血管内皮の傷害された表面において，第XII因子が活性化されて活性第XIIa因子となり，以下順次活性化され第X因子を活性化する．

外因系機序は，組織の傷害によって遊離する組織液（組織因子）が血液中の第VII因子およびカルシウムイオン（Ca^{2+}）と複合体をつくり，血小板第X因子を活性化する．

またVIIa因子はIXa因子を活性化してVIII因子を介してX因子を活性化する．

このように内外の機序によって活性第X因子（Xa）が産生され，以下，一連の反応を経てフィブリンが形成され血液凝固が完了する．このうちどの因子に欠陥があっても血液凝固は阻害される（▶図8-11）．

(4) 線溶系

止血血栓は傷害部位の修復に伴い，線溶系によって除去される．線溶系はフィブリン血栓の生成と同時に活性化される．すなわち，フィブリン塊にプラスミノゲンとその活性化因子（plasminogen activator；PA）であるt-PAとu-PAが結合してプラスミンを生成し，血栓を溶解する．t-PAとu-PAの活性はPAインヒビター（PAI）-1によって，プラスミンの活性は$α_2$プラスミン阻害因子（$α_2$-plasmin inhibitor；$α_2$PI）によって制御されている．

(5) 線溶亢進

フィブリンが溶解される線溶の機序のなかで，血栓治療などのために大量のPAが投与される

と，血中フィブリノゲン，凝固第V，Ⅶ因子の分解が亢進して線溶が促進され，出血をおこすようになる．

一次線溶亢進とは，手術などの組織破壊により，組織由来のPAが遊離し線溶が亢進するものである．

二次線溶亢進とは播種性血管内凝固症候群（DIC）など大量の血栓形成により線溶機序の制御を上回る速度でプラスミンが生じるときにおこる現象である．

b 血管障害による出血性疾患

（1）シェーンライン・ヘーノホ紫斑病

シェーンライン・ヘーノホ（Schönlein-Henoch）紫斑病は，IgA血管炎ともよばれる．上下肢に丘疹性の出血斑が出現し，約2週間で消失する．しばしば再発を繰り返す．原因としては細菌性・食事性アレルギーが考えられている．関節痛，腹部疝痛，肉眼的血尿を伴うことがある．

（2）単純性紫斑病

単純性紫斑病（purpura simplex）は若い女性に多くみられ，紫斑は表在性で，主として四肢（特に下肢）に多い．原因はアレルギーと考えられており，シェーンライン・ヘーノホ紫斑病の軽症例とも考えられている．

c 血小板異常による出血性疾患

（1）免疫性血小板減少症（ITP）

ITP（immune thrombocytopenia）は後天性の自己免疫疾患である．自己抗体である抗血小板抗体が血小板に結合すると，脾臓で破壊されるために，血小板が減少する．治療は副腎皮質ホルモン薬が主体であるが，効果がない場合には脾摘または免疫抑制薬の投与を行う．

（2）血栓性血小板減少性紫斑病（TTP）

TTP（thrombotic thrombocytopenic purpura）は，血管内皮細胞の傷害に血小板が接触して活性化され，全身の細小血管に血小板血栓が形成されることにより，血小板が消費されて血小板減少が生じる．病因として，妊娠，感染症，悪性腫瘍，膠原病などによるものがあげられる．血小板減少性紫斑病，細血管性溶血性貧血，神経症状を3徴，発熱，腎障害を加えて5徴という．血小板輸血は禁忌である．

（3）溶血性尿毒症症候群（HUS）

HUS（hemolytic uremic syndrome）は，ベロ毒素産生性大腸菌（VTEC）の感染による．消化器症状，上気道症状に続いて，血小板減少性紫斑病，溶血性貧血，急性腎機能障害をおこす．治療の基本は急性腎不全の治療である．ベロ毒素を吸着する薬物もある．

（4）血小板無力症

血小板無力症（thrombasthenia）は，血小板凝集・粘着能に異常があり，出血時間が著明に延長する．血小板数は正常である．血小板表面のフィブリノゲンレセプターの減少または機能異常であり，常染色体潜性遺伝の形式をとる．根本的治療法はなく血小板輸血を行う．

d 血液凝固因子の異常による出血性疾患

（1）血友病

概念 先天的な血液凝固第Ⅷ因子の欠乏（血友病A）または第Ⅸ因子の欠乏（血友病B）による出血性疾患を**血友病**（hemophilia）という．

病態生理・病理 血友病A，BともX染色体上の遺伝子異常により伴性潜性遺伝し，母親を介して男児に現れる．血友病患者の約1/3は突然変異による．

臨床症状 血友病A，Bの臨床症状に差はみられない．深部組織への出血が特徴である．

- **関節内出血**：最も頻度が高い．熱感と腫脹を伴う激しい疼痛と運動制限をきたす．繰り返し関節出血がおこると関節の変形，固定，筋肉拘縮などの後遺症（血友病関節症）をきたすが，血友病治療の進歩によりまれになった．
- **筋肉内・皮下出血**：関節内出血に次いで多い．筋肉内血腫により末梢神経を圧迫するための麻

痺，疼痛，筋萎縮を生じる．

- **頭蓋内出血**：頻度は低いが最大の死因の1つとなる．

検査所見　血友病A，Bに共通した所見として全血液凝固時間，血漿カルシウム再加時間，活性化部分トロンボプラスチン時間（APTT）が重症度に応じて延長する．一方，血小板数，出血時間，毛細血管抵抗，プロトロンビン時間（PT），トロンビン時間，フィブリノゲン量はすべて正常である．確定診断には第Ⅷ，Ⅸ因子の活性を測定する．

治療・予後　本症の治療は出血時の止血管理と欠乏因子の補充療法である．出血時には，血友病Aでは濃縮第Ⅷ因子製剤を，血友病Bでは第Ⅸ因子製剤を輸注する．各因子の半減期を考慮して，血友病Aでは1日2回，血友病Bでは1日1回輸注する．疼痛・関節拘縮に対して，血小板機能に影響しない鎮痛薬を投与する（アスピリンは禁忌）．症状が軽快したらリハビリテーションを行い，関節拘縮を予防する．現在では欠乏凝固因子補充の自己注射が行われるようになり予後は著しく改善された．しかし，頭蓋内出血などの不慮の出血の際には，しばしば致死的になる．

(2) フォン・ヴィレブランド病

　フォン・ヴィレブランド病（von Willebrand disease）は，フォン・ヴィレブランド因子の減少ないしは欠損によって引き起こされる先天性凝固異常症である．

　フォン・ヴィレブランド因子は血漿中で第Ⅷ因子と結合しており，血小板凝集に必須の補助因子である．①皮膚，粘膜の出血症状，②出血時間延長，③血小板数は正常であるが粘着能低下の特徴をもった止血障害が主症状である．治療には，第Ⅷ因子製剤の投与と血管内皮細胞からのフォン・ヴィレブランド因子の放出を促すデスモプレシン酢酸塩療法が行われる．

(3) ビタミンK欠乏症

概念・病態生理　ビタミンKは，肝臓における凝固第Ⅱ（プロトロンビン），Ⅶ，Ⅸ，Ⅹ因子の生成に関与している．ビタミンK欠乏症は，摂取不良，クマリン抗凝固薬使用により生じる．欠乏症は，母乳栄養の新生児・乳児でよくみられる．欠乏すると血小板の凝固が障害される．

　正常では腸内細菌叢でビタミンKが十分につくられるが，未発達な新生児・乳児や，抗菌薬投与などで腸内細菌数が減少した場合にビタミンK欠乏症が起こることがある．

　ビタミンK欠乏症は新生児や乳児の障害や死亡の原因となりうる．ビタミンK欠乏症の新生児は，出生時外傷により頭蓋内出血をきたすことがあり神経損傷の原因にもなる．乳児でも，皮膚，胃腸，胸腔内の出血，頭蓋内出血が起こることがある．新生児に生じやすい原因として，①胎盤からのビタミンKの透過が少ないこと，②新生児の肝臓は，プロトロンビン合成が未熟なこと，③母乳にはごく微量のビタミンKしか含まれないこと（母乳約 $2.5\mu g/L$：牛乳 $5,000\mu g/L$），④新生児の腸が出生後数日間は無菌であることなどがある．

臨床症状　症状は，頭蓋内出血では突然の不機嫌，嘔吐，意識障害，けいれんをきたすことがあり，歯肉，鼻，胃腸粘膜からのしみ出るような出血，または消化管への大量出血（新生児メレナ）などである．

治療　発症すれば死亡や後遺症が残る重症疾患であるため，ビタミンKの予防内服を行い，出血している場合にはビタミンKの追加投与を行う．

(4) 播種性血管内凝固症候群（DIC）

概念　正常な血液は出血の際には速やかに凝固・止血する．なんらかの原因によって全身の血管，特に細小血管に広範に微小血栓が多発して血液凝固因子と血小板が消費され，各種臓器の虚血性機能不全とともに出血傾向が現れるものを**播種性血管内凝固症候群**（disseminated intravascular coagulation；DIC）という．

病態生理・病理　基礎疾患として悪性腫瘍や重症感染症による敗血症などが重要である（▶**表8-12**）．発症機序は，血中に血液凝固作用を有する

▶表 8-12　播種性血管内凝固症候群の基礎疾患

1. 産科的疾患
   - 常位胎盤早期剝離
   - 羊水塞栓症
2. 感染症
   - 敗血症
   - その他の重症感染症（重症の肺炎や胆管炎など）
3. 悪性腫瘍
   - 急性白血病
   - 悪性リンパ腫
   - 進行癌
4. 組織損傷
   - 多発外傷，重症熱傷，熱中症，横紋筋融解症
5. 手術後
6. 血管関連疾患
   - 胸部および腹部大動脈瘤
   - 巨大血管腫
   - 血管炎をおこす疾患（膠原病など）
7. 肝障害
   - 劇症肝炎，急性肝炎，肝硬変
8. その他
   - 血液不適合輸血，蛇咬傷，低体温症，その他

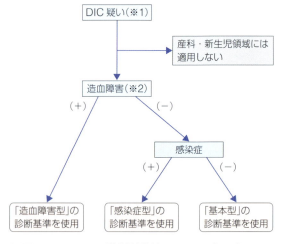

▶図 8-12　DIC の診断基準適用のアルゴリズム

- DIC 疑い（※1）：DIC の基礎疾患を有する場合，説明の付かない血小板数減少・フィブリノゲン低下・FDP 上昇などの検査値異常がある場合，静脈血栓塞栓症などの血栓性疾患がある場合など．
- 造血障害（※2）：骨髄抑制・骨髄不全・末梢循環における血小板破壊や凝集など，DIC 以外にも血小板数低下の原因が存在すると判断される場合に（＋）と判断．寛解状態の造血器腫瘍は（－）と判断．
- 基礎病態を特定できない（または複数ある）あるいは「造血障害」「感染症」のいずれにも相当しない場合は基本型を使用する．例えば，固形癌に感染症を合併し基礎病態が特定できない場合には「基本型」を用いる．
- 肝不全では 3 点減じる（出典の表Ⅱ-3 の注を参照）．
（DIC 診断基準作成委員会：日本血栓止血学会 DIC 診断基準 2017 年版．血栓止血誌 28：369-391, 2017 より）

物質が混入して血液凝固がおこる結果，フィブリノゲンや血小板が大量に消費されて出血傾向と循環障害が生じ，全身的な臓器障害をおこすものである．

臨床症状　血小板減少に伴う小紫斑や鼻出血などの皮膚粘膜出血，凝固因子低下に伴う広範な紫斑や皮下筋肉内出血などの深部出血，線溶活性亢進に伴う頭蓋内出血や漏出性出血が観察される．

血栓形成部位により臓器特徴的な虚血症状が観察される．昏睡や麻痺，乏尿，無尿，肺塞栓症状，急性呼吸促迫症候群，腹痛，下血などがみられる．

診断基準・検査所見　血漿フィブリノゲン減少，FDP（フィブリン分解産物）増加，血小板減少などが重要な所見である．DIC は原因となる疾患によって病態が異なることから「造血障害型」「感染型」「基本型」に大きく分類（▶図 8-12）後，▶表 8-13 に示す検査値によって，点数化され診断される．また，産科の疾患による DIC は，特に早急に対応する必要があるため，別の産科 DIC スコアによって診断され，すぐに DIC 治療が開始される．

診断・予後　DIC 治療の原則は基礎疾患の治療であり，基礎疾患が軽快すれば DIC の症状は消失するはずであるが，基礎疾患によっては治療が困難なものもある．薬物としてはヘパリン，合成プロテアーゼ阻害薬，アンチトロンビンⅢ濃縮製剤などを用いて凝固亢進を補正する．予後も基礎疾患によることが多い．重症例では治療開始が遅れると，ほとんどが虚血性多臓器不全を合併する．

6　血栓性素因

概念　血栓性素因（thrombophilia）は血栓症を

E 血液疾患各論 ● 227

▶表 8-13　DIC の診断基準

項目		基本型		造血障害型		感染症型	
一般止血検査	血小板数 （×10⁴/μL）	12< 8< ≦12 5< ≦8 ≦5	0点 1点 2点 3点			12< 8< ≦12 5< ≦8 ≦5	0点 1点 2点 3点
		24 時間以内に 30% 以上の減少（※1）	+1点			24 時間以内に 30% 以上の減少（※1）	+1点
	FDP （μg/mL）	<10 10≦ <20 20≦ <40 40≦	0点 1点 2点 3点	<10 10≦ <20 20≦ <40 40≦	0点 1点 2点 3点	<10 10≦ <20 20≦ <40 40≦	0点 1点 2点 3点
	フィブリノゲン （mg/dL）	150< 100< ≦150 ≦100	0点 1点 2点	150< 100< ≦150 ≦100	0点 1点 2点		
	プロトロンビン時間比	<1.25 1.25≦ <1.67 1.67≦	0点 1点 2点	<1.25 1.25≦ <1.67 1.67≦	0点 1点 2点	<1.25 1.25≦ <1.67 1.67≦	0点 1点 2点
分子マーカー	アンチトロンビン （%）	70< ≦70	0点 1点	70< ≦70	0点 1点	70< ≦70	0点 1点
	TAT, SF または F1+2	基準範囲上限の 2 倍未満 2 倍以上	0点 1点	基準範囲上限の 2 倍未満 2 倍以上	0点 1点	基準範囲上限の 2 倍未満 2 倍以上	0点 1点
肝不全（※2）		なし あり	0点 −3点	なし あり	0点 −3点	なし あり	0点 −3点
DIC 診断		6 点以上		4 点以上		5 点以上	

FDP：フィブリノゲン・フィブリン分解産物，TAT：トロンビン・アンチトロンビン複合体，SF：可溶性フィブリン，F1+2：プロトロンビンフラグメント 1+2

・（※1）：血小板数>5 万/μL では経時的低下条件を満たせば加点する（血小板数≦5 万では加点しない）．血小板数の最高スコアは 3 点までとする．
・FDP を測定していない施設（D-ダイマーのみ測定の施設）では，D-ダイマー基準値上限 2 倍以上への上昇があれば 1 点を加える．ただし，FDP も測定して結果到着後に再評価することを原則とする．
・FDP または D-ダイマーが正常であれば，上記基準を満たした場合であっても DIC の可能性は低いと考えられる．
・プロトロンビン時間比：ISI が 1.0 に近ければ，INR でも良い（ただし DIC の診断に PT-INR の使用が推奨されるというエビデンスはない）．
・プロトロンビン時間比の上昇が，ビタミン K 欠乏症によると考えられる場合には，上記基準を満たした場合であっても DIC とは限らない．
・トロンビン-アンチトロンビン複合体（TAT），可溶性フィブリン（SF），プロトロンビンフラグメント 1+2（F1+2）：採血困難例やルート採血などでは偽高値で上昇することがあるため，FDP や D-ダイマーの上昇度に比較して，TAT や SF が著増している場合は再検する．即日の結果が間に合わない場合でも確認する．
・手術直後は DIC の有無とは関係なく，TAT，SF，FDP，D-ダイマーの上昇，AT の低下など DIC 類似のマーカー変動がみられるため，慎重に判断する．
・（※2）肝不全：ウイルス性，自己免疫性，薬物性，循環障害などが原因となり「正常肝ないし肝機能が正常と考えられる肝に肝障害が生じ，初発病状出現から 8 週以内に，高度の肝機能障害に基づいてプロトロンビン時間活性が 40% 以下ないしは INR 値 1.5 以上を示すもの」（急性肝不全）および慢性肝不全「肝硬変の Child-Pugh 分類 B または C（7 点以上）」が相当する．
・DIC が強く疑われるが本診断基準を満たさない症例であっても，医師の判断による抗凝固療法を妨げるものではないが，繰り返しての評価を必要とする．
（DIC 診断基準作成委員会：日本血栓止血学会 DIC 診断基準 2017 年版．血栓止血誌 28：369-391, 2017 より）

おこしやすい疾患や病態を指す．
病態生理・病理　血栓症の発症に直接的にかかわる先天的異常を特定できる疾患や病態を先天性血栓性素因，異常を特定できない疾患や病態を後天性血栓性素因と呼んでいる．実際には先天的異常によって血栓症を発症することはまれであり，多

くは加齢や感染，妊娠，分娩，手術などの複数の要因が重なって発症する．

a 先天性血栓性素因

概念　先天性血栓性素因（hereditary thrombophilia）は特定因子の遺伝子異常が原因であり，血栓症の家族歴がある場合は発症頻度が高い．

臨床症状　下肢深部静脈血栓症や肺塞栓症などをきたし，発症頻度は加齢に伴い増加する．通常では血栓症をおこさないような外傷，手術，妊娠・分娩，感染症などでも発症することがある．

検査所見　先天性血栓性素因の多くは，凝固制御系因子の欠損症である．また，凝固因子の増加，血小板凝集の亢進，線溶系因子の低下，血管内皮障害なども原因となる．

治療　基本的には抗凝固療法を行う．血小板凝集の亢進がみられる場合には抗血小板療法を行う．欠損因子が同定され，補充する因子製剤あるいは新鮮血漿を投与する．

b 後天性血栓性素因

▶ **表 8-14** に主な**後天性血栓性素因**（acquired thrombophilia）を示す．

本素因は複数遺伝子の異常，免疫異常，外傷，腫瘍，生活習慣病，さらには妊娠・出産など多様な要因により血栓症を発症する多因子疾患であり，患者数は年々増加傾向にある．

(1) 抗リン脂質抗体症候群（APS）

APS（antiphospholipid antibody syndrome）は種々のリン脂質結合蛋白質に対する自己抗体が出現し，血栓症を発症する．抗凝固療法とともに，原因となる自己抗体の発生を阻止する治療が必要である．

(2) エコノミークラス（ロングフライト）症候群

エコノミークラス症候群（economy class syndrome）は長時間の安静臥床による血流低下が原因で下肢深部静脈血栓を生じ，その血栓が肺の微小動脈を梗塞して肺塞栓症をきたす病態である．

▶ **表 8-14　後天性血栓性素因**

- 抗リン脂質抗体症候群
- 外科手術
- エコノミークラス（ロングフライト）症候群
- 長期臥床
- 腫瘍
- 脂質異常症
- 肥満症
- 糖尿病
- 高血圧症
- APC レジスタンス（非 FV-Leiden 型）
- 鎌状赤血球症
- サラセミア（ヘモグロビン異常症）
- 妊娠・出産
- 経口避妊薬服用・ホルモン療法
- 凝固因子輸血
- 血栓性血小板減少性紫斑病（TTP，ADAMTS13 自己抗体ほか）
- 播種性血管内凝固症候群（DIC）
- 加齢

脂質異常症患者や高齢女性に多い．治療には抗凝固療法を行うが，適度な運動による発症の予防が重要である．

(3) 生活習慣病（脂質異常症，肥満症，糖尿病，高血圧症）

脂質異常症，肥満症，糖尿病，高血圧症などの**生活習慣病**（life style-related disease）では，さまざまな機序により血管内皮傷害が引き起こされ，動脈硬化が誘発される．動脈硬化巣（プラーク）が破綻すると血液凝固塊による血栓症をきたし，プラークの血管内壁上のびらん組織は血小板凝集を誘発する．

肥満症の内臓脂肪細胞で産生される PAI-1 は血栓溶解能を低下させ血栓症をきたす．

糖尿病では後期糖化生成物（advanced glycation end products；AGE）による微小血管の血栓形成が促され，血管内は凝固亢進状態に陥り，各種の臓器障害をきたす．血栓症の治療には抗血小板療法や抗凝固療法が必要であるが，再発予防のため，個々の原疾患の治療が不可欠である．

F 理学療法・作業療法との関連事項

　貧血は運動耐容能を低下させる．また，血液所見は全身の栄養状態や免疫機能などの変化を示すものであり，貧血や白血球増加などがもつ意味を正しく理解することが重要である．出血傾向のある患者のリハビリテーションに対しては，外傷や転倒に注意し，皮下出血や内出血をおこさないように留意する必要がある．骨髄移植により白血病などの治療成績は向上しているが，移植後の無菌室での安静や免疫抑制といった強力な治療によって引き起こされる患者の廃用症候群やQOL（quality of life；生活の質）低下が指摘されている．最近では，骨髄移植前からの運動療法などのリハビリテーションが普及してきており，ADL（activities of daily living；日常生活動作），QOL向上のための理学・作業療法士のかかわりが今後ますます多くなると期待される．

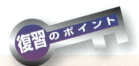

- □ 血液成分の基準値と機能を説明しなさい．
- □ 貧血の分類と臨床的特徴を述べ，治療法について説明しなさい．
- □ 血液凝固の機序を整理し，代表的な出血性疾患について成因と治療法を説明しなさい．

第9章 代謝性疾患

学習目標
- エネルギー産生の仕組みを理解する.
- 糖代謝, 蛋白質代謝, 脂質代謝のつながりを理解する.
- 代謝性疾患の病態と臨床的特徴を理解する.
- ビタミン欠乏症の臨床的特徴を理解する.

A 代謝調節の仕組み

　動物は生命維持にエネルギーを必要とする. エネルギーとなる食物を探し, 獲得するために動く必要がある. ただむやみに動いても食べ物にありつけるかわからない. 確率を高めるべく思考し移動する, あるいは自ら食物を育てる手法を開発する. 脳で考えるにもエネルギーを必要とする. 本章では, 生体がエネルギーを生み出す仕組みの概要を理解したうえで, 現代病ともいえる糖尿病をはじめとした代謝性疾患について学習する.

1 代謝

　代謝（metabolism）には大別すれば大きな2つの要素がある. 同化（anabolism）と異化（catabolism）である. **同化**とは, ATPの化学エネルギーを利用して簡単な構造の化合物から複雑な構造の化合物が作られることで, たとえば消化吸収の過程で蛋白質から分解されたアミノ酸が, 体内で再び蛋白質へと合成される場合が該当する.

　一方, **異化**とは複雑な構造の化合物がより簡単な構造の化合物にかえられ ATPの化学エネルギーが放出されることで, たとえば飢餓状態で体内の蛋白質が分解され, ATPを生成する場合が該当する.

2 栄養素とエネルギー

a 三大栄養素の役割

　糖質, 蛋白質, 脂質が**三大栄養素**といわれている.

　糖質は燃焼すると, 1gあたり4kcalの熱量を生じる. **蛋白質**も, 1gあたり4kcalの熱量を生じる. また**脂質**は1gあたり9kcalの熱量を生じる. 熱量の単位カロリーでは, 1gの水の温度を1℃上昇させるために必要な熱量を1calと定義している. 食品のカロリーは実際その食品を燃やした際に発生する熱量である.

　仮に1日の総エネルギー摂取量を2,000kcalとすると, 1,300kcal程度, 60〜70%は糖質から摂取している. イモ, 穀類など糖質が主食となったのは糖質が三大栄養素のなかで, 最も手軽に効率よくエネルギーを産生できる栄養素だからである. また余分な糖質は, 肝細胞内でグリコーゲンに合成されて貯蔵できる. さらに余剰があれば, 解糖系の中間代謝産物としてグリセロール（グリセリン）を産生し, またアセチルCoAを経て脂肪酸へと合成できる. さらにグリセロールと脂肪酸は中性脂肪トリグリセリドへと合成され, 化学的に安定な, 非常時への蓄えとして皮下脂肪あるいは内臓脂肪など脂肪細胞内に蓄積される.

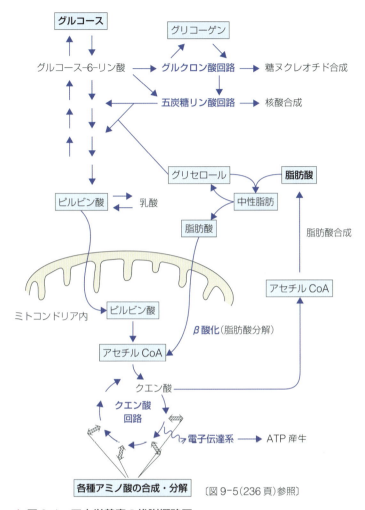

▶図 9-1 三大栄養素の代謝概略図

　蛋白質は，消化の過程でアミノ酸へと分解され，アミノ酸から，ミオグロビンやヘモグロビンをはじめとする生体の構成蛋白，種々の酵素，ホルモン，免疫抗体など，非自己から自己組織へと再構成される．このように，蛋白質は本来生体の構成成分であるが，飢餓や絶食の際にはクエン酸回路を経てエネルギー産生に利用される（▶図 9-1）．

b ATP は生命活動のエネルギー源

　糖質は解糖系で代謝され，ピルビン酸がミトコンドリア内に入り，アセチル CoA となり，クエン酸回路での代謝過程で ATP は生成される．クエン酸回路は **TCA 回路**（サイクル）とも呼ばれ，エネルギー産生の重要な役割を担う．

　食物として摂取した栄養素は，消化管で消化，吸収されたあと，門脈を経て肝細胞へと運ばれる．肝細胞内はミトコンドリアが豊富であり，ATP を産生する重要な場となっている．

　糖質も脂質も蛋白質も，いずれも細胞内で代謝される過程でアセチル CoA となりクエン酸回路を経て ATP が生成される．クエン酸回路は**好気的代謝**と呼ばれ，細胞外から供給された酸素が燃焼し，栄養素は最終的に水と二酸化炭素に分解さ

れ，ATP が生成されるとともに熱を生じる．このミトコンドリアでの酸素消費を**内呼吸**という．

3 糖質と代謝

a 糖質の種類

糖質はブドウ糖，果糖などの単糖類を最小単位として，重合する数が増えれば二糖類，多糖類となる（▶図 9-2）．

(1) **単糖類**（monosaccharide）
- **ブドウ糖**〔グルコース（glucose）〕：果実，蜂蜜，体液中に含まれる．エネルギー源として利用される．
- **果糖**〔フルクトース（fructose）〕：ブドウ糖よりも甘味が強く，果実，蜂蜜，一部の根菜類に多量に含まれる．

(2) **二糖類**〔disaccharide，オリゴ糖（oligosaccharide）〕
- **麦芽糖**〔マルトース（maltose）〕：澱粉がアミ

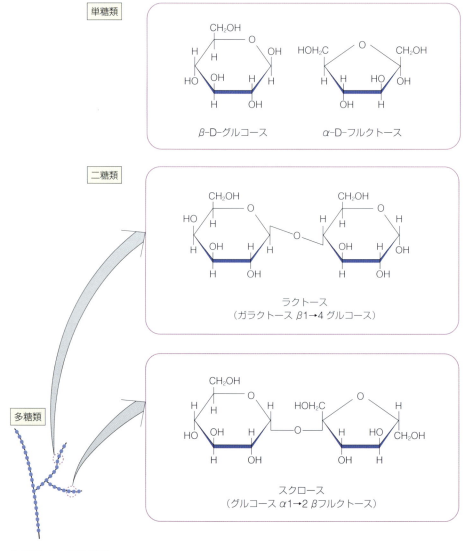

▶図 9-2 **糖の構造**

ラーゼによって分解されると麦芽糖となる.

- 蔗糖〔スクロース (sucrose)〕：グルコースとフルクトースが結合したもので，一般的な砂糖の主成分は蔗糖である.
- 乳糖〔ラクトース (lactose)〕：牛乳などに含まれ，通常小腸で分解されるが，分解酵素の働きが弱いと乳糖不耐症となる.

(3) 多糖類

- グリコーゲン (glycogen)：グルコースが重合したもの．体内で糖質を貯蔵する際は，グリコーゲンの形で肝臓や筋肉に貯えられる.
- 澱粉 (starch)：植物の貯蔵多糖類．米，小麦，イモ類に含まれる澱粉をヒトは主食として，糖質補給の主なエネルギー源としてきた.
- セルロース (cellulose)：食物繊維を主に構成する糖質．ヒトではその消化酵素をもたず，分解できないのでエネルギー源として利用できず，糞便中に排泄される．草食動物はセルロースを消化する酵素をもち，エネルギー源として利用することができる（➡NOTE-1）.

(4) ヘテロ多糖類 (hetero-polysaccharide)

- 糖蛋白 (glycoprotein)：蛋白と糖が結合したもの．細胞膜に存在し，細胞外からの情報伝達，細胞の標識などに役立っている．ちなみに血液型とは，赤血球の膜上の糖蛋白の違い，つまり抗原性の違いを分類したものである.

NOTE

1 食物繊維の効能

消化できず排泄されるばかりの食物繊維は，かつて何の役にも立たないものと思われていた．しかし実際は，食物繊維があるおかげで糖の吸収スピードが緩やかになり，食後高血糖を抑制する効果がある．また食品に含まれるダイオキシンなどの発癌物質の吸収を阻害し，大腸癌の発生リスク低減に働く．さらに食物繊維はスポンジのように便の含水量を保ち硬便を防ぐ．加えてヒトの消化酵素では消化できずとも腸内細菌叢にとってはエネルギー源となり得るので，腸内環境を整えるうえでも重要となる.

b 糖質の代謝の仕組み

グルコースおよびグリコーゲンの代謝は，酸素を必要としない**無酸素的な解糖過程**と，酸素を必要とする**有酸素的な酸化反応**の二段階に分かれている．短時間の急激な運動，つまり日常生活のなかの動作に対しては，筋肉内のグリコーゲンが主に分解され，ピルビン酸を経て乳酸が合成される．この過程で1分子のグルコースから2分子のATPが産生される．この系はATP産生の効率としては低いが，少量あるいは通常の酸素供給下で簡潔にATPを生み出すことができ，**嫌気的代謝**と呼ばれる．さらにその後，乳酸は血流に乗って肝細胞へと運ばれ，有酸素環境下でグリコーゲンへと再合成される.

十分な酸素供給下で軽度から中等度の運動を持続する有酸素運動では，ピルビン酸がアセチルCoAを経て，クエン酸回路へと至り，二酸化炭素と水に分解される．この系では嫌気的代謝と異なり手間と時間がかかるが，1分子のグルコースから38分子のATPが産生され，圧倒的にエネルギーの産生効率が高い（▶図9-3）.

c 血糖調節の仕組み

血糖値は複数のホルモンによって一定水準（75〜100 mg/dL）に保たれている．特筆すべきは，血糖値を上昇させるホルモンはグルカゴン，糖質コルチコイド，アドレナリンと複数あるが，血糖値を下降させるホルモンは**インスリン**しかないことである（▶表9-1）．そのため，インスリンの分泌不足やインスリンへの感受性が低下すると高血糖となり，耐糖能異常，糖尿病へと進行していく.

膵臓β細胞から分泌されたインスリンは，血流に乗って末梢各部の筋肉細胞へと運ばれ，筋肉細胞表面に存在するインスリン受容体へと作用し，グルコースがカリウムとともに筋肉細胞内へと取り込まれ，解糖系によってグルコースは代謝される.

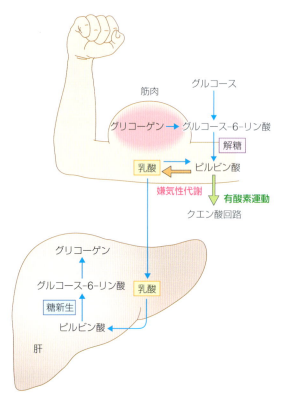

▶図 9-3 嫌気性代謝と有酸素運動

▶表 9-1 血糖調節ホルモンとその作用

ホルモン	作用	血糖値
インスリン	①細胞へのグルコース取り組み促進 ②肝臓でのグルコース分解，脂肪酸合成促進 ③グリコーゲン合成促進	↓
グルカゴン	①肝臓でのグリコーゲン分解促進 ②糖新生の促進	↑
糖質コルチコイド（コルチゾンなど）	①体蛋白の分解促進 ②アミノ酸からの糖新生の促進 ③グルコースの分解の抑制	↑
アドレナリン	①肝臓でのグリコーゲン分解促進	↑

血液中のグルコース（ブドウ糖）濃度は血糖値と呼ばれ，臨床上非常に重要視される（➡NOTE-2）．食事による摂取や運動に伴う消費により，大きく日内変動する．神経細胞はエネルギー源として血糖しか利用できず，低血糖になると十分な機能を発揮できなくなる．そのため，血糖値が低下

NOTE

2 血糖値と脳機能

神経系が最高のパフォーマンスを発揮するためには，適切な血糖値を保つ必要がある．血糖値が下がると腹が空き，血糖が補充されなければ神経の興奮性が高まりイライラの元となる．逆に満腹で高血糖となると眠気を誘う．朝食と学習効果との関連性を指摘する疫学的データもある．血糖コントロールや栄養状態とリハビリテーション効果も関連性があって然るべきである．就職試験，国家試験など，ここぞという勝負どころでは，脳機能の最高のパフォーマンスが発揮できるよう，血糖値を通じた身体コンディショニングも大切である．

すると脳で空腹を感じ食物摂取を促すが，すぐに摂取できない場合は，生体内に貯蔵してあるグリコーゲンを動員し，解糖系を立ち上げる．その貯蔵量は，筋細胞内に 120 g，肝細胞内に 70 g，血液・体液中に 20 g，合計 210 g（840 kcal）といわれている．グリコーゲンを使い果たしてしまうと，次に脂肪組織から中性脂肪がエネルギー源として動員される．

4 蛋白質

a 蛋白質とアミノ酸

蛋白質（protein）はアミノ酸がペプチド結合で重合したものであり，数千〜数百万の巨大な分子量をもつ．生体成分を構成する最も主要な物質である．アミノ酸は構造上の特徴として分子の末端にアミノ基（NH_2）とカルボキシル基（COOH）を有し，窒素原子をもつ点が糖質や脂肪と異なる特徴であり，この窒素原子は含窒素化合物の合成に用いられる一方で，グルタミン酸脱水素酵素により生じたアンモニアは尿素として体外へ排出される（▶図 9-4）．

蛋白質は複雑な立体構造をしており，その立体構造に機能を有する．つまり特異的立体構造により酵素として化学反応を進め，あるいは情報伝達

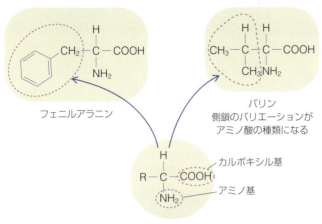
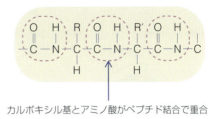

▶図9-4 アミノ酸と蛋白質の基本構図

のゲートとなるチャネルや受容体として機能する．逆にこの立体構造が壊されると機能を失う．熱エネルギーにより立体構造が崩れた状態が，生体であればやけどであり，料理であれば加熱調理後の肉である．つまり蛋白の変性である．

アミノ酸には体内で合成が可能な非必須アミノ酸と，合成が不可能な**必須アミノ酸**がある．必須アミノ酸はヒトではリジン，バリン，ロイシン，イソロイシン，トレオニン（スレオニン），メチオニン，トリプトファン，フェニルアラニン，ヒスチジンの9種であり，これらは食物から摂取しなければならない．

b 蛋白質の機能

蛋白質は，人体を構成する固形組織のなかで最大の割合を占める主要構成成分であり，酵素，ホルモン，抗体，血色素など重要な機能をもつ物質はほとんど蛋白質でできている．また血液中にも蛋白質はある一定濃度で含まれ，血管内から組織へと水分が過剰に漏れ出ていかないよう浸透圧を一定に保ち，血液のpHを安定させる緩衝作用も有している．さらに本来は生体の構成成分であるが，飢餓や絶食のときには蛋白異化を引き起こし，エネルギー源として利用され，1gの蛋白質は4 kcalのエネルギーを発生する．

c アミノ酸の代謝 （▶図9-5）

アミノ酸は糖質と異なり，エネルギー源としての存在意義よりも，自らの構成成分として必要な蛋白質を作り出す基質としての意義が大きい．つまり血漿の浸透圧維持に重要な役割をもつアルブミン，免疫システムのなかで抗体を構成する蛋白質となるγグロブリン，血液凝固の際に働くフィブリノゲンをはじめとするさまざまな蛋白質へとその姿を変える．アミノ酸から生体維持に必要なさまざまな血漿蛋白への合成は肝臓で行われる．また筋収縮蛋白はそれぞれの筋細胞で合成される．

必要な蛋白質合成を満たし，さらには細胞内ストックが限度まで満たされると，体液中のアミノ酸は分解され，エネルギーとして使われる．その代謝は，まずアミノ基の離脱で始まり，その後は炭素骨格の代謝と，アミノ基（窒素）の代謝に分かれる．炭素骨格はαケト酸が分解して，ケト原性アミノ酸ではアセチルCoAを生じ，糖原性アミノ酸ではクエン酸回路に入り，いずれも最終的にはクエン酸回路で代謝されてATPを産生してH_2OとCO_2になる．

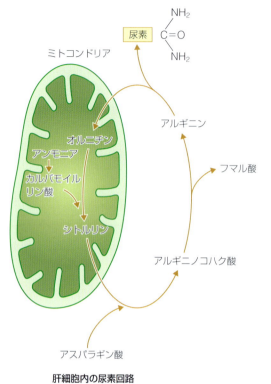
肝細胞内の尿素回路

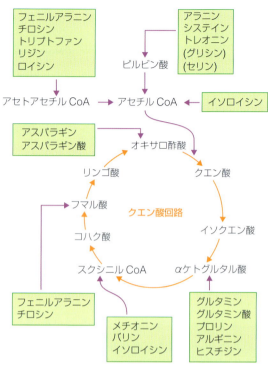
アミノ酸の炭素骨格の代謝

▶図9-5　アミノ酸の代謝過程

一方，アミノ基は半分が直接あるいはグルタミン酸を経てアンモニアとなり，半分はグルタミン酸を経てアスパラギン酸となる．アンモニアとアスパラギン酸の窒素は，肝臓の尿素回路またはオルニチン回路によって尿素に合成され，腎臓から排泄される．

アミノ酸代謝は，全体としてはホルモンによる調節を受けている．糖質コルチコイドやグルカゴンは蛋白質の分解を促進し，さらに生成されるアミノ酸の分解，グルコースへの変換（**糖新生**）を促進する．これに対してインスリンやテストステロンはアミノ酸の蛋白質への同化を促進する．男性ホルモン作用を有する化学物質がドーピングで使用される理由はここにある．

5 脂質

脂質とは極性構造上，水分子を引きつける性質をもたず，水には溶けにくい有機物である．一方で，クロロホルム，ベンゼン，エーテルなどの有機溶媒には溶ける性質をもつ．

a 脂質の種類とその性質

（1）単純脂質
脂肪酸とアルコール（グリセリン）のエステルである．生体内でエネルギーとして利用される**中性脂肪**〔トリグリセリド（triglyceride；TG）〕が代表的である（▶図9-6）．

（2）複合脂質
脂肪酸とアルコールのほか，リン酸，糖，窒素化合物などを含む脂質である．細胞膜の主成分で

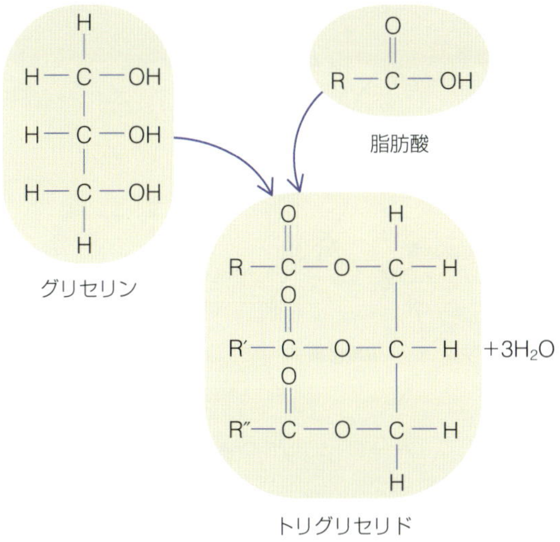

▶図9-6 中性脂肪の構造

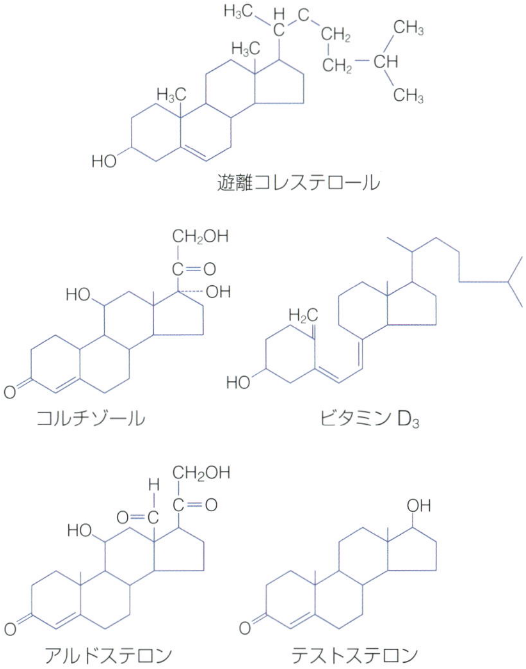

▶図9-7 コレステロールとコレステロール骨格をもった生理活性物質の構造

あるリン脂質（phospholipid）や神経細胞内に含まれるスフィンゴミエリンに代表されるスフィンゴリピド（sphingolipid）がある．

(3) 誘導脂質

脂肪酸やコレステロールが該当する．**脂肪酸**はTGを加水分解して得られ，長鎖の炭化水素の末端にカルボキシル基（COOH）を有する．炭素鎖に二重結合をもたないものを飽和脂肪酸，二重結合を含むものを不飽和脂肪酸という．生体に多くみられる飽和脂肪酸はパルミチン酸（C＝16），ステアリン酸（C＝18），不飽和脂肪酸はオレイン酸（C＝18）である．生体内で合成ができないリノール酸，アラキドン酸，リノレン酸を必須脂肪酸という．

コレステロールは生体にとって重要な物質である神経組織に多く含まれ，胆汁酸，性ホルモン，副腎皮質ホルモン，ビタミンDなどの基質となる（▶図9-7）．血清中では約2/3がエステル型であり約1/3が遊離型として存在する．これらは水には溶けないのでアポ蛋白と結合して，水に溶けるリポ蛋白として存在する．リポ蛋白は超遠心法によってその比重から，カイロミクロン，超低比重リポ蛋白（VLDL），低比重リポ蛋白（LDL），高比重リポ蛋白（HDL）に分けられる．これらのリポ蛋白はそれぞれ異なった割合で脂質を含んでいる（▶図9-8）．

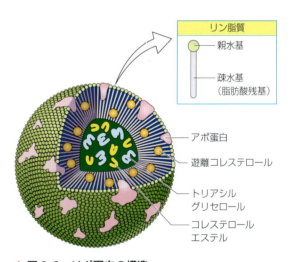

▶図9-8 リポ蛋白の構造

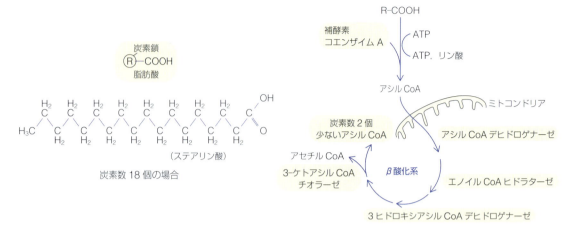

▶図9-9　脂肪酸とβ酸化

b 脂質の生体内での役割

　脂質は何かと悪いイメージをもたれやすいが，生体内では重要な役割を担っている．まずTGはエネルギー効率が高く，脂肪細胞内で貯蓄することで貯蔵エネルギーとして重要な意義を有する．さらにリン脂質は細胞膜の主成分として重要な物質であり，コレステロールは副腎では副腎皮質ホルモンの産生，卵巣ではプロゲステロンとエストロゲンの産生，精巣ではテストステロンの産生に使われる．皮膚角質層のコレステロールは化学物質から生体を保護し，逆に水分の蒸散防止に役立っている．皮下脂肪，大網の脂肪，腎周囲の脂肪，眼球後方の脂肪などは単に貯蔵エネルギーというだけでなく，臓器を保護する作用もある．

c 脂質の代謝

　TGはリパーゼによって分解され，グリセリンと脂肪酸になり，それぞれ解糖系とβ酸化系で代謝されATPを産生する．1分子のグリセリンはグルコース同様に38分子のATPを産生する．一方，脂肪酸はβ酸化系で代謝されるが，脂肪酸はそれぞれ炭素数が異なるので，1分子のステアリン酸（C=18）の場合，完全にβ酸化系で代謝されると，146分子のATPが産生されることになる（▶図9-9）．このように脂質はエネルギー産生効率が非常に高く，脂質1gあたりで産生される熱量は9kcalである．

　リポ蛋白の代謝経路は大きく外因性（食事由来）と内因性（肝臓由来）に分けられる（▶図9-10）．

　外因性経路では，食事性の脂肪は腸でカイロミクロンに組み込まれる．血管内のリポ蛋白リパーゼによりカイロミクロンのTGが分解され，遊離脂肪酸を離してカイロミクロンレムナントとなり，肝臓のLDL受容体またはレムナント受容体に結合して肝臓内に入る．

　内因性経路では，肝臓で合成されたVLDLは，同様に血管内のリポ蛋白リパーゼによって中間比重リポ蛋白（IDL）になりさらにLDLとなる．LDL受容体は生体すべての細胞に発現しており，細胞内にコレステロールが沈着していく過程に大きく関与しているため，**悪玉コレステロール**と呼ばれている．一方HDLは動脈壁に付着しかけているコレステロール結晶を吸収し，レシチン・コレステロールアシルトランスフェラーゼの作用で球状のHDLへと成熟する．よってHDLは**善玉コレステロール**と呼ばれている．

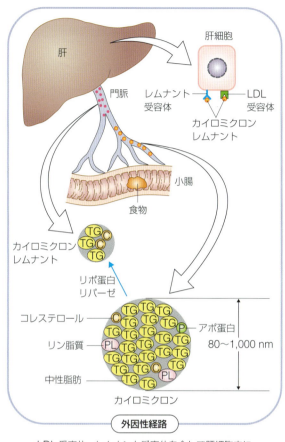
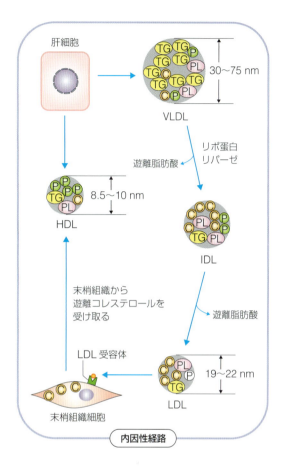

LDL 受容体，レムナント受容体を介して肝細胞内に
カイロミクロンレムナントが取り込まれる．

▶図 9-10　リポ蛋白の代謝

6 ビタミン

　ビタミン（vitamin）とは，必要量は微量であるが，体内で生合成が不可能あるいは不十分で，正常な生理機能を維持するために摂取しなければならない栄養素である．ビタミンには水溶性のものと，脂溶性のものがある．**水溶性ビタミン**はB_1, B_2, B_6, B_{12}, ナイアシン（ニコチン酸）などのビタミンB群とビタミンCである．**脂溶性ビタミン**はビタミンA，D，E，Kである（▶表9-2）．

7 無機質（ミネラル）とその所要量（▶表9-3）

a ナトリウム（Na）

　ナトリウムは食塩（NaCl）の成分で，摂取過剰は高血圧の原因の1つである．かつては漬物を筆頭に，冷蔵庫のない時代の食品の保存方法として"塩漬け"が，最も合理的な手法であった．周囲を海に囲まれるわが国では，塩は手に入りやすかったことも一因であろう．味噌汁，醤油いずれも塩抜きではつくれない．かつて東北地方では脳

▶表 9-2　ビタミンの分類

脂溶性ビタミン

ビタミン A（レチノール）	：網膜で暗順応にかかわるロドプシンの構成成分
ビタミン D（カルシフェロール）	：小腸でのカルシウム，リンの吸収を促進，骨からカルシウムを動員，腎でのカルシウムの再吸収促進
ビタミン E（トコフェロール）	：抗酸化作用，生体膜構造の保全，安定化
ビタミン K	：プロトロンビンなどのビタミン K 依存性血液凝固因子が肝で生成されるときに必要

水溶性ビタミン

ビタミン B_1（チアミン）	：糖質代謝に重要なピルビン酸デヒドロゲナーゼなどの補酵素
ビタミン B_2（リボフラビン）	：酸化還元に作用するフラビン酵素の補酵素
ビタミン B_6（ピリドキシン，ピリドキサール，ピリドキサミン）：アミン基転移酵素，脱炭酸酵素などの補酵素	
ニコチン酸（ナイアシン）	：酸化還元酵素の補酵素
パントテン酸（ビタミン B_5）	：補酵素コエンザイム A の成分（脂質，糖質，アミノ酸代謝で重要）
葉酸（folic acid）	：核酸のプリン，ピリミジン塩基合成，アミノ酸代謝などに作用する酵素の補酵素
ビタミン B_{12}（コバラミン）	：胃粘膜から分泌される内因子と複合体を形成．欠乏により巨赤芽球性貧血を呈する
ビタミン C（アスコルビン酸）：強力な還元作用	

▶表 9-3　ミネラルの存在場所と役割

元素名	主な存在場所	役割
カルシウム（Ca）	骨・歯（99%） 細胞内外液（1%）	ハイドロキシアパタイトとして構造の骨組みとなる 神経・筋細胞の興奮性調節 細胞内外の情報メッセンジャー 各種酵素の活性化
リン（P）	骨・歯（80%） 神経・筋・血液など（20%）	カルシウム・マグネシウム塩 リン蛋白質，リン脂質，核酸，ATP などの構成要素
マグネシウム（Mg）	骨（70%） 細胞内外液（30%）	骨の構成要素 酵素の活性化
ナトリウム（Na）	細胞外液	pH 調節，浸透圧維持 神経・筋細胞の興奮性調節
カリウム（K）	細胞内液	pH 調節，浸透圧維持，酵素の活性化 神経・筋細胞の興奮性調節
塩素（Cl）	細胞外液	pH 調節，ペプシノゲン活性化
鉄（Fe）	赤血球，肝臓，脾臓	ヘモグロビン，フェリチン・トランスフェリン，ミオグロビンなどの構成要素
銅（Cu），亜鉛（Zn），マンガン（Mn），セレン（Se），ヨード（ヨウ素，I）		各種酵素の構成要素

卒中の発生率も塩分摂取量も高かったが，減塩の保健指導を徹底すると，発症率が下がってきた．成人の食塩最低必要量は 1 g/日程度で，わが国の食生活でこれを下回ることはなく，脳卒中，心血管イベントのリスクを避ける意味では 6 g/日を超えないことが理想的である．

b　カリウム（K）

　成人のカリウム所要量としては男女とも 2,000 mg/日とされており，通常の食事で不足することはほとんどない．しかし降圧利尿薬ではナトリウム，カリウムの排泄が増加するものが多く，低カリウム血症になることがある．

　また，慢性腎臓病（CKD）患者のような腎機能の低下した患者ではカリウムが排泄されにくく，カリウム制限が必要である．

A　代謝調節の仕組み ● 241

c カルシウム（Ca）

メザシをそのまま骨まで食べていた時代から，西洋式の食事内容へと変貌をとげ，現代の日本人にとってカルシウムは不足しやすい栄養素である．骨粗鬆症は今後の超高齢社会においては重要な問題であり，一般に30歳代までにカルシウムを蓄積しないと，それ以降食事でたくさん摂取しても骨量は増やせないといわれている．したがって，10～20歳代の若い世代のカルシウム摂取量が重要となる（➡NOTE-3）．

d 鉄（Fe）

鉄はヘモグロビンの大切な材料である．女性では月経のために鉄欠乏性貧血になりやすい．また妊娠・授乳時，激しいスポーツを行う選手では摂取量を増やす必要がある．

e リン（P）

リンはリン酸塩として，各種加工食品の添加物に使用されており，摂取過剰が問題となる．特に，慢性腎不全では腎におけるビタミンD活性化が障害され，腸管で吸収されるカルシウムが減少し，低カルシウム血症となる．それに刺激されて副甲状腺ホルモンの分泌が増え，骨からの脱灰が進み，高リン血症となりやすいので，リン制限

が必要である．

f マグネシウム（Mg）

体内のミネラルバランスは細胞膜にあるATPアーゼと呼ばれるイオンポンプの働きで調節されている．ATPアーゼにはマグネシウムが必要で，不足すると細胞膜内外でのナトリウム，カリウム，カルシウムのバランスが崩れる．細胞内カルシウムが過剰になると，筋肉細胞は興奮して収縮をおこしやすくなり，筋肉痛や痙攣につながると考えられる．血管平滑筋で同じ現象がおこった場合は，狭心症や心筋梗塞，虚血性心疾患の引き金になると考えられている．

g 亜鉛（Zn）

亜鉛は蛋白質合成や遺伝子複製など細胞分裂の働きに欠かせないミネラルである．亜鉛が不足すると，味覚障害，成長障害，皮膚の炎症，脱毛，爪の異常，創傷治癒障害，口内炎などがおこりうる．また精子の形成，精神活動にも影響を及ぼすこともある．

h その他

銅（Cu）はヘモグロビン合成や骨代謝に関わり，欠乏症として血球障害や骨障害をきたすことがある．マンガン（Mn）は脂肪酸代謝や酵素の活性化に関わり，欠乏すれば耐糖能低下や成長遅延を来す．セレン（Se）はグルタチオン酸化や過酸化物分解に関わり，欠乏症では心機能低下や筋力低下，爪の変化をきたす．ヨード（I）は甲状腺ホルモンの原料となり，不足すれば甲状腺腫や甲状腺機能低下症の原因となる．

NOTE

❸電解質異常とリハビリテーション

生理学で学んだように，Na，K，Caは血液・体液中にイオンとして存在し，チャネルによってその出入りを制御することで細胞の興奮性にかかわる．つまり，筋肉細胞であれ神経細胞であれ，電解質の動きが細胞の機能に深く関与しているということである．その電解質の濃度が適切なレベルに保たれないということは，1つひとつの細胞がその機能を十分に発揮できないということである．歩行も日常生活活動（ADL）もすべては細胞機能の協調と総和によってもたらされる．電解質の動きとリハビリテーションは，まったく関係なさそうで，実は大いに関係がある．

B 代謝性疾患各論

1 糖尿病

　糖尿病（diabetes mellitus；DM）はその名のとおり，尿中に糖を含み蟻が群がったことからこの病名がついた．日本では1907年から"糖尿病"を使用しているが，現在その呼称変更が検討されており，日本糖尿病学会と日本糖尿病協会では，新たな呼称として"ダイアベティス"を掲げた．

a 疫学

　糖尿病患者の増加は，わが国に限った話ではなく，世界中のどの地域でも増加傾向にある．わが国では2016年現在，患者および予備軍が合計すれば約2,000万人に達し，国民の4人に1人は糖尿病の心配をしなければならないというのが現実である．糖尿病患者数の増加に伴い，糖尿病性腎症も増えており，新規透析導入患者の42.3%（2018年）は糖尿病性腎症が原因である．

b 病態

（1）1型糖尿病

　インスリン依存型糖尿病（insulin-dependent diabetes mellitus；IDDM）ともいわれていた．ウイルス感染や膵島細胞に対する自己抗体の産生に起因する自己免疫機序により膵β細胞が破壊され，インスリンの絶対量が不足する．そのため治療上インスリン注射が必須となる．

（2）2型糖尿病

　インスリン非依存型糖尿病（non-insulin-dependent diabetes mellitus；NIDDM）ともいわれていた．糖尿病患者の多くは2型が占める．肥満との関連性が高く，インスリンの絶対量の不足や，インスリン感受性の低下，つまりインスリンの相対的不足が原因となっている．基本的にはインスリン分泌量に関する遺伝的素因に加えて，エネルギー摂取過多，肥満，運動不足，ストレスなどの環境因子が大きく影響している．肥満や運動不足になると，インスリン分泌の絶対量が十分であっても，感受性が低下することや生活習慣が重要であることが知られている．

（3）続発性（二次性）糖尿病

　慢性膵炎，膵切除後などの膵臓疾患やクッシング（Cushing）症候群，甲状腺機能亢進症，褐色細胞腫などホルモン分泌異常に続発して発病する．また自己免疫疾患をはじめとして，副腎皮質ホルモン薬を内服する場合では，薬物の副作用として高血糖をきたしやすく，糖尿病の治療が必要となる場合がある．

c 診断基準

　初回検査で，①空腹時血糖値≧126 mg/dL，②75 g OGTT 2時間値≧200 mg/dL，③随時血糖値≧200 mg/dL，④HbA1c≧6.5%（NGSP値）のうちいずれかを認めた場合は糖尿病型と判定される．さらに別の日に再検査を行い，再び糖尿病型と判定されれば，糖尿病と診断する（ただしHbA1cのみの反復検査による診断は行わない）．また初回の検査でも，血糖値とHbA1cがともに糖尿病型を示せば糖尿病と判断してよい（➡NOTE-4，Advanced Studies-1）．

　糖尿病の典型的症状である口渇，多飲，多尿，体重減少や眼科的に糖尿病性網膜症の存在が示さ

NOTE

4 HbA1c（糖化ヘモグロビン）

　血液中で赤血球内部のヘモグロビン蛋白に糖が結合したものを糖化ヘモグロビンといい，通常は5%程度のヘモグロビンが糖化を受けている．血糖値は血圧と同様に，1日のなかでも大きく変動するため，ある時点の断片的な値だけでは，全体として高血糖なのか否かを判断することはできない．高血糖の状態が長ければ，それに応じて当然糖化ヘモグロビンの割合も多くなる．赤血球の寿命は約120日であり，HbA1cは4か月前〜1週間前までの平均血糖が反映される．

B　代謝性疾患各論 ● 243

Advanced Studies

❶HbA1c の基準値

　日本ではかつて，HbA1c の基準値として JDS（Japan Diabetes Society）値と呼ばれる手法を採用していた．しかし国際標準では NGSP（National Glycohemoglobin Standardization Program）値が一般的に利用されており，JDS 値との間に約 0.4 % の差があったために，研究結果の比較などの際に食い違いを生じていた．そこで 2012 年 4 月 1 日より，日本国内においても，日常臨床や特定健診，保健指導における HbA1c 表記には NGSP 値が採用されることになった．過去のデータを見る際には，どちらの値か注意が必要である．

れ，かつ血糖値が糖尿病型であれば，初回検査であっても糖尿病と診断できる．糖尿病は慢性疾患であり，変動の著しい血糖値の断片的な数値だけでは確定診断をつけることができないケースも多い．しかし大切なことは，糖尿病予備軍であることを本人が自覚し，ライフスタイルの修正，つまり普段の生活のなかで行動変容を行うことである．栄養指導と併せて運動療法を生活のなかに取り入れ，負担なく継続できるようサポートするのも，糖尿病のリハビリテーションを志す理学療法士・作業療法士の重要な役割であろう．

d 臨床症状

　糖尿病の診断基準を少々超える高血糖を認めても，その程度の高血糖自体は，生体システムに急激な影響を及ぼすことはない．2 型糖尿病では徐々に血糖値が高くなり，ほとんど自覚的変化を生じないまま進行する．高血糖が年単位で持続する過程で，血管内で血糖が上昇し，尿糖の尿中排泄量が増えてくると，尿の浸透圧が上昇する．浸透圧の上昇に伴い，尿細管での再吸収は減少し，尿量が増える．このような浸透圧利尿により多尿がもたらされる．高血糖は血液中の浸透圧も上昇させ，その程度が強くなれば，口渇を感じる．さらに多尿を伴うことも口渇を増強させる要因となりうる．

e 合併症

　糖尿病の最大の問題は，高血糖の持続がもたらす微小血管障害（microangiopathy）による多臓器の合併症である．微小血管障害は自覚症状をもたらさないまま徐々に進行していく．三大合併症といわれる糖尿病性の網膜症，腎症，神経障害いずれもこの微小血管障害が病態の基本となっている（▶図 9-11）．

（1）糖尿病性網膜症

　糖尿病性網膜症（diabetic retinopathy）の初期変化は網膜毛細血管の閉塞，毛細血管瘤，網膜内出血がおこり，単純型網膜症といわれる病態を呈する．増殖型網膜症の病態に進行すると，血管新生，硝子体出血，網膜前出血，牽引性網膜剝離などをおこし失明に至る．増殖型網膜症の状態で運動療法を積極的に行うと，急激な血糖低下に伴い，網膜病変が進行し視力低下や失明につながることが知られている．リスク管理の観点からも，眼科診療は，糖尿病の運動療法を始める前に必須の項目である．合併頻度は 30 % と高率である．

（2）糖尿病性腎症

　糖尿病性腎症（diabetic nephropathy）では，微小血管障害によって糸球体濾過が徐々に影響を受ける．軽度の障害では，ネフロンの数が減少したぶん，濾過量が増し，尿濃縮力は低下し，尿量が増える．さらに残存ネフロンが減少していけば，糸球体濾過は徐々に減少し慢性腎不全へと至る．

（3）糖尿病性神経障害

　小径線維に症状が出現しやすく，痛み知覚をつかさどる C 線維や温痛覚の Aδ 線維が最も早期に障害されやすい．臨床的には知覚鈍麻や異常感覚のしびれを自覚する以前に振動覚障害を認めることが多く，糖尿病性神経障害のスクリーニングとして有用である．さらに障害が進行すれば，深部腱反射の低下や消失が観察される．自覚症状としてはしびれ感，神経痛を訴えることが多い．下肢遠位から障害され，足底部の知覚鈍麻の確認は，

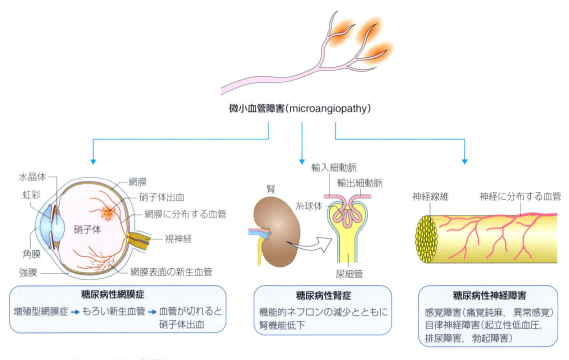

▶図9-11 糖尿病に伴う合併症

足部の感染，壊疽を防ぐ意味で重要である．

また自律神経障害が進めば，起立性低血圧，勃起障害，膀胱直腸障害などが出現し，特に心刺激伝導系の障害に伴い致死性の不整脈を合併することもあり，注意を要する．

f 糖尿病の治療

糖尿病の発症には，個人の遺伝的特性，つまり代謝に関連した遺伝子レベルの問題と，生活習慣の双方がともに関与している．前者は先天性の因子であり，現時点では対処法がないが，後者は後天性の因子であり，行動変容により大きな治療効果が期待できる．食事療法と運動療法を併用し，適正体重を保つことは，糖尿病治療において，基本的かつ重要な目標である．

糖尿病の治療において，緊急治療を要するものの1つに，低血糖あるいは高血糖性の**昏睡**がある．糖尿病の治療は血糖値を下げることであるが，治療に際し下がりすぎてしまうことがある．

脳はグルコースを用いて活動しているため，血糖の低下は意識障害や低血糖性脳症など大きな問題を引き起こす可能性があり注意を要する（➡NOTE-5）．また急激な血糖の上昇で意識障害を生じることがある（**糖尿病性昏睡**）．高血糖性糖尿病性昏睡には，1型糖尿病によるインスリン不足のためにケトン体がつくられてアシドーシスになる**糖尿**

> **NOTE**
>
> **5 低血糖発作（▶図9-12）**
>
> 糖尿病の治療は当然血糖値を下げることであるが，下がればよいというものでは決してない．食事療法，運動療法，薬物療法，いずれの治療法においても，血糖値が下がりすぎて，低血糖発作を引き起こさないようにすることが重要である．特に高齢者などでは生命に直結する危険なものであることを認識しておくべきである．血糖値が50 mg/dLを下回ると，空腹感，脱力感，動悸，冷汗，筋肉のふるえ，頭重感などがおこり，さらに進行すると，意識障害，痙攣，昏睡と神経細胞が不可逆的な損傷を受ける可能性がある．

B 代謝性疾患各論 ● 245

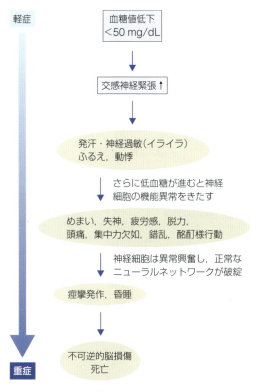

▶図 9-12 低血糖発作の症状と重症度

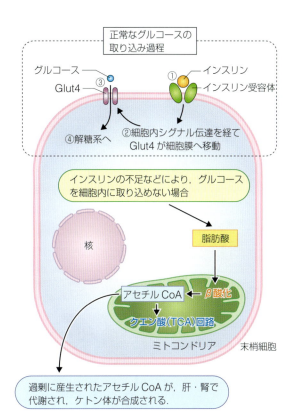

▶図 9-13 グルコースの取り込みと糖尿病性ケトアシドーシスのメカニズム

NOTE

6 糖尿病性ケトアシドーシス（▶図 9-13）

インスリンが絶対的に不足したり，感染症などで必要量が増え，相対的にインスリンが不足すると，細胞内に糖を取り込むことができず，脂肪酸からβ酸化によりアセチル CoA を取り出し，クエン酸（TCA）回路を回すことでエネルギーを調達する．この際に肝臓でアセチル CoA からケトン体が合成され，このケトン体によって血液の pH はアシドーシスに傾く．

病性ケトアシドーシス（→NOTE-6）と，2 型糖尿病の高血糖に脱水が加わって急激な血糖上昇が生じる非ケトン性高浸透圧性昏睡がある．

■薬物療法

食事療法と運動療法が十分実施されても十分な血糖コントロールが得られない場合は，薬物療法を併用する（▶図 9-14）．

（1）インスリン分泌促進作用薬

速効性インスリン分泌促進（グリニド）薬やスルホニル尿素（SU）薬は膵ランゲルハンス島β細胞からのインスリン分泌を促進する．歴史的には SU 薬が古く，かつては経口血糖降下薬の選択肢は SU 薬以外になかった．食事や運動療法がうまくコントロールされていないケースで漫然と SU 薬を投与すると，短期的には血糖コントロールできても，中長期的には肥満が助長され，インスリン抵抗性が悪化する（SU 薬の二次無効）といわれる．

近年は血糖コントロールの分子メカニズム解明が進み，DPP-4 阻害薬，GLP-1 受容体作動薬というインスリン分泌促進作用を主としながら低血糖も起こしにくい新たな薬剤も加わった．

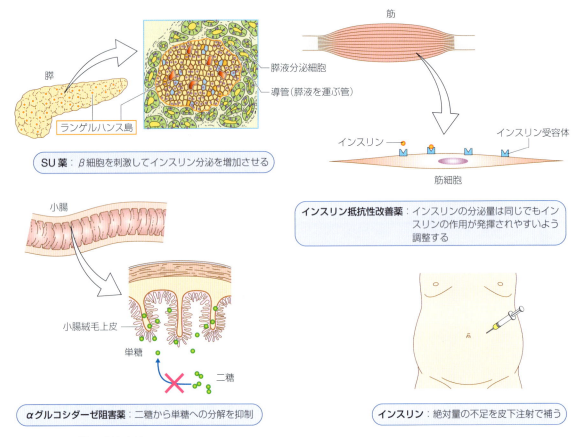

▶図9-14　糖尿病治療薬

(2) インスリン抵抗性改善薬

　肥満があり，インスリン抵抗性が主体であるようなケースでは，SU薬のみに頼れば二次無効をきたしやすいので，チアゾリジン薬やビグアナイド薬といったインスリン抵抗性改善薬の効果が期待できる．つまり欧米人のような極端な肥満があるケースでは，脂肪組織から大量に分泌される悪玉アディポカインと称されるレプチン，TNF-α，遊離脂肪酸などによって，骨格筋細胞や肝細胞でインスリンの情報伝達が阻害され，インスリン抵抗性が惹起されやすく，インスリン抵抗性改善薬のよい適応となる．

(3) 糖吸収・排泄調節薬

　インスリン基礎分泌の少ないアジア人では，食後高血糖がよく観察される．加工食品が増え，消化吸収されやすい食品が多い現代食ではなおさら食後高血糖が助長されやすい．αグルコシダーゼ阻害薬は二糖類から単糖類への分解を抑制し，糖質の吸収を遅らせ食後高血糖を抑える薬物である．腸管での糖類の吸収を阻害するため食物残渣が多くなり，腸管ガスが増え腹部膨満などの消化器症状が副作用として出現しやすい．

　血液中の糖は糸球体から原尿中へ排泄され，その後尿細管で再吸収されるが，SGLT2阻害薬はその再吸収を阻害し，尿中へ水分とともに排泄する新たな薬剤で，体重も減ることから新たな治療薬として期待されている．

(4) インスリン療法

　1型糖尿病の場合は，インスリン分泌自体に問題があるので，インスリン療法が必須となる．現

B　代謝性疾患各論 ● 247

時点で，インスリン製剤に経口投与可能なものは
なく，皮下注射の形で投与する．かつてはウシ，
ブタの動物インスリンも使用していたが，現在は
ヒトインスリンとヒトインスリンアナログ製剤を
治療に用いている．ヒトインスリンアナログ製剤
とは，遺伝子組換え技術を用いてヒトインスリン
のアミノ酸構造を修飾することによって，インス
リンとして作用は保持しながら，その作用特性を
変化させたインスリン製剤である．作用時間の違
いで，超速効型，速効型，中間型，持効型，混合
型に分類される．

■糖尿病のリハビリテーション
（1）食事療法

　まずは，総エネルギー摂取量，糖質，脂質，蛋
白質のバランス，麺類，パン等といった加工食品
への偏り，食事の摂取時刻や1日の食事回数と
いった治療開始前の食習慣の評価が重要である．

　加工食品に多い食後の急峻な血糖値の上昇は，
インスリンの分泌刺激となり，高インスリンに伴
い血糖値は急激に下降し，低血糖から空腹を感じ
やすく，食行動を促す．もともとインスリンの基
礎分泌が少ないアジア人では，このような過程の
反復によりインスリン抵抗性を引き起こし，分泌
能の低下がもたらされると考えられている．

（2）運動療法

　摂取したカロリーに応じたエネルギー消費がな
されなければ，当然のことながら過剰なエネル
ギーは脂肪として蓄積され，肥満へとつながる．
肥満はインスリン感受性を低下させる．そのため
高インスリン血症となりやすい．逆に運動は，イ
ンスリン感受性を高め，より効率よい血糖コント
ロールが可能となる．しかし，増殖型の糖尿病性
網膜症を合併している場合は，急激な血糖降下が
視力低下を引き起こし，最悪の場合，失明する可
能性もあるので，慎重に運動療法を行う必要性が
ある．運動療法を積極的に開始する際は，事前の
眼科受診が欠かせない．

NOTE

7 栄養サポートチーム（NST）

　NST（nutrition support team）は1960年代の中心
静脈栄養（total parenteral nutrition；TPN）の開発普
及とともに米国で誕生した．栄養状態を良好に保つこと
で合併症のリスクが低下し術後経過がよく，入院期間の
短縮につながることが明らかとなり，欧米を中心に世界
各地に広がった．医師，歯科医師，看護師，栄養士，理
学療法士・作業療法士，言語聴覚士，臨床検査技師など
多職種で横断的にチームが構成され，症例ごとに栄養ア
セスメントを行い，現状評価，問題点の抽出，対策の立
案などを行う．栄養管理に特化したリハビリテーション
チームともいえよう．わが国では普及が遅れていたが，
2006年の診療報酬改定により，栄養管理実施加算が算
定されるようになり，多くの病院でNSTが立ち上がる
こととなった．

（3）栄養サポートチーム（NST）による治療

　糖尿病などでは栄養管理や薬物治療はもとより
身体的にもさまざまな合併症をもつため，職種の
壁を越え，医師，看護師，薬剤師，栄養士，臨床
検査技師，理学療法士・作業療法士，言語聴覚士
など多職種で構成される栄養サポートチーム
（NST：→NOTE-7）によって，患者のさまざまな
状況に応じてチームとして治療するようになって
いる．

2 インスリノーマ

　インスリノーマ（insulinoma）は，インスリン
の分泌を行う膵ランゲルハンス島β細胞が腫瘍
性増殖し，高インスリン血症になり，低血糖をお
こす．腫瘍は良性の腺腫であることが多い．血糖
を降下させるホルモンはインスリンしかないが，
血糖上昇作用のある生理活性物質は，グルカゴ
ン，カテコールアミンなど複数ある．にもかかわ
らず，過剰なインスリンによって低血糖症状を呈
する．

　①低血糖が空腹時あるいは運動後におこりやす
い，②血糖値が50 mg/dL以下まで低下する，③
グルコースを投与すると速やかに改善する，など

の点がインスリノーマの特徴である．低血糖の程度に応じてさまざまな症状があり，動悸，頻脈，冷汗，顔面蒼白，頭痛，イライラ，行動異常などを認める．極端な低血糖の場合は意識障害，痙攣などの症状が現れ，昏睡に至ることがある．食事によって低血糖症状が改善するため，過食傾向，肥満になりやすい．

3 脂質異常症

脂質異常症（dyslipidemia）は高脂血症（hyperlipidemia）と同義である．脂質成分の高値だけが問題となるわけではなく，低 HDL コレステロール血症も動脈硬化を促進する重要な病態であることから，脂質異常症と呼ばれるようになっ

▶表9-4　脂質異常症診断基準

LDL コレステロール	140 mg/dL 以上	高 LDL コレステロール血症
	120～139 mg/dL	境界域高 LDL コレステロール血症**
HDL コレステロール	40 mg/dL 未満	低 HDL コレステロール血症
トリグリセライド	150 mg/dL 以上（空腹時採血*）	高トリグリセライド血症
	175 mg/dL 以上（随時採血*）	
Non-HDL コレステロール	170 mg/dL 以上	高 non-HDL コレステロール血症
	150～169 mg/dL	境界域高 non-HDL コレステロール血症**

* 10時間以上の絶食を「空腹時」とする．ただし水やお茶などカロリーのない水分の摂取は可とする．空腹時であることが確認できない場合を「随時」とする．
**スクリーニングで境界域高 LDL-C 血症，境界域高 non-HDL-C 血症を示した場合は，高リスク病態がないか検討し，治療の必要性を考慮する．
• LDL-C は Friedewald 式（TC−HDL-C−TG/5）で計算する（ただし空腹時採血の場合のみ）．または直接法で求める．
• TG が 400 mg/dL 以上や随時採血の場合は non-HDL-C（＝TC−HDL-C）か LDL-C 直接法を使用する．ただしスクリーニングで non-HDL-C を用いるときは，高 TG 血症を伴わない場合は LDL-C との差が＋30 mg/dL より小さくなる可能性を念頭においてリスクを評価する．
• TG の基準値は空腹時採血と随時採血により異なる．
• HDL-C は単独では薬物介入の対象とはならない．
（日本動脈硬化学会：動脈硬化性疾患予防ガイドライン2022年版．p22，表2-1，2022）

た．血管壁にコレステロールなどが沈着し，軟らかく壊れやすい不安定なプラークが形成され，高血圧などの影響によりプラークが損傷を受けると，血小板が凝集し血栓ができ，脳梗塞や狭心症，心筋梗塞のリスクが高まる．

脂質異常症は，原発性と二次性に分類される．原発性は遺伝子異常を主として，家族性もしくは特発性の脂質異常であり，通常の摂取エネルギー制限や運動療法では不十分なことが多く，薬物療法の併用が必要である．二次性は肥満，糖尿病，甲状腺機能低下症，アルコール常飲，副腎皮質ホルモン薬内服などによって生じる．肥満やアルコールは生活習慣改善で治療効果が期待できる．脂質異常症の診断基準を▶表9-4に示す．

4 メタボリックシンドローム

日本人は欧米人ほどの肥満度でなくとも疾病を合併しやすい．CT による体内の脂肪分布の解析により，内臓脂肪蓄積型肥満が心血管疾患と関連することが明らかで，脂肪の量的な異常だけでなく，内臓脂肪という質的な異常も無視できない．この内臓脂肪症候群という概念が，現在メタボリックシンドローム（metabolic syndrome）と呼ばれ一般にも広く知れわたっている（▶図9-15）．

メタボリックシンドロームは心血管疾患のリスクを上昇させることが疫学研究で報告されている．最近の研究では，脂肪組織は単なるエネルギー貯蔵器官ではなく，アディポサイトカインと呼ばれる生理活性物質を産生・分泌する，生体内で最大の内分泌器官であり，さまざまな生体のシステムに関与していることが明らかになっている（▶図9-16）．

5 痛風，高尿酸血症

痛風（gout）は，尿酸（uric acid）が関節などで結晶化し，炎症を引き起こす．ひとたび痛風発

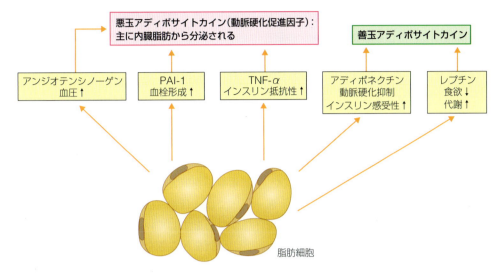

▶図9-16　アディポサイトカイン

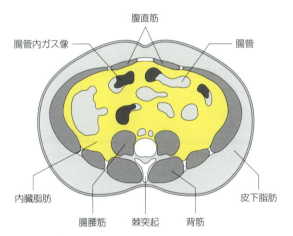

▶図9-15　皮下脂肪と内臓脂肪
　　　　　（臍部でのCT断面模式図）

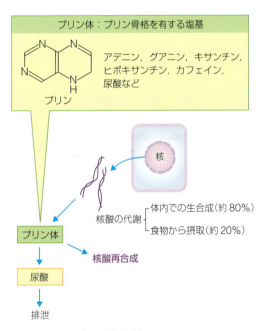

▶図9-17　プリン体代謝

作がおこると，風が吹いただけでも痛いという意味から本疾患の名前がついた．炎症症状がなく尿酸値が高いだけの場合は**高尿酸血症**（hyperuricemia）という．

　DNA，RNA，ATP，GTPの構成成分であるプリン体の最終代謝産物が尿酸だが（▶図9-17），尿酸自体の生体における役割はよくわかっていない．しかし一般的に10 mg/dLを超える状態が長期に続くと，血管傷害性に働き，動脈硬化性変化を促進する．

　元来プリン体は肉，魚，卵など核酸を細胞内に豊富にもつ食物に多く含まれる．痛風は男性に多く，かつては裕福な食生活ができる人間しか痛風をわずらうことがなく，"帝王病"とか"贅沢病"と呼ばれていた．しかし現代では，飽食の時代と呼ばれるように摂取エネルギー過多となり，肥満や脂質異常症，そしてこの痛風に罹患する患者が増えている．また，尿酸はストレスによって上昇

することから，高尿酸血症や痛風は，現代のスト
レス社会を反映しているともいえる．かつて帝王
病をわずらった人たちも，単に贅沢な食生活をし
ていただけでなく，立場からくるストレスも発症
に影響していた可能性が考えられる．腎に尿酸塩
が沈着し痛風腎になると，緩徐ながら腎機能が低
下し，腎不全に至ることが知られている．

治療としては，まずプリン体の摂取量を減らす
こと，次に尿酸生成阻害薬のアロプリノールや，
尿酸排泄促進薬のプロベネシドの内服である．痛
風発作に対しては消炎鎮痛薬を使用する．痛風発
作が出そうなときは早めにコルヒチンを服用する
と発作の抑制に有効なことがわかっている．

6 骨粗鬆症

骨量減少に伴う骨脆弱性により骨折をきたしや
すくなる病態が**骨粗鬆症**（osteoporosis）である．
骨量減少は加齢性変化として不可避であり，高齢
者の増加とともに患者数は増加している．骨粗鬆
症には，加齢や不動に伴う原発性とホルモン異常

などに伴う続発性がある．特に女性では閉経に伴
うエストロゲンの減少が骨吸収と骨形成のバラン
スを崩すので男性よりも骨粗鬆症のリスクが高い
（▶図9-18）．

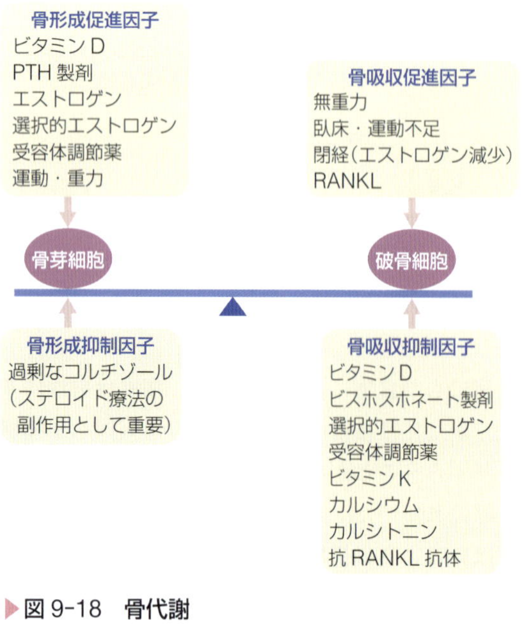

重症心身障害児や脊髄損傷など重度の肢体不自
由で経過の長い患者では，活動量や抗重力肢位が
少なく，下肢長管骨や椎体を中心に骨量の減少が
著しいケースがある．疼痛をうまく表現できない
重症心身障害児や，痛覚を失った脊髄損傷患者な
どでは，日常生活の介護などの際に，いつの間に
か骨折を生じていることもあり，注意を要する．

骨折を起こさなければ症状は特にないが，軽い
尻餅で椎体圧迫骨折を，よろけて手を強くついて
しまえば前腕骨遠位端骨折を，転倒すれば大腿骨
頸部骨折を生じるリスクが高い．適度な運動で骨
に負荷をかけ，日光を浴びビタミンDを活性化
させ，牛乳や小魚でカルシウムを摂取すること
は，若年者にとっては骨粗鬆予防として重要な生
活習慣であるが，骨粗鬆症になってからは十分な
効果は得られない．

かつては骨量を増加させる有効な薬物療法もな
く，骨折を繰り返す症例が多かったが，骨代謝の
分子メカニズム解明に伴い，破骨細胞の活動を抑
えて骨吸収を抑制するビスホスホネート製剤や選
択的エストロゲン受容体調節薬の登場で，骨折リ
スクを低下させることが可能になった．さらに骨
形成を促進する副甲状腺ホルモン誘導体や，破骨
細胞増殖のトリガーとなる RANKL（receptor
activator of NF-κB ligand）とよばれるサイトカ
インを阻害する抗RANKL抗体が注射薬として
製剤化されたことで，より強力な骨吸収抑制で骨
量増加や骨折リスク軽減が達成された．

7 ビタミン欠乏症・過剰症

a ビタミンA欠乏症

ビタミンAはレチノールとも呼ばれ，網膜桿
状体のロドプシンの成分であり，視力にかかわ

骨形成促進因子
ビタミンD
PTH製剤
エストロゲン
選択的エストロゲン
受容体調節薬
運動・重力

骨吸収促進因子
無重力
臥床・運動不足
閉経（エストロゲン減少）
RANKL

骨芽細胞　　　　　破骨細胞

骨形成抑制因子
過剰なコルチゾール
（ステロイド療法の
副作用として重要）

骨吸収抑制因子
ビタミンD
ビスホスホネート製剤
選択的エストロゲン
受容体調節薬
ビタミンK
カルシウム
カルシトニン
抗RANKL抗体

▶図9-18　骨代謝
このバランスが崩れると骨粗鬆症を発症する．

る. ビタミンA欠乏症（vitamin A deficiency）になると暗順応がうまくいかず，夜盲症となる. ほかに眼球乾燥症，皮膚の乾燥，角化を生じる.

b ビタミンB群欠乏症

(1) ビタミンB₁欠乏症

ビタミンB₁はATP産生や脂肪合成に関わり，欠乏すると全身の細胞内での代謝に影響を及ぼし，脚気（beriberi）となる. 全身倦怠感，動悸，末梢神経障害による手足のしびれや下肢のむくみを呈する. さらに進行すると心不全症状を呈し，ビタミンB₁が補充されなければ死に至る. 日清・日露戦争では脚気で多くの兵士が死んだ話は有名である. ビタミン欠乏が明らかになり，脚気は少なくなったが，太平洋戦争後，戦後復興を果たした日本で，再び若者に脚気が多くなった. 実はインスタントラーメンが世に出回るようになって，そればかりで食いつなぐ貧乏学生が脚気になったのである. それがきっかけで現在はインスタントラーメンには必ずビタミンB群が添加してある. またB₁欠乏が中枢神経で典型的な症状を呈すると，眼球運動障害，運動失調，精神症状の3徴候を伴い，ウェルニッケ脳症として知られる.

(2) ビタミンB₁₂欠乏症

ビタミンB₁₂（コバラミン）は次に述べる葉酸とともに，DNA合成や赤血球産生および中枢・末梢神経に必須の栄養素である. 豚肉などに多く含まれ，胃壁から分泌される内因子と結合し回腸で吸収される. 欠乏により巨核芽球性貧血，亜急性連合性脊髄変性症を発症することがある. 完全菜食主義者や胃切除後では欠乏リスクが知られている. 胃酸分泌の減少する高齢者では吸収が低下し，さらに肉類の摂取や摂食量自体が少なくなると潜在的に欠乏していることが報告されている. 欠乏すれば，認知機能や運動機能にも影響を及ぼすので，高齢者の栄養を考えるうえで認識の重要性が近年高まっている.

(3) 葉酸欠乏症

葉酸はその名の通り，生の葉野菜や柑橘類に含まれ，熱で壊れやすい. 欠乏すれば貧血や舌炎，下痢，抑うつなどが知られているが，ビタミンB₁₂と同じく高齢者では潜在的に不足していることがあり，欠乏の可能性を考えなければ測定しない特殊検査なので，ビタミン不足による認知機能低下を疑うことも大切である.

(4) ペラグラ

ナイアシンは約500種類の酵素の補酵素として細胞内での酸化還元反応で重要な役割を担う. 欠乏症はペラグラと呼ばれ，イタリア語で"荒れた肌"を意味する. 特徴的な皮膚の角化病変を認め，口内炎，舌炎，下痢を伴うこともある. ひどい場合は神経・精神症状を伴う.

c ビタミン過剰症

ドラッグストアでは多くのサプリメント，ビタミン剤が販売されており，過剰摂取のリスクも無視できない. 特に脂溶性ビタミンであるD・A・K・Eは細胞の脂質二重膜を通過し細胞内へ蓄積されるので，過剰症が顕在化しやすい. 過剰症状として，ビタミンDによる高カルシウム血症，腎障害（多尿），石灰沈着，悪心，嘔吐，食欲不振や，ビタミンKによる溶血性貧血がよく知られている.

8 先天性代謝疾患

a 糖原病（グリコーゲン病）

糖原病（glycogen storage disease；GSD）とは，嫌気性解糖系酵素が不足または欠損し，中間代謝産物の蓄積により臓器の機能障害が引き起こされる先天代謝異常で，欠損酵素により分類される.

ATP産生は嫌気性解糖系と有酸素解糖系の2つしかなく，糖原病では片方が障害され，ATPを大量に消費する心筋や骨格筋に障害を生じやすく，筋痛，運動時の易疲労感，筋力低下，横紋筋

融解症を呈し，日常の QOL が障害される．発症時期は酵素欠損の程度に応じて，新生児期から成人期まで幅広い．新生児期発症のものでは重篤な呼吸障害など予後が不良な例もある．

長年，有効な治療法がなかったが，近年 II 型（ポンペ病）に対しては，点滴静注による酵素補充療法が実施され，海外では遺伝子治療の報告もある．今後，遺伝子導入に合わせた運動療法も重要な研究テーマになる可能性がある．

b アミロイドーシス

生体内各所で病的に蓄積する微細線維状の蛋白質沈着物質をアミロイドといい，このアミロイド細線維が沈着する疾患の総称がアミロイドーシスである．臨床的に全身性と限局性に分類され，全身性アミロイドーシスでは心臓，腎臓，消化管，末梢神経などにアミロイド細線維が沈着し機能障害が生じる．機能障害による症状は，心臓であれば，不整脈，心不全，腎臓であれば蛋白尿，腎不全，消化管であれば食欲不振，頑固な便秘や下痢，末梢神経であれば手足のしびれや麻痺がある．

全身性アミロイドーシスは沈着アミロイドの種類により詳細に分類され，原発性全身性アミロイドーシスが最も多いが，それでも年間発生率は約 3〜5/100 万人と少ない．しかし近年は高齢者人口の急増に伴い老人性全身性アミロイドーシスが増えており，今後その患者数はさらに増加すると予測される．複数の臓器や末梢神経でアミロイド細線維が沈着する全身性アミロイドーシスは限局性よりも生命予後が悪い．限局性では比較的予後は良好であるが，アミロイド β 蛋白が神経細胞内に沈着する脳アミロイドーシスはアルツハイマー病としてよく知られている．

c ウィルソン病

ウィルソン病（Wilson 病）は，肝細胞から胆汁中へ銅の排泄を担う蛋白質の遺伝子異常によって生じる常染色体潜性遺伝を呈する先天性銅代謝異常症で，肝臓，脳，角膜，腎臓などに銅が過剰に蓄積する．日本では出生約 4 万に 1 人発症と推定されているので，毎年 20〜30 人程度の患児が生まれていると考えられる．

進行すると肝障害，肝不全，さらに振戦など錐体外路症状を認め，角膜周囲への銅沈着が暗緑色〜暗褐色の輪を形成する Kayser-Fleischer 角膜輪が出現する．肝不全となれば黄疸，浮腫，腹水，血小板減少に伴う出血傾向などを認め死に至るので，肝移植の適応となる．重篤な状況に陥る前に早期診断ができれば，銅キレート薬や亜鉛薬の内服，低銅食療法を実行することで症状改善や発症予防につながる．

d ポルフィリン症

赤血球内に存在し酸素を運搬するヘモグロビンはヘムとグロビンの 2 つの蛋白で構成される．ポルフィリン症は，ヘム蛋白の代謝にかかわるいずれかの酵素活性が不十分で，ポルフィリン体や前駆体が蓄積し発症する遺伝性疾患である．先天性だけでなく保因者が後天的に発症するケースがあり，遺伝子変異が背景にあることはわかっているが，国内患者数も約 200 人と非常に少なく，詳細な病態は不明なため根治療法がない．症状として，皮膚の光線過敏，肝不全や激烈な腹痛，下痢，便秘などの消化器症状，痙攣，麻痺などの神経症状がある．

e フェニルケトン尿症

必須アミノ酸であるフェニルアラニンの代謝経路の障害による先天性アミノ酸代謝異常症の一種である．過剰のフェニルアラニンや代謝産物が正常の代謝を阻害し，新生児・乳児期に精神発達遅滞などの神経症状を呈する．フェニルアラニン制限食が治療の中心となる．

C 理学療法・作業療法との関連事項

　リハビリテーションの主な対象疾患の1つである脳出血や脳梗塞は，生活習慣病との関連性が深い．また糖尿病は，網膜症による視力障害，下肢の血管障害に伴う潰瘍や壊疽が進行し，切断に至るなど，リハビリテーションとのかかわりは大きい．脂質異常症や糖尿病を併存疾患に有する症例は非常に多い．また，代謝の仕組みは運動あるいは作業そのものとの関連も強い．エネルギー産生システムが効率よく働かなければ，神経系も筋肉細胞も最高のパフォーマンスを引き出せるはずはない．当然ながら，NST（栄養サポートチーム）はリハビリテーションには必須である．さまざまな視点から鑑みて，本章の意義が重要であることがわかるであろう．

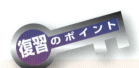

- □ 三大栄養素の代謝について説明しなさい．
- □ 糖尿病の病態と合併症について説明しなさい．
- □ 骨代謝の仕組みと骨粗鬆症の病態について説明しなさい．
- □ メタボリックシンドロームについて説明しなさい．

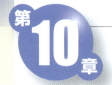

第10章 内分泌疾患

学習目標
- 内分泌器官の位置，形態，機能について理解する．
- ホルモンの作用機序を理解する．
- ホルモンの種類，機能について理解する．
- 内分泌疾患の概念，病態，症状，治療法等を理解する．

A 内分泌総論

1 内分泌系の仕組み

ホルモン（hormone）は血流により運搬される化学的情報伝達物質である．ホルモンを分泌する細胞組織が内分泌腺といわれ，視床下部，下垂体，甲状腺，副甲状腺（上皮小体），胸腺（小児），膵臓，副腎，性腺（卵巣，精巣）がある．ホルモンは特異的な受容体に結合し，標的細胞へ情報を伝達する．内分泌系は，ホルモン産生細胞，標的細胞，ホルモン運搬環境の3つに分けて考えると理解しやすい．ホルモン運搬環境はさらに，血中ホルモン結合蛋白，ホルモン活性化・不活性化機構，ホルモンの代謝・排泄機構などの要素に分かれる．

2 ホルモンの分類

a 分泌形式による分類

内分泌の古典的定義として知られる，腺組織から分泌後，血流に乗り他の組織に作用する**エンドクリン**（endocrine）のほか，血流を介さず近傍の細胞に直接作用する**パラクリン**（paracrine），細胞が産生したホルモンが産生細胞自身を調節する**オートクリン**（autocrine）がある（→Advanced Studies-1）．

b 化学構造による分類

下垂体ホルモン，インスリン，副甲状腺ホルモンなど大部分のホルモンは多数のアミノ酸が結合したペプチド構造（→235頁，図9-4参照）を基本骨格とし，**ペプチドホルモン**と呼ばれる．副腎皮質ホルモン，性ホルモン，活性型ビタミンDなどのコレステロール骨格を持つものは，**ステロイドホルモン**と総称される．

Advanced Studies

❶細胞間コミュニケーション

ホルモンは細胞間で行われる物質を通じたコミュニケーションと考えることもできる．そう考えると，古典的内分泌腺に限らず多くの組織・細胞間で，神経伝達物質やサイトカインといった生理活性物質を介してコミュニケーションが行われており，生命科学研究の発展とともに従来のホルモンの考えかた（エンドクリン）が，"古典的"と呼ばれる意味がわかるであろう．

現在は筋細胞が単なる動力源として働くだけではなく，"マイオカイン"と総称される600種類超の生理活性物質を分泌していることも知られている．運動に伴う多面的効能のメカニズムに関与していると考えられ，リハビリテーション介入がもたらす効果にもつながる重要な要素である．

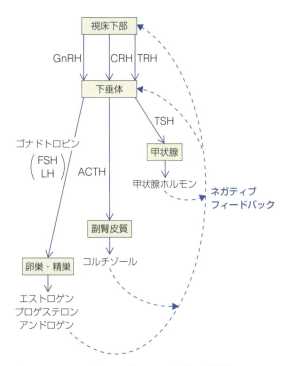

▶図 10-1　ネガティブフィードバック機構
GnRH：性腺刺激ホルモン放出ホルモン，CRH：副腎皮質刺激ホルモン放出ホルモン，TRH：甲状腺刺激ホルモン放出ホルモン，TSH：甲状腺刺激ホルモン，FSH：卵胞刺激ホルモン，LH：黄体形成ホルモン，ACTH：副腎皮質刺激ホルモン

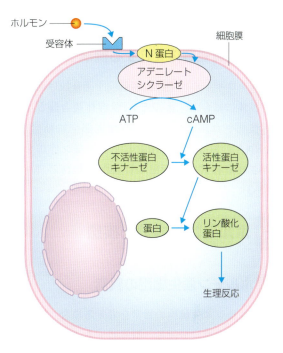

主にポリペプチド型ホルモン：ACTH，グルカゴン，副甲状腺ホルモン，バソプレシンなど

▶図 10-2　細胞膜受容体を介する機構

3 ホルモンの分泌調節機構

　ホルモン調節に最も重要な機構としてネガティブフィードバック（negative feedback）が知られている．たとえば甲状腺ホルモンが足りない場合は，下垂体からの TSH（甲状腺刺激ホルモン）分泌が刺激され，それによって甲状腺ホルモン（T_3，T_4）が分泌されるが，その T_3，T_4 の濃度が下垂体にフィードバックされて，TSH 分泌を抑制する．
　視床下部-下垂体系では，下垂体から分泌されたゴナドトロピン，ACTH（副腎皮質刺激ホルモン），TSH はそれぞれの標的細胞に働き，それぞれ性ホルモン，コルチコイド，サイロキシンなどのホルモンを産生する．これらの末梢腺から出たホルモンの血中濃度が，視床下部ならびに下垂体の分泌活動に影響して，ネガティブフィードバックを形成する（▶図 10-1）．

4 ホルモンの作用機構

a 細胞膜受容体を介する機構

　ホルモンが標的とする細胞膜状の受容体に結合すると，その情報は N 蛋白を介してアデニレートシクラーゼに伝えられ，アデニレートシクラーゼが活性化される．この結果，ATP からサイクリック AMP（cAMP）が産生される．サイクリック AMP は A 蛋白キナーゼを活性化し，活性蛋白キナーゼは蛋白をリン酸化することにより生理的反応を引き起こす（▶図 10-2）．ACTH，グルカゴン，カテコールアミン，副甲状腺ホルモン，バソプレシンなど多くのホルモンはサイク

リック AMP を細胞内メッセンジャーとする.

b 細胞質受容体を介する機構

ステロイドホルモンは細胞膜を通り抜け細胞質受容体に結合し，ホルモン–受容体複合体となり活性化され，クロマチンの特定部位に結合し，mRNA の転写活性が増大し，ホルモン作用を発揮させる特異的な蛋白の合成が行われる（▶図10-3）.

5 ホルモンと内分泌疾患

a ホルモン産生細胞の異常

ホルモン産生細胞の異常を考える場合，機能低下と機能亢進に分ける．機能低下あるいは機能欠損をきたす病態として，先天異常による内分泌腺組織の欠損，ホルモン遺伝子の欠損などが知られ

ている．後天的原因としては，ホルモンの原料の不足，感染，腫瘍，外傷，放射線，自己免疫などがある.

機能亢進の病態としては，ホルモン産生腫瘍，過形成，異所性ホルモン産生腫瘍などがある.

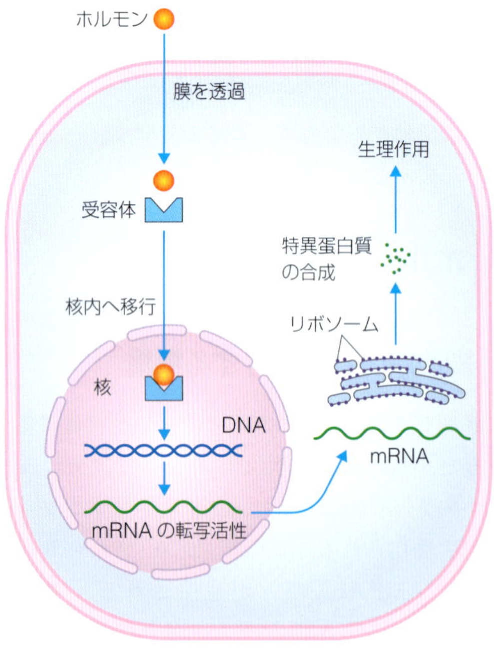

b ホルモン運搬環境の異常

産生されたホルモンが，たとえば下垂体腫瘍のように，狭いスペースで腫瘍細胞が増殖し，血流障害を合併し，標的細胞に到達しない場合，あるいはインスリン治療中のインスリンに対する自己抗体のように，血中にホルモンに対する自己抗体が存在する場合は抗原抗体反応によって不活性化され，ホルモン作用が発現しない.

c 標的細胞の異常

ホルモン受容体あるいはその後の情報伝達機構に異常がある場合であり，遺伝子の異常や受容体に対する自己抗体などによって受容体のブロックがおこる場合がある.

B 内分泌腺とホルモンの解剖・生理

1 視床下部

視床下部（hypothalamus）は間脳の一部で，視床の前下方，第 3 脳室の底面を形成する重さ約 4 g の小組織で，視床下部ホルモンには下垂体前葉ホルモンの生成と，分泌促進または抑制するものがある（▶表 10-1）.視床下部ホルモンは，下垂体茎の下垂体門脈を通って下垂体前葉に達する.

視床下部の視索上核や室傍核で生成される ADH（抗利尿ホルモン，バソプレシン）とオキシトシンは，神経軸索を通って下垂体後葉に送られ，軸索終末から循環血液中に分泌される（▶図10-4）.

ステロイドホルモン：糖質コルチコイド，鉱質コルチコイド，アンドロゲン，甲状腺ホルモン，エストロゲン，黄体ホルモンなど

▶図 10-3　細胞質受容体を介する機構

▶表 10-1 視床下部ホルモン

名称	略号
成長ホルモン放出ホルモン (growth hormone-releasing hormone)	GHRH
成長ホルモン抑制ホルモン (growth hormone-inhibiting hormone)	GIH
副腎皮質刺激ホルモン（ACTH）放出ホルモン (corticotropin-releasing hormone)	CRH
性腺刺激ホルモン放出ホルモン (gonadotropin-releasing hormone)	GnRH
甲状腺刺激ホルモン（TSH）放出ホルモン (thyrotropin-releasing hormone)	TRH
黄体形成ホルモン放出ホルモン (luteinizing hormone-releasing hormone)	LH-RH
プロラクチン放出因子 (prolactin-releasing factor)	PRF
プロラクチン抑制因子 (prolactin-inhibiting factor)	PIF

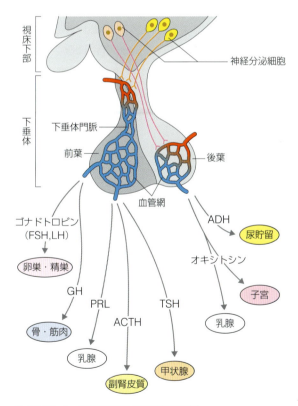

▶図 10-4　視床下部と下垂体の関係

FSH：卵胞刺激ホルモン，LH：黄体形成ホルモン，ADH：抗利尿ホルモン，GH：成長ホルモン，PRL：プロラクチン，ACTH：副腎皮質刺激ホルモン，TSH：甲状腺刺激ホルモン

2 下垂体

下垂体（pituitary gland）は脳底部に位置し，茎状の構造によって視床下部に付着している．直径 1.3 cm 程度，小指頭大の腺組織で，蝶形骨トルコ鞍の下垂体窩に収まっている．下垂体は腺下垂体と呼ばれる前葉と，神経下垂体と呼ばれる後葉の 2 つに分かれる．前葉と後葉は発生学的に由来が異なり，組織学的にも分かれており，前葉は腺上皮細胞（好酸性，好塩基性，嫌色素性の 3 種類）で，後葉は神経組織で構成されている（▶表 10-2）．

3 甲状腺

甲状腺（thyroid gland）は頸部前面の下方にあり，約 25 g の左葉，右葉，峡部からなる H 字形の器官で，気管前面に取り囲むように位置し，喉頭直下の皮下に触知できる．腫大すると頸部の腫脹として，肉眼的に気づかれることもある．

甲状腺は多数の甲状腺小胞（濾胞）からなり，各濾胞はサイログロブリンを含むコロイドによって満たされる．甲状腺のホルモンはトリヨードサイロニン（T_3），サイロキシン（T_4）で，特定の標的細胞はもたず，全身の細胞の T_3 受容体と結合して，細胞の基礎代謝を亢進させ，酸素摂取量を増加させる．T_3，T_4 の分泌は下垂体の TSH によりコントロールされる（▶図 10-5）．

また甲状腺傍濾胞細胞（C 細胞）からはカルシトニンが分泌される．甲状腺の濾胞細胞は中胚葉起源であるが，傍濾胞細胞は外胚葉起源であり，発生学的に異なる．カルシトニンは主に骨溶解を抑制し，血中 Ca，P 濃度を低下させる．

4 副甲状腺

副甲状腺（parathyroid gland）は大きさが米粒大，約 0.1 g と小さく，甲状腺の背面に上下左右合計 4 個ある．**副甲状腺ホルモン**（parathy-

▶表10-2 下垂体ホルモンとその作用

	ホルモン名	作用
前葉ホルモン	成長ホルモン（growth hormone；GH）	ソマトメジン産生促進，蛋白質合成促進，脂肪分解促進，抗インスリン作用
	乳腺刺激ホルモン〔プロラクチン（prolactin；PRL）〕	乳汁分泌刺激作用
	副腎皮質刺激ホルモン（adrenocorticotropic hormone；ACTH）	副腎皮質ホルモン合成促進，メラニン細胞刺激
	甲状腺刺激ホルモン（thyroid stimulating hormone；TSH）	甲状腺ホルモンの合成・分泌促進
	性腺刺激ホルモン〔ゴナドトロピン（gonadotropic hormone）〕 卵胞刺激ホルモン（follicle stimulating hormone；FSH） 黄体形成ホルモン（luteinizing hormone；LH）	卵胞成熟作用，精子形成作用 排卵・黄体形成促進，テストステロン分泌促進
後葉ホルモン	抗利尿ホルモン（antidiuretic hormone；ADH）	腎集合管で，水の再吸収を促進
	オキシトシン（oxytocin）	子宮収縮作用，乳腺の筋線維収縮

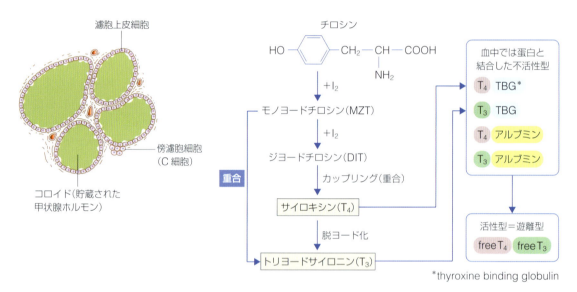

▶図10-5 甲状腺ホルモン

roid hormone；PTH）は**パラトルモン**（parathormone）とも呼ばれ，血中のCaとPの調節を行う．体内において最もCaを必要とする場所は骨で，99％を占める．残り約1％が細胞内，そして細胞外液中に含まれるCaはわずか0.1％である．Caチャネルでは，この10倍の濃度較差を制御することで細胞の興奮性がコントロールされている．PTHはビタミンDの存在下で腸内の食物からCa吸収を増加させるとともに，遠位尿細管に働いてCaの再吸収を促進する．また一方では近位尿細管においてPの再吸収を抑制して尿中へのPの排泄を促進する（▶図10-6）．

5 副腎

副腎（adrenal gland）は腎直上に位置する重さ約5gの半月形～三角形の腺組織で腎とともに腎筋膜に包まれる．内部構造は，外側の**副腎皮質**（adrenal cortex）と，内側の**副腎髄質**（adrenal medulla）に分かれる（▶図10-7）．**副腎皮質ホ**

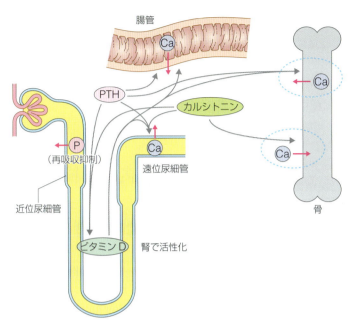

▶図 10-6　カルシトニンと PTH による Ca 調整機構

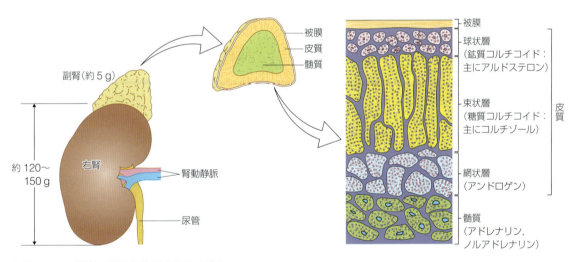

▶図 10-7　副腎の構造と分泌されるホルモン

ルモンはコレステロールを原料として合成され、生命維持に必須の鉱質コルチコイド，糖質コルチコイド，性ホルモンを分泌する．

a 副腎皮質ホルモン

(1) 鉱質コルチコイド（mineralocorticoid）
　皮質球状層からアルドステロン（aldosterone）が分泌される．レニン-アンジオテンシン-アルドステロン系を介して，腎の遠位尿細管での Na イオン再吸収，K イオン，H イオンの排泄を促進させる．

(2) 糖質コルチコイド（glucocorticoid）
　生命維持に直接的にかかわるコルチゾール（cortisol）が主である．糖新生，抗炎症作用，蛋

白異化などの作用を有する．ACTH によって合成が促進される．代謝産物は尿中に 17-OHCS として排泄される．

(3) 性ホルモン（sex hormone）

副腎性アンドロゲンと呼ばれる男性ホルモンであり，男性では全アンドロゲンの 2/3 が副腎由来，1/3 が精巣由来である．男性化と蛋白同化作用を有する．女性のアンドロゲンはすべて副腎由来である．代謝産物は尿中に 17-KS の形で排泄される．

b 副腎髄質ホルモン（カテコールアミン）

副腎髄質は副腎中心部を形成する組織で，重量は副腎全体のわずか 1 割でしかない．皮質とは発生学的に起源が異なり，髄質は交感神経節細胞と同じ外胚葉，神経冠に由来し，機能的にも交感神経と共通している．髄質はアドレナリン（adrenaline）とノルアドレナリン（noradrenaline）を分泌し，両者を総称しカテコールアミン（catecholamine）という．ノルアドレナリンは主に α 作用で，末梢血管収縮，血圧上昇に働き，アドレナリンは主に β 作用で，心拍数増加，心収縮力増加，血管拡張，気管支拡張，血糖上昇などに働く．

6 性腺

a テストステロン

テストステロン（testosterone）は LH（黄体形成ホルモン）の刺激によって精巣の Leydig（ライディッヒ）細胞から分泌され，精子の成熟のみならず，筋肉増大，蛋白質同化作用，体毛増加など，男性の二次性徴を促す．

b エストロゲン，プロゲステロン

どちらのホルモンも卵巣で産生され，エストロゲン（estrogen）は乳腺増大，卵巣からの排卵制御など女性の生殖機能に影響する．プロゲステロン（progesterone）は卵巣の黄体で産生されるため黄体ホルモンともいわれる．子宮内膜や子宮筋の働きを調整し，乳腺の発達や体温上昇，妊娠の持続に必要なホルモンバランスの調整など，多くの働きをもつ．

C 内分泌検査法

1 診断過程

ホルモン分泌過剰や不足が明らかな場合は，症状も典型的となるが，軽症例や発病早期では症状も軽微となり，気づかれにくいこともある．疑わしい場合はサーカディアンリズムによる日内変動を踏まえたうえで負荷試験など，専門的な検査を実施することになる．

2 負荷試験

a 分泌刺激試験

ホルモン分泌不足が疑われる場合は，一定の負荷（刺激）をかけたのち，血中のホルモン濃度の変化を測定し，ホルモン分泌予備能を評価する．たとえば下垂体ホルモンの予備能の場合，GRH（成長ホルモン放出ホルモン）やインスリンなどを負荷して GH（成長ホルモン）の放出量を測定する．

b 分泌抑制試験

ホルモン分泌過剰が疑われるときに，これが腫瘍性のときにみられるようなホルモン調節機構のフィードバック機構から逸脱したものであるか否かを判定する方法である．

D 内分泌疾患各論

1 視床下部の疾患

a 視床下部症候群

視床下部の病変によりおこる症候を総称して視床下部症候群と呼び，下垂体前葉機能異常，下垂体後葉機能異常，下垂体機能以外の視床下部機能異常の3つに分けられる．

(1) 視床下部障害による下垂体機能低下症（hypopituitarism）

脳腫瘍，髄膜炎・脳炎後遺症，動脈瘤などの血管病変に伴い，視床下部基底部の破壊，視床下部と下垂体の連絡路の障害によって発症する．小児ではGHの分泌不全により低身長がおこり，LH，FSHの分泌障害では思春期以前に発症すると二次性徴がみられず，成人に発症すると二次性性腺機能障害となり原発性無月経がおこる．TSHの分泌が低下すると甲状腺機能低下症状を呈する．またACTHの分泌が低下すると，食欲不振，悪心・嘔吐，倦怠感，無力感が強くなる．

(2) 思春期早発症（precocious puberty）

正常人に比し著しく早期に二次性徴が現れることを思春期早発症という．男子の場合，9〜10歳未満で精巣，陰茎，陰嚢の発育や，陰毛，腋毛，ひげの発毛がある．女子の場合，7歳未満で乳房発育，8歳未満で陰毛発生，外陰部早熟，腋毛の発毛があり，9歳未満で初潮を迎える．脳腫瘍や脳炎による思春期発現抑制機構の障害，奇形腫，過誤腫などからの絨毛性ゴナドトロピン（HCG），LH-RHの産生などが原因となる．

(3) 視床下部性性腺機能低下症

種々の先天異常に伴うゴナドトロピン欠損症で，性器発育不全，肥満，網膜色素変性，多指症，知能低下の5徴候を示すものを，Laurence-Moon-Biedl症候群と，肥満，糖代謝異常，知能

障害，筋緊張の低下の4徴候を示すものをPrader-Willi症候群と呼ぶ．

(4) 体温異常

体温調節中枢は，視床下部の視索前野・前視床下部に位置し，特に視索前野が重要な役割を担う．この領域を加温すると熱放散が促進され，冷却すると熱産生反応が起こる．

温度感受性ニューロンには，温度上昇で活動が増加する温ニューロンと，温度下降で活動が増加する冷ニューロンが存在する．視索前野の温度感受性ニューロンは，延髄や脊髄の脳温度感受部位や皮膚の温度変化によっても反応する．この機構が障害されると体温異常を生じ，持続性または発作性の低体温あるいは高体温や，変動体温となる．

(5) 摂食異常

視床下部腹内側核（満腹中枢），視床下部外側野（摂食中枢）の障害により肥満・るい痩が生じる．それぞれの部位で脂肪細胞から分泌されるレプチンや，胃内分泌細胞で産生されるグレリンの受容体が発現していることが知られており，病態にかかわっている．

2 下垂体疾患

a 下垂体前葉の機能亢進

(1) 先端巨大症（acromegaly）

本症は末端肥大症とも呼ばれ，GHの過剰分泌によって生じる．骨端線閉鎖後にGHの過剰分泌がおこると先端巨大症となり，閉鎖前におこると下垂体性巨人症となる．下垂体前葉の成長ホルモン産生腫瘍が原因となり，下垂体腫瘍による圧迫症状と，ホルモン分泌過剰による症状を認める．下垂体腫瘍の圧迫により脳圧が亢進し，頭痛，嘔吐がみられる．また腫瘍による視交叉の圧迫で，両耳側性半盲による視野狭窄がみられる．またホルモン過剰による症状として，発汗の亢進，体重増加，四肢肥大がみられ，結合組織，軟骨・骨組

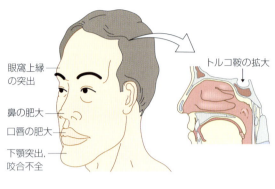
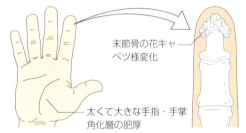

▶図 10-8　先端巨大症の身体特徴

織の増殖肥大が全身にみられる．顔面では眼窩上縁突出，下顎突出，鼻・舌・口唇の肥大，咬合不全がみられ，先端巨大症顔貌と呼ばれる特徴的な顔になる（▶図 10-8）．

X 線検査では手指骨の骨端肥大変化として，末節骨の花キャベツ様の変化が特徴とされる．頭部 X 線写真では，トルコ鞍の風船状拡大（ballooning）とトルコ鞍背部の菲薄化・破壊，底部の不整がみられる．また前額洞拡大，後頭結節の突出が特徴的である．CT や MRI でトルコ鞍の腺腫が確認できる．内分泌学的検査では血漿 GH 高値，TRH や LH-RH 負荷試験で異常反応を示し，GH-RH 負荷試験に対して過剰反応がみられる．生化学検査ではインスリン感受性が低下し，血糖上昇がおこり，尿糖陽性となり，多飲多尿を認める．

(2) Cushing 病

好塩基性下垂体腺腫から ACTH が過剰に分泌されることによって生じる．症状は副腎疾患である Cushing 症候群と同じで，コルチゾール過剰に伴う中心性肥満，満月様顔貌，水牛様脂肪沈着などを認める．Cushing 病の腫瘍は小さく，発見されないこともある．

(3) 高プロラクチン血症（hyperprolactinemia）

プロラクチンの分泌過剰により，女性では乳汁漏出，無月経をきたす（乳汁漏出無月経症）．過剰分泌の原因は下垂体腺腫，視床下部下垂体障害，異所性プロラクチン産生腫瘍，薬物（ドパミン拮抗薬，経口避妊薬，エストロゲン製剤）などである．ドパミン拮抗薬は精神科領域で頻用されるので，パーキンソン症候群と併せて重要な副作用である．

b 下垂体前葉の機能欠損

下垂体前葉ホルモンの分泌不全のために標的内分泌腺の萎縮とホルモン分泌能の低下，代謝異常をきたす．

(1) 下垂体前葉ホルモン単独欠損症

下垂体前葉から分泌される GH，LH，FSH，TSH，ACTH，PRL のそれぞれ単独の分泌障害である．視床下部に障害があるものは，視床下部性の下垂体機能低下ということになり，下垂体自体に障害がある下垂体性と区別される．下垂体性下垂体機能低下症の主な原因は，下垂体腫瘍，循環障害（特に分娩後），結核，炎症，手術，外傷，放射線照射などである．

①成長ホルモン（GH）欠損

生下時には正常身長であるが，生後数か月から身長の伸びが低下し，標準身長の -3SD 以下になるものが多い．身体の均整のとれた低身長で，知能の低下はない．家族性のものと散発性のものがある．治療はヒト GH の皮下注射により補充を行う．

②副腎皮質刺激ホルモン（ACTH）欠損

ACTH 単独欠損による病態であり，全身倦怠，食欲不振，低血糖による意識消失，低血圧などの症状がみられる．血中 ACTH は低く，ACTH 分泌刺激試験（メチラポン，インスリン負荷）に対する低反応，副腎皮質ホルモン（尿中 17-OHCS）の低値を認める．

原因は不明であるが，下垂体 ACTH 分泌細胞の選択的障害と考えられ，自己免疫的メカニズムが考えられている．しばしば橋本病，関節リウマチ，強直性脊椎炎などを伴う．治療はコルチゾールの補充を行う．

③性腺刺激ホルモン（ゴナドトロピン）欠損

通常，FSH，LH の分泌がともに障害される．思春期以前の発症では，臨床症状として性器発育不全と類宦官体型がみられる．類宦官体型とは身長が高く，指や四肢の先端部が長い独特の体型で，骨端線が閉鎖せず，成長が長く続くためこのような体型になると考えられている．成人女性では月経異常，無月経，不妊を訴える．血中ゴナドトロピンの FSH，LH 低値，LH-RH 負荷試験における反応性が低下する．

④TSH 単独欠損症

きわめてまれであるが，遺伝性のものと非遺伝性のものが確認されている．遺伝性のものは生下時より甲状腺機能が低下し，クレチン症の症状を呈する．

(2) 汎下垂体機能低下症（panhypopituitarism）

循環障害，腫瘍，炎症，外傷など，なんらかの原因で下垂体前葉が広範に障害を受け，前葉ホルモンが分泌不全をきたす病態である．症状として全身倦怠感，精神機能低下，皮膚乾燥，肢毛・陰毛の脱落，無月経，耐寒性低下などを呈する．

分娩後の大量出血に伴うショック状態に続いて，下垂体前葉に梗塞をおこし，汎下垂体機能低下症を呈するものは Sheehan（シーハン）症候群と呼ばれる．

3 視床下部-下垂体後葉系の機能欠損・機能亢進に起因する疾患

(1) 尿崩症（diabetes insipidus）

抗利尿ホルモン（ADH）の欠乏により遠位尿細管の一部と腎集合管からの水の再吸収が低下して，10 L/日を超えるほどの低張・多尿に加え，強い口渇，多飲が出現する．治療は抗利尿作用を有するバソプレシンの誘導体の点鼻や経口剤を用いる．

ホルモンの受容機構に障害を生じ，腎集合管の ADH 感受性低下のために同様の症状を呈する病態は腎性尿崩症と呼ばれ区別される．

(2) 抗利尿ホルモン不適合分泌症候群（syndrome of inappropriate secretion of ADH；SIADH）

低 Na 血症の原因として遭遇することのある病態であり，視床下部下垂体後葉から ADH 分泌の亢進，または異所性 ADH 産生腫瘍から ADH 産生に基づく慢性の抗利尿状態を示す．異所性 ADH 産生腫瘍としては肺癌がよく知られている．

SIADH では低浸透圧血症があるにもかかわらず，ADH 放出が持続して抗利尿状態が続くので，尿の浸透圧が血漿よりも上昇して体内水分と循環血液量は増加に傾き，血清 Na は希釈されて低下する．低 Na 血症にもかかわらず Na の尿中への排泄が持続してさらに低 Na 血症が進行する．極度の低 Na 血症（120 mEq/L 以下）になると全身倦怠，食欲不振などを訴える．治療として水分制限，電解質補正を行う．

4 甲状腺疾患

a 機能亢進

(1) 甲状腺機能亢進症〔Basedow 病（Graves 病）〕（▶図 10-9）

TSH 受容体に対する自己抗体ができる自己免疫疾患である．自己抗体が甲状腺の受容体を刺激して甲状腺ホルモンを多量に分泌し，びまん性甲状腺腫と甲状腺機能亢進症状を呈する．20〜40 歳代の女性に多い．

甲状腺ホルモン分泌過剰に基づく代謝亢進，蛋白異化亢進，糖代謝異常，神経過敏を呈する．代謝亢進の症状として，基礎代謝率亢進による熱産生増加に伴い暑がり，多汗を示す．血液検査ではコレステロール消費が促進され，血清コレステ

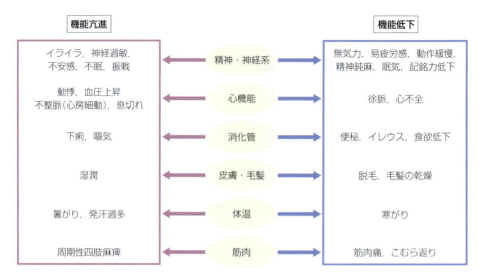
▶図 10-9　甲状腺ホルモンの作用と臨床症状

ロールの低下を示す．心臓刺激作用により，心悸亢進，息切れ，頻脈，不整脈（心房細動）が現れる．血圧は拡張期が低下し，収縮期血圧は正常か上昇を示す．また，腸蠕動の亢進による下痢がみられ，食欲が増進するにもかかわらず体重の減少がみられる．

蛋白異化作用に起因する症状としては，筋肉の萎縮，脱力，疲労感を訴え，時に周期性麻痺をきたすことがある．骨吸収が促進され血中アルカリホスファターゼの上昇をきたし，骨粗鬆症となる．糖代謝異常による症状としては，腸管からの糖吸収速度が増大するため，一過性高血糖を呈するのが特徴であり，尿糖陽性がみられる．

内分泌学的検査では，血中甲状腺ホルモンである遊離サイロキシン（free T_4, FT_4）と遊離トリヨードサイロニン（free T_3, FT_3）の上昇を認め，TSH は低値を示す．視床下部-下垂体-甲状腺系のフィードバック機構により，血中甲状腺ホルモンが上昇すると TSH が抑制される．

免疫学的検査では，抗 TSH 受容体抗体，抗サイログロブリン抗体，抗ミクロソーム抗体が陽性を示す．

治療は抗甲状腺薬（チアマゾール，プロピルチオウラシル）投与を基本とし，抗甲状腺薬で寛解しない例や副作用のため投与ができない場合は甲状腺亜全摘を行う．

(2) 破壊性甲状腺炎およびその他の甲状腺中毒症

①亜急性甲状腺炎

上気道感染や風邪症状に引き続き，発熱，全身倦怠感と甲状腺部の自発痛，圧痛を強く訴える．原因は不明であるがウイルス感染と考えられ，CRP 高値，血沈亢進を認める．抗サイログロブリン抗体，抗ミクロソーム抗体が陽性を示す．好発年齢は 40〜50 歳であり，9 割は女性が占める．亜急性の炎症に伴い甲状腺細胞が崩壊すると，頻脈，発汗，振戦など甲状腺機能亢進症状を呈する．

②無痛性甲状腺炎

亜急性甲状腺炎と対照的に痛みがないが，甲状腺細胞の破壊にされ，甲状腺ホルモン中毒症状を呈する．抗サイログロブリン抗体，抗ミクロソーム抗体が陽性を示す．自然に軽快し予後は良好である．

③甲状腺クリーゼ

甲状腺クリーゼとは，複数臓器が機能不全に陥り，生命の危機に直面する危機的病態である．甲

状腺中毒症の原因となる未治療ないしコントロール不良の甲状腺基礎疾患に，感染，手術など何らかの強いストレスが加わって，甲状腺ホルモン作用過剰に対する生体の代償機構が破綻したときに甲状腺クリーゼは起こる．中枢神経症状，頻脈，心不全症状，消化器症状を伴う．

b 機能低下

(1) クレチン症

甲状腺形成異常，甲状腺ホルモン合成障害，ヨード欠乏，TSH 単独欠損症などにより，先天性もしくは若年者に発症した甲状腺機能低下症をクレチン症という．出生直後から甲状腺機能低下状態にあり，甲状腺ホルモン欠乏症状に加え，低身長，小児体型，知能低下などを認める．

(2) 粘液水腫

橋本病，甲状腺摘出，抗甲状腺薬投与，放射線療法などによって，後天的に成人に発症した甲状腺機能低下症のことを指す．ムコ多糖類が真皮に沈着して浮腫状の皮膚となるのでこのような名称がつけられた．

(3) 慢性甲状腺炎（橋本病）

慢性甲状腺炎は，抗サイログロブリン抗体，抗ミクロソーム抗体を中心に，甲状腺の諸成分に対する自己免疫疾患である．非常に頻度が高く，成人女性の 10 人に 1 人，成人男性の 40 人に 1 人にみられる．ただし甲状腺機能低下症にまで至る例は 4〜5 人に 1 人未満と考えられている．甲状腺はびまん性に腫大し，自発痛，圧痛はない．徐々に甲状腺組織が破壊されて甲状腺機能低下症となるが，初期では急激な細胞破壊に伴い，甲状腺機能亢進症を呈することもある．必要に応じ甲状腺ホルモンの補充療法を行う．

(4) 潜在性甲状腺機能低下症

症状には出ない軽度の甲状腺ホルモンの不足状態で，血中の遊離甲状腺ホルモン（FT_4）は基準内である一方，TSH のみが正常値よりも高い場合を潜在性甲状腺機能低下症という．高齢女性では罹患率が高く，10% 程度と考えられている．

ホルモン補充療法を行う基準は曖昧であるが，少なくとも TSH が $10\,\mu U/mL$ を超えている場合は治療が必要となる．

c 甲状腺機能異常を伴わない甲状腺腫

炎症や腫瘍性ではないびまん性の甲状腺腫で，原因は特定されない．単純性甲状腺腫，非中毒性甲状腺腫がある．甲状腺腫瘍との鑑別には生検による組織学的検査が必要である．

d 甲状腺腫瘍（thyroid tumor）

(1) 良性腫瘍

濾胞性腺腫が大部分を占め，基本的に非機能性腺腫である．一部に甲状腺ホルモンを産生する機能的腺腫もある．

(2) 悪性腫瘍

触診で甲状腺に結節が見つかった場合，癌の頻度は 5〜17% と報告されている．組織学的に，乳頭癌，濾胞癌，未分化癌，髄様癌がある．乳頭癌が最も多く約 90% を占める．悪性度は低く，10年以上未治療で生存している例が多い．次に濾胞癌が約 5% を占める．乳頭癌よりは悪性度が高いが，分化癌であり進行は遅い．未分化癌は 1〜2% で少ないが悪性度は最も高く，1 年以内の死亡率が高く，5 年生存率は 7% 程度と厳しい．髄様癌は濾胞細胞由来の癌で，カルシトニンやペプチドホルモンを分泌することがあり，褐色細胞腫と合併したものは Sipple（シップル）症候群と呼ばれる．

5 副甲状腺疾患

a 機能亢進

(1) 原発性副甲状腺機能亢進症（primary hyperparathyroidism）

原発性副甲状腺機能亢進症は副甲状腺の腫瘍または過形成による副甲状腺ホルモンの分泌亢進による病態で，破骨細胞が活性化され，骨融解性に

働き，カルシウム，リン，重炭酸イオンが骨皮質から放出される．一方腎では近位尿細管でリンと重炭酸イオンの再吸収が抑制され，遠位尿細管ではカルシウムの再吸収が亢進する．結果的に高カルシウム血症，低リン血症，代謝性アシドーシスとなる．臨床症状としては，骨脱灰に伴い，骨の痛み，骨叩打痛がみられ，病的骨折をおこすこともある．また高カルシウム血症に伴って細胞の興奮性が低くなり，筋緊張低下，食欲低下，便秘，悪心・嘔吐，抑うつ，無欲などを生じる．さらに脱灰に伴う腎結石の合併や，尿細管性アシドーシス，腎不全へと進行する例もある．検査所見では血中カルシウム，リンの異常を確認できるが，心電図でもQT時間の短縮をリアルタイムで確認でき，治療効果の判定などに利用できる．治療としては副甲状腺摘出術を行う．

(2) 続発性副甲状腺機能亢進症（secondary hyperparathyroidism）

慢性腎不全，骨軟化症，偽性副甲状腺機能低下症，妊娠，授乳などの低カルシウム血症に随伴した副甲状腺ホルモン分泌亢進状態を続発性副甲状腺機能亢進症という．原因疾患としては慢性腎不全が最も多く，腎不全患者では，腎のビタミンD活性化が障害され，腸管からのカルシウム吸収が障害され，低カルシウム血症となる．よって治療は活性型ビタミンDの投与を行う．

b 機能低下

(1) 特発性副甲状腺機能低下症

副甲状腺ホルモンの分泌低下，作用不足によって骨からのカルシウム放出，腎遠位尿細管でのカルシウム再吸収が低下し，低カルシウム血症，高リン血症を呈する．そのため神経，筋の興奮性が高まり，四肢しびれ感，筋肉のこわばり，テタニーを生じ，Trousseau徴候，Chvostek徴候がみられる．Trousseau徴候では，上腕をマンシェットで3分間阻血すると低酸素と低カルシウムにより，筋が硬直し"助産婦の手"になる．Chvostek徴候では，顔面神経の叩打刺激に伴い，

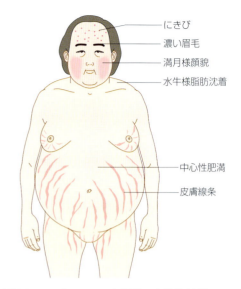

▶図10-10　Cushing症候群の身体的特徴

顔面筋が痙攣を生じる．心電図では低カルシウム血症に伴いQT間隔の延長を認める．治療にはカルシウム製剤および活性型ビタミンDの投与を行う．テタニー発作に対しては，カルシウム製剤（10%グルクロン酸カルシウム）の静注を行う．

(2) 偽性副甲状腺機能低下症

偽性副甲状腺機能低下症とは，副甲状腺ホルモンは十分分泌されているにもかかわらず，標的細胞の受容体に障害があり，副甲状腺機能低下症状を呈する．症状は基本的に特発性副甲状腺機能低下症に近い．

6 副腎疾患

a 機能亢進

(1) Cushing症候群（▶図10-10）

コルチゾールの過剰状態によって引き起こされる症候群であり，①下垂体の異常に伴うACTH分泌過剰によるCushing病，②下垂体以外の臓器の腫瘍からACTHが過剰に分泌される異所性ACTH症候群，③副腎皮質腺腫，癌によるコルチゾール分泌過剰，④原発性副腎結節状過形成に

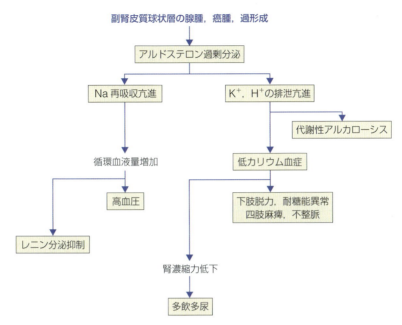
▶図 10-11　原発性アルドステロン症の病態

よるコルチゾール過剰分泌の 4 種類に分類できる．このなかでは下垂体腺腫に伴う Cushing 病が最も多く，次に副腎腺腫が続く．

症状は Cushing 病同様，急激に皮下脂肪の沈着を生じ，皮膚は薄くなり出血しやすく，腹部，腰部など体の屈伸に伴って皮膚が引き伸ばされる部分では皮膚線条を認め，全体的には中心性肥満，満月様顔貌，水牛様脂肪沈着といった特徴的な脂肪沈着をみる．さらに女性では多毛，ひげ，陰毛の男性型化，無月経となり，男性では陰萎をきたす．その他，高血圧，糖尿病，浮腫，筋力低下，骨粗鬆症を認める．

(2) 原発性アルドステロン症（primary aldosteronism）（▶図 10-11）

副腎皮質球状層における病変に伴いアルドステロンの過剰分泌がおこったものを原発性アルドステロン症という．多くは副腎腺腫が原因で，外科切除による根治が可能である．アルドステロンの作用により，ナトリウム貯留に伴う循環血液量増加から高血圧となる．一方で低カリウムにより筋力低下，易疲労感，四肢麻痺を訴える．腎遠位尿細管ではカリウムと同時に水素イオンの排泄も増えるため，低カリウム血症性アルカローシスとなる．

(3) 副腎性器症候群

副腎における男性ホルモンの過剰産生によって男性化を示す．この男性化が圧倒的に多く，逆の女性化は少ないので，一般的には副腎性器症候群といえば副腎性男性化症候群を指す．先天性と後天性の原因があり，先天性では副腎皮質酵素の欠損により，コルチゾールの合成が障害され，結果として ACTH の過剰分泌が生じ，副腎皮質過形成が生じる．後天性では副腎腫瘍による男性ホルモンの産生過剰である．女性の男性化症状として，多毛症，無月経，陰核肥大，筋肉質体型，声の低音化を認める．副腎過形成に対しては，合成糖質コルチコイドを投与して ACTH 分泌を抑制させる．

(4) 褐色細胞腫（pheochromocytoma）

褐色細胞腫は副腎髄質，交感神経節などに存在するクロム親和性細胞から発生するカテコールアミン産生腫瘍である．多くは良性腫瘍である．カ

テコールアミン過剰により，高血圧，高血糖，代謝亢進，頭痛，発汗過多など種々の症状を示す．腹部マッサージで急激な高血圧を呈する例がある．外科的手術で根治が可能である．

b 機能低下

(1) 急性副腎皮質機能低下症（acute adreno-cortical insufficiency）

副腎皮質ホルモンが急激に，絶対的あるいは相対的に不足した時に出現する症状のことを急性副腎不全，あるいは副腎クリーゼ（adrenal crisis）という．副腎出血によって副腎皮質が急激な破壊を受けた場合や，慢性副腎皮質機能低下症の患者が手術，外傷，感染などによって副腎皮質ホルモンが相対的に不足する場合，長期間投与されていた副腎皮質ホルモン剤を急に中止した場合に発症する．副腎皮質ホルモンは生命維持において根源的なホルモンなので，その急激な不足は生命の危機を意味する．そのためクリーゼ（crisis）と呼ばれる．病態と臨床症状を関連付けて説明すると，循環動態に関しては，血液中に十分なナトリウムイオンを保持することができず，循環血液量が減少し低血圧，ショック状態となる．細胞内の糖代謝に関しては，糖新生へと働きかけることができず低血糖になる．また中枢神経系に対しては，低ナトリウム，低血糖，低血圧などの要因が相互に作用して高熱，不安，興奮，意識障害などを来す．治療としては即効性かつ大量の副腎皮質ホルモンの投与と，ブドウ糖，ナトリウム，水分の点滴補給が重要である．

小児では流行性脳脊髄炎時に全身の出血傾向を合併し，同時に両側副腎に広範な出血を起こし急性副腎不全となることがある．このように重症感染症からDICを合併し，両側副腎出血により急性副腎不全となるものをWaterhouse-Friderichsen（ウォーターハウス・フリーデリクセン）症候群

という．当然のことながら多臓器不全により死の転帰をたどる．

(2) Addison 病

慢性副腎皮質機能低下症をAddison病と呼ぶ．結核による両側副腎の破壊や，原因のわからない特発性の副腎萎縮によって発症する．アルドステロン，コルチゾール，副腎性アンドロゲンすべてが欠乏状態となる．

鉱質コルチコイドであるアルドステロンの欠乏と，糖質コルチコイドの電解質への作用の欠乏により，腎遠位尿細管でのナトリウム再吸収とカリウムイオン，水素イオンの排泄が抑制され，低ナトリウム血症となり，低血圧，起立性低血圧を認める．さらに糖質コルチコイドの糖新生作用の欠乏により，低血糖をきたす．一方で，ACTHとMSH（メラニン細胞刺激ホルモン）の分泌が増加し，皮膚のメラニン細胞が刺激され，色素沈着を生じる．

E 理学療法・作業療法との関連事項

前章では，代謝の仕組みと理学療法・作業療法との深いかかわりを強調したが，内分泌システムはその代謝に多大な影響を与える．自律神経系とともに内的環境を整えるために重要な役割を担っている．どんなに素晴らしい技術を有するセラピストがいても内的環境が安定していなければ，大きなリハビリテーションの治療効果は期待できない．特に甲状腺機能低下や副腎機能低下は，筋力を始めとして大きな影響を与える．内部環境をチェックし，整えるのはリハビリテーション医の役割であるが，セラピストも概要や病態を理解しておく必要がある．

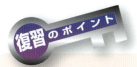

- 内分泌腺の定義と種類，生理学的作用について説明しなさい．
- ホルモンの分泌調節機構について説明しなさい．
- 各ホルモンの機能亢進と機能低下について説明しなさい．

第11章 腎・泌尿器疾患

学習目標
- 腎臓の解剖生理の基礎を理解する．
- 腎臓の機能が障害されておこる症状を理解する．
- 水・電解質の調節について理解する
- 代表的な腎疾患，泌尿器疾患の概念，病態，症状，検査法，治療法について理解する．
- 腎臓リハビリテーションについて理解する．

A 腎臓の解剖と生理

1 腎臓の解剖

a 腎臓の位置とマクロ形態

腎臓は脊椎両側の後腹膜腔内に位置し，左右に1つずつ第11胸椎〜第3腰椎の高さで腹部大動脈と下大静脈をはさんで向かい合っている．形はソラマメに似て，長径10〜12 cm，重さ100〜150 gである．内側には**腎門**と呼ばれる凹みがあり，腎動静脈，神経，リンパ管，尿管が入り込んでいる．

右腎は肝臓によって上方から圧迫され，左腎よりも0.5椎体ほど低い位置にある．両腎ともに呼吸性に0.5〜1椎体ほど上下に移動する．

腎臓の外側は線維性の被膜に覆われ，腎実質は，皮質と髄質に分けられる（▶図11-1）．髄質には**腎錐体**とその隙間を埋める**腎柱**がある．**腎乳頭**の先端に小腎杯が接し，6〜12個ある小腎杯が集まって大腎杯をつくり，さらに**腎盂**に移行する．腎乳頭から尿が排泄され，腎杯，腎盂へと平滑筋による蠕動運動によって膀胱へ移送される．

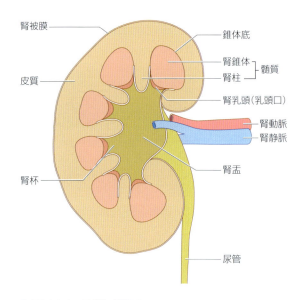

▶図11-1 腎臓（割面）

b 腎血管系

腎臓の血管系は腹部大動脈から左右の腎動脈に分岐したのち，数本に分かれて腎門に入り，葉間動脈に分岐し，皮質と髄質の境界付近で弓状動脈となる．弓状動脈から皮質表層に向かって垂直に小葉間動脈が分枝し，さらに小葉間動脈が輸入細動脈に分枝して糸球体係蹄を形成したのち，再び合流して輸出細動脈になる．輸出細動脈は尿細管周囲の毛細血管網を形成する．

傍髄質の輸出細動脈の一部は直細動脈として髄質内を乳頭先端まで下行し，その後方向転換して直細静脈となって皮質まで上行する．直細静脈や皮質の尿細管周囲毛細血管網は合流を繰り返しながら，小葉間静脈，弓状静脈，葉間静脈，腎静脈となり，最終的に下大静脈に合流する．

C 腎臓のミクロ形態

腎臓の基本的単位はネフロン（nephron）といい，腎小体とそれに続く尿細管から構成される．各腎に約 100 万個存在する．**腎小体**は，糸玉状の毛細血管塊である**糸球体**とそれを包む**ボーマン**（Bowman）**嚢**からなる．糸球体とボーマン嚢とのスペースをボーマン腔といい，尿細管腔に連絡している．ネフロンは腎小体の位置によって，皮質ネフロンと傍髄質ネフロンに分類される．

輸入細動脈と輸出細動脈が出入りするボーマン嚢部分を血管極といい，その対極には近位尿細管に移行する尿管極がある．尿細管は，近位尿細管，ヘンレ（Henle）係蹄，遠位尿細管からなる．遠位尿細管が集まって集合管となり，さらに集まって乳頭の先端から腎杯に開口する（▶図11-2）．

(1) 糸球体

糸球体は，毛細血管内皮細胞，基底膜，上皮細胞，メサンギウム細胞で構成されている（▶図11-3）．メサンギウム細胞の機能には，収縮，各種活性物質産生，貪食，細胞外基質産生・分解などがある．上皮細胞は足突起を伸ばして糸球体係蹄のボーマン腔側全表面を覆っている．

糸球体ではアルブミンよりも分子量が小さい物質が血液から濾過される．濾過量は 100 mL/分，150 L/日に及ぶ．これを**原尿**という．原尿が糸球体係蹄からボーマン腔に移動するまで，毛細血管内皮細胞，糸球体基底膜，上皮細胞の3層の濾過障壁を通過する．

毛細血管内皮細胞間には 50～100 nm の小孔が，上皮細胞の足突起間には 25～40 nm の濾過細隙やスリット蛋白が存在する．基底膜はサイズ

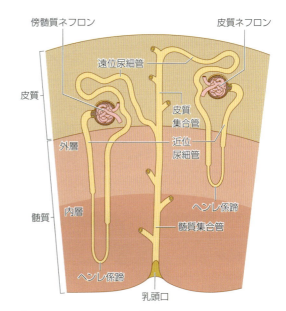

▶図11-2 ネフロンの模式図

バリアと陰性荷電によるチャージバリアとして機能している．

(2) 傍糸球体装置

傍糸球体装置（juxtaglomerular apparatus；JGA）は糸球体の血管極にあり，輸入細動脈，輸出細動脈，糸球体外メサンギウム細胞，遠位尿細管の上皮細胞である緻密斑，輸入細動脈血管壁の平滑筋細胞で，レニン分泌顆粒を有する傍糸球体細胞（JG細胞）の5つからなる（▶図11-3）．緻密斑は尿中の NaCl 濃度を感受して JG 細胞からのレニン分泌を調整する．傍糸球体装置はレニン分泌や尿細管糸球体フィードバック（TGF）により血圧，糸球体濾過量や体液量を調節している．

(3) 尿細管

腎小体に続く**近位尿細管**は，起始部は皮質内を迂曲（近位曲尿細管）したのち，髄質に向かって直行し（近位直尿細管），次いで髄質深部に向かって移行し（細い下行脚），髄質内で方向転換して**ヘンレ係蹄**を形成し，皮質に向かう（上行脚）．

皮質ネフロンではただちに太い上行脚に，傍髄質ネフロンでは細い上行脚を経て太い上行脚に移

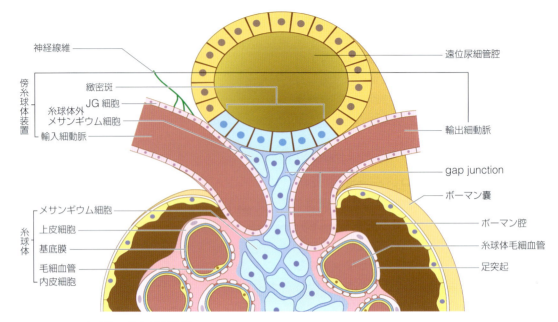

▶図11-3 糸球体と傍糸球体装置

行する．太い上行脚の緻密斑は腎小体の血管極に接して傍糸球体装置を形成する．その後遠位曲尿細管，接合尿細管となり，以後は吻合して，皮質集合管，髄質集合管となって，腎乳頭から腎杯に開口する（▶図11-2）．

尿細管はそれぞれの部位での役割は異なるが，腎小体で濾過されて尿細管に導かれてきた原尿から，必要な物質を再吸収し不要な物質を排泄して，最終的に尿をつくる役割を果たしている．

2 腎臓の生理

腎臓は尿の生成を通じて，体内の水分の調節，老廃物の排泄，電解質の調節，酸塩基平衡の調節を行い，体液の恒常性に重要な役割を有している．また，内分泌臓器としてレニンやエリスロポエチンの分泌，ビタミンDの活性化などの機能を有する．

a 腎血流と糸球体濾過

腎臓には心拍出量の20%にあたる1〜1.2 L/分の血液（500〜600 mL/分の血漿）が流れている〔腎血流量（renal blood flow；RBF）〕．このうち約80%が皮質，約20%が髄質の血流量である．糸球体では，通過する血漿の約20%にあたる100 mL/分が濾過され，1日で約150 Lの原尿が生成される．原尿の99%以上が尿細管において再吸収され，最終的に尿（1日1.5 L）をつくる．

正常では，腎動脈圧の変動に関係なく糸球体内圧，糸球体血流量，腎血流量，糸球体濾過値は一定に保たれている（自己調節）．これは，糸球体輸入細動脈自体が灌流圧の上昇を感知して収縮する筋原反応と，TGF（tubuloglomerular feedback，尿細管糸球体フィードバック機構）という2つの機序が関与している．

TGFは，緻密斑におけるNaCl濃度の急性の変化に対する反応である．さらに腎外性の神経調節や体液性の調節機構によっても維持されている．

体液性調節因子としてはレニン-アンジオテンシン，アセチルコリン，プロスタグランジンなど多くのものが知られている．

一方，腎髄質の循環は腎血流量全体のわずか数%であるが，圧利尿反応において重要である．

b 尿細管での再吸収と分泌

糸球体で濾過された水やNaの99%以上が尿細管において再吸収される．

Na再吸収量は各ネフロン分画で異なり，近位尿細管で糸球体濾過量の60～70%，ヘンレ係蹄で20～25%，遠位尿細管で8～10%，集合尿細管で3～5%が再吸収されている．尿細管での再吸収のわずかな変化でも尿中の水やNa排泄量は著しく変化する．

一方，水再吸収は近位尿細管，ヘンレの下行脚，集合管で行われるが，ヘンレの上行脚，接合尿細管，遠位尿細管では行われない．これらの電解質や水輸送はレニン-アンジオテンシン-アルドステロン系，バソプレシン，交感神経系などにより調節を受けている．

c 腎臓の内分泌機能

腎臓から分泌されるホルモンは，レニン，エリスロポエチン，活性型ビタミンDなどがある．また，腎臓に作用するホルモンには，アルドステロン（Na排泄を抑制，K排泄増加），抗利尿ホルモン（ADH），副甲状腺ホルモン〔PTH（Ca排泄減少，P排泄増加）〕がある．

(1) レニン

レニン（renin）は傍糸球体細胞で産生される酵素であり，腎動脈圧低下，カテコールアミンなどの刺激で分泌される．レニンは，基質であるアンジオテンシノゲンに作用してアンジオテンシンⅠが生成され，さらに変換酵素により**アンジオテンシンⅡ**が生成される．アンジオテンシンⅡは強力な血管収縮物質であり，腎血行動態，尿細管作用，TGFへの作用などの多彩な生理作用を有している．アンジオテンシンⅡは副腎皮質の**アルドステロン**の生成・分泌を促進し，このアルドステロンは遠位尿細管のNa再吸収を亢進し，細胞外液量を増加させる．

(2) エリスロポエチン

エリスロポエチン（erythropoietin；EPO）は，腎皮質内層と髄質外層の尿細管周囲の間質細胞で産生され，低酸素状態になると産生が増加し，赤血球幹細胞に作用して赤血球の増殖と成熟を促す．慢性腎不全では産生が低下して腎性貧血の主な原因となる．

(3) 活性型ビタミンD_3

ビタミンD_3は，肝臓で25-水酸化酵素により$25\text{-}OH\text{-}D_3$に水酸化され，ついで近位尿細管で1-水酸化酵素により$1,25\text{-}(OH)_2\text{-}D_3$に水酸化されて活性型ビタミン$D_3$となる．活性型ビタミン$D_3$は腸管のCa吸収，遠位尿細管のCa再吸収を増加させ，副甲状腺ホルモンの分泌を抑制し，骨石灰化・骨形成を促進する．

B 腎疾患の症候とその病態生理

1 尿量の異常

a 乏尿，無尿

健常者の尿量は1日1,500～2,000 mLが一般的であるが，水分摂取量や発汗量などによって変化する．尿量が400 mL/日以下を**乏尿**（oliguria），100 mL/日以下を**無尿**（anuria）といい，尿が膀胱にはたまるが排泄ができない状態を**尿閉**という．

乏尿はその原因によって，腎前性，腎性，腎後性の3つに分類される．腎前性は体液量の減少，心収縮障害による心拍出量の減少，血圧の低下などからくる腎血流量の減少による．腎性は尿細管壊死，糸球体疾患，間質性腎炎などの腎障害による．腎後性は尿管，膀胱などの尿路閉塞による．乏尿になると，体内代謝産物，塩類の体内蓄積がおこり，高窒素血症などが出現する．

b 多尿

多尿（polyuria）とは1日の尿量が2,500 mL以上に増加した場合をいう．多尿の原因は抗利尿ホルモン（ADH）の血中濃度が低いか，ADHに対する腎の反応性低下である．前者は心因性多飲症，尿崩症であり，後者は腎性尿崩症，低K血症，高Ca血症，糖尿病，急性腎不全利尿期，慢性腎不全などである．

2 排尿の異常

a 夜間尿

夜間の排尿回数が増加する状態を夜間尿（nocturia）という．膀胱容量の減少，尿路の炎症，前立腺肥大などによる夜間頻尿と，夜間の尿量が増加する夜間多尿がある．夜間多尿をきたす疾患としては，慢性腎不全，心不全，肝硬変，ネフローゼ症候群などがある．

b 頻尿

排尿回数は個人差が大きいが，一般に8回/日より多いものを頻尿（pollakisuria）という．原因として，①多尿（尿崩症，糖尿病），②膀胱への機械的刺激または炎症による刺激（急性膀胱炎，膀胱結石），③膀胱容量の減少，④排尿反射の亢進（対麻痺，脳神経疾患などによる神経因性膀胱），⑤心因性などがある．

c 排尿痛

排尿痛（pain on voiding）は下部尿路が炎症，結石，異物，腫瘍により刺激されることでおこる排尿中または排尿後の疼痛や不快感である．

d 尿閉

膀胱にたまった尿を排出できない状態を尿閉（urinary retention）という．原因としては抗コリン薬などの薬物，神経因性膀胱，前立腺肥大症，前立腺癌，外傷，強度の出血などによる下部尿道の閉塞がある．

e 尿失禁

尿が不随意に体外に漏出する状態を尿失禁（urinary incontinence）という．尿失禁の原因としては，①尿道括約筋の欠損あるいは損傷，②腹圧性尿失禁（咳，笑い，くしゃみ，跳躍など急に腹圧が加わったときにおこるもの），③溢流性尿失禁（膀胱内に尿がたまりすぎて溢れ出てくるもの），④切迫性尿失禁（尿意が強いため抑制がきかず漏出するもの），⑤反射性尿失禁（脊髄損傷などによる脊髄病変で排尿反射に対する上位中枢からの抑制がきかないため失禁となるもの）などがある．

3 尿の性状の異常

a 蛋白尿

正常な糸球体はわずかなアルブミンを濾過して完全には再吸収しないため，わずかの蛋白は尿に排泄される．蛋白の排泄量が150 mg/日を超える場合に蛋白尿（proteinuria）という．尿蛋白の約6割は糸球体由来であり，残りは腎実質および下部尿路由来の蛋白である．1 g/日以上の蛋白尿の場合には糸球体性疾患が疑われ，3.5 g/日を超える場合はネフローゼ症候群が疑われる．

（1）生理的蛋白尿（良性蛋白尿）

起立性蛋白尿，激しい運動，発熱，寒冷，ストレスなどのあとに一過性に認められるもので病的意義はない．

（2）糸球体性蛋白尿

糸球体障害によってみられるもので，尿中蛋白量が1 g/日以上のことが多く，血尿が同時にみられることが多い．尿沈渣で細胞性円柱，顆粒円柱などが証明されることも多い．

（3）尿細管性蛋白尿

近位尿細管からの再吸収が障害されるもので，

α_1 ミクログロブリンや β_2 ミクログロブリンの排泄が特徴的にみられる.

(4) オーバーフロー蛋白尿（腎前性蛋白尿）

腎には異常がないにもかかわらず尿中に蛋白を認める疾患である．多発性骨髄腫にみられるベンス・ジョーンズ（Bence Jones）蛋白，ヘモグロビン尿，ミオグロビン尿など，全身疾患により糸球体を通過する小分子の蛋白が形成されておこる.

b 血尿

血尿（hematuria）は最も多くみられる尿異常である．多くの場合，無症状である．尿沈渣として強拡大で鏡検したときに各視野5個以上の赤血球が存在すれば，試験紙法による潜血反応は陽性となる．肉眼的に明らかでない程度の血尿（顕微鏡的血尿）を検出することができる．ミオグロビンも潜血反応陽性となる.

(1) 肉眼的血尿

尿1Lの中に1mL以上の血液が混入すると肉眼的に血性を呈する（gross hematuria）．その色調は鮮血色，ピンク，麦茶色までさまざまである.

(2) 顕微鏡的血尿

尿沈渣検査による強拡大（400倍）で各視野に5個以上赤血球がみられると顕微鏡的血尿（microscopic hematuria）という．試験紙法では0.06 mg/dL以上で陽性とする．顕微鏡的血尿のみのときは多くの場合，無症候性で予後良好である．しかし，肉眼的血尿や蛋白尿を伴うと糸球体病変や尿路系悪性腫瘍を考える必要がある.

c 膿尿，細菌尿

膿尿（pyuria），細菌尿（bacteriuria）とは，尿路系の急性・慢性感染により尿に多数の白血球と細菌が混入したものであり，白濁する．この場合，菌の同定や薬物に対する感受性をみる目的で排尿途中の中間尿の定量培養を行う．10^5/mL以上の菌が確認されれば膀胱内で繁殖した菌と考えられる．正常尿でも放置すると混濁することがあるが，これは細菌の繁殖やリン酸塩，尿酸塩，炭酸塩などの塩類の析出によるものであり病的意義はない.

C 腎・尿路系疾患の検査

1 尿検査

尿検査は，原則として早朝尿で検査するのが望ましい．しかし，外来診療など，随時尿で検査することも多い.

随時尿では，主として，蛋白，糖，潜血，沈渣などを検査する．蛋白，糖，潜血は試験紙法で検査し，沈渣は尿を遠心して顕微鏡で観察する．尿路感染症を疑うときには，排尿途中の中間尿を無菌的に採取して細菌学的検査を行う.

a 尿蛋白検査

通常は，試験紙法でアルブミンを検出する．30 mg/L以上の濃度のアルブミンがあると（+）となり異常と判定される．（±）は尿中アルブミン濃度5mg/L，（#）は100mg/L以上，（#）は300mg/L以上を示す．しかし，試験紙法はベンス・ジョーンズ蛋白，尿細管性蛋白，微量アルブミンは検出できない.

健常者でも1日に40〜100mg程度の蛋白質は尿中に排泄されるが，150mg以上の排出は異常と考える.

b 尿糖検査

通常は試験紙法でブドウ糖（グルコース）を検出する．健常者でも20〜30mg/dL，40〜85mg/日程度の糖が排出される．食後には健常者でも尿糖が陽性になることがある.

c 潜血

試験紙法ではヘモグロビンのペルオキシダーゼ様反応を検出する．尿潜血反応の陽性は，腎・尿路系のいずれかの部位で出血していることを示し，出血源の確認と，出血の原因を精査する．

ヘモグロビン尿や**ミオグロビン尿**では，尿潜血反応は陽性であるが，沈渣には赤血球が見られない現象がおこる．

d 尿比重

尿の濃縮度を表す．健常者の基準値は 1.005〜1.030 である．

e pH

酸の排泄の状態を表す．正常では pH 5.0〜8.0 の間を変化し，通常は pH 6.0 程度の弱酸性を示す．

f 尿沈渣

尿沈渣は尿を遠心し，細胞などの有形成分を顕微鏡観察する．通常 400 倍（強拡大）で行う．正常尿にも少数の尿路系の上皮，白血球，赤血球は見られる．各種の円柱を認めるときは，すなわち尿細管を通ったことの証明であり病的意義がある．赤血球円柱，白血球円柱，上皮円柱は腎実質の病変を示唆するものである．その他，顆粒円柱（腎実質の慢性病変），脂肪円柱（ネフローゼ症候群）などがある．

2 血液生化学検査

a 血中尿素窒素

血中尿素窒素（BUN）は蛋白質の最終代謝産物であり，蛋白摂取量，蛋白代謝，腎機能の 3 つの因子によって規定される．基準値は 10〜20 mg/dL であり，糸球体濾過値（glomerular filtration rate：GFR）が低下すると上昇するが，BUN

が上昇するのは GFR が 50% 程度に低下するようになってからである．一方，腸管内出血の場合は腸管内に出た赤血球，血清蛋白が窒素源となり，高蛋白摂取と同様に BUN が上昇する．

b クレアチニン（Cr）

Cr は筋肉に含まれるクレアチンが一定の割合で脱リン酸化されて生じる．糸球体を自由に通過し，ある濃度の範囲内では尿細管で再吸収や分泌をほとんど受けずに尿中に排泄される．Cr の生成量は筋肉量に比例するため，男女差，年齢差がある．基準値は男性 0.65〜1.09 mg/dL，女性 0.46〜0.82 mg/dL である．正確な腎機能を把握するには 24 時間の蓄尿を行ってクレアチニンクリアランス（Ccr）を測定する必要がある．

c 尿酸

核酸物質の代謝終末産物である．腎機能と核酸代謝を反映する．基準値は男性 3.5〜6.5 mg/dL，女性 2.5〜5.5 mg/dL である．

d 血清電解質濃度

血清の電解質濃度は細胞外液の電解質濃度に相当する（➡289頁）．体液バランス，電解質代謝の指標である．ナトリウム（Na），カルシウム（Ca）は腎障害が高度になるまで比較的保たれる．カリウム（K）は腎不全が進行すると上昇するので，食事中の K 含有量を減らす必要がある．

3 腎機能検査

a フィッシュバーグ濃縮試験

フィッシュバーグ（Fishberg）濃縮試験の測定原理は，12〜18 時間の絶食と飲水禁止によって軽い脱水状態として，血漿浸透圧を上昇させ，体内浸透圧調節機能，特に抗利尿ホルモン（ADH）の腎作用を尿の濃縮度（比重）から測定するものである．基準値は比重 1.025 以上，浸透

圧 850 mOsm/L 以上である．700 mOsm/L 以下の場合は尿濃縮力の低下と診断される．

b クリアランス試験

ある物質 A の腎でのクリアランス（C_A と記載する）は以下のように算出できる．

$C_A = U_A × V / P_A$（mL/分）
- U_A：尿中 A 濃度（mg/dL）
- V ：分時尿量（mL/分）
- P_A：血清 A 濃度（mg/dL）

この C_A はある物質 A の 1 分間あたりの尿中排泄量と血漿中濃度との比である．

(1) 糸球体濾過値（GFR）と腎血漿流量（RPF）

物質 A の腎での動態を利用して**糸球体濾過値**（GFR）や**腎血漿流量**（renal plasma flow；RPF）を測定することができる．すなわち，糸球体で濾過されるが，尿細管で分泌も再吸収もされない物質についてのクリアランス値は単位時間あたりに糸球体を通過した血漿量（GFR）を表すことになる．クレアチニンクリアランス（Ccr）によるGFR の測定がよく行われる．GFR の基準値は男性 100～140（平均 120）mL/分，女性 95～130（平均 110）mL/分である．

一方，腎を灌流する過程において糸球体濾過および尿細管分泌により完全に尿中に排泄される物質のクリアランス値は RPF に相当することになる．パラアミノ馬尿酸クリアランス（C_{PAH}）による RPF の測定がよく行われる．

(2) 濾過率（FF）の計算

FF（filtration fraction）とは GFR の RPF に対する比率であり，FF＝GFR/RPF で計算する．基準値は 0.20～0.22 である．

(3) 日本人の GFR 推算式

日本腎臓学会では，763 名（413 例を式作成に使用）のデータを用いて，重回帰解析より以下の日本人の GFR 推算式を作成した．

推算 GFR（eGFR：mL/分/1.73 m^2）＝
$194 × Cr^{-1.094} × 年齢^{-0.287}$
（女性の場合×0.739）

この推算式は体表面積で 1.73 m^2 に補正した GFR 値を従属変数としている．このため，この式で計算した場合には，標準化された体表面積に対する GFR が計算される．慢性腎機能障害の診断は，標準サイズの人の腎機能（mL/分/1.73 m^2）に変換したときの eGFR が 60 mL/分/1.73 m^2 未満であることが診断基準になっており，eGFR は基準域との比較が容易である．イヌリンクリアランス（Cin），Ccr の実測では体表面積未補正の値（mL/分）が得られ，基準域との比較には体表面積補正（mL/分/1.73 m^2）が必要である．理論的には体表面積が 1.73 m^2 より大きな人では eGFR は実測 GFR より小さく，1.73 m^2 より小さな人では大きく計算されることになる．実際の投薬の場合には，この点を考慮して，必要に応じて以下の式で体表面積非補正 eGFR を求める．

体表面積非補正 eGFR＝eGFR×（A/1.73）
A＝体表面積（m^2）
＝体重（kg）$^{0.425}$×身長（cm）$^{0.725}$×0.007184

4 画像診断

a 超音波検査

非侵襲的であり，最も一般的に行われる検査である．腎の形態，位置，動きなどの検査に適しており，腎周囲膿瘍，腎血腫，水腎症，腎嚢胞，腎結石，腎腫瘍などの診断に役立つ．

b X 線検査

腹部単純撮影では腎の位置，大きさ，形態がわかり，結石も検出されることが多い．静脈性腎盂造影（IVP）では造影剤注射後，経時的に撮影することによって，腎の排泄機能がある程度推測できると同時に，腎の位置，形態をはじめ腎盂，腎杯の形態が把握できる．その他，X 線検査としては，腎 CT 検査（腫瘍，嚢胞，腎周囲の検査）や腎血管造影（腫瘍，血管病変の検出）などが行われる．

5 腎生検

通常，超音波ガイド下で行われる．腎生検が適応となる病態は，検尿異常（蛋白尿，血尿），ネフローゼ症候群や急性腎不全の確定診断，移植腎術中・術後の検査などで，腎疾患を病理的に診断し，予後や治療効果を推定し，治療方針を決定することを目的として行われる．

D 腎・泌尿器疾患各論

1 腎不全

腎不全（renal failure）とは，腎機能の低下（特にGFRの低下）によって，BUNやCrの上昇（高窒素血症）が生じたり，水・電解質，酸塩基平衡などが障害される症候群である．

腎不全は，急性腎不全と慢性腎不全とに分類される．前者は個々のネフロンの機能が低下するが可逆性であるのに対して，後者は機能を有するネフロンの数が次第に減少して機能不全に陥るものであり，不可逆的な病態である．

a 急性腎不全

概念 急性腎不全（acute renal failure；ARF）とは，なんらかの原因により，急激に腎機能が低下したことによって高窒素血症や血清Crの上昇をきたし，水・電解質や酸塩基平衡などの生体の恒常性が保てなくなった状態である（➡NOTE-1）.

病態生理・病理 発症原因の存在部位により，腎前性，腎（実質）性，腎後性に分類される（▶表11-1）.

- **腎前性急性腎不全**：腎前性急性腎不全は，ショック，出血，下痢，嘔吐，熱傷，心不全などの病因により，腎血流量が減少して腎不全の病態を呈するものである．

> ## NOTE
>
> ### 1 急性腎障害（AKI）
>
> 2004年，急性腎障害（acute kidney injury；AKI）という概念がARFに代わって提唱された．急性腎不全（acute renal failure；ARF）よりも早期の段階の腎障害を含めたものである．AKIは，急激な（48時間以内に）腎機能低下（血清クレアチニンが基礎値から1.5倍以上の上昇もしくは0.3 mg/dL以上の増加，尿量0.5 mL/kg/時の6時間以上持続）と定義されている．

▶ **表11-1 腎前性急性腎不全と腎性急性腎不全の鑑別**

	腎前性	腎性
尿浸透圧（mOsm/L・体重）	>500	≒300
尿Na$^+$濃度（mEq/L）	<20	>40
FE$_{Na}$（％）	<1	>1
BUN/Cr比	>20	10～20
Ucr/Pcr比	>40	<20

- **腎（実質）性急性腎不全**：腎（実質）性急性腎不全は，腎臓自体の異常に起因するもので，腎虚血，腎毒性物質（抗菌薬，造影剤，重金属など）に起因する**急性尿細管壊死**（acute tubular necrosis；ATN）が最も多い．その他，糸球体疾患，間質性疾患がある．

- **腎後性急性腎不全**：腎後性急性腎不全は，結石，血塊，腫瘍，前立腺肥大または癌，尿道狭窄，後腹膜線維症などによる尿路の閉塞に起因する．尿路が完全に閉塞すれば無尿（1日尿量が100 mL以下）となる．これも原疾患の治療とともに軽快する．

臨床症状・検査所見 乏尿性（尿量400 mL/日以下）と非乏尿性（尿量400 mL/日以上）に分類される．いずれも高ナトリウム血症，高カリウム血症，代謝性アシドーシスがみられる．本症は以下の経過をたどる．

- **乏・無尿期**：通常10～14日間である．BUNが1日あたり10～20 mg/dL，血清Crが0.5～2.0

mg/dL 以上上昇し，それが続けば尿毒症となるので血液透析が行われる．

- **利尿期**：尿細管細胞が再生され，尿量が増える．1日の尿量が 400 mL 以上になるとその後は尿量が増加する．この時期はまだ尿濃縮力が回復していないので1日に 10 L にもなることがある．BUN や Cr の減少はまだ明らかではない．
- **回復期**：GFR と RPF が増加し，BUN や Cr が減少し始めると，1〜2週間で正常化するが，尿細管機能が完全に回復するには，さらに数か月〜1年を要する．

治療　腎組織の再生まで保存的あるいは透析療法で維持する．初期には利尿薬の投与，低蛋白食，低カリウム食，カリウムイオン交換樹脂などが使用される．

b 慢性腎不全（CRF）

概念　慢性腎不全（chronic renal failure；CRF）は数か月〜数十年の単位で徐々に腎機能が低下し，末期腎不全（尿毒症）に至る不可逆的な疾患である．

病態生理・病理　原因疾患としては糖尿病性腎症，慢性糸球体腎炎，腎硬化症，多発性嚢胞腎の順で多く，近年は特に糖尿病性腎症と腎硬化症の増加が著しい．

c 慢性腎臓病（CKD）

概念　心血管疾患の発症や死亡および腎不全の発症を予防するために，尿異常や腎機能低下を早期に発見し治療することが重要であることから，2002年に米国を中心に**慢性腎臓病**（chronic kidney disease；CKD）が従来の CRF を包括する新しい概念として提唱され，わが国でも使用されている．わが国で CKD 患者は 1,480 万人以上と推計されている．

定義と病期分類　CKD の定義を ▶**表 11-2** に示す．GFR により，G1〜G5 まで分類される（▶**表11-3**）．米国では腎機能の低下（GFR 60 mL/分

▶ **表 11-2**　CKD 診断基準：健康に影響を与える腎臓の構造や機能の異常（以下のいずれか）が3か月を超えて持続

腎障害の指標
蛋白尿（0.15 g/24 時間以上：0.15 g/gCr 以上），アルブミン尿（30 mg/24 時間以上：30 mg/gCr 以上） 尿沈渣の異常 尿細管障害による電解質異常やその他の異常 病理組織検査による異常，画像検査による形態異常 腎移植の既往

GFR の低下
GFR 60 mL/分/1.73 m^2 未満

〔Kidney Disease：Improving Global Outcomes（KDIGO）CKD Work Group. KDIGO 2012 clinical practice guideline for the evaluation and management of chronic kidney disease. Kidney Int Suppl, 3：1-150, 2013 を改変〕

未満）は独立した死亡のリスク因子で，特に心血管系病変で死亡するリスクが増加する．GFR 60 mL/分はわが国では血清 Cr 1.1 mg/dL 前後に相当し，CRF より早期の病態を含んだ疾患概念である．

わが国の末期腎不全に陥る患者数は毎年 3.5 万人にのぼり，そのほとんどに透析療法が導入される．透析患者数は 2018 年末で約 34 万人に上り，なお増加を続けている．

臨床症状・検査所見　正常な腎機能は，①代謝産物や毒物の排泄，②体液の恒常性の維持，③内分泌・代謝器官としての働き，④骨代謝の4点に要約され，病因によって差はあるものの，これらの機能が障害されることにより，諸症状が出現する．

具体的には，①水や Na 貯留により高血圧，浮腫，呼吸困難など，②高 K 血症により四肢の脱力，不整脈など，③アシドーシスによりクスマウル（Kussmaul）呼吸，不整脈，骨軟化症など，④Ca，P の異常により骨痛，骨折，筋肉痛など，⑤エリスロポエチン産生障害により貧血，⑥代謝産物の蓄積により食欲不振，嘔気，味覚異常などの消化器症状，胸痛，胸水などの呼吸循環器症状，傾眠，瘙痒感，知覚異常，脱力感，痙攣，筋萎縮などの神経筋症状が出現する．

▶表 11-3 CKD の重症度分類

原疾患	蛋白尿区分		A1	A2	A3
糖尿病性腎症	尿アルブミン定量 (mg/日)		正常	微量アルブミン尿	顕性アルブミン尿
	尿アルブミン/Cr 比 (mg/gCr)		30 未満	30〜299	300 以上
高血圧性腎硬化症 腎炎 多発性囊胞腎 移植腎 不明 その他	尿蛋白定量 (g/日)		正常	軽度蛋白尿	高度蛋白尿
	尿蛋白/Cr 比 (g/gCr)		0.15 未満	0.15〜0.49	0.50 以上
GFR 区分 (mL/分/ 1.73 m²)	G1	正常または高値 ≥90			
	G2	正常または軽度低下 60〜89			
	G3a	軽度〜中等度低下 45〜59			
	G3b	中等度〜高度低下 30〜44			
	G4	高度低下 15〜29			
	G5	高度低下〜末期腎不全 <15			

重症度は原疾患・GFR 区分・蛋白尿区分を合わせたステージにより評価する．CKD の重症度は死亡，末期腎不全，CKD 死亡発症のリスクを緑 ■ のステージを基準に，黄 ■ ，オレンジ ■ ，赤 ■ の順にステージが上昇するほどリスクは上昇する．（KDIGO CKD guideline 2012 を日本人用に改変）
注：わが国の保険診療では，アルブミン尿の定量測定は，糖尿病または糖尿病性早期腎症であって微量アルブミン尿を疑う患者に対し，3 か月に 1 回に限り認められている．糖尿病において，尿定性で 1+ 以上の明らかな尿蛋白を認める場合は尿アルブミン測定は保険で認められていないため，治療効果を評価するために定量検査を行う場合は尿蛋白定量を検討する．
〔日本腎臓学会（編）：CKD 診療ガイド 2024．p 8，東京医学社，2024 より〕

治療 腎障害の進行を遅らせる治療法として食事療法と薬物療法がある．食事療法では 1 日 0.6〜0.8 g/kg 以下の蛋白制限と 35 kcal/kg 以上のエネルギー摂取が必要である．高 K 血症では K 制限も必要である．

薬物療法では，降圧薬により血圧は 130/80 mmHg 未満，蛋白尿が 1 g/日以上の場合は 125/75 mmHg 未満にすべきである．降圧薬にはアンジオテンシン変換酵素（ACE）阻害薬やアンジオテンシン II 受容体拮抗薬（ARB）が第一選択薬として用いられる．その他，抗凝固薬による凝固亢進の改善，抗脂質異常症薬による脂質異常症のコントロール，リン吸着薬による腎性骨異栄養症や異所性石灰化の予防，活性型ビタミン D_3 による二次性副甲状腺機能亢進症治療，エリスロポエチンや鉄剤による貧血治療などが行われる．

腎機能障害が進行して末期腎不全に至ると人工透析療法（血液または腹膜透析療法）や腎移植が必要となる．透析患者はさまざまな合併症や問題をかかえている（▶表 11-4）．

(1) 血液透析

血液透析（hemodialysis；HD）は半透膜を介して患者の血液と透析液の間で拡散（濃度差）と限外濾過（圧較差）を行う方法である．橈側皮静脈と橈骨動脈の間にシャントを作製し，カテーテルを挿入して血液を導出する．透析器は中空糸状の透析膜を多数束ねたものであり，この内腔に血液を流し，外側には透析液を流す．透析液は腎不全により蓄積した成分を除去し，不足する成分を補給するように調整されている．

透析によって水と多くの電解質異常，代謝性アシドーシスの補正が改善される．血液透析の合併症としては，導入初期にみられる不均衡症候群

▶表11-4　透析患者のかかえる問題点

1. 循環器系
　• 死因の第1位は心不全
　• 糖尿病性腎症，高血圧といった生活習慣病を基礎疾患に有する患者の比率が増加
　• 患者の高齢化
2. 腎性貧血
　• エリスロポエチンの合成能の低下
3. 代謝・免疫系
　• インスリン感受性の低下
　• 栄養分の透析液への流出
　• 炎症・線維化・動脈硬化に関係するサイトカインの増加
4. 筋系
　• 筋蛋白の異化亢進
　• 筋力低下（廃用性筋力低下，尿毒症性ミオパシー，尿毒症性ニューロパシー）
　• サルコペニア
　• フレイル
5. 骨・関節系
　• 腎性骨異栄養症（線維性骨炎，骨軟化症，無形成骨症）
　• 透析アミロイドーシス
6. 心理・精神系
　• 心理的ストレス，生活の質（QOL）の低下
7. 運動耐容能の低下

〔上月正博：腎臓リハビリテーション—現況と将来展望．リハ医学 43：105-109, 2006 を改変〕

（悪心・嘔吐，頭痛，痙攣など）や短時間に水分を除去することによる循環系への負担（低血圧など）がみられる．血液透析は病院などの施設で行われ，1回の治療に4〜6時間，1週間に2〜3回の頻度で行う必要があり，患者の負担は大きい．

(2) 腹膜透析

腹膜透析（peritoneal dialysis；PD）は，腹膜灌流用カテーテルを腹壁を通して挿入し，透析液を腹腔内に数時間貯留させ，1日3〜4液交換する方法である．腹膜の半透膜としての機能を利用した拡散と浸透圧差により老廃物を除去する．血液透析が普及する以前には第一選択として行われていた．

合併症は出血，液もれ，排液不良，腹痛などがみられる．最も重篤な合併症である腹膜炎は，3〜4年に1回の頻度で発症する．

(3) 腎移植

腎移植（kidney transplantation）は慢性腎不全の根治的治療である．最近の免疫抑制療法にお

ける進歩によりきわめて良好な成績を示している．特に成長・発育が望まれる小児例や，透析アミロイドーシスや腎性骨異栄養症などを合併している長期透析患者にとって腎移植は必須である．

2　糸球体の疾患

腎疾患の大部分を占める．糸球体のみに病変がある原発性（一次性）糸球体疾患と，全身性疾患として糸球体に病変が生じる二次性糸球体疾患に分類される．

a　急性糸球体腎炎

急性糸球体腎炎（acute glomerulonephritis）は，急性に発症する血尿，蛋白尿，高血圧，GFR低下，Naや水の貯留を主徴とする疾患である．病因として溶血性連鎖球菌によるものが80〜90%を占める．溶連菌の菌体成分が抗原となり，血中あるいは糸球体局所で免疫複合体が形成され補体C3が活性化されて糸球体の炎症がおこる．

先行感染があり，1〜3週間の潜伏期を経て血尿，蛋白尿，高血圧，浮腫，乏尿などの症状を発症する．特に血尿，浮腫，高血圧は急性腎炎の3主徴と呼ばれる．蛋白尿もほぼ全例にみられる．

大部分が自然治癒する．合併症を予防し，自然治癒を待つのが治療の原則であり，発症初期に抗菌薬を投与するとともに，安静，食事療法，浮腫や高血圧に対する薬物療法が行われる．

b　急速進行性糸球体腎炎

急速進行性糸球体腎炎（rapidly progressive glomerulonephritis；RPGN）は，血清Crの上昇，血尿，蛋白尿，円柱尿などの腎炎性尿所見と貧血を伴い，放置すれば数週〜数か月以内に末期腎不全まで進行する予後不良な糸球体腎炎症候群である．

肺感染症，間質性肺炎や肺胞出血などの肺合併症での死亡が多い．薬物療法としては，副腎皮質

ホルモン薬と免疫抑制薬による免疫抑制療法，抗血小板薬，抗凝固薬などが用いられる．

c 慢性糸球体腎炎

概念　わが国では，血尿および（あるいは）蛋白尿が長期間（通常は1年以上）持続する原発性糸球体疾患を**慢性糸球体腎炎**（chronic glomerulonephritis；CGN）と呼んでいる．

病態生理・病理　種々の疾患が含まれ，腎炎型，ネフローゼ型，混合型の3つの病型に分けられる．微小変化群（minor glomerular abnormalities），巣状分節性糸球体硬化症（focal segmental glomerulosclerosis；FSGS），膜性腎症（membranous nephropathy；MN），増殖性糸球体腎炎（proliferative glomerulonephritis；PGN）などがある．

臨床症状　①蛋白尿と血尿の両者が持続するもの，②血尿のみが反復性あるいは持続性に認められるもの，③蛋白尿のみが持続するものなどがある．一般に予後良好である．

検査所見　糸球体メサンギウム細胞の増加および基質の拡大と，それに伴う尿細管・間質病変の程度は，尿蛋白量やCcrの低下とよく相関する．

治療　進行型では，腎機能の程度に応じて生活規制と食事制限が必要である．蛋白尿に対して，抗血小板薬，抗凝固薬，副腎皮質ホルモン薬，免疫抑制薬が用いられる．降圧薬は，降圧効果とともに糸球体の輸出細動脈を拡張させ，糸球体内血圧を低下させる作用（腎保護作用）をもつACE阻害薬，ARBやCa拮抗薬が用いられている．降圧目標は，130/80 mmHg未満である．

d IgA腎症

概念　IgA腎症（IgA nephropathy）は，糸球体メサンギウム領域にIgAを主体とする沈着物が認められる糸球体腎炎である．わが国では慢性糸球体腎炎症候群のうち最も多い．

病態生理・病理　細菌・ウイルス・食物などを抗原としてIgAを主体とする免疫複合体が腎糸球体に沈着し，補体の活性化とリンパ球・単球浸潤を介して糸球体，尿細管，間質を障害している．

臨床症状・検査所見　大部分の症例は無症状で健康診断で発見されることが多い．顕微鏡的血尿はすべての症例に認められ，肉眼的血尿も一部の患者に認められる．持続的な蛋白尿の大部分は中等度以下である．腎機能も保たれている場合が多い．血清IgA濃度が高値を示す症例が約半数に認められる．

治療　薬物療法としては，抗血小板薬，抗凝固薬，魚油，ACE阻害薬，ARB，Ca拮抗薬，降圧利尿薬などの降圧薬や副腎皮質ホルモン薬が用いられている．完全寛解を目指して扁桃摘出術とステロイドパルス療法の併用が試みられている．

e 膜性腎症

膜性腎症（membranous nephropathy）の大部分は潜行性に発症して緩慢な臨床経過をとり，ネフローゼ症候群に移行する．糸球体基底膜の上皮側に免疫複合体が沈着して，糸球体の係蹄壁がびまん性に肥厚する．大部分が原因不明であるが，全身性エリテマトーデス（SLE）に続発することもある．

f ネフローゼ症候群

概念　ネフローゼ症候群（nephrotic syndrome）は大量の蛋白尿のため，低アルブミン血症をきたす症候群である．しばしば浮腫，高コレステロール血症を伴う．糸球体基底膜透過性の病的亢進による高度の蛋白尿が原因である．

病態生理・病理　診断基準を▶表11-5に示す．本症は一次性と二次性に分けられる．一次性ネフローゼ症候群とは，慢性糸球体腎炎症候群に属する疾患のうち，微小糸球体変化型，膜性腎症，巣状分節性糸球体硬化症，膜性増殖性糸球体腎炎などに病理組織学的診断されたものである．二次性ネフローゼ症候群は，糖尿病，膠原病（特にSLE）などの全身性疾患，薬物，感染症，悪性腫瘍などによるものである．

D 腎・泌尿器疾患各論 ● 283

▶表 11-5　成人ネフローゼ症候群の診断基準

1. 蛋白尿：3.5 g/日以上を持続する.
   （随時尿において尿蛋白/尿クレアチニン比が 3.5 g/gCr 以上の場合もこれに準ずる）.
2. 低アルブミン血症：血清アルブミン値 3.0 g/dL 以下. 血清総蛋白量 6.0 g/dL 以下も参考になる.
3. 浮腫
4. 脂質異常症（高 LDL コレステロール血症）

「注」
1. 上記の尿蛋白量, 低アルブミン血症（低蛋白血症）の両所見を認めることが本症候群の診断の必須条件である.
2. 浮腫は本症候群の必須条件でないが, 重要な所見である.
3. 脂質異常症は本症候群の必須条件でない.
4. 卵円形脂肪体は本症候群の診断の参考となる.
〔平成 22 年度厚生労働省難治性疾患対策進行性腎障害に関する調査研究班〕

臨床症状

- **蛋白尿・低蛋白血症**
- **浮腫**：通常下腿から始まり全身に及ぶ. 進行すれば胸水貯留による呼吸困難, 腹水, 陰嚢水腫, 消化器症状など.
- **脂質異常症**：低アルブミン血症などによる肝のリポ蛋白の合成亢進と異化障害による. 重症例では, コレステロールのみならず, 中性脂肪〔トリグリセリド（TG）〕も増加.
- **血液凝固能亢進**：腎静脈血栓症, 下肢の深部静脈血栓症（DVT）など.
- **易感染性**：低アルブミン血症, 低γグロブリン血症, T 細胞異常など.

検査所見

- **末梢血液検査**：血小板数の増加.
- **凝固系検査**：凝固因子の増加.
- **血清生化学検査**：血清蛋白の低下, コレステロールの高値, 中性脂肪の増加, 低 Ca 血症.
- **尿検査**：蛋白尿, 顕微鏡的血尿, 硝子円柱, 顆粒円柱など.

治療　治療は蛋白透過性亢進に対する食事療法（高エネルギー, 食塩制限, 蛋白制限）と薬物療法（免疫抑制療法, ACE 阻害薬, ARB）, あるいは浮腫軽減・血栓予防などの対症療法に分かれる.

3 全身性疾患による腎障害

a 糖尿病性腎症

(1) 概念

　糖尿病性腎症（diabetic nephropathy）は網膜症および神経障害とともに糖尿病の三大合併症の 1 つであり, 代表的な二次性糸球体疾患である. 組織学的には糖尿病性細小血管症（diabetic microangiopathy）に起因する進行性の糖尿病性糸球体硬化症（diabetic glomerulosclerosis）である.

(2) 病態生理・病理

　初期は GFR の増加と微量アルブミン尿が認められる程度であるが, 次第に持続性となり, 顕性蛋白尿を経て慢性腎不全へと至る連続性の経過をたどる. 新規透析導入者の原因疾病の第 1 位を占める. 蛋白尿の出現は糖尿病発症から 10～15 年後とされる.

(3) 臨床症状

　顕性腎症後期までは, 臨床症状・所見ともに通常出現しない. 顕性腎症後期に至り蛋白尿が増加すると, 浮腫を含む体液貯留がみられるようになる. 慢性腎不全の臨床症状・所見は, 糸球体腎炎など他の腎疾患による慢性腎不全と同様であるが, 糖尿病性腎症の場合は腎不全末期まで大量の蛋白尿が持続し, 体内に過剰に水分が貯留したこと（溢水）が透析療法の導入理由となる場合が多い.

(4) 検査所見

- **尿検査**：蛋白尿が陰性もしくは軽度陽性（1+ 程度）の場合に, 尿中アルブミン排泄量を測定する. この値が 30 mg/g·Cr を超えている場合を微量アルブミン尿（早期腎症期）と呼んでいる. 進行すると尿蛋白が 300 mg/g·Cr 以上に増加し試験紙法でも陽性となり, 顕性蛋白尿へと進行する（顕性腎症期）. 尿蛋白が 1 g/日以上あるいは GFR（Ccr）60 mL/分未満の進行

した例（顕性腎症後期）ではネフローゼ症候群を呈することもあり，その場合には浮腫が出現する．

- **血液検査**：最も重要な血液検査は血清 Cr 値である．GFR は Ccr で代用するか血清 Cr 値から推算式により算出する．
- **GFR**：GFR は早期腎症期には正常範囲にあるが，顕性腎症期になると徐々に低下し，顕性腎症後期では 60 mL/分未満となる．進行すると GFR はさらに低下し，腎不全期に至る．
- **血圧**：血圧値は早期腎症期より上昇し始め，顕性腎症期にはほぼ 90% が高血圧を呈する．

(5) 治療

糖尿病性腎症の発症因子は 2 つあり，1 つは高血糖の持続である．もう 1 つは糸球体内静水圧の上昇（糸球体高血圧）である．全身血圧の上昇（高血圧）が加わると，糸球体高血圧はより助長される．したがって主な治療法は，高血糖の是正と糸球体高血圧の是正である．糸球体高血圧の是正にはレニン-アンジオテンシン（RA）系阻害薬（ACE 阻害薬，ARB）が第一選択薬であるが，同時に長時間作用型 Ca 拮抗薬や利尿薬を用いて，全身血圧を 130/80 mmHg 未満に低下させることを目標とする．顕性腎症期以降では蛋白制限食が必要であり，また脂質異常症を呈する場合はその治療も必要である．

b ループス腎炎

(1) 概念

全身性エリテマトーデス（systemic lupus erythematosus；SLE）に合併する腎障害を**ループス腎炎**（lupus nephritis）という．

(2) 病態生理・病理

機序としては，2 本鎖 DNA やヌクレオソームに対する自己抗体が，流血中の抗原と結合して免疫複合体を形成して糸球体に結合する場合と，糸球体や血管壁に沈着した循環血液由来の抗原に，抗体が腎臓の局所で沈着する場合の 2 つが考えられる．

(3) 臨床症状・検査所見

発症様式は，ネフローゼ症候群として発症する例，急速進行性糸球体腎炎として進行性の腎機能低下をきたす例，無症候性血尿や蛋白尿で発見される例などさまざまである．活動性の高い場合は血清補体価の低値と 2 本鎖 DNA 抗体高値を認める．

(4) 治療・予後

治療の中心は副腎皮質ホルモン薬や免疫抑制薬を用いる．蛋白尿を陰性化させて寛解に導入し，その後，維持療法を行う．

4 高血圧による腎障害

本態性高血圧による腎病変を良性腎硬化症といい，悪性高血圧による腎病変を悪性腎硬化症という．

a 良性腎硬化症

(1) 概念

良性腎硬化症（benign nephrosclerosis）は本態性高血圧の持続によって糸球体輸入血管の細動脈硬化や小葉間動脈の内膜肥厚がおこり，糸球体が虚血のため消滅して，GFR 低下が生じるものである．

(2) 臨床症状

特異的な自覚症状はない．尿濃縮能の障害による夜間尿として気づかれる．本態性高血圧に罹患し長い経過をもつ症例に多く認められ，しばしば他の心血管病変も併発する．

(3) 検査所見

尿蛋白量は少ない（0.5 g/日以下）．進行すれば血清 Cr，BUN などの上昇がみられる．画像検査で左右対称性萎縮腎を呈する．

(4) 治療・予後

高血圧の厳密な治療が大切であり，目標降圧値は 130/80 mmHg 未満である．食塩摂取量を 6 g/日以下とし，体重のコントロール，有酸素運動などにより生活習慣の改善を行う．

b 悪性腎硬化症

（1）概念

　拡張期血圧が 130 mmHg 以上で，眼底所見がキース・ワゲナー（Keith-Wagener；KW）分類ⅢあるいはⅣ度で，進行性の腎機能障害を呈する高血圧を悪性高血圧と呼ぶ．このような急激な血圧の上昇のために生じる腎細小動脈や糸球体病変を**悪性腎硬化症**（malignant nephrosclerosis）という．

（2）臨床所見

　血圧が急激に上昇し，頭痛，悪心・嘔吐，視力障害，乏尿などが発現する．時に痙攣や意識障害などを訴える．

（3）検査所見

　糸球体輸入血管と小葉間動脈の内腔の著しい狭小化や閉塞がおこるために，急速な腎機能低下と拡張期血圧上昇がおこる．尿蛋白は陽性で，時に 2～3 g/日に達することもある．BUN，Cr，尿酸などが上昇する．また，血漿レニン活性の上昇に伴い二次性アルドステロン症を呈することが多い．

　本症は本態性高血圧が原因であることが最も多いが，慢性糸球体腎炎，褐色細胞腫などの二次性高血圧の鑑別が治療のうえで重要となる．

（4）治療・予後

　降圧薬により速やかに降圧をはかる．無治療ではほとんどの症例が 1 年以内に腎不全，心不全，脳卒中などで死亡する．

c 妊娠高血圧症候群

　妊娠高血圧症候群（hypertensive disorders of pregnancy；HDP）とは，妊娠 20 週以降，分娩後 12 週まで高血圧がみられる場合，または高血圧に蛋白尿を伴う場合のいずれかで，かつこれらの症状が単なる妊娠の偶発合併症によるものではないものをいう．

　病型は①妊娠高血圧腎症（preeclampsia，従来の「妊娠中毒症」），②妊娠高血圧，③加重型妊娠高血圧腎症，④高血圧合併妊娠，に分類される．高血圧と蛋白尿の程度によって重症・軽症の亜分類がある．

　降圧治療によっても母子ともに危険にさらされることが多く，適切な判断により妊娠を中断することも必要である．一般的には出産により母体は高血圧と蛋白尿から解放される．しかし更年期以後の心血管系疾患の罹患頻度が健常者の数倍あるという報告もあり，注意が必要である．

5 薬物による腎障害

a 抗菌薬による腎障害

　体内に入った薬物は腎臓に高濃度で流入蓄積されやすく，腎臓は薬物やその代謝産物からの攻撃にさらされている．また，近位尿細管などに存在する代謝酵素によって代謝される薬物は，その部位の障害を引き起こしやすい．

　抗菌薬を投与中の患者において，蛋白尿，血尿，尿沈渣異常，尿量異常，高 Na 血症，血清 Cr の上昇を認めるときには抗菌薬による腎障害（antibiotics-induced nephrotoxicity）を疑わなくてはならない．

　薬物性腎障害を疑ったら，ただちに該当薬物を中止する．発症早期であれば薬物の中止，保存療法だけで腎機能の回復が期待される．腎不全状態が持続する場合には透析療法を行う．

b 抗腫瘍薬による腎障害

　ほとんどすべての抗腫瘍薬に腎毒性が報告されている．抗腫瘍薬の腎障害発症にはそれぞれ特有の機序がある．抗腫瘍薬投与中に蛋白尿，血尿，乏尿，多尿，浮腫，高血圧，急性腎不全，電解質異常などが現れれば，抗腫瘍薬による腎障害を疑う．抗腫瘍薬の投与中止により腎障害が回復したことで初めて抗腫瘍薬による腎障害と診断されることも多い．

c 鎮痛薬による腎障害

鎮痛薬の合剤（アスピリン，サリチル酸系など）または非ステロイド性抗炎症薬（インドメタシンなど）を大量に長期間服用したとき（蓄積量として2〜3kg以上）にみられる腎障害である．急性腎不全，急性尿細管間質性腎炎，腎乳頭壊死と慢性尿細管間質性腎炎を呈する．時に末期腎不全に進行する．

d 造影剤による腎障害

造影剤を用いたX線診断の合併症としておこる腎障害である．造影剤の直接作用による尿細管の中毒性変化，尿酸やシュウ酸の沈着ならびに蛋白析出による尿細管腔の閉塞あるいは免疫学的機序などが考えられている．

造影剤投与後短時間（48時間以内）で急性腎不全がおこる．多くの場合，1週間前後で改善するが，血清Cr値が5mg/dL程度の腎不全患者では，2/3以上で不可逆性の腎不全となる．特異的な治療法はなく，対症療法と水・電解質バランスの維持が主体である．

6 尿路の疾患

a 尿路感染症

腎から尿道までの感染症を総称して**尿路感染症**（urinary tract infection；UTI）という．感染部位を特定できるときにはそれぞれの名称が用いられる．

(1) 急性腎盂腎炎
概念　急性腎盂腎炎（acute pyelonephritis）は腎の細菌感染症で，腎盂，腎杯，腎実質にも感染が波及するのが一般的である．

病態生理・病理　血行性，リンパ行性，上行性の3つの感染経路がある．最も多いのが上行性で，下部尿路の通過障害（結石，腫瘍，前立腺肥大など）によって，尿路の圧力が増して尿の逆流がお

こることが原因である．起因菌は大腸菌群（*Escherichia coli*）が最も多い．

臨床症状　高熱，悪寒，腰痛などで発症する．悪心・嘔吐などの消化器症状が前面に出る場合がある．頻尿，排尿困難，膀胱炎症状を伴うことも多い．

検査所見　尿は混濁し，沈渣で多数の白血球，細菌，白血球円柱が認められる．中間尿の定量培養では有意の細菌尿（$>10^5$/mL）が証明されるが，抗菌薬が投与されると証明されないことも多い．

治療　尿流障害がなければ，十分な抗菌薬の投与により，通常完治する．

(2) 慢性腎盂腎炎
概念　慢性腎盂腎炎（chronic pyelonephritis）は腎盂および腎実質の慢性感染症である．

病態生理・病理　慢性感染の成立には，尿流障害が必須で，膀胱尿管逆流のほかに腎盂内逆流も重要である．進行すると腎の表面は凹凸になり，糸球体腎炎などによる萎縮腎と区別が困難になる．

原因菌は大腸菌のほかクレブシエラ，変形菌，緑膿菌など2種類以上の細菌による複数菌感染を呈することもある．

臨床症状・検査所見　尿路症状はむしろ少なく，全身倦怠感，微熱，貧血，消化器症状などの非特異的症状を主徴とする．

腎機能検査では尿中β_2ミクログロブリンの増加がみられ，その後，濃縮能低下，尿細管性アシドーシスなどをおこす．画像診断で，腎盂の拡張，尿路の閉塞，結石，膀胱尿管逆流現象などが証明される．

治療　抗菌薬の使用は，急性期は急性腎盂腎炎に準じ，慢性期は長期の少量予防内服も増悪防止に有効であるが，耐性菌の問題もあるので，症状の程度による．尿流障害がある場合にはそれを是正する．

b 腎膿瘍，腎周囲膿瘍

概念　腎膿瘍（renal abscess）は腎実質の化膿性炎症で，被膜や筋膜に進展すると**腎周囲膿瘍**

（perinephric abscess）と呼ばれる.

病態生理・病理　腎膿瘍の大部分は上行性で，通常は髄質から生じ，原因菌は主に大腸菌である.一方，血行性では，主に皮質に多数の膿瘍を生じ，原因菌は黄色ブドウ球菌が主である.

臨床症状　発熱，強い腰背部痛がみられる.

検査所見　適切な抗菌薬による治療をしても5日間で改善がみられない場合には，腎膿瘍を疑う.超音波検査やCTで膿瘍を確認する.

治療　抗菌薬を使用する.必要に応じてドレナージを行う.

c 膀胱炎

膀胱炎（cystitis）は膀胱の炎症である.尿道からの上行性で，細菌性（主に大腸菌）のものが多い.女性に多い.

排尿痛，頻尿，尿混濁が3徴候であり，残尿感，下腹部痛も伴う.尿沈渣で赤血球，白血球，細菌が多数みられる.尿培養による細菌検査で起因菌が同定できる.

抗菌薬投与と水分摂取により改善する.

d 尿路結石症

概念　尿路結石症（urolithiasis）は尿路に発生する結石に起因する疾患である.発生する部位によって腎結石，尿管結石，膀胱結石，尿道結石などがある.

病態生理・病理　結石の成因には，結石を構成する成分の尿中濃度の上昇に加えて，尿のpH，尿の滞留，尿路感染などが関与している.結石成分により，シュウ酸Ca結石，リン酸Ca結石などに分けられる.

臨床症状　疼痛，血尿，結石排出が3主徴である.初期には背・側腹部の持続的鈍痛，結石が嵌頓すると，尿路の蠕動運動や攣縮により強い疼痛（疝痛）が出現する.腎盂-尿管や尿管-膀胱の移行部などの尿管の狭小部位で嵌頓しやすい.膀胱内に排出されると疝痛は劇的に軽快する.

検査所見　肉眼的または顕微鏡的血尿がほとんど

の例で認められ，尿蛋白も陽性を示す.大部分の結石はX線非透過性であり，単純X線写真で確認できる.

治療　結石が長径1.0 cm，短径0.5 cm以下なら自然排石が期待できるので，内科的治療をまず行う.十分な飲水や補液により利尿をはかる.80%以上の症例で自然排石が得られる.

疼痛に対しては，抗コリン薬などが使われる.尿路感染の合併があれば，抗菌薬を使用する.疼痛が持続するにもかかわらず排石がみられない場合には，体外衝撃波結石破砕術（ESWL）や結石摘出術などが必要となる.

7 腎・尿路系の腫瘍

腎細胞癌，腎盂・膀胱腫瘍，腎芽由来のウィルムス（Wilms）腫瘍，尿管腫瘍，非上皮性腫瘍である腎血管脂肪腫の順で多い.

a 腎細胞癌

腎細胞癌（renal cell carcinoma）は近位尿細管に由来する癌で，腎原発の悪性腫瘍の大部分を占める.血尿，側腹部痛，腹部腫瘤触知が3主徴といわれるが，これらの症状がそろうことは少ない.進展すると原因不明の発熱，体重減少，食欲不振，貧血などを伴う.

腹腔鏡下摘除法など外科的摘除法が基本的治療法である.

b 腎盂・膀胱腫瘍

腎盂腫瘍（renal pelvic tumor）は腎杯や腎盂粘膜から発生する腫瘍である.膀胱腫瘍（urinary bladder tumor）はほとんどが悪性腫瘍である.腎盂・膀胱腫瘍のうち移行上皮癌は喫煙，鎮痛薬の過剰服用，化学物質などの職業従事者がリスク因子として知られている.症状は無症候性の肉眼的血尿が全尿（出始めから終わりまでの尿）にみられるのが特徴であり，尿管閉塞により側腹部痛がみられることがある.

治療は腎尿管全摘である.

c ウィルムス腫瘍

ウィルムス腫瘍（Wilms tumor）は腎芽細胞腫（nephroblastoma）とも呼ばれ，小児に発生する腎腫瘍である．遺伝性の疾患で，虹彩欠損，精神発達遅滞，馬蹄鉄腎，尿道下裂などの種々の先天性異常を伴うことがある．腹部膨隆，腹部腫瘤で気づくことが多く，血尿，発熱，腹痛などもみられる．治療の基本は外科的治療，放射線治療，化学療法が3本柱である.

8 前立腺の疾患

a 前立腺肥大症

(1) 概念
前立腺は膀胱の直下で内尿道口の周囲を取り囲み，尿道のすぐ外側の内腺（尿道周囲腺）とその外側の外腺からなる．**前立腺肥大症**（benign prostatic hyperplasia；BPH）は主として内腺の過形成により発生し，さまざまな排尿異常などを呈する.

(2) 病態生理・病理
前立腺肥大は組織学的には30歳代から始まるが，臨床症状は高齢者に好発する．病理組織学的には，腺組織と平滑筋組織の良性の肥大である.

(3) 臨床症状
蓄尿症状として頻尿，残尿感，尿意切迫，閉塞症状として排尿開始の遅れ，排尿時間の延長，排尿力の低下，尿線細小化，尿の途切れなどが認められる．夜間頻尿を初発症状とするものが多い．症状が進むと，尿閉や溢流性尿失禁がみられ，腎後性腎不全をきたす．また，膀胱結石や尿路感染の合併を生じる.

(4) 検査所見
通常の病歴聴取に加え，国際前立腺症状スコア（International Prostate Symptom Score；IPSS）とQOLスコアが用いられる．尿流量測定やエコー下残尿測定により，客観的に排尿状態を評価できる.

(5) 治療
α_1 交感神経受容体遮断薬，抗アンドロゲン薬を投与する．残尿量が100 mL以上か，尿閉になれば経尿道的核出術の適応となる．社会的要因なども考慮し，治療方針を決定する.

b 前立腺癌

(1) 概念
前立腺癌（prostate cancer）はアンドロゲン依存性癌で高齢者に多い．食生活の欧米化，前立腺特異抗原（PSA）による早期血清診断が可能になったことに伴い，その発病率，死亡率ともに近年急増してきている癌である.

(2) 臨床症状
前立腺後葉（外腺）に好発し，直腸内診により前立腺後面に硬結を触知する．発見時にはすでに進行癌であることが多い．隣接する精嚢や膀胱に浸潤するほか，骨盤内リンパ節を侵し，腰椎や骨盤の骨にも転移する.

症状は前立腺肥大症に類似しており，鑑別診断が重要である．排尿障害や血尿，排尿痛のほかに，骨転移による腰痛や坐骨部痛で来院することがある.

(3) 検査所見
PSA測定は前立腺癌のスクリーニングに有用であり，また治療後の経過観察にも用いられる.

(4) 治療
患者の年齢，全身状態を考慮し，無治療観察から手術療法，放射線療法，ホルモン療法，高密度焦点超音波療法など多岐にわたる.

E 電解質代謝の異常

1 水・電解質代謝の生理学

a 水の体内分布と動き

身体の総水分量は正常成人男性では体重の約60%である。体内では水分は，細胞膜を隔てて**細胞外液**（extracellular fluid；ECF）と**細胞内液**（intracellular fluid；ICF）とが，常に一定の割合を保って分布する。ECF は体重の約20%を占め，さらに組織間液15%と血漿5%で構成される。ICF は体重の約40%を占める。正常成人女性の身体の総水分量は男性より脂肪が多いため体重の約55%である。一方，幼児は水分の比率が高く体重の約80%である。

健常成人では ▶**表 11-6** に示すように，尿として失う水分量とほぼ同量を飲料水として補っている。代謝水とはエネルギー代謝の副産物として産生される水である。

b 電解質の組成とその基準値

細胞膜を隔てた ECF，ICF それぞれが異なった電解質組成のもとに一定のバランスを保っている（▶**表 11-7**）。ECF は血漿に相当し，主な陽イオンは Na^+，陰イオンは Cl^- と HCO_3^- である。一方，ICF の主な陽イオンは K^+，陰イオンは HPO_4^{2-} と蛋白質の陰イオンである。Na^+ の約90%は ECF に，K^+ の約90%は ICF に存在する。

c 浸透圧

半透膜を隔てて，一方に溶液を，他方に純溶媒（純水など）を置いたとき，溶媒の一部が溶液側に浸透して平衡に達するが，このとき両側で生じる圧力差を浸透圧という。血清浸透圧の基準値は280 mOsm/L である。水分不足による浸透圧上昇は，視床下部の視束上核に存在する口渇中枢を

▶**表 11-6　健常成人における水分の in/out**

摂取量	2,500 mL/日	排泄量	2,500 mL/日
飲料水	1,400	尿	1,400
食物中の水分	750	便	100
代謝水	350	発汗	200
		不感蒸泄	
		肺	400
		皮膚	400

▶**表 11-7　細胞外液および細胞内液の主なイオン組成**

	細胞外液	細胞内液
陽イオン		
Na^+ (mEq/L)	140	10
K^+ (mEq/L)	4	100
Ca^{2+} (mg/dL)	2.5*	0.0001
Mg^{3+} (mEq/L)	2*	15
陰イオン		
Cl^- (mEq/L)	100	20
HCO_3^- (mEq/L)	24	10
HPO_4^{2-} (mg/dL)	4	200 程度

*このうちイオン化しているのは Ca が約50%，Mg が約70%である。

刺激して渇感覚を生じ，飲水させて是正する。

2 水・電解質の調節とその異常

水と電解質の調節は多くのホルモンと腎臓の働きによる。

a ナトリウム代謝の異常

ナトリウムイオン（Na^+）は細胞外液の主要な陽イオンである。Na^+ の体内含有量の2/3は細胞外液に含まれ，5〜10%が細胞内液に，残りの25%は骨格構造と結合して，細胞外液のナトリウム（Na）の予備として機能する。

1日に摂取される Na の量は約100〜200 mEq（食塩にして約7〜15 g）であり，健常者ではこの摂取量とほぼ同量の Na が尿中に排泄される。ただし，実際の Na 摂取量の調節域はほとんどゼロから数百 mEq に及ぶほど広い。細胞外 Na 量や細胞外液量の維持には尿中 Na 排泄量が変化す

ることにより行われている.

　糸球体で濾過された Na は 60〜70% が近位尿細管で，20〜25% がヘンレ係蹄で，残りのほとんどが遠位尿細管と集合管において再吸収され，最終的に尿中に排泄される Na は糸球体で濾過された量の 1% 程度にすぎない.このような尿 Na 排泄の調節は，糸球体での濾過と尿細管の Na 再吸収の調節によって行われている.これらの調節因子で最も重要なものは糸球体濾過量とレニン-アンジオテンシン-アルドステロン系の作用である.そのほかに，Na 利尿ホルモン（ANP や BNP など）やプロスタグランジンなどの液性因子，尿細管糸球体フィードバックや糸球体尿細管バランスなどの物理的因子も関与する.

(1) 低ナトリウム血症

概念　血清ナトリウム濃度が 135 mEq/L 以下を低ナトリウム血症（hyponatremia）という.

病態生理・病理　総 Na 量が低下している状態（利尿薬の過剰投与などによる腎からの Na 喪失，消化管あるいは熱傷などによる皮膚からの Na 喪失，多量な発汗の際に水のみを補給），あるいは総 Na 量は正常あるいは増加しているが希釈された状態〔抗利尿ホルモン（ADH）の過剰や重症浮腫〕でおこる.

臨床症状　中枢神経症状と循環器症状がある.中枢神経系の症状は食欲不振，悪心・嘔吐，疲労感，頭痛，痙攣発作，深部腱反射減弱，嗜眠，精神症状などである.循環器症状は，頻脈，動悸，めまいなどである.しかし，慢性に発症する症例では Na の血中濃度が 120 mEq/L 以下でも症状がみられないことがある.

(2) 高ナトリウム血症

概念　血清ナトリウム濃度が 145 mEq/L 以上を高ナトリウム血症（hypernatremia）という.

病態生理・病理　総 Na 量が低下している状態（過剰な発汗による水欠乏性脱水症，利尿薬などによる浸透圧利尿による腎からの過剰な水喪失），総 Na 量は正常である状態（中枢性尿崩症，腎性尿崩症など，ADH の生理作用が低下して腎から

の低張性の水分の喪失），総 Na 量が増加している状態〔Na の過剰な摂取（投与），原発性アルドステロン症などに伴う Na 貯留〕でおきる.

臨床症状　細胞内脱水による中枢神経症状が中心で，不穏状態，嗜眠傾向，筋攣縮，全身痙攣などである.

b カリウム代謝の異常

　カリウムイオン（K⁺）は細胞内液の主要な陽イオンであり，生体においては心筋や横紋筋の収縮性など多くの生命現象に重要な働きを有している.2〜5% が細胞外液に，残りは細胞内液に存在する.1 日の摂取量は 50〜150 mEq である.K⁺ の調節は主に腎臓で行われ，近位尿細管で再吸収され，遠位尿細管で分泌される.血清 K 濃度の基準値は 3.5〜5.0 mEq/L である.

(1) 低カリウム血症

概念　血清カリウム濃度が 3.5 mEq/L 以下を低カリウム血症（hypokalemia）という.

病態生理・病理　腎からの K 喪失（利尿薬使用，原発性アルドステロン症など），腎以外からの K 喪失（慢性の下痢，大量の嘔吐あるいは胃液の吸引），細胞内への K 移行（糖質大量投与，大量のインスリンの投与）でおきる.

臨床症状　血清カリウム濃度が 2.5 mEq/L 以下になると，脱力感，腱反射消失，麻痺，悪心・嘔吐，麻痺性イレウス，心筋では不整脈，心電図異常（T 波の平低化・逆転，ST 低下，U 波）が現れる.意識障害，精神障害も生じる.また，低カリウム血症性腎症を引き起こし，尿濃縮力の低下による多飲・多尿もみられる.

(2) 高カリウム血症

概念　血清カリウム濃度が 5.0 mEq/L 以上を高カリウム血症（hyperkalemia）という.

病態生理・病理　K の過剰投与（K を大量に含む食品の大量摂取，K を含有する輸液剤の投与など），K 排泄量の減少（腎不全の末期），細胞内 K の遊出（溶血，筋肉壊死など），細胞外から細胞内への K 移行の障害（インスリンの不足など），

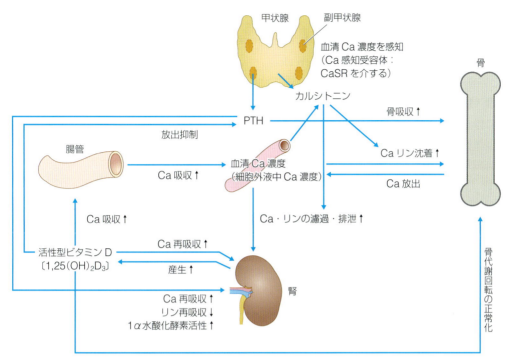

▶図11-4 カルシウム代謝のネットワーク

偽性高カリウム血症（溶血）でおこる．

臨床症状 骨格筋では脱力感，麻痺，心筋では心電図異常（テント状T，PR延長，P消失，QRS幅拡大）がみられる．悪心・嘔吐，下痢，イレウスなどもみられる．血清Kが高度に上昇すると心ブロックなどの重篤な不整脈が生じて，心停止に至る．

c カルシウム代謝の異常

カルシウム（Ca）の99%は骨と歯の中に存在し，約1%が細胞外液の中に存在する（▶図11-4）．しかしその1%が筋肉や神経の機能，血液凝固，酵素の活性化などに重要な役割を果たす．

カルシウムイオン（Ca^{2+}）の調節には副甲状腺から分泌される副甲状腺ホルモン（PTH）と甲状腺から分泌されるカルシトニンが関与している．前者はビタミンDとともに血清Ca濃度を上昇させ，後者は低下させる．

(1) 低カルシウム血症

概念 血清カルシウム濃度の基準値は，4.2〜5.1 mEq/L（8.5〜10.5 mg/dL）であり，4.2 mEq/L以下を**低カルシウム血症**（hypocalcemia）という．Caはその半分が血中でアルブミンと結合している．そのため低アルブミン血症は見かけ上，低カルシウム血症となることがある．このときイオン化Caは正常である．

病態生理・病理 原因は副甲状腺機能低下症，ビタミンD欠乏，腎不全，急性膵炎，マグネシウム（Mg）欠乏症などである．

臨床症状 テタニー，トルソー（Trousseau）徴候，クヴォステク（Chvostek）徴候などの筋の易興奮性がみられる．徐脈，房室ブロック，期外収縮，PR延長，QRS延長，T波増高などの心電図変化がみられる．また，ビタミンD欠乏によるものでは，小児ではくる病による骨変化，成人では骨軟化症が存在する．

（2）高カルシウム血症

概念 血清カルシウム濃度が 5.1 mEq/L（10.5 mg/dL）以上を**高カルシウム血症**（hypercalcemia）という.

病態生理・病理 原発性副甲状腺機能亢進症と悪性腫瘍に伴うものが最も多い. 悪性腫瘍に伴うものは腫瘍細胞の骨転移により直接骨が破壊されたり, 腫瘍細胞が骨吸収を亢進させるような PTH 関連蛋白（PTH related protein；PTHrP）を産生することによりおこる. その他, ビタミン D 中毒による腸管からの Ca 吸収過剰, 甲状腺機能亢進症, 副腎不全などがある.

臨床症状 脱力感, 疲労, 集中力低下, 頭痛, 意識低下, 昏睡, 痙攣, 不整脈, 心電図の QT 短縮, 悪心, 腹痛, 便秘, 消化性潰瘍などがある.

d リン代謝の異常

リンイオン（P^{2-}）は刺激伝達系, エネルギー代謝などの細胞機能や骨代謝, 神経・筋の機能, pH 調節などに関与するきわめて重要な物質である. リン（P）の 85％が骨中に, 残りは主に細胞内に存在し, 細胞内液の主要な陰イオンの位置を占めている.

血清 P 値を決定するのは腸管からの P 吸収, 腎からの P 排泄, および骨や細胞内外の P 移動の 3 つの因子である. 調節機構にはカルシウムと同様に PTH, カルシトニン, ビタミン D などの因子が関与する.

（1）低リン血症

血清リン濃度が 2.5 mg/dL 以下を**低リン血症**（hypophosphatemia）という. 成因は副甲状腺機能亢進症, ビタミン D 欠乏, 腎尿細管性アシドーシスなどである. 症状は骨軟化症が主体であるが, 知覚異常, 心筋障害, 筋肉痛などもみられる. 治療には P を補給する.

（2）高リン血症

血清リン濃度が 4.5 mg/dL 以上を**高リン血症**（hyperphosphatemia）という. 成因は副甲状腺機能低下症, ビタミン D 中毒, 腎不全, 廃用性骨萎縮などである. P に拮抗する Ca が排泄され, 低カルシウム血症の症状が現れる.

e マグネシウム代謝の異常

マグネシウムイオン（Mg^{2+}）は 50～60％が骨中に, 残りのほとんどは筋肉などの組織に存在する. 血液のマグネシウム（Mg）含有量は血球内と血清 Mg を合わせて総量の 1％にすぎない. 血清 Mg 濃度の基準値は 1.5～2.5 mEq（1.8～3.0 mg/dL）である. その約 30％は蛋白と結合し, 残り 70％がイオン化 Mg である. Mg^{2+}の作用は, 骨形成, 筋収縮, 酵素の活性化などである. 血清 Mg^{2+}は糸球体で濾過された後, 大部分が近位尿細管, ヘンレ係蹄上行脚の太い部で再吸収され, 尿中に排泄されるのは全体の 3～5％である.

（1）低マグネシウム血症

血清マグネシウム濃度が 1.5 mEq/L 以下を**低マグネシウム血症**（hypomagnesemia）という. 体内の総 Mg 量の約 25％以上を喪失すると症状が出現する. 成因は, 腎からの Mg 排泄増加（尿細管性アシドーシス, ネフローゼ症候群）と, 腸管からの Mg 吸収低下（慢性下痢, 腸管切除）である. 症状は, 神経障害, 消化器系障害など多彩である.

（2）高マグネシウム血症

血清マグネシウム濃度が 2.5 mEq/L 以上を**高マグネシウム血症**（hypermagnesemia）という. 症状は 4～6 mEq/L を超えると出現する. 成因は腎不全や下剤などに含まれる Mg の過剰投与である. 症状は腱反射低下, 嗜眠, 昏睡, 中枢性呼吸麻痺, 骨格筋麻痺, 血圧低下, 徐脈, 房室ブロックなどがみられる.

f クロール代謝の異常

クロールイオン（Cl^-）はその体内総量の 90％が細胞外液にあり, Na とともに細胞外液量, 体液量の決定に重要な役割をもつ. 血清 Cl 濃度の基準値は 95～105 mEq/L である.

（1）低クロール血症

血清クロール濃度が 95 mEq/L 以下を**低クロール血症**（hypochloremia）という．原因は胃液の喪失，チアジド系利尿薬の過剰投与，代謝性アルカローシスによる HCO_3^- の上昇などである．

（2）高クロール血症

血清クロール濃度が 105 mEq/L 以上を**高クロール血症**（hyperchloremia）という．原因は代謝性アシドーシス，呼吸性アルカローシス，Cl 過剰投与，高ナトリウム血症である．Cl 上昇による直接の症状はない．

g 水分量の異常

（1）脱水症

脱水症（dehydration）は，①高張性脱水症，②等張性脱水症，③低張性脱水症の 3 つに分けられる．①と③が併存することが多い．

高張性脱水症は，水の喪失が電解質の喪失よりも多いときに発生する．多量の発汗があるのに水分の摂取が不十分だったり，水分摂取が困難な患者に十分な水分量の補液が行われない場合などに発生する．口渇，尿量減少，興奮などが出現する．

等張性脱水症は，短時間に大量の体液を喪失したときにおこる．

低張性脱水症は，多量の電解質（通常は NaCl）が喪失されるにもかかわらず，水分のみを補給した場合に発生する．運動時の多量の発汗に対して真水のみを飲水する場合や，長期間にわたり大量の低張液輸液を行ったときなどに発生する．血圧低下，頻脈などの循環不全症状が出現する．

（2）溢水

体内に過剰な水分が貯留した状態を**溢水**（over hydration）という．①高張性溢水（高張性輸液が大量かつ長期間にわたって行われた場合），②等張性溢水（浮腫），③低張性溢水（水の過剰）の 3 つに分けられる．溢水が高度になると循環血液量が増加して心臓への負担が大きくなる．

3 酸塩基平衡の異常

a 体液の酸性度（pH）

体液中の水素イオン（H^+）濃度によって体液の酸性・アルカリ性が決まる．健常者の血清水素イオン濃度 $[H^+]$ は $0.00004\ mmol/L = 40 \times 10^{-9}\ mol/L$ である．酸性度（pH）は $[H^+]$ の逆数を対数で示す．

$$pH = -\log[H^+]$$

健常者の血液の pH は 7.4 ± 0.05 の弱アルカリ性である．pH が 7.36 以下を**酸性血症**（acidemia），pH が 7.44 以上を**アルカリ性血症**（alkalemia）という．このような pH 異常をきたした状態のことをそれぞれ**アシドーシス**（acidosis），**アルカローシス**（alkalosis）と呼ぶ．

b 生体における酸塩基平衡の調節

生体の体液中の水素イオン濃度の恒常性は，呼吸性調節，血液による化学的緩衝系，腎による緩衝作用の 3 つの仕組みにより保たれている．

呼吸性調節は最も迅速で，1～10 分で反応を開始する．次いで 2～4 時間で血液による化学的緩衝系が働き，半日～数日をかけて腎での緩衝作用が作動する．

（1）呼吸性調節

呼吸性調節は重炭酸塩緩衝系（細胞外液の最大の緩衝系）における H^+ と HCO_3^-（重炭酸イオン）からなる酸塩基反応に基づく．

$$H^+ + HCO_3^- \rightleftarrows H_2CO_3 \rightleftarrows H_2O + CO_2$$

質量作用の法則で pH は次のように表現される（ここで pKa は弱酸の解離指数，[　]はそれぞれの濃度を示す）．

$$pH = pKa + \log\left(\frac{[HCO_3^-]}{[H_2CO_3]}\right)$$

$[H_2CO_3]$ は $PaCO_2$（Torr）に比例するので，

$$pH = pKa + \log\left(\frac{[HCO_3^-](mEq/L)}{PaCO_2(Torr) \times 溶媒係数}\right)$$

$$=pKa+\log\left(\frac{[HCO_3{}^-]\,(mEq/L)}{PaCO_2(Torr)\times 0.03}\right)$$

となる．これをヘンダーソン・ハッセルバルヒ（Henderson-Hasselbalch）の式という．

健常者では $PaCO_2=40$ Torr，$[HCO_3{}^-]=24$ mEq/L，重炭酸塩緩衝系の解離指数は約6.1なので，

$$pH=6.1+\log\left(\frac{24}{40\times 0.03}\right)=7.40$$

となる．これらの要素のうち，$HCO_3{}^-$ 濃度は腎によってコントロールされ，H_2CO_3，$PaCO_2$ は肺機能によってコントロールされる．すなわち，呼吸不全により $PaCO_2$ が増加すると，pHは下がってアシドーシスとなる．逆に過呼吸により $PaCO_2$ が低下するとアルカローシスとなる．

(2) 血液による化学的緩衝系

血液中の無機リン酸塩は $B_1H_2PO_4$（第一リン酸塩）と B_2HPO_4（第二リン酸塩）の形で存在する．この場合もヘンダーソン・ハッセルバルヒの式が成り立つ．

$$pH=6.8+\log\left(\frac{[B_2HPO_4]}{[B_1H_2PO_4]}\right)$$

健常者のpH（7.41）であれば $HPO_4{}^{2-}$ と $H_2PO_4{}^-$ の比は4：1に保たれる．このリン酸塩緩衝系は血液中では濃度が低く，反応速度が遅いので，重炭酸塩緩衝系ほど強力ではない．とはいえ，細胞内では濃度が高く，重要な緩衝系である．

(3) 腎による緩衝作用

腎における酸塩基平衡の維持には，$HCO_3{}^-$ の再吸収，酸の排泄，アンモニアの排泄の3つがある．

c アシドーシス

血液のpHが低下して酸塩基状態が酸性に傾く状態である．

(1) 代謝性アシドーシス（▶表11-8）

代謝性アシドーシス（metabolic acidosis）は，一次性に $HCO_3{}^-$ 濃度が低下して血液が酸性に傾く病態である．酸の過剰産生によるもの（糖尿病におけるケト酸の産生，運動による乳酸産生な

ど），酸の排泄障害によるもの（尿毒症によるリン酸の排泄障害，尿細管性アシドーシスなど），酸の大量投与によるもの（$CaCl_2$，NH_4Cl の投与など），アルカリの大量喪失によるもの（重症の下痢，下剤の継続使用など）が成因となる．

代謝性アシドーシスでは $HCO_3{}^-$ は10 mEq/L程度に減少する．換気亢進，それ以下の高度となればクスマウル（Kussmaul）大呼吸や意識障害などの症状をきたす．

(2) 呼吸性アシドーシス（▶表11-8）

呼吸性アシドーシス（respiratory acidosis）は，一次性に CO_2 の排泄が不十分で CO_2 が蓄積し，$PaCO_2$ が上昇して（$PaCO_2>40$ Torr）pHが低下するため，血液が酸性に傾く病態である．腎の代償がおこり $HCO_3{}^-$ 濃度が上昇する．原因疾患には，肺炎，慢性閉塞性肺疾患（COPD），呼吸筋疾患などによる肺胞換気障害，脳腫瘍，脳血管障害，鎮痛薬などによる呼吸中枢の抑制による換気障害があげられる．

$PaCO_2$ が高度に上昇すると，意識障害が出現し CO_2 ナルコーシスの状態となる．呼吸不全患者に多量の O_2 吸入を行うと呼吸抑制が進行し，さらに $PaCO_2$ が上昇して CO_2 ナルコーシスをきたすことがあるので注意が必要である．

d アルカローシス

血液のpHが上昇して酸塩基状態がアルカリ性に傾く状態である．

▶表11-8 酸塩基平衡障害における呼吸，血液ガス所見

	pH	$HCO_3{}^-$	$PaCO_2$	換気
代謝性アシドーシス	↓	⇓	↓	↑
呼吸性アシドーシス	↓	↑	⇑	⇓
代謝性アルカローシス	↑	⇑	↑	↓
呼吸性アルカローシス	↑	↓	⇓	⇑

⇑⇓：一次性変化（原因），↑↓：二次性（結果）
⇑↑：増加　⇓↓：減少

(1) 代謝性アルカローシス（▶表 11-8）

代謝性アルカローシス（metabolic alkalosis）は，一次性に HCO_3^- 濃度が上昇して血液がアルカリ性に傾く病態である．嘔吐，吸引などの消化管からの胃液（HCl）の喪失によるもの，腎からの酸（H^+）の喪失によるもの（低カリウム血症など）が成因となる．アルカローシスが高度になると性格変化，せん妄状態などの精神症状，テタニーをきたす．

(2) 呼吸性アルカローシス（▶表 11-8）

呼吸性アルカローシス（respiratory alkalosis）は，一次性に CO_2 の排泄が亢進して CO_2 が減少し，$PaCO_2$ が低下して pH が上昇し，血液がアルカリ性に傾く病態である．心不全，肺梗塞，高地滞在など $PaCO_2$ 低下による呼吸中枢の刺激，ヒステリー，過換気症候群，てんかんなど呼吸中枢への異常刺激などが原因としてあげられる．

酸塩基平衡障害ではその原因やアシドーシス，アルカローシス是正の代償機構としても呼吸機能，血液ガス所見が重要である．

e アニオンギャップ

アニオンギャップ（anion gap；AG）は，代謝性アシドーシスにおいて，HCO_3^- 濃度が低下したぶんの他の陰イオンの上昇の有無をみるもので，代謝性アシドーシスの鑑別に重要である．以下の式で示される．

$$AG = [Na^+] - \{[Cl^-] + [HCO_3^-]\}$$

基準値は 12 ± 2 mEq/L である．

▶図 11-5 に正常時（Na^+ 140，Cl^- 104，HCO_3^- 24，AG 12）と強酸〔HA；水素イオン（H^+）と陰イオン（A^-）〕が 10 mEq/L 蓄積した場合の陰イオン組成を示した．AG が増加するような病態は代謝性アシドーシスの存在を意味する．▶図 11-5 の A≠Cl で示したように，酸が 10 mEq/L 蓄積したとすると，HCO_3^- で緩衝される結果，HCO_3^- が正常の 24 mEq/L から 14 mEq/L へと低下する．この際，AG が正常の 12 mEq/L から 22 mEq/L へと増加することになる．逆に AG が 22

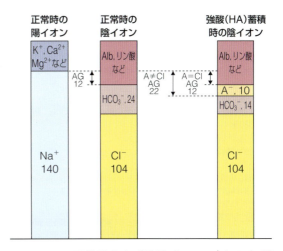

▶図 11-5 正常時および強酸（HA；H^+ と A^-）蓄積時の陰イオン組成

Alb：アルブミン

mEq/L であると，何らかの酸が $\Delta AG = 22 - 12 = 10$（mEq/L）だけ蓄積したことを意味する．

一方，HCO_3^- 喪失もしくは H^+ 排泄低下，HCl 負荷などで血中 HCO_3^- 濃度が低下する場合には，AG は増加しない代謝性アシドーシスが生じる．

F 腎臓リハビリテーション

透析患者では，腎性貧血，尿毒症性低栄養（蛋白質経口摂取量の低下と透析に関連した蛋白異化の亢進による），骨格筋減少と機能異常，筋力低下，運動耐容能の低下，易疲労感，日常生活活動（ADL）量減少，生活の質（QOL）低下が認められる．

腎臓リハビリテーションは，腎疾患や透析医療に基づく身体的・精神的影響の軽減，症状の調整，生命予後の改善，心理社会的ならびに職業的な状況の改善を目的として行われる．運動療法，食事療法，水分管理，薬物療法，教育，精神・心理的サポートなど，長期にわたる包括的なプログラムによるリハビリテーションである．透析患者の運動耐容能は心不全や COPD と同程度まで低下している．運動をしない透析患者や運動耐容能

▶表11-9 慢性腎臓病（CKD）透析患者における運動療法の効果

- 最大酸素摂取量（$\dot{V}O_2max$）の増加
- 左心室収縮能の亢進（安静時・運動時）
- 心臓副交感神経系の活性化
- 心臓交感神経過緊張の改善
- 蛋白質エネルギー障害（protein energy wasting；PEW）の改善
- 貧血の改善
- 睡眠の質の改善
- 不安・うつ・QOLの改善
- ADLの改善
- 前腕静脈サイズの増加（特に等張性運動による）
- 透析効率の改善
- 死亡率の低下

〔上月正博（編著）：腎臓リハビリテーション．第2版，p 283，医歯薬出版，2018より〕

の低い透析患者は生命予後が悪く，透析患者においても積極的に運動することが推奨されるようになってきた．運動療法は，栄養障害・炎症・動脈硬化（MIA）症候群〔malnutrition inflammation, and atherosclerosis（MIA）syndrome〕改善，蛋白異化抑制，運動耐容能改善，QOL改善などをもたらすことが明らかである．

▶表11-9に運動療法の効果をまとめた．運動の標準的なメニューとしては，非透析日に週3～4回，運動施設か自宅で1回に30～60分の歩行，自転車エルゴメータなどの中強度（最大の60%未満）の有酸素運動が中心となる．低強度の筋力増強（強化）運動を加える場合もある．週あたりの運動日数が多いほど生命予後がよい．

最近は透析施行中に自転車エルゴメータなどの運動療法を行う施設もある．数時間の透析の間に運動療法を行い，効率的といえる．

G 理学療法・作業療法との関連事項

慢性腎臓病（CKD）や透析患者では，腎性貧血，尿毒症性低栄養，骨格筋減少・筋力低下，骨格筋機能異常，運動耐容能の低下，易疲労感，活動量減少，生活の質（QOL）低下が認められる．腎臓機能障害者は内部障害者のなかで心臓機能障害者に次いで多い．腎臓機能障害者の代表ともいえる透析患者はわが国で約35万人もおり，大半は高齢者である．廃用症候群，心不全，脳卒中，運動器疾患の合併も多い．

腎臓リハビリテーション・運動療法の効果は▶表11-9で述べたように大きいものがある．しかしその認識や普及が十分でなく，理学療法士・作業療法士にとっても基礎的理解は不可欠である．腎臓の解剖・生理，機能と障害，さらにCKDや糖尿病性腎症，透析患者のかかえる問題点，腎臓リハビリテーションについては十分理解しておく必要がある．

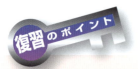

- ☐ 腎臓・泌尿器の代表的な疾患を分類して，その臨床像を述べなさい．
- ☐ 全身性疾患に伴う腎疾患を整理し，特に糖尿病による腎疾患の臨床的特徴を述べなさい．
- ☐ 腎臓リハビリテーションについて述べなさい．

第12章

アレルギー疾患，膠原病と類縁疾患，免疫不全症

> **学習目標**
> ・免疫系の働きについて理解する．
> ・アレルギー反応のⅠ～Ⅴ型の生じ方と関連疾患について学習する．
> ・関節リウマチ（RA）の症状，診断，治療について理解する．
> ・RA以外の膠原病と，その臨床像について理解する．
> ・免疫不全による疾患について理解する．

A 免疫系の働き

1 免疫とは

免疫系は身体のなかで自分自身（自己）と自分ではないもの（非自己）に見分ける機能をもつ．非自己が身体のなかに入ると，免疫系はすぐに反応し，非自己を排除する．その結果，自己は守られる．

免疫系は，自然免疫（早期に限定された微生物に反応，記憶不可能）と，獲得免疫（微生物に反応，記憶可能）の2つの機構に分けられる．

2 免疫担当細胞

主な免疫担当細胞はリンパ球（lymphocyte），形質細胞（plasma cell），マクロファージ（macrophage）である．リンパ球は骨髄でつくられ，胸腺を経由して分化したものをT細胞（Tリンパ球），骨髄で分化成熟したものをB細胞（Bリンパ球）という（→NOTE-1）．T細胞は細胞性免疫に，B細胞は体液性免疫に関与する（▶図12-1，2）．

a B細胞

B細胞（B cell）は，骨髄リンパ球の約75%，末梢リンパ球の15～30%を占めている．B細胞の表面には免疫グロブリン（immunoglobulin）があり，そのFc部分（crystallizable fragment）で細胞表面に結合している．抗原刺激を受けると形質細胞に分化して，IgG，IgMなどの免疫グロブリンを産生する．感染を防ぎ，細胞外微生物を排除する．

> **NOTE**
>
> **1 B細胞**
> B細胞が分化する場所として鳥類ではファブリキウス嚢（bursa of Fabricius）があるが，ほ乳類では，扁桃，虫垂，パイエル（Peyer）板がこれに相当すると考えられている．鳥類でこれを除去すると体液性免疫が低下することが知られている．ほ乳類では骨髄（bone marrow）でB細胞が分化・成熟する．

● 297

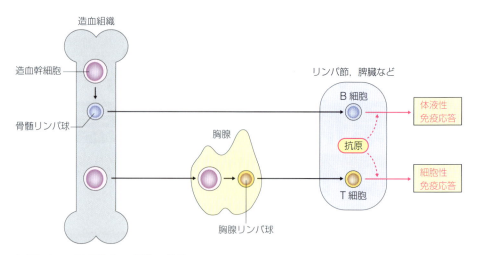

▶図 12-1　T 細胞と B 細胞の分化

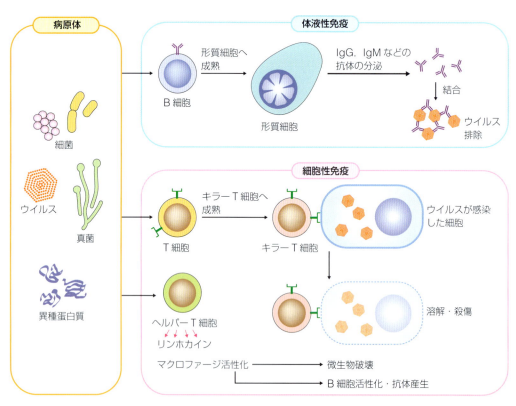

▶図 12-2　体液性免疫と細胞性免疫

b T 細胞

　T 細胞（T cell）は，胸腺リンパ球の約 90％，末梢リンパ球の 70〜80％ を占める．細胞の表面に提示された抗原を T 細胞抗原受容体で認識する．B 細胞に補助的にも抑制的にも働きかける作用をもつ．

　T 細胞はいくつかのサブセットに分けられる．

細胞表面に CD4 抗原を発現しているヘルパー T 細胞（helper T cell）は貪食細胞（マクロファージ）を活性化し微生物を破壊，B 細胞を活性化して抗体を誘導する．細胞傷害性 T 細胞はウイルスに感染した細胞や癌細胞を認識し，その細胞を殺すのでキラー T 細胞ともいう．サプレッサー T 細胞は免疫反応を抑制（suppress）し，終了に導く．レギュラトリー T 細胞は胸腺から分化し，他の T 細胞の活性を抑制する．

c NK 細胞

特殊な細胞傷害性リンパ球の 1 つの，ナチュラルキラー（natural killer；NK）細胞は自然免疫の主要因子として働き，特に腫瘍細胞やウイルス感染細胞の排除拒絶に重要な働きをもつ．T 細胞とは異なり，細胞を殺すのに事前に抗原提示をして感作させておく必要がないことから，生まれつき（natural）の細胞傷害性細胞（killer cell）という意味で名づけられた．

d マクロファージ

造血幹細胞から分化した単球は，骨髄で成熟し，組織に入るとマクロファージ（macrophage）になる．マクロファージは貪食機能をもち，免疫システムの一部を担うアメーバ状の細胞で，生体内に侵入した細菌，ウイルス，死んだ細胞などを貪食し消化し排除する．また抗原提示を行い，B 細胞による抗体の作製に貢献する．

3 免疫グロブリン

免疫グロブリン（immunoglobulin；Ig）は血清蛋白の γ（ガンマ）グロブリン分画に存在する．免疫グロブリンは B 細胞が抗原の刺激を受け，分化・成熟した形質細胞からつくられる抗体（antibody）であり，IgG，IgM，IgA，IgD，IgE の 5 種類のクラスに分かれる．それぞれのクラスの免疫グロブリンは大きさや生理活性が異なる．IgA は粘膜分泌型の分子であり，IgE は肥満細胞に結合してアレルギー反応を引き起こす．

免疫グロブリンは，2 つの軽鎖（light chain：L 鎖）と 2 つの重鎖（heavy chain：H 鎖）のポリペプチドが S-S 結合で結合した "Y" 字型の 4 本鎖構造を基本構造としている．パパインという酵素により，抗原に結合する Fab 部分（antigen binding fragment）と結晶化する Fc 部分に分断される．

a IgG

IgG は，免疫グロブリンの 70〜75% を占める最も多い抗体である．軽鎖 2 本と重鎖 2 本の 4 本鎖構造をもつ．

IgG は免疫応答において IgM 抗体より遅れて出現する．また，胎盤通過性があるので新生児の血液中にも母体由来の IgG が存在するが 3〜6 か月で消失する．

b IgM

IgM は，免疫グロブリンの約 10% を占め，分子量は大きく約 97 万である．基本の 4 本鎖構造が 5 つ結合した構造をもつ．通常，血中のみに存在し，感染微生物に対して最初につくられ，初期免疫を司る免疫グロブリンである．

同種赤血球凝集素，寒冷凝集素，リウマチ因子などが IgM に属する．

c IgA

IgA は免疫グロブリンの 10〜15% を占め，分子量は約 16 万である．分泌型 IgA は 2 つの IgA が結合した構造をもち，体外で壊れにくい構造をしている．分泌型 IgA は血清，鼻汁，唾液，母乳，消化液に存在し，粘膜局所の防御反応も担っている．

d IgD

IgD は免疫グロブリンの 1% 以下で分子量は約 18 万である．B 細胞表面で抗体産生の誘導に関与している．

e IgE

　IgE は免疫グロブリンの 0.001% 以下，分子量は約 20 万である．特に気管支喘息やアレルギーに大きく関与している．IgE は I 型アレルギーをおこすレアギン抗体で，組織中の肥満細胞や白血球の好塩基球と結合して，細胞表面で抗原と反応して即時型アレルギーが生じる．また寄生虫に対する免疫反応にも関与している．

4 体液性免疫

　人体に抗原が侵入すると，抗原はまずマクロファージに貪食される．その後，マクロファージは膜表面でヘルパー T 細胞に抗原提示を行い，そのヘルパー T 細胞は，次に B 細胞に情報を提示する．すると B 細胞は形質細胞になり，IgM 産生細胞から IgG，IgA，IgE 抗体を産生する細胞へと分化する．これが体液性免疫（humoral immunity）である（▶図 12-2）．

　抗原に人体が反応すると，最初に IgM が産生される．これを一次免疫応答という．再び同じ抗原で刺激すると，1 回目の反応より速く強い IgG の産生がみられる．これを二次免疫反応という．

5 細胞性免疫

　抗原提示リンパ球が直接行う免疫を細胞性免疫（cellular immunity）という（▶図 12-2）．細胞性免疫の関与する免疫現象には，▶表 12-1 のようなものがある．

　ヘルパー T 細胞はマクロファージを活性化し微生物を破壊し，B 細胞を活性化して抗体を誘導する．細胞傷害性 T 細胞はウイルスに感染した細胞や癌細胞を認識し，その細胞を殺す．

6 アレルギー

　アレルギー（allergy）は，外部からの抗原に対

▶表 12-1　細胞性免疫の関与する免疫現象

- 遅延性過敏症（ツベルクリン反応など）
- 感染免疫（ウイルス，真菌，細胞内寄生性細菌）
- 腫瘍免疫
- 移植免疫
- 自己免疫性疾患

▶表 12-2　I～V型のアレルギー疾患

I型	アレルギー性鼻炎，気管支喘息，蕁麻疹，食物アレルギー，花粉症，アトピー性皮膚炎，アナフィラキシーショック
II型	自己免疫性溶血性貧血，不適合輸血，免疫性血小板減少症，悪性貧血，リウマチ熱，グッドパスチャー症候群，重症筋無力症，円形脱毛症
III型	血清病，全身性エリテマトーデス（ループス腎炎），急性糸球体腎炎，関節リウマチ，過敏性肺臓炎，リウマチ性間質性肺炎，多発性動脈炎，アレルギー性血管炎，シェーグレン症候群
IV型	接触性皮膚炎（「ウルシかぶれ」など），ツベルクリン反応，移植免疫，腫瘍免疫，金属アレルギー，シェーグレン症候群，感染アレルギー，薬剤性肺炎，ギラン・バレー症候群
V型	バセドウ病

する生体免疫機構の過剰反応を指すことが多い．

　Coombs と Gell は免疫系の過敏反応を 4 型に分類した．その後，V 型が追加されている（▶表 12-2）．

a I 型アレルギー

　I 型アレルギーは即時型アレルギー（immediate type allergy）とも呼ばれている．花粉，ダニなどの抗原に対し，免疫グロブリン E（IgE）の抗体が過剰産生されることによって発症する（→302 頁）．

　アレルギー性鼻炎，気管支喘息，蕁麻疹，食物アレルギー，花粉症，アトピー性皮膚炎，薬物によるアナフィラキシーショックなどが含まれる．

b II 型アレルギー

　II 型アレルギー〔細胞毒性型あるいは細胞融解型アレルギー（cytotoxic or cytolytic type allergy）〕は細胞表面に対する抗体ができるもので，

自己免疫性溶血性貧血などが含まれる. 赤血球表面に対する自己抗体が結合すると, そこで補体が活性化され, 赤血球膜が破壊され, 溶血がおこる.

免疫性血小板減少症でも血小板に対する自己抗体が原因となって血小板が破壊される.

重症筋無力症では, 筋肉のアセチルコリン受容体に対する自己抗体が産生され, 運動神経末端から分泌されるアセチルコリンが受容体と結合するのを阻害し, 筋収縮を阻害する.

c Ⅲ型アレルギー

Ⅲ型アレルギー〔免疫複合体病 (immune complex disease)〕は体内で産生された抗体と可溶性抗原とが結合し, 血中を流れ, 組織に沈着する. このような抗原・抗体結合物を免疫複合体という.

免疫複合体は組織に沈着し, 補体を活性化する. 活性化した補体は, そこで組織を破壊したり, 好中球を遊走させて炎症を惹起し, さらに組織を破壊する. また, ヒスタミンなどの化学伝達物質を遊離してさまざまな病態を呈する.

破傷風などに対する血清療法ではウマの血清を用いるため, 血清病を引き起こすが, これはⅢ型アレルギーの1つである. ウマ血清と人体内で産生されたウマ血清に対する抗体が免疫複合体をつくり, これが補体を活性化して発熱, 発疹, 関節炎などの症状を呈する.

自己免疫疾患では全身性エリテマトーデス (SLE) における腎症 (ループス腎炎) がⅢ型アレルギーによるものである. この場合はDNAと抗DNA抗体の結合した免疫複合体が血中を流れ, 腎糸球体基底膜に沈着, そこで補体を活性化することにより腎炎を惹起する.

d Ⅳ型アレルギー

Ⅳ型アレルギーは遅延型アレルギー (delayed type allergy) ともいわれ, 反応が現れるまで数日を要することが多い.

Tリンパ球が抗原に感作され, その後, 抗原と反応するとTリンパ球からサイトカインが分泌され, それがマクロファージを刺激し, あるいは細胞傷害性リンパ球を刺激して組織傷害をきたすものである.

ツベルクリン反応も, 結核菌成分を皮内に注射することによって, 2日後にその部位に発赤, 腫脹などの炎症反応を引き起こす遅延型アレルギー反応である.

移植免疫や腫瘍免疫もⅣ型アレルギーである.

e Ⅴ型アレルギー

Ⅴ型アレルギー〔抗受容体抗体型アレルギー (antireceptor antibody type allergy)〕はホルモン受容体に対する抗体によって引き起こされるものであり, 代表的なものはバセドウ (Basedow) 病である.

この疾患では, 甲状腺細胞表面にある TSH (甲状腺刺激ホルモン) の受容体に対する抗体が産生され, この抗TSH受容体抗体は, TSH受容体と結合するとそれを刺激して甲状腺ホルモンの産生を促進させる. この甲状腺機能亢進症がバセドウ病である. TSH受容体に結合しても受容体を刺激しない阻止型抗体の場合は, 逆に甲状腺機能低下症をきたす.

B アレルギー疾患

通常, アレルギー疾患と呼ばれるのはⅠ型アレルギーによるものであり, アトピー性疾患とも呼ばれる. たとえば, ハウスダストに対する過剰反応が気管支喘息を引き起こし, スギ花粉に対するアレルギーが花粉症をきたす. 食物アレルギー, 蕁麻疹, 薬物によるアナフィラキシーショックも含まれる.

1 気管支喘息

a 病態

　気管支喘息（bronchial asthma）は，原因となる物質（アレルゲン）の侵入により，それに対する即時型喘息反応（immediate asthmatic response；IAR）がおき，IgE抗体が作用し，肥満細胞からロイコトリエン，プロスタグランジン，トロンボキサン，ヒスタミンなどの化学伝達物質が放出され，気管支収縮を引き起こす．症状は喘鳴，呼吸困難などで，肺機能では1秒率（%FEV$_1$）が低下し，閉塞性障害をきたす．

　また，症例によっては，アレルゲン吸入4時間後より再度症状の発現をきたすものがあり，これを遅発型喘息反応（late asthmatic response；LAR）といい，8時間後くらいをピークに1〜2日持続する．LARをきたす患者はIARを生じる患者の半数にも達し，IARとLAR両方をもつ喘息を二相性喘息反応（dual asthmatic response；DAR）と呼ぶ．

　LARは気道の急性炎症と解釈されており，炎症誘発物質はIARで発現するロイコトリエン，プロスタグランジンなどである．これらの物質は好酸球遊走因子や好中球遊走因子などを誘導し，好酸球や好中球が集められ，その細胞の周辺に炎症を引き起こす物質が多くなり，炎症反応がおこると考えられている．加えてヘルパーT細胞がアレルゲンに刺激され，IgE抗体産生を促進するインターロイキン-4（IL-4），好酸球を活性化するIL-5などを分泌して炎症細胞を局所集中させている．

　アレルゲンやIgE抗体が存在するアトピー型と，アレルゲンやIgE抗体が確認できない非アトピー型がある．アトピー型は小児期に発症することが多く，遺伝素因が関与することがある．非アトピー型では発症年齢は通常40歳以上でⅠ型アレルギーに加え，Ⅲ型アレルギーの関与も考え

られ，家族歴は通常認められない．また，特殊な喘息として，運動誘発性喘息，職業性喘息，アスピリン喘息などがある．

b アレルゲンの検査と診断

①スクラッチテスト，プリックテスト

　原因と考えられるアレルゲンの皮膚反応で特定する検査（➡305頁）．

②血清IgE抗体

　血液中の非特異的IgEを測定するRIST（radio immuno sorbent test：放射免疫吸着剤試験）と特異的IgEを測定するRAST（radio allergo sorbent test：放射アレルゲン吸着剤試験）がある．

③吸入誘発テスト

　抗原として考えられる物質を直接吸入することで発作の出現を確認する．

c 治療

　段階的薬物療法を行う．呼吸器疾患の章（➡130頁）を参照．

2 花粉症

a 病態

　スギ，ヒノキ，カモガヤ，ブタクサ，マツなどの花粉は空中を漂ってアレルゲンとなり，季節性のアレルギー性鼻炎やアレルギー性結膜炎を引き起こす．これが花粉症（pollinosis）である．スギやヒノキならば春先，マツ科の植物なら春先から秋まで，ブタクサは初秋である．温度が高く風が強い日に花粉は多く飛散し，目，鼻，喉などの粘膜を刺激する．わが国で最も多いのは，スギ花粉症である．

　発生メカニズムは典型的なⅠ型即時反応で，化学伝達物質による免疫反応である．

　症状は，くしゃみ，水様性鼻汁・鼻閉塞などの鼻炎症状と，流涙・眼球結膜発赤・かゆみ・眼瞼浮腫などの結膜炎症状である．

B　アレルギー疾患　● 303

▶表 12-3　花粉症を生じる植物

スギ科	スギ
ヒノキ科	ヒノキ
カバノキ科	ハンノキ，シラカンバ
ブナ科	コナラ，クヌギ，シイ，クリ
イチョウ科	イチョウ
ニレ科	ケヤキ
マツ科	アカマツ，クロマツ
イネ科	カモガヤ，オオアワガエリ，ハルガヤ，ホソムギ，スズメノカタビラ，スズメノテッポウ，イネ
キク科	ブタクサ，オオブタクサ，セイタカアキノキリンソウ，ヨモギ，エゾヨモギ
アサ科	カナムグラ

▶表 12-4　アナフィラキシーでみられる症状・徴候

全身症状	熱感，不安感，無力感，冷汗
循環器系症状	動悸，胸内苦悶，血管拡張，血圧低下，脈拍微弱・頻脈，チアノーゼ，透過性亢進による循環血液量減少性ショック，不整脈，心筋虚血，心筋梗塞
呼吸器系症状	くしゃみ・咳発作，鼻閉感，喉頭狭窄感，喉頭・喉頭蓋および周囲組織の浮腫による上気道閉塞，喘鳴，気管支攣縮，胸部絞扼感，呼吸困難，チアノーゼ
皮膚・粘膜症状	1) 皮膚瘙痒感，蕁麻疹，血管浮腫，皮膚蒼白，皮膚の一過性紅潮 2) 眼瞼・鼻・口腔粘膜の血管拡張・浮腫 3) 口唇・舌の腫脹
消化器系症状	悪心・嘔吐，腹痛，便意，尿意，下痢，口腔内異物感，異味感，便・尿失禁
神経系症状	口唇部のしびれ感，手足のしびれ感，耳鳴り，めまい，痙攣，意識障害

　花粉症を生じるものには▶表 12-3 のようなものがある.

b 治療

　アレルゲンとなる花粉の飛散する時期には，花粉に接触しないようマスクやメガネなどで予防することが望ましい.

①薬物療法

　抗ヒスタミン薬，局所への副腎皮質ホルモン薬の噴霧，抗アレルギー薬の内服・点眼・点鼻.

②アレルゲン免疫療法

　アレルゲンに少しずつ接触させ，IgG 抗体（遮断抗体）をつくらせる治療法.

3 アレルギー性鼻炎

　アレルギー性鼻炎（allergic rhinitis）は，ハウスダスト，真菌，動物の毛・糞，食品などをアレルゲンとして生じる鼻炎の総称である.

4 アナフィラキシーショック

a 病態

　Ⅰ型アレルギー反応の急性全身性反応で，重篤なものをアナフィラキシーといい，同時に多臓器（心血管，呼吸器，皮膚，消化器系）の症状が出現する. アナフィラキシーショック（anaphylactic shock）は低血圧によるショック状態が出現し，死に至ることのある最重症型である.

　原因としてハチなどの昆虫毒，ソバなどの食物アレルギーがある.

b 症状

　症状は，▶表 12-4 のようなものがあり，アレルゲンに触れてから数分〜数十分で症状が出現する. アナフィラキシーショックは急激で，1〜2 時間以内，特に数分以内におこることが多い.

c 治療

　治療は，症状発現から 5 分以内が重要である. ハチや食物アレルギーによるアナフィラキシーショックが危惧される場合，特に屋外などではエピペン®（アドレナリン）を常備することが推奨されている（▶図 12-3，▶表 12-5）. 林業や養蜂業に従事する人や，給食が実施されている学校などには常備している場合が多い.

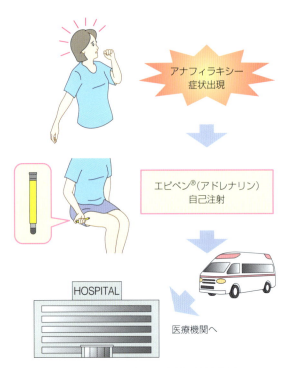

▶図 12-3　アナフィラキシー症状の緊急対応

▶表 12-5　病院でのアナフィラキシーショックの治療

①即座にエピペン®（アドレナリン）0.2〜0.5 mg を皮下注し，必要なら 15〜30 分ごとに繰り返す
②輸液を開始し，循環体液量を補充する
③酸素投与を行う
④喉頭閉塞症状の有無をチェックし，必要なら気管挿管，気管切開も考慮する
⑤気管狭窄（喘鳴）が存在する場合には，喘息に準じた治療（アミノフィリンの点滴静注，副腎皮質ホルモン薬の点滴静注）を開始する

5 アトピー性皮膚炎

a 概要

アトピー性皮膚炎（atopic dermatitis）は一定の遺伝性素因をもち，増悪・寛解を繰り返す瘙痒のある湿疹を主症状とする疾患である．

アトピー性皮膚炎の 7〜8 割は IgE が高く，即時型アレルギー反応を示す．また皮膚の角質層を守るセラミドという脂質の減少を伴い，皮膚のバリア機能が低下している側面もある．この両者の原因によって皮膚炎が生じるといわれている．

患者の多くは，気管支喘息やアレルギー性鼻炎などのアトピー素因を有することが多い．

診断は，繰り返す慢性の湿疹病変と皮膚の乾燥症状に加えて，家族歴などを考慮して行う．

治療は，まずアレルゲン〔食物，環境因子（ダニなど），真菌（かび）〕などを除去し，スキンケアを行う．薬物療法としては，副腎皮質ホルモン薬，かゆみ止め，保湿剤，タクロリムス軟膏などを用いる．

b 皮膚症状

①乳児期

口のまわり，頬，頭にジクジクした湿疹を生じることが多い．卵，牛乳，大豆などに対するアレルギーも時に関係しているが，食事制限のみでは治らない．

②小児期

肘や膝の内側などに，さまざまな外的刺激が加わって湿疹ができる．乾燥症状も明確になってくる．

③思春期以降

顔や首に難治性の湿疹が生じ，体幹・四肢にも皮膚が厚くなったような湿疹が慢性に生じる．

6 食物アレルギー

a 概要

食物アレルギー（food allergy）とは，特定の食品を飲食することで，アレルギーが発生する免疫反応をいう．時にアナフィラキシーショックを発生することもある．アレルゲンを含む食品に関する表示について，わが国では食品衛生法施行規則で表示の義務や推奨が規定されている（▶表 12-6）．

乳幼児期から幼児期の原因食品は卵と牛乳が半

▶表 12-6　特定原材料とは（2024 年 5 月 30 日現在）

必ず表示しなければならないもの（義務表示）8 品目	エビ，カニ，卵，乳，小麦，ソバ，落花生（ピーナッツ），クルミ
可能なかぎり表示するもの（奨励表示）20 品目	アーモンド，アワビ，イカ，イクラ，オレンジ，カシューナッツ，キウイフルーツ，牛肉，ゴマ，サケ，サバ，大豆，鶏肉，バナナ，豚肉，マカダミアナッツ，モモ，ヤマイモ，リンゴ，ゼラチン

▶表 12-7　膠原病に属する疾患と膠原病類縁疾患

膠原病に属する疾患（古典的膠原病）

1. リウマチ熱（RF）
2. 関節リウマチ（RA）
3. 皮膚筋炎（DM），多発性筋炎（PM）
4. 全身性エリテマトーデス（SLE）
5. 全身性硬化症（強皮症）（SSc）
6. 結節性多発動脈炎（PAN），顕微鏡的多発血管炎（MPA）

膠原病類縁疾患

1. シェーグレン症候群
2. ベーチェット病など

数以上である．青年期では甲殻類が増え，牛乳が減る．成人期以降では，甲殻類，小麦，果物，魚介類などである．

b 診断

プリックテスト，スクラッチテスト，パッチテスト，RAST などで特定する．

①プリックテスト

皮膚にアレルゲンを滴下し，その皮膚表面を針で刺し，アレルゲンを皮膚内に吸収させて反応をみる方法．

②スクラッチテスト

皮膚を針で引っ掻き，アレルゲンを皮膚に滴下し，反応をみる方法．

③パッチテスト

アレルゲンを小片に浸み込ませ，皮膚に貼付し 24〜48 時間後に除去して，反応をみる方法．

④RAST（radio allergo sorbent test）

血液中の特異的 IgE 抗体を調べることによりアレルゲンの同定を行う．

c 治療

原因となる食物を除去する治療法が原則である．アナフィラキシーショックのときには，エピペン®（アドレナリン）などで血圧を即時に上げる．

7 職業アレルギー

職業アレルギーとは，職場環境中に存在する物

NOTE

②自己免疫現象

生体は，自分自身に対する抗体は産生しない仕組みになっているが，膠原病患者では，自分の組織に対する免疫反応を引き起こす．すなわち，自分の身体の成分に対して抗体をつくり，細胞性免疫が成立する．このことを自己免疫現象という．

質が抗原となったアレルギーである．ソバ屋（ソバ粉），シイタケ栽培（シイタケ），ウルシ職人（ウルシ），味噌・醤油製造（コウジカビ）など．

C 膠原病

1 概要

膠原病（collagen disease）は，人体の結合組織中の膠原線維に特殊な変性の認められる一群の病気の総称である．リウマチ熱，関節リウマチ，全身性エリテマトーデス，全身性硬化症，皮膚筋炎，多発性筋炎，多発性動脈炎などの古典的膠原病と，膠原病類縁疾患がある（▶表 12-7）．

自己の体成分に対する免疫，すなわち自己免疫現象（➡NOTE-2）が病因に関与していると考えられる．関連する自己抗体を ▶表 12-8 に示す．

また，膠原病は一般的に ▶表 12-9 のような特

▶表 12-8　膠原病にみられる自己抗体と陽性疾患

抗核抗体

抗 DNA 抗体	：全身性エリテマトーデス（SLE），混合性結合組織病（MCTD）
抗 RNP 抗体	：MCTD，SLE の一部，全身性硬化症（強皮症，SSc）の一部
抗 Sm 抗体	：SLE
抗 SSA（Ro）抗体	：シェーグレン症候群
抗 SSB（La）抗体	：シェーグレン症候群
抗 Scl-70 抗体	：SSc
抗 Jo-1 抗体	：多発性筋炎（PM），皮膚筋炎（DM）
抗セントロメア抗体	：強皮症（限局性）

リウマチ因子（RF）

関節リウマチ（RA），他の膠原病の一部，健常高齢者の一部，慢性感染症の一部，肝硬変症の一部

抗好中球細胞質抗体（ANCA）

| c-ANCA（PR3-ANCA） | ：多発血管炎性肉芽腫症 |
| p-ANCA（MPO-ANCA） | ：顕微鏡的多発血管炎 |

PR3：proteinase 3，MPO：myeloperoxidase

▶表 12-9　膠原病の一般的特徴

1. 自己免疫現象が原因となっておこる，全身性・炎症性疾患である。
2. 増悪・寛解を繰り返しながら 10 年，20 年と長期にわたる永続性疾患である
3. 全身性エリテマトーデス（SLE）においては，血中に細胞核に対する抗体が認められる。
4. 関節リウマチ（RA）では，免疫グロブリンに対する抗体が存在する。
5. 治療には多くの疾患で副腎皮質ホルモン薬が有効である。

▶表 12-10　膠原病に比較的共通する臨床症状

発熱	長期間にわたって持続する
関節炎	関節痛，関節腫脹，非変形性および変形性
筋肉症状	筋痛，筋力低下
皮疹	特徴的な皮疹，皮膚硬化，関節伸側の発疹，点状出血斑
内臓所見	腎障害，中枢神経障害，心血管病変

徴がある。これら膠原病に比較的共通する症状として，持続する発熱，関節痛，筋肉症状，特異な皮膚症状，内臓所見などがある（▶表 12-10）。

2 主な膠原病

a 関節リウマチ

（1）概要

関節リウマチ（rheumatoid arthritis；RA）は両側性の小および大関節の多発性関節炎をきたすことが多く，リウマチ因子や抗 CCP 抗体が陽性となることが多い。頻度は全人口の 0.3〜0.5% で，女性が男性に比して 4〜7 倍多く，40〜60 歳台に好発する。

初期には起床後，手を握ることが困難な「朝のこわばり（morning stiffness）」が出現する。

その後，関節痛が生じるようになる。関節痛は手指の関節〔特に近位指節間（PIP）関節〕，足指の関節，手首，肘，膝などに生じるようになってくる。同時に，全身倦怠感や易疲労感をもつ。

関節炎が進行すると，関節内に滑膜細胞の肉芽の増殖（パンヌス），軟骨や骨の破壊が生じ変形に至る。

典型的な変形としてスワンネック変形〔PIP 関節過伸展，遠位指節間（DIP）関節屈曲〕やボタン穴変形（PIP の屈曲と DIP の過伸展），尺側偏位，手の母指の Z 状変形，外反母趾，内反小趾，つち指変形などが生じる（▶図 12-4）。

骨と骨が直接つながった強直という状態になると関節は動かなくなる。逆に関節が破壊された結果，関節の構造物がなくなりグニャグニャになるムチランス変形も生じることがある。

また，頸椎も侵されやすく，第 1 番目と第 2 番目の頸椎の亜脱臼〔環軸椎関節亜脱臼（atlanto-axial dislocation）〕が生じることも多い。この変化は頸椎後屈ではほぼ正常であるが，頸椎前屈で脊髄の圧迫がみられるのが特徴で，頸部屈曲を避ける理由となっている。

（2）診断

関節リウマチは，発症したら可能なかぎり早期診断・早期治療したほうが，その後の経過がよい

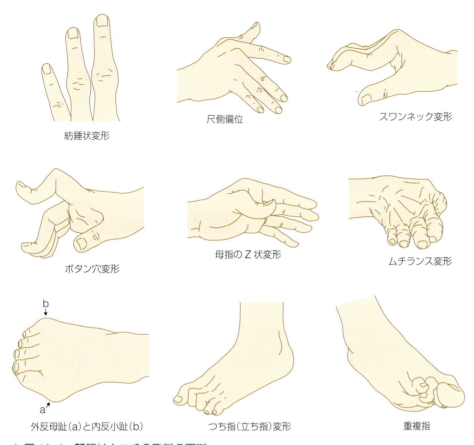

▶図 12-4 関節リウマチの手足の変形

ことがわかっている.

　1987 年より米国リウマチ学会の診断基準が用いられたが，6 週間以内の確定診断が困難で，半年～1 年でも診断困難例が多かった．2001 年には日本リウマチ学会の基準が，さらに生物学的製剤の導入や早期治療開始の観点から，2010 年には米国リウマチ学会/ヨーロッパリウマチ学会（ACR/EULAR）の関節リウマチ分類基準が使われるようになっている．

　ACR/EULAR 関節リウマチ分類基準 2010（▶図 12-5）は，関節リウマチに特有の骨びらんを単独で扱い，抗 CCP 抗体（ACPA）や CRP，関節腫脹・疼痛を点数化したなどの特徴をもつ．

　新しい診断法では，発症早期には 6 割の陽性率で健常者や関節リウマチ以外の疾患でも陽性に出ることのある従来のリウマチ因子（RF）とともに，関節リウマチ特有の血液検査異常として，抗 CCP 抗体が使用されている．抗 CCP 抗体は RF に比べて，発症早期から関節リウマチの陽性率が高く，他の疾患での陽性率が低い．しかし，抗 CCP 抗体でも 100% ではなく，関節リウマチを確定診断する血液検査はない．

　また炎症反応の指標として，鋭敏な CRP と，容易に測定可能な ESR（赤沈）の 2 つを用いて診断の感度を上げている．

　医師の触診で，熱感，腫脹，疼痛，発赤などの炎症所見を呈している関節は診断が容易である．最近は関節の内部の炎症に対しては，関節 MRI や関節超音波検査により早期に確実な診断ができるようになってきている．

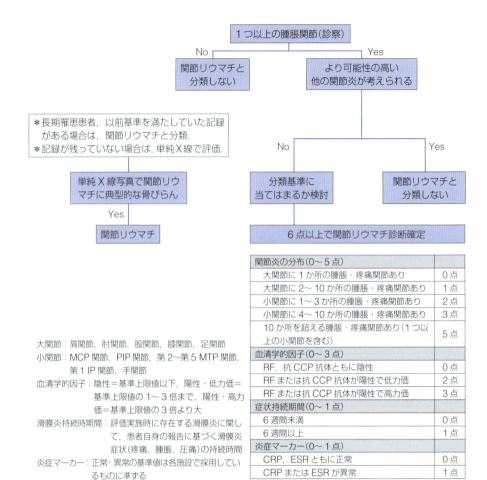

▶ 図12-5　ACR/EULAR 関節リウマチ分類基準（2010年）
〔2010 Rheumatoid arthritis classification criteria：Arthritis & Rheumatism 62（9），2010〕

　また，これらの診断基準を用いて確定できない場合でも，12週間以上続く多発性関節炎は，高齢や他の合併症がない限り，リウマチ治療を開始する．

　確定診断後，早期に治療を行ったものほど，関節破壊が少ないこともわかってきている．現代の医学では破壊された関節を薬物で修復することは困難なので，治療開始の時期を逸しないように診断・治療を進める必要がある．

(3) 関節外病変

　関節リウマチは，関節病変以外にさまざまな関節外病変を併発することがあり，それらの出現にも注意を要する（▶表12-11）．

▶ 表12-11　関節外病変

1. リウマチ結節：肘，後頭部，アキレス腱に好発する．
2. 血管炎（悪性関節リウマチ）：関節病変の強い症例やリウマチ因子高力価陽性例にみられる．悪性関節リウマチの診断基準にあげられている各症状を認める．
3. 胸膜・肺病変：胸膜炎，間質性肺炎を認める．
4. 眼病変：上強膜炎や重篤な強膜炎を認める．
5. 血液学的異常：フェルティ症候群は脾腫，白血球減少を呈し，時に貧血，血小板減少を伴う．
6. 皮膚所見：リウマチ斑

(4) 治療

　関節リウマチの治療の転換は，後述する生物学的製剤の登場だけで生じたのではない．関節機能（運動機能）維持という目標のために，①早期診

断・早期治療，②早期から，より強力な治療（発症早期に治療する場合でも，可能なかぎり強い治療をしたほうが，その後の経過がよい）を行うことで，重症化する患者が減少してきている.

治療には，患者自身でできる基礎療法（疾患の理解，日常生活上の注意など），薬物療法，リハビリテーション，手術療法の4本柱の治療があり，内科的管理と外科的管理を統合して行われる.

①基礎療法

患者自身が関節リウマチという疾患の知識を得るとともに，関節保護の方法，運動の方法など日常生活上の基本的な注意を守るという，患者自身が行うものである.

②薬物療法

現在，関節リウマチには，非ステロイド性抗炎症薬（nonsteroidal anti-inflammatory drugs；NSAIDs，関節リウマチ本来の治療薬ではない：消炎鎮痛薬），副腎皮質ホルモン薬，抗リウマチ薬・疾患修飾性抗リウマチ薬〔disease-modifying antirheumatic drugs；DMARDs，生物学的製剤を含む（➡NOTE-3）. 関節リウマチの病勢を変化させる可能性のある薬物〕が使用されている. これらの薬剤を組み合わせて治療が行われることが多い.

③リハビリテーション

関節の破壊進行を最小限にとどめ，日常生活を行いやすくするために，理学療法，作業療法，物理療法，装具療法（スプリント，自助具を含む）などが行われる.

④手術療法

関節に対して，滑膜切除術，人工関節置換術などが行われる. 人工関節置換は肘関節，股関節，膝関節が多い.

ｄ 関節リウマチの亜型

関節リウマチのなかには，特異な症状や検査所見を伴い特有の病態を形成しているものがある. これらは関節リウマチの亜型として分類され，主

NOTE

③ 生物学的製剤

生物学的製剤は最先端のバイオテクノロジー技術で開発された医薬品で，関節リウマチには2003年からわが国でも使用されている. 従来の抗リウマチ薬（DMARDs）に比較し高価ではあるが，格段に有効性が期待できる薬物で，関節破壊抑制効果にも優れている. 他のDMARDsで十分に治療ができない場合，早急に生物学的製剤を導入して関節破壊を防ぐ治療指針が国際的にも広まっている.

現在，腫瘍壊死因子（tumor necrosis factor；TNF）やインターロイキン（IL）-6という炎症を誘発する因子を抑える薬物，T細胞選択的共刺激調節薬，細胞内にサイトカインの信号を伝えるヤヌスキナーゼ（Janus kinase：JAK）を選択的に阻害する薬剤が使われている.

1. インフリキシマブ（抗TNF-α薬）
2. エタネルセプト（抗TNF-α薬）
3. トシリズマブ（ヒト化抗IL-6レセプター抗体薬）
4. アダリムマブ（抗TNF-α薬）
5. アバタセプト（T細胞選択的共刺激調節薬）
6. ゴリムマブ（抗TNF-α薬）
7. セルトリズマブ ペゴル（抗TNF-α薬）
8. オゾラリズマブ（抗TNF-α薬）
9. デノスマブ（抗RANKL薬）など

なものに，悪性関節リウマチ（MRA），若年性特発性関節炎（JIA），成人発症スチル（Still）病，フェルティ（Felty）症候群，カプラン（Caplan）症候群などがあげられる.

（1）悪性関節リウマチ

悪性関節リウマチ（malignant rheumatoid arthritis；MRA）は血管炎を伴う関節リウマチで，多彩な関節外症状と検査異常を呈する. 関節リウマチ患者の0.5〜1.0%に生じ，やや男性に多く，40〜60歳と年齢も幅広い. 関節リウマチの活動性は高く，関節症状は強く，高熱，全身衰弱，体重減少などを生じる. 加えて，血管炎による関節外症状として，皮膚潰瘍や指趾壊疽，さらに多発性神経炎，上強膜炎，胸膜炎，心膜炎，心筋炎，間質性肺炎などの症状を合併する.

赤沈，CRP，リウマチ因子，血清免疫グロブリンは高値で，貧血も高度，抗核抗体の陽性率も高い. 関節X線での骨破壊所見は強く，胸部X線

で胸膜癒着や胸水貯留，間質性肺炎，心拡大など
もみられる．

(2) 若年性特発性関節炎

若年性特発性関節炎（juvenile idiopathic ar-
thritis；JIA）は16歳以下で発症する原因不明の
慢性の関節炎と定義されており，4歳と8歳に
ピークがあり，男女比は2：3である．発疹，心
膜炎，肝脾腫，リンパ節腫脹，ぶどう膜炎など多
彩な関節外症状を伴うことが特徴で，(1) 全身型，
(2) 少関節型，(3) 多関節型（RF陰性），(4) 多
関節型（RF陽性），(5) 乾癬性関節炎，(6) 付着
部炎関連関節炎，(7) その他（分類不能関節炎）
の7型に分けられる（▶表12-12）．どの型も最
終的に関節面が破壊され拘縮が起きる可能性があ
る．

(3) 成人発症スチル病

若年性特発性関節炎の全身型（スチル病）が
16歳以降に発症したものである．発症は20歳前
後がピークで女性に多い．高い弛張熱が必発で，
発熱時のサーモンピンク疹といわれる皮疹が出没
するのがスチル病の有力な証拠となる．発熱時の
咽頭痛，リンパ節腫大，肝脾腫，肝機能異常，間
質性肺炎，胸膜炎，心外膜炎がみられる．副腎皮
質ホルモン薬，生物学的製剤で治療される．

(4) フェルティ症候群

フェルティ症候群（Felty syndrome）は脾腫
と白血球減少症を伴う関節リウマチであり，10
年以上長期の関節リウマチ患者で50歳代以降に
発症することが多い．超音波検査およびシンチグ
ラフィで脾腫を認める．末梢血液検査上，白血球
減少症（4,000/μL以下）を認める．特徴的な所
見は，顆粒球特異的抗核抗体（GS-ANF）の出
現（出現頻度85～90%）である．

(5) カプラン症候群

カプラン症候群（Caplan syndrome）は塵肺症
と肺リウマチ結節を伴う関節リウマチである．

(6) 回帰性リウマチ

回帰性リウマチ（palindromic rheumatism）
は発作性炎症を繰り返すが，間欠期には正常の状

▶表12-12 若年性特発性関節炎 ILAR（国際リウ
マチ学会）分類（2001）

分類	定義
全身型	1関節以上の関節炎と2週間以上続く発熱を伴い，以下の徴候を1つ以上伴う ①暫時の紅斑，②全身のリンパ節腫脹，③肝腫大または脾腫大，④漿膜炎
少関節型	発症6か月以内の炎症関節が1～4か所に限局する関節炎．以下の2つの型を区別する ①持続型：全経過を通じて4関節以下の関節炎 ②進展型：発症6か月以降に5関節以上に関節炎がみられる
多関節型 （RF陰性）	発症6か月以内に5か所以上に関節炎が及ぶ型で，リウマトイド因子が陰性
多関節型 （RF陽性）	発症6か月以内に5か所以上に関節炎が及ぶ型で，リウマトイド因子が3か月以上の間隔で測定して2回以上陽性
乾癬性関節炎	以下のいずれか ①乾癬を伴った関節炎 ②次の2項目以上を伴う例 　（1）指趾炎，（2）爪の変形（点状凹窩，爪甲剥離など），（3）親や同胞に乾癬患者
付着部炎関連関節炎	以下のいずれか ①関節炎と付着部炎 ②関節炎あるいは付着部炎を認め，以下の2項目以上を伴う 　（1）現在または過去の仙腸関節の圧痛に炎症性の腰仙関節痛，（2）HLA-B27陽性，（3）親や同胞に強直性関節炎，付着部炎関連関節炎，炎症性腸疾患に伴う仙腸関節炎，Reiter症候群または急性前部ぶどう膜炎のいずれかの存在，（4）しばしば眼痛，発赤，羞明を伴う前部ぶどう膜炎，（5）6歳以上で関節炎を発症した男児
その他 （分類不能関節炎）	6週間以上持続する小児期の原因不明の関節炎で，上記分類基準を満たさないか，複数の基準を重複するもの

態に戻るのが特徴．発作の持続は数時間～数日間
で，罹患部位は1～2関節，X線上の骨破壊がな
い．30～60歳に好発し男女差はない．

(7) 強直性脊椎炎

強直性脊椎炎（ankylosing spondylitis；AS）
は頸部～背部～腰殿部にかけての疼痛や運動制
限，手足の関節の痛みやこわばりで始まり，これ
らが次第に動かなくなる慢性疾患．10～20歳代
で発症し，男性が3～5倍多い．腱付着部炎が生
じ，進行すると脊椎や関節の骨性強直がみられる

C 膠原病 ● 311

のが特徴である．原因は不明であるが，患者には
ヒト白血球抗原の1つである HLA-B27 をもつ人
が多い（90% 以上）．

(8) ライター症候群

ライター症候群（Reiter syndrome）は，①脊
椎関節症，②無菌性尿道炎，③結膜炎の3主徴を
特徴とする．

①脊椎関節症

微生物感染後，4～6週間後，膝・足関節など
に発症する．腱付着部炎（足底腱膜起始部，アキ
レス腱付着部）は約70% に発現し，強い疼痛が
生じる．

②非淋菌性尿道炎，子宮頸管炎

軽度の排尿困難・排尿時痛と粘性膿性分泌物を
伴う．

③結膜炎

結膜の発赤・充血，羞明がみられる．

c リウマチ熱

(1) 概要

リウマチ熱（rheumatic fever；RF）は，A 群
β 溶血性連鎖球菌による咽頭炎に引き続いて，
1～3週間におこる遅発性の非化膿性疾患である．
大関節の移動性関節炎，心炎および弁膜炎，中枢
神経系の障害（舞踏病：四肢，体幹，顔筋におこ
る不随意運動），また体幹・四肢近位の皮膚に移
動性の輪状紅斑を特徴とする．5～15歳が好発年
齢である．

リウマチ熱で傷害される組織には A 群 β 溶血
性連鎖球菌が直接作用しているわけではない．細
菌を構成する蛋白の抗原と標的臓器との交叉反応
による異常な免疫応答で発症する．

(2) 診断

診断はジョーンズ（Jones）診断基準（2015 年
改訂）をもとになされる（▶ 表 12-13）．

(3) 検査

- 炎症反応（赤沈亢進，CRP 陽性，白血球数増
加）など．
- ASO（抗ストレプトリジン O 抗体）値が上昇

▶ 表 12-13　リウマチ熱初発発作の診断のためのガイドライン（ジョーンズ診断基準，2015 年改訂）

Ⅰ. 主症状
①心炎，②多関節炎，③舞踏病，④輪状紅斑，⑤皮下結節

Ⅱ. 副症状
①多関節痛，②発熱≧38.5℃，③赤沈≧60 mm/時および/または CRP≧3 mg/dL，④PR 間隔の延長（大症状の心炎がある場合は不要）

Ⅲ. A 群 β 溶血連鎖球菌感染の既往の証明
ASO または他の抗溶連菌抗体価上昇，あるいは A 群溶連菌の咽頭培養陽性，または最近の猩紅熱の罹患
Ⅲの溶連菌の感染の証明があれば，2つ以上の主症状，1つの主症状＋2つ以上の副症状，副症状3つ以上のいずれかであればリウマチ熱の可能性が高い．

し，溶連菌感染を示す．

- 心電図：PR 時間の延長がみられる．
- 胸部 X 線検査：心陰影の拡大がみられる．
- 心エコー：心膜腔への滲出液の貯留のために，
心膜の臓側葉と壁側葉との間にエコーフリース
ペースがみられる．

(4) 治療

以下の治療を症状に応じて組み合わせて行う．

- 安静と栄養補給．
- ペニシリン投与．
- 副腎皮質ホルモン薬，もしくはサリチル酸製剤
（低用量アスピリン）投与．
- ジギタリス製剤投与，塩分制限（心不全発生
時）．
- 再発防止のためには長期のペニシリン投与が必
要．

d 皮膚筋炎，多発性筋炎

(1) 概要

横紋筋（骨格筋）に炎症をおこす原因不明の慢
性炎症性疾患を特発性炎症性ミオパチーという．
皮膚筋炎（dermatomyositis；DM），多発性筋炎
（polymyositis；PM）はその代表的疾患である．

主要症状は筋力低下と筋痛である．年間発病率

表 12-14 特発性炎症性ミオパチーの病型分類（Olsen と Wartmann）

病型	名称	臨床・病理学的所見	関連自己抗体
Ⅰ型	多発性筋炎	筋線維の壊死，CD8 陽性 T 細胞・マクロファージの浸潤	抗 Jo-1 抗体など
Ⅱ型	皮膚筋炎	ヘリオトロープ疹などの典型的な皮膚症状を伴う．筋線維束周囲の萎縮，CD4 陽性 T 細胞・B 細胞の浸潤	抗 Mi-2 抗体など
Ⅲ型	筋症状のない皮膚筋炎	典型的な皮膚症状のみで筋症状を伴わない．急性間質性肺炎を合併	抗 CADM-140 抗体
Ⅳ型	小児の皮膚筋炎	血管炎・皮下石灰化を合併	抗 Mi-2 抗体など
Ⅴ型	悪性腫瘍に合併する筋炎	治療反応性不良	抗 TIF1γ 抗体
Ⅵ型	他の膠原病に合併する筋炎	全身性エリテマトーデス（SLE），強皮症に合併	抗 U1/U2RNP 抗体，他の膠原病の自己抗体
Ⅶ型	封入体筋炎	進行性，治療抵抗性で高齢者に好発．筋細胞内の空胞，線維状封入体が存在	自己抗体陰性

は約 2〜5 人/100 万人と推定される．男女比はやや女性に多く，好発年齢は学童期と成人期（30〜60 歳）の二峰性に分布する．

特徴的な皮膚病変を伴うものを皮膚筋炎，皮膚症状がない場合を多発性筋炎という．両者は同じ疾患カテゴリーと考えられていたが，筋組織所見，合併症や予後が異なることから区別されている．

皮膚筋炎や多発性筋炎を含む特発性炎症性ミオパチーは Olsen と Wartmann により ▶表 12-14 のように分類されている．

（2）症状

皮膚と筋に典型的な症状がみられる．

皮膚症状 皮膚筋炎でヘリオトロープ疹（heliotrope rash：上眼瞼にみられる紅斑）とゴットロン徴候（Gottron papule：手指関節背側面の角質増殖や皮膚萎縮を伴う紫紅色紅斑）がみられる．

筋症状
- 有痛性筋無力症の形で四肢近位筋に好発．
- 骨格筋を主とするが心筋平滑筋にも及ぶ．
- 歩行困難，上肢挙上困難，頭部挙上困難．
- 寝返り困難，呼吸困難，嚥下困難，握力低下．
- 血清酵素（AST，LDH，CK，ALD）上昇．
- 尿中クレアチニン上昇．

その他の症状
- 関節炎：関節痛はあるが，明確な滑膜炎ではなく他覚所見も乏しい．

- 肺炎：40〜50% に間質性肺炎を認め，嚥下筋の筋力低下により誤嚥性肺炎を生じやすい．
- 悪性腫瘍：わが国では胃癌，欧米では大腸癌が原因であることが多い．悪性腫瘍を治療すると筋炎の症状も軽減する．

（3）診断

診断には，多発性筋炎・皮膚筋炎改訂診断基準（2015 年）（▶表 12-15）が使われる．

（4）検査

- 尿検査：% クレアチン尿〔尿中クレアチン/（尿中クレアチン＋尿中クレアチニン）〕が経過の指標となる．
- 血液検査：CK，AST の上昇がみられる．
- 筋電図：低電位の筋原性変化をみる．
- 筋生検：さまざまな筋線維の壊死と再生がみられる．多発筋炎では炎症は筋肉に限定される．
- 自己抗体：抗 Jo-1 抗体は，多発筋炎でよくみられる．
- MRI：非選択的脂肪抑制画像（short T1 inversion recovery；STIR）にて筋肉の炎症所見がわかる．

（5）治療

副腎皮質ホルモン薬を主に用い免疫抑制薬（シクロホスファミド，シクロスポリン，メトトレキサートやアザチオプリンなど）を組み合わせる．著明な筋力低下にはリハビリテーションも併用する．

C 膠原病 ● 313

▶表 12-15　多発性筋炎・皮膚筋炎改訂診断基準（2015）

診断項目

(1) 皮膚症状
　(a) ヘリオトロープ疹：両側または片側の眼瞼部の紫紅色浮腫性紅斑
　(b) ゴットロン丘疹：手指関節背面の丘疹
　(c) ゴットロン徴候：手指関節背面および四肢関節背面の紅斑
(2) 上肢または下肢の近位筋の筋力低下
(3) 筋肉の自発痛または把握痛
(4) 血清中筋原性酵素（クレアチンキナーゼまたはアルドラーゼ）の上昇
(5) 筋炎を示す筋電図変化（随意収縮時の低振幅電位、安静時の自発電位など）
(6) 骨破壊を伴わない関節炎または関節痛
(7) 全身性炎症所見（発熱、CRP 上昇、または赤沈亢進）
(8) 抗アミノアシル tRNA 合成酵素抗体（抗 Jo-1 抗体を含む）陽性
(9) 筋生検で筋炎の病理所見：筋線維の変性および細胞浸潤

診断基準

皮膚筋炎：(1) の皮膚症状の (a)〜(c) の 1 項目以上を満たし、かつ経過中に (2)〜(9) の項目中 4 項目以上を満たすもの。なお、皮膚症状のみで皮膚病理学的所見が皮膚筋炎に合致するものは無筋症性皮膚筋炎とする
多発性筋炎：(2)〜(9) の項目中 4 項目以上を満たすもの

鑑別診断を要する疾患

感染による筋炎、薬剤誘発性ミオパチー、内分泌異常に基づくミオパチー、筋ジストロフィーその他の先天性筋疾患、湿疹・皮膚炎群を含むその他の皮膚疾患

ⓒ 全身性エリテマトーデス（SLE）

(1) 概要

全身性エリテマトーデス（systemic lupus erythematosus；SLE）は代表的な膠原病であり、若い女性に多い疾患である。高熱、多発関節炎、顔面の蝶形紅斑を呈し、腎、中枢神経系など内臓病変を合併する。全身性紅斑性狼瘡とも呼ばれる。

(2) 症状

- 粘膜皮膚症状：頬から鼻をまたぐ丘疹状の蝶形紅斑、円板状ループス、レイノー（Raynaud）症状、光線過敏症、無痛性の口内炎。
- 全身症状：発熱、易疲労感。
- 関節炎：関節痛はあるが変形骨破壊の少ないのが特徴。
- 筋肉：副腎皮質ホルモン（ステロイド）の副作用（ステロイドミオパチー）による筋力低下がよくみられる。
- 中枢神経症状：CNS ループス（中枢神経ループス：うつ病、痙攣、髄膜炎、精神神経症状、脳血管障害などあらゆる中枢神経症状）が生じうる。
- 肺：漿膜炎（胸膜炎）、ニューモシスチス肺炎、サイトメガロウイルス肺炎。
- 心臓：心外膜炎、リブマン・サックス（Libman-Sacks）心内膜炎、心筋炎。
- 消化管症状：悪心・嘔吐、便秘、下痢、腹痛。
- 肝臓、膵臓：ルポイド肝炎と呼ばれる慢性肝炎。
- 腎炎：ループス腎炎は腎不全の原因になる。
- 血液症状：血小板・赤血球・白血球のいずれの値も低下する汎血球減少が生じる。

(3) 検査

- 血液検査：赤沈（ESR）亢進、CRP 増加、血清補体価低下、抗核抗体陽性、抗 ds-DNA 抗体陽性、抗 Sm 抗体陽性、LE 細胞陽性、ループス抗凝固因子（LA）陽性。
- 尿検査：蛋白尿（ループス腎炎）。

(4) 診断

ACR/EULAR の診断基準によって診断する（▶表 12-16）。

(5) 経過

本症は慢性に経過する。現時点で根治する治療法はない。時に急激な病勢の増悪がおこることもある。

(6) 治療

副腎皮質ホルモン薬が主として用いられる。最初の治療時と、CNS ループス、ループス腎炎や血液学的異常（血小板減少など）の急激な増悪がおこったときには、高用量の副腎皮質ホルモン薬内服、ステロイドパルス療法、シクロホスファミドパルス療法など、強力な治療が行われる。

314 ● 第12章：アレルギー疾患，膠原病と類縁疾患，免疫不全症

▶表12-16　SLE分類基準（ACR/EULAR 2019年）

エントリー基準を満たし総計10点以上でSLEと分類される

●エントリー基準
- 抗核抗体80倍以上
  - 陰性ならSLEと分類しない
  - 陽性なら下の付加基準へ

●付加基準
- SLE以外に説明できる場合は加点しない
- 該当項目は同時でなくてよいが，1回以上認められること
- 臨床項目1つ以上と総計10点以上でSLEと分類される
- 各領域で最も高い点数だけをカウントする

臨床領域	点数
全身症状	
38.3℃以上の発熱	2
血液所見	
白血球減少（4,000/mm³以下）	3
血小板減少（10万/mm³以下）	4
自己免疫性溶血性貧血	4
精神神経症状	
せん妄	2
精神症状	3
痙攣	5
粘膜皮膚症状	
瘢痕のない脱毛	2
口腔内潰瘍	2
亜急性皮膚ループス or 円板状ループス	4
急性皮膚ループス（蝶形紅斑や斑状丘疹状皮疹）	6
漿膜炎	
胸水または心嚢液貯留	5
急性心外膜炎	6
関節炎	
2関節以上の腫脹または液体貯留	6
2関節以上の圧痛＋30分以上の朝のこわばり	6
腎病変	
蛋白尿（0.5g以上/日）	4
腎生検でクラスⅡまたはⅤのループス腎炎	8
腎生検でクラスⅢまたはⅣのループス腎炎	10

免疫領域	点数
抗リン脂質抗体陽性	
抗カルジオリピン抗体 or 抗β_2GP1抗体 or ループスアンチコアグラント	2
補体	
C3かC4どちらか低下	3
C3とC4両方低下	4
SLE自己抗体	
抗dsDNA抗体 or 抗Sm抗体	6

▶表12-17　強皮症の症状

- レイノー症状：冷たいところに出ると，突然手が白〜紫色になり，数分後，逆に真っ赤になる
- ソーセージ様の手指：最初は皮膚が浮腫状に腫れあがり，関節のシワがなくなりソーセージ様の指になる
- 皮膚硬化・皮膚萎縮
- 多発関節痛
- 食道の拡張
- 消化管の拡張
- 肺線維症
- 腎不全・悪性高血圧

f 全身性硬化症，強皮症

（1）概要

　全身の皮膚が硬くなるほか，内臓にも病変を発症する原因不明の慢性疾患である．30〜60歳代に多く，男女比は1：9で女性に多い．本疾患は必ずしも進行性ではないため，近年，進行性全身性硬化症（progressive systemic sclerosis；PSS）より，強皮症（scleroderma）や全身性硬化症（systemic sclerosis；SSc）の用語が一般的に使われるようになっている．

（2）症状

　典型的には▶表12-17のような症状が出現する．
　強皮症の皮膚症状は，①浮腫期，②硬化期，③萎縮期に分けられる．強皮症の初発症状は，初発発熱（38〜39℃），倦怠感，不眠，肩こり，めまい，胃症状，頭痛，関節痛，るいそうなどの不定愁訴などで始まるが，レイノー（Raynaud）症状が半数以上に先行することも特徴である．食道・腸管の拡張（嚥下障害）をきたす．肺線維症，強皮症腎もみられる．

①浮腫期

- 皮膚は浮腫状となるが，指圧痕を残さない．
- 手指背部に始まり，次いで顔面に及ぶ．
- むくむため心臓・腎臓疾患と誤診することがある．
- ソーセージ様の手指を呈する．

②硬化期

- 皮膚が硬くつっぱり，下層と密着して可動性を

C 膠原病 ● 315

▶表 12-18　全身性強皮症の診断基準

大基準	両側性の手指を越える皮膚硬化
小基準	1) 手指に限局する皮膚硬化
	2) 爪郭部毛細血管異常
	3) 手指尖端の陥凹性瘢痕，あるいは指尖潰瘍
	4) 両側下肺野の間質性陰影
	5) 抗 Scl-70（トポイソメラーゼ I）抗体，抗セントロメア抗体，抗 RNA ポリメラーゼ III 抗体のいずれかが陽性
除外基準	以下の疾患を除外：腎性全身性線維症，汎発型限局性強皮症，好酸球性筋膜炎，糖尿病性浮腫性硬化症，硬化性粘液水腫，ポルフィリン症，硬化性萎縮性苔癬，移植片対宿主病，糖尿病性手関節症，Crow-Fukase 症候群，Werner 症候群

大基準，あるいは小基準 1) かつ 2)〜5) の 1 項目以上を満たせば全身性強皮症と診断.
（全身性強皮症　診断基準・重症度分類・診療ガイドライン委員会：全身性強皮症　診断基準・重症度分類・診療ガイドライン. 日皮会誌 126：1831-1896, 2016）

失う．表皮は平滑で，ロウ様の光沢を示す．
• 筋肉も運動性を失い，強皮症顔貌を呈する．
• 労作時呼吸困難，四肢の拘縮，全身の色素異常，舌小帯の短縮，嚥下困難，不整脈などの症状が出現する．
• 指先の皮膚・骨の融解がおこる．

③萎縮期
• 皮膚が萎縮し，紙のようになる．体幹はよろい（鎧）を着たようになり，四肢は強直する．

(3) 診断
　全身性強皮症の診断基準（2016）に従って診断される（▶表 12-18）.

(4) 治療
　自然経過である程度症状が改善することもある．疾患を改善させる明確な根拠のある薬物はなく，D-ペニシラミンやシクロスポリンが投与されることがある．

g 結節性多発動脈炎（PAN），顕微鏡的多発血管炎（MPA）

　結節性動脈周囲炎（periarteritis nodosa；PN）は，病因，臨床症状，病理組織所見，検査成績，予後で異なるため，2005 年から結節性多発動脈炎（polyarteritis nodosa；PAN）と顕微鏡的多発血管炎（microscopic polyangiitis；MPA）の 2 疾患に分けられた．PAN と MPA の発生比率は 1：20 である．

(1) 結節性多発動脈炎（PAN）
　動脈は血管径により，大型，中型，小型，毛細血管に分類される．PAN は，中型血管を主体として，血管壁に炎症を生じる疾患である．また抗好中球細胞質抗体（antineutrophil cytoplasmic antibody；ANCA）も検出されない．わが国では稀な疾患である．男女比は 3：1 で，平均年齢は 55 歳である．
　症状は，全身症状として発熱，体重減少，高血圧が，臓器症状として筋肉・関節症状，皮膚症状（紫斑，潰瘍，結節性紅斑），腎障害（急性腎不全，腎炎），末梢神経炎，中枢神経症状（脳梗塞，脳出血），消化器症状（消化管出血，穿孔，腸梗塞）がみられる．
　治療には，副腎皮質ホルモン薬やシクロホスファミドなどが使われる．

(2) 顕微鏡的多発血管炎（MPA）
　顕微鏡的多発血管炎は，腎臓，肺，皮膚などに分布する小型血管（顕微鏡で観察できる太さの細小動・静脈や毛細血管）の血管壁に炎症をおこし，出血や血栓のために血流障害や壊死が生じる疾患である．55〜74 歳以上の高齢者に多く，男女比は 1：1 である．小型血管の炎症にかかわる抗好中球細胞質抗体（ANCA）が高率に検出される．
　全身症状として発熱，全身倦怠感，体重減少が，臓器症状として腎機能障害（尿検査異常：尿潜血反応陽性，蛋白尿，赤血球円柱など），肺機能症状として肺胞出血，間質性肺炎（喀血，血痰，空咳，息切れ），また，関節痛，筋痛，皮疹（紫斑，皮下出血，皮膚潰瘍など），末梢神経症状（手足のしびれや麻痺）などもみられる．
　治療は，大量ステロイド療法やシクロホスファミドの投与などが使われる．

h 抗リン脂質抗体症候群

抗リン脂質抗体症候群（anti-phospholipid anti-body syndrome；APS）は，抗リン脂質抗体（抗カルジオリピン抗体やループス抗凝固因子）という自己抗体が血液中にあり，2回以上の流産をおこしたり，動・静脈における血栓症（脳梗塞，肺梗塞，四肢の静脈血栓症など）を生じたりする疾患である．約半数が全身性エリテマトーデス（SLE）に合併している．習慣性流産を繰り返す例や，若くて動脈硬化がないのに脳梗塞などの血栓症を生じた例は，この病気である可能性がある．

治療は，まず日常生活での禁煙，高血圧や脂質異常症の改善，経口避妊薬の中止など，血栓症のリスク因子の除去を行う．そのうえで抗血小板療法（アスピリン）や抗凝固療法（ヘパリン）などが行われる．

i 混合性結合組織病

混合性結合組織病（mixed connective tissue disease；MCTD）は臨床的に全身性エリテマトーデス（SLE）様，強皮症様，多発性筋炎様の症状が混在し，かつ血清中に抗U1-RNP抗体が高値で検出される病気である．30〜40歳代の女性に多い（男女比1：13〜16）．

症状は多彩で，レイノー（Raynaud）症状（ほぼ全例），手の腫脹，SLE様症状（発熱，顔面紅斑，リンパ節腫脹，多発関節炎，胸膜炎および心外膜炎），強皮症様症状（皮膚の硬化，肺線維症，食道蠕動運動機能の低下），筋炎様症状（筋力低下や筋肉痛，CK上昇），肺高血圧症，無菌性髄膜炎，三叉神経障害などがみられる．治療は副腎皮質ホルモン薬を主として用いる．

j シェーグレン症候群

シェーグレン症候群（Sjögren syndrome）は外分泌腺の慢性炎症に基づく涙腺や唾液腺の分泌障害を主症状とする自己免疫疾患で，40〜50歳代の女性に多い（男女比1：9）．

▶表12-19　シェーグレン症候群の診断基準（厚生省1999年）

(1) 口唇小唾液腺の生検組織でリンパ球浸潤がある
(2) 唾液分泌量の低下がガムテスト，サクソンテスト，唾液腺造影，シンチグラフィなどで証明される
(3) 涙の分泌低下がシルマーテスト，ローズベンガル試験，蛍光色素試験などで証明される
(4) 抗SS-A抗体か抗SS-B抗体が陽性である

4項目中で2項目以上が陽性であればシェーグレン症候群と診断

▶表12-20　ベーチェット病の症状

主症状
①口腔粘膜の再発性アフタ性潰瘍（98%）
②皮膚症状：下腿伸側や前腕に結節性紅斑様皮疹
③眼症状：ぶどう膜炎，網脈絡膜炎，視力低下，失明
④外陰部潰瘍：男性は陰嚢，陰茎，亀頭に，女性は大小陰唇，腟粘膜に有痛性潰瘍

副症状	
①関節炎	：膝，足首，手首，肘，肩などの大関節の炎症
②精巣上体炎	：精巣部の圧痛と腫脹
③腸管病変	：腹痛，下痢，下血
④血管病変	：血管型ベーチェット病に，深部静脈血栓症，動脈瘤
⑤中枢神経病変	：神経ベーチェット病に，髄膜炎，脳幹脳炎，片麻痺，小脳症状，錐体路症状

症状は，目の乾燥（ドライアイ），口の乾燥，鼻腔の乾燥などの乾燥症状である．

検査では，涙の分泌を濾紙で測定するシルマー（Schirmer）テストなどがあり，診断基準に従って診断される（▶表12-19）．

k ベーチェット病

ベーチェット病（Behçet's disease）は口腔粘膜のアフタ性潰瘍，外陰部潰瘍，皮膚症状，眼症状の4つを主症状とする慢性再発性の全身性炎症性疾患．中枢神経，腸管，血管に病変を併発することがある．30〜40歳代に発症する（男女比ほぼ1：1）．

(1) 症状

4つの主症状と5つの副症状である（▶表12-20）．

▶表 12-21　ベーチェット病の診断基準

完全型	経過中に 4 主症状が出現したもの
不全型	経過中に 3 主症状（あるいは 2 主症状と 2 副症状）が出現したもの 経過中に定期的眼症状とその他の 1 主症状（あるいは 2 副症状）が出現したもの
疑い	主症状の一部が出没するが不全型の条件を満たさないもの，および定期的な副症状が反復あるいは増悪するもの

(2) 診断

　主症状，副症状により，旧厚生省研究班の診断基準に沿って，「完全型」「不全型」「疑い」と分類診断する（▶表 12-21）．また，臓器病変が主体の場合，病変に応じて「血管型」「神経型」「腸管型」の特殊病型に分類する．治療は副腎皮質ホルモン薬，シクロホスファミド，生物学的製剤などとともに，各病変に対応して治療がなされる．

D　リウマチ性疾患

　リウマチ性疾患（rheumatic disease）は，骨・骨格系の疼痛，こわばりをきたす疾患の総称で，関節，腱，筋肉の疾患を含むものである．疾患の種類がきわめて多彩かつ頻度が高く，変形性関節症（osteoarthritis；OA）のような高頻度疾患から，再発性多発性軟骨炎のような稀なものまで，多彩な疾患が含まれる．年齢，性別，人種，地域によって罹病率・有病率が異なることが多く，たとえば，関節リウマチでは 40～50 歳代の女性で人種差はないが，全身性エリテマトーデスは若年女性で白人より黒人に多く，強直性脊椎炎は 20 歳台男性に多く日本人に少ない．多くは全身性疾患で日常生活活動（ADL）の低下や生命予後に影響し生活機能障害をきたす疾患である（▶表 12-22，23）．

▶表 12-22　膠原病・リウマチ性疾患とその関連疾患（結合組織疾患）

全身性エリテマトーデス	好酸球性筋膜炎
全身性硬化症	強直性脊椎炎
多発性筋炎	クローン病
皮膚筋炎	潰瘍性大腸炎
多発性動脈炎	RS3PE 症候群
関節リウマチ	ウェーバー・クリスチャン病
混合性結合組織病	アジュバント関節炎
シェーグレン症候群	線維筋痛症
ベーチェット病	抗リン脂質抗体症候群
大動脈炎症候群（高安病）	ANCA 関連血管炎症候群
リウマチ性多発筋痛症	掌蹠膿疱症
多発血管炎性肉芽腫症	変形性関節症（炎）
再発性多発性軟骨炎	その他

▶表 12-23　主な膠原病・リウマチ性疾患のわが国における疫学

疾患名	患者数，頻度	男女比	好発年齢（歳）
関節リウマチ	60 万人	1：4～7	40～60
全身性エリテマトーデス	27,000～37,000	1：10	20～40
全身性硬化症	10,000～13,000	1：9	30～60
皮膚筋炎/多発性筋炎	6,000～38,000	1：1.5～25	二峰性
混合性結合組織病	5,700～8,000	1：13	30～40
シェーグレン症候群	17,000	1：9	40～50
ベーチェット病	17,000	1：1	30～40
痛風	60 万人	19～20：1	30～50
線維筋痛症	200 万人？	1：9～8	30～50
変形性関節症	60 歳以上の男性 58%，女性 68%		
リウマチ症状	人口の 3 人に 1 人		
リウマチ性疾患	人口の 6 人に 1 人		

E　免疫不全症

1　概要

　免疫担当細胞の機能不全や，非特異的生体防御機能を担当するナチュラルキラー（NK）細胞，マ

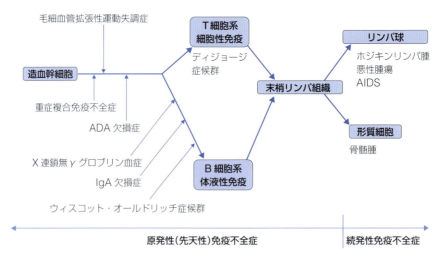

▶図12-6　原発性（先天性）免疫不全症と続発性免疫不全症

クロファージ，好中球などの機能不全を，広い意味での免疫不全症（immunodeficiency）という．

免疫不全症は，先天的に免疫系の構成要素が欠けるか，うまく機能しないために免疫系が正常に働かない原発性（先天性）免疫不全症〔primary (congenital) immunodeficiency〕と，ウイルス感染，悪性腫瘍，放射線，免疫抑制薬などのために免疫機能が低下する続発性免疫不全症（secondary immunodeficiency）に分かれる（▶図12-6）．

2 原発性（先天性）免疫不全症

a T細胞系およびB細胞系の複合免疫不全症

(1) 重症複合免疫不全症

T細胞系およびB細胞系の両者の機能不全により免疫不全を生じているものを重症複合免疫不全症（severe combined immunodeficiency；SCID）という．これに，顆粒球系も欠損したものを細網異形成症（reticular dysgenesis）という．

症状は，生後まもなくから種々の微生物による重篤な感染症に罹患し，犬吠様の咳嗽，難治性下痢，頑固な鵞口瘡がしばしば認められる．ニューモシスチス・イロベチイやサイトメガロウイルスによる間質性肺炎や麻疹による巨細胞性肺炎も稀ならず存在し，速やかに造血幹細胞移植などにより免疫能を確立しなければ致死的となる．

(2) 毛細血管拡張性運動失調症

毛細血管拡張性運動失調症（ataxia telangiectasia）は運動失調と毛細血管拡張を伴う免疫不全で，上下気道の易感染性に加えて眼球結膜・皮膚の毛細血管拡張がみられ，小脳性運動失調を呈する．常染色体潜性遺伝形式をとる．

T細胞数の減少，血清IgG・IgE・IgAの低値を認める．悪性腫瘍や気管支拡張症の合併が多く，悪性腫瘍や気道感染により小児期に死亡することが多い．根本的治療はない．

(3) ADA欠損症

アデノシンをイノシンに変換する代謝酵素のADA（adenosine deaminase）の欠損により細胞内にアデノシンが蓄積され，リンパ球に対して細胞毒として働き傷害する．T細胞およびB細胞の欠損するSCIDに準じる．赤血球中のADA活性が低下している．治療として造血幹細胞移植が行われる．

b T細胞系の免疫不全症

（1）ディジョージ症候群（先天性胸腺無形成症）

　胸腺と副甲状腺は胎生6～8週に発生するが，この発生障害によってディジョージ（DiGeorge）症候群〔先天性胸腺無形成症（congenital thymic aplasia）〕がおこる．T細胞数の減少，低カルシウム血症が生じる．顔面の異常，大血管を中心とする心奇形も合併する．生後まもなくからの低カルシウム血症によるテタニー症状，心奇形による循環器障害症状がある．T細胞機能不全による易感染性は胸腺の低形成の程度によってさまざまである．胎児胸腺細胞の移植が行われることがある．

c B細胞系の免疫不全症

（1）X連鎖無γグロブリン血症

　X連鎖無γグロブリン血症（X-linked agammaglobulinemia）はX染色体上の遺伝子欠損によっておこる．ブルトン（Bruton）型無γグロブリン血症ともいわれる．末梢血B細胞が欠損し抗体産生不全となる．

　男児にのみ発症する．末梢血B細胞数は2%以下に著減するが，T細胞数は正常である．静注用免疫グロブリン製剤で補充し，早期から十分な治療を行えば健常者と変わらない生活を送ることが可能である．

（2）IgA欠損症

　IgA欠損症（IgA deficiency）は，IgMやIgGは産生できるが，IgAのみがつくられず低下がみられる．IgA産生B細胞の分化不全により産生されないと考えられている．無症状のものが多い．輸血や免疫グロブリン製剤などのIgAを含む製剤の投与によるアナフィラキシーに注意が必要である．

（3）ウィスコット・オールドリッチ症候群

　ウィスコット・オールドリッチ症候群（Wiskott-Aldrich syndrome；WAS）はX染色体遺伝形式（伴性潜性遺伝）をとり，血小板減少による出血傾向とアトピー性皮膚炎様の湿疹を合併する免疫不全症である．細菌，真菌，ウイルスに対する易感染性を認める．

　男児にのみ発生し，血小板減少，湿疹，免疫不全の三徴を伴う．IgMの低値，IgE値の高値を呈する．出血，悪性腫瘍，重症感染症のため死亡することがある．造血幹細胞移植が行われる．

3 続発性免疫不全症

　感染，薬物，悪性腫瘍などにより，二次的に免疫不全が生じたものをいう．

a 後天性免疫不全症候群（AIDS）

　ヒト免疫不全ウイルス（human immunodeficiency virus；HIV）が免疫細胞に感染し，免疫細胞を破壊して後天的に免疫不全をおこす．エイズ（acquired immune deficiency syndrome；AIDS）の略称で知られている．

　感染源となりうる体液は血液・精液・腟分泌液・母乳であり，感染しやすい部位は粘膜（腸粘膜，腟粘膜など），血管に達するような深い傷などである．傷のない皮膚からは感染しない．感染後4～10週間で血液中にHIVに対する抗体がつくられる．検査時期は，感染の機会があって3か月以上経過した後（ウィンドウ期間）が推奨される．この時期に発熱，リンパ節の腫脹などの急性症状をおこすことがある．

　AIDSの経過はCD4陽性T細胞の数でみることができる．急性症状は数週で自然に消失し，正常では1,000個/μLくらいあるCD4陽性T細胞が半分程度に減少するまで，およそ5～10年間は無症候期が続く．CD4陽性T細胞が500以下に減ると全身のリンパ節の腫脹，発熱，下痢，皮膚炎などがおこり，体重が減少し，AIDSが発病する．その後CD4陽性T細胞が200以下になると，健康な人ではかからないような多くの重篤な日和見感染を生じる．ニューモシスチス肺炎，カポジ（Kaposi）肉腫，悪性リンパ腫，皮膚癌な

どの悪性腫瘍，サイトメガロウイルス感染などである．脳の神経細胞に浸潤しHIV脳症が生じると，精神障害，認知症，記憶障害を引き起こす．

治療は，米国保健社会福祉省（US DHHS）や日本HIV感染症治療研究会のHIV感染症治療の手引きなど，種々のガイドラインに沿って進められる．基本的に抗HIV薬による多剤併用療法（highly active anti-retroviral therapy；HAART）で治療が行われる．HAARTにより，安定期に至れば，AIDSで死亡することはほとんどなくなりつつあるが，現在でも完治・治癒に至ることは困難なので，治療は一生継続する必要がある．

b 薬による免疫不全症候群

ステロイド大量療法と悪性腫瘍に対する抗腫瘍薬は，細胞性免疫も液性免疫も障害し，免疫不全を生じさせる．

c 悪性腫瘍による免疫不全症候群

悪性リンパ腫の1つであるホジキンリンパ腫は，細胞性免疫能が低下する．多発性骨髄腫の多くは，病的なB細胞系が腫瘍性に増殖して免疫グロブリンを多くつくり出すが，正常なB細胞は減少するため，感染に抵抗する正常な免疫グロブリンの産生は抑制され，その結果，体液性免疫不全を呈する．

d その他

免疫不全を呈する要因はほかにもある．

白血病，ウイルス感染症，放射線療法，加齢，代謝性疾患，栄養不良，ストレス，ネフローゼ症候群などによる低蛋白血症などである．

F 理学療法・作業療法との関連事項

関節リウマチや他の膠原病は種々の運動器障害などを呈し，治療が必要になることの多い疾患である．アレルギー疾患も喘息などの肺理学療法などと関連があり，特にアナフィラキシーショックなどへの対応法は緊急処置として，医療者が理解しておかなければならないものである．

近年，リハビリテーションの場では悪性腫瘍や免疫不全状態などの患者を扱うことも多く，その病態の理解は臨床診療を行うにあたり必要不可欠のものとなっている．

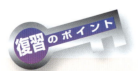

- 免疫担当細胞の種類を説明しなさい．
- アレルギー反応の5つの型と代表的な疾患を列挙しなさい．
- 関節リウマチ，SLE，全身性硬化症，皮膚筋炎，多発性筋炎などの膠原病の症状について説明しなさい．
- AIDSなどの免疫不全症を分類し，免疫障害のメカニズムを述べなさい．

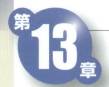

第13章 感染症

学習目標
- 感染の成立と感染による生体反応および感染防御能について理解する.
- 感染症の病原体, 病態, 主要症候, 検査所見および治療法について学習する.
- 感染症の予防について学習する.

A 感染症総論

1 感染症とは

病気を引き起こす微生物（ウイルス, 細菌など）を病原体と呼ぶ. 病原体によって引き起こされた病気を**感染症**（infectious disease）という. 感染（infection）とは, 病原体が体内に侵入, 定着し, さらに増殖することで健康を障害する状態をいう.

感染により発熱などの症状が現れる場合を**顕性感染**（apparent infection）, はっきりとした症状が現れない場合を**不顕性感染**（inapparent infection）という. さらに, 病原体を生体内で封じ込めてしまい長期間発病しない状態を**潜伏感染**（latent infection）という（▶図 13-1）. 水痘・帯状疱疹ウイルス, 結核は潜伏感染をおこす代表的な病原体である.

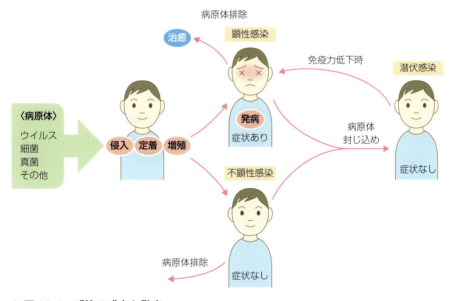

▶図 13-1 感染の成立と発病

2 感染症をおこす病原体

感染症をおこす病原体には，ウイルス，細菌，真菌，寄生虫などがある．また特殊なものとしてプリオン病がある．

細菌は，顕微鏡でやっと見ることができる程度のごく小さな単細胞生物である．ウイルスは細菌よりさらに小さい微生物で，電子顕微鏡を用いなければ観察できない．独自に増殖する能力はなく，生きている細胞に侵入し，その細胞の増殖能力を利用して増殖する．真菌は細菌よりも大きく，カビと同様に菌糸が枝分かれしながら成長する．寄生虫は，ほかの生物（宿主）に住みつきながら生きている生物で，単細胞のものを原虫，多細胞のものを蟯虫（線虫，吸虫，条虫など）という．

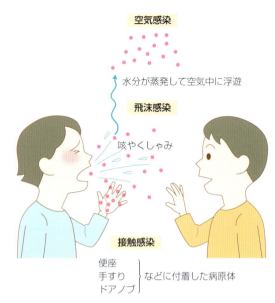

▶図 13-2　環境を介する感染経路

3 感染経路と感染部位

病原体が生体に侵入する経路はさまざまであるが，病原体によって一定のことが多く，その経路を遮断することで感染を予防できる．特に環境を介する感染経路（▶図 13-2）を理解することが，理学療法・作業療法における感染対策上も重要である．

感染症は生体のほとんどすべての部位におこりうるが，病原体によって感染症をおこしやすい臓器や組織が決まっている．代表的な感染症の原因微生物と感染部位，感染経路を▶表 13-1 に示す．なお病原体が同じであっても，結核と脊椎カリエス，口唇ヘルペスと帯状疱疹など，感染する部位によって疾患の名称が異なることがある．

a 環境を介する感染経路（▶図 13-2）

接触感染，飛沫感染，空気感染に分類される（院内感染対策，➡326頁参照）．

b その他の感染経路

（1）動物由来感染症

動物からヒトに感染する感染症を，**動物由来感染症**と呼ぶ．動物の感染症が直接ヒトへ感染する直接伝播と，何らかの媒介物が存在する間接伝播に分類される．媒介物としては，動物体内の病原体をベクター（蚊やダニなど）が運んでヒトに感染させるもの，動物の体から出た病原体が周囲の環境（水や土壌）を介してヒトに感染するもの，病原体に汚染された食品によってヒトに感染するものに分けることができる（▶表 13-2）．

犬や猫といったペットは一定の対策がされているため，ヒトに感染症をおこすことは少ないが，絶対安全とは言いきれない．野生動物は，未知の感染症をもっている可能性があるので，触らないのが原則である．

蚊やダニなどの節足動物が媒介する感染症の多くは，ベクターが生息する地域が流行地となる．そのため，海外へ行くときは，その地域の感染症についての情報を確認し，必要な対策をすべきである．しかし，近年のグローバル化や気候変動に

A 感染症総論 ● 323

▶表13-1 代表的な感染症の原因微生物と感染経路

	感染症	主な感染部位	主な感染経路	原因微生物
ウイルス感染症	インフルエンザ	咽頭	飛沫感染	インフルエンザウイルス
	新型コロナウイルス感染症	咽頭	飛沫感染	コロナウイルス（SARS-CoV-2）
	感染性胃腸炎	腸管	接触感染	ノロウイルスなど
	麻疹	咽頭	空気感染	麻疹ウイルス
	水痘・帯状疱疹	皮膚，神経	空気感染	水痘・帯状疱疹ウイルス
	風疹	咽頭	飛沫感染	風疹ウイルス
	手足口病	口腔粘膜，手掌，足底	接触感染	コクサッキーウイルス
	A型肝炎	肝臓	経口感染	A型肝炎ウイルス
	B型肝炎，C型肝炎	肝臓	血液	B型・C型肝炎ウイルス
	後天性免疫不全症候群（AIDS）	リンパ球	血液，体液	HIV
細菌感染症	結核	肺	空気感染	結核菌
	黄色ブドウ球菌感染症	皮膚，腸管，肺	接触感染	黄色ブドウ球菌
	腸管出血性大腸菌感染症	腸管	接触感染	病原性大腸菌（O157など）
	抗菌薬関連腸炎（偽膜性腸炎）	腸管	接触感染	クロストリディオイデス・ディフィシル
	レジオネラ肺炎	肺	空気感染	レジオネラ・ニューモフィラ
その他	マラリア	赤血球	ベクター媒介	マラリア原虫
	疥癬	皮膚	接触感染	ヒゼンダニ

▶表13-2 動物由来感染症の伝播経路と主な疾患

伝播経路			主な疾患
直接伝播	咬まれる		狂犬病
	ひっかかれる		猫ひっかき病
	糞便に触れる		サルモネラ症
間接伝播	ベクター媒介	ダニ類	クリミア・コンゴ出血熱
		蚊	日本脳炎，マラリア
		ノミ	ペスト
		ハエ	腸管出血性大腸菌感染症
	環境媒介	水，土壌	破傷風
	食品媒介	肉，鶏卵，魚介	感染性胃腸炎

より，本来流行地とされなかった地域へも感染症が拡大していることに留意する必要がある.

（2）母子感染

母親がもつ感染症が児へ移行する感染形式を**母子感染**と呼ぶ．妊娠中の胎内感染，出産時の産道感染，授乳による母乳感染に分けられる．妊娠中に母親が風疹を発症すると，胎内感染し，聴力障害，視力障害，先天性心疾患をおこす先天性風疹症候群が有名である.

（3）血液製剤による感染

血液を原料とした製剤（輸血用血液製剤と血漿分画製剤）による感染症としては，ウイルス性肝炎やHIV（ヒト免疫不全ウイルス）感染症が大きな問題となってきた．しかし，わが国においては，世界中の既知の感染症に対する対策が進み，血液製剤を介した感染の危険性は激減した．だが，いまだ感染報告はゼロではなく，また未知の（まったく新しい）感染症の危険性がなくなることはない．そのため，感染リスクという観点からも，血液製剤の使用は厳重な注意が必要である.

（4）性感染症

性行為を介して感染する疾患を，**性感染症**（sexually transmitted infection/disease；STIまたはSTD）という．性交による性器（口腔，直腸を含む）の粘膜・皮膚および分泌物の濃厚な接触によって，ヒトからヒトへ病原体が伝播する.

▶ 表13-3 主な性感染症（STI）

性感染症	原因微生物
淋病	淋菌
性器クラミジア	クラミジア・トラコマティス
梅毒	梅毒トレポネーマ
性器ヘルペス	単純ヘルペスウイルス
尖圭コンジローマ	ヒトパピローマウイルス（HPV）[*1]
腟トリコモナス症	トリコモナス原虫
HTLV-1感染症	ヒトT細胞白血病ウイルス1型（HTLV-1）[*2]
HIV感染症[*3]	ヒト免疫不全ウイルス（HIV）
B型肝炎	B型肝炎ウイルス

[*1] 子宮頸癌の原因となることがある.
[*2] 成人T細胞白血病の原因となる.
[*3] 進行するとAIDSを発症する.

▶ 表13-3に主なSTIを示す.

4 感染防御能と日和見感染

感染が成立し病原体の増殖がおこっても，症状が現れるかどうかは，生体の防御力，病原体の増殖力のバランスによって左右される.

防御能が低下した生体〔易感染性宿主（compromised host）〕は，通常では発病しないような弱毒病原体であっても，感染がおこることがある．これを日和見感染（opportunistic infection）という．防御能が低下する原因としては，糖尿病，腎不全，肝不全，悪性疾患，AIDSなどの疾患に加え，免疫抑制薬，副腎皮質ホルモン，抗癌剤などの薬剤投与があげられる．MRSA（メチシリン耐性黄色ブドウ球菌）感染症は，日常臨床でしばしば問題となる日和見感染症である.

5 耐性菌と菌交代現象

微生物は絶えず突然変異などによって小さな変化をおこしている．抗菌薬に対して抵抗力をもつような変化がおこったものを耐性菌と呼ぶ．感染症の治療に抗菌薬を用いると，耐性菌だけが生き残り増殖することで，ますます治療が難しい感染症になってしまうことがある．代表的な耐性菌としては，MRSA，MDRP（多剤耐性緑膿菌），VRE（バンコマイシン耐性腸球菌）などがあげられるが，今後ますます多様な耐性菌が出現してくることが心配される.

腸管内や皮膚，粘膜には，病原性をもたない微生物が生息しており，常在菌（または常在細菌叢）という．大多数の常在菌の存在によって，病原微生物が侵入してきても増殖を抑制する効果がある．そこに抗菌薬が投与され，常在菌が減ってしまうと，病原微生物の抑制ができず異常な増殖がおこることがある．このような現象を菌交代現象（microbial substitution）という．菌交代現象で増殖する細菌は，通常薬剤耐性菌である．クロストリディオイデス・ディフィシル関連腸炎（抗菌薬関連腸炎，➡333頁参照）は，臨床的にしばしば問題となる菌交代現象である.

6 感染症の病態生理と臨床症状

a 感染部位での生体反応と発熱

皮膚や粘膜によるバリアが損傷し，細菌が侵入してくると，異物処理を担当する細胞であるマクロファージが細菌を貪食する．そこに好中球が集まりさまざまな働きをすることで，侵入局所の炎症がおこる．咽頭粘膜にそれがおきれば，発赤・腫脹が観察され，患者は咽頭痛を訴える．感染部位から情報伝達物質（サイトカインと呼ぶ）が放出されると，さらに全身の好中球を呼び込み細菌の殺菌処理を進める．視床下部の血管内皮細胞には発熱性サイトカインの受容体があり，感染情報が体温中枢に届けば発熱がおきる.

発熱は，免疫系の機能を高め，病原体の増殖を抑制する効果がある．そのため，以前のような安易な解熱薬使用を控えることが一般的となった.

b 全身への炎症波及と敗血症

　敗血症（sepsis）は，古典的には局所の感染巣から細菌が血中に流れ込み，血流に乗って全身に細菌が散布され，多臓器に感染が及んだ結果，重篤な多臓器不全に陥っていく病態と理解され，診断においては，血液培養で本来無菌であるはずの血液内に細菌が存在することを証明することが重要とされてきた.

　しかし今日では，血液中の細菌の証明よりも，感染によっておこる全身性の炎症反応，そしてその結果陥る重篤な臓器障害に焦点が当てられるようになり，現在，敗血症の定義は「感染によって重篤な臓器障害が引き起こされる状態」とされている. 敗血症がさらに進行すると，**敗血症性ショック**（septic shock）と呼ばれる状態になる. 血圧維持が難しくなり，末梢循環不全による代謝障害（組織の酸素不足によって血清乳酸値が上昇）が現れる.

7 検査所見

a 血液像

　免疫応答の結果として白血球数が増加する. 細菌感染では白血球のなかの好中球が増え，さらに好中球のなかでも幼若な桿状核球が増える（幼若な好中球が増えることを左方移動という）. ウイルス感染ではリンパ球数が増えることが多い.

b 炎症反応

　感染症に伴う炎症反応を鋭敏に反映する検査値として，CRP（C反応性蛋白）値が日常臨床で多用されている. CRPは感染症に対する免疫反応の結果放出される情報伝達物質によって肝臓で合成される蛋白質である. 古典的な炎症指標としては，赤血球沈降速度（赤沈）があるが，CRPは炎症に対して赤沈よりも早く異常値を示し，炎症が治まれば速やかに陰性化する.

c 感染症の診断

　発熱を認めたときは，通常まず感染症を疑う. しかし，治療方針決定には，感染部位と病原体（起炎菌）の確認が重要である.

（1）感染部位の特定

　まず症状を確認し感染部位の特定を進める. 気道感染症であれば咳や痰の増加，尿路感染症であれば排尿時痛・尿混濁，皮膚の感染症であれば発赤・腫脹など，髄膜炎であれば頭痛や項部硬直（頭部を前屈させると硬く抵抗する）が，それぞれの部位での感染を疑わせるサインである. 深部の感染症を特定するために，X線，CT，MRI，超音波検査などの画像診断を用いる.

（2）起炎菌の同定

　感染部位が特定できたら，感染部位から痰や膿，血液，体液を採取して起炎菌の検索を行う. 髄膜炎を疑うときは髄液，関節炎を疑うときは関節液，胸膜炎を疑うときは胸水などを採取する. 細菌検査に加え必要があれば，ウイルスや他の病原体の検査を行い，原因となる病原微生物を特定し，治療方針を決定する.

　細菌検査は3段階（①塗抹検査による起炎菌推定，②培養検査による起炎菌同定，③薬剤感受性検査）で進める. ①は1時間以内に結果がわかるが，②③には約2日の時間を要する. しかし，治療はすぐに開始すべきであるため，日常臨床では起炎菌の推定が重要となる.

　起炎菌の推定は，微生物学の知見を総動員して行われる. たとえば尿路感染症であれば，患者の年齢，性別，尿路の基礎疾患の有無などを参考に，起炎菌となりやすい細菌を推定する. また迅速に結果がわかるグラム染色で，起炎菌推定を絞り込んでいく.

①グラム染色

　塗抹検査で用いる細菌の染色方法である. 顕微鏡で観察し，濃い紫色に染まった細菌をグラム陽性菌，染まらなかった細菌をグラム陰性菌とし，さらに細菌の形状から球菌と桿菌に分ける（▶図

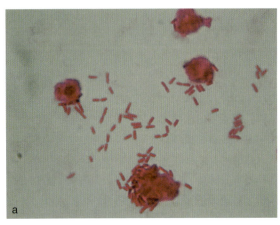 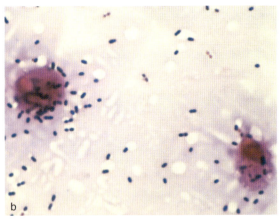

▶図 13-3　塗抹検査（グラム染色）
a：グラム陰性桿菌．尿（大腸菌）．
b：グラム陽性球菌．髄液（肺炎球菌）．
〔喜舎場朝和，他（監）：感染症ケースファイル，p 107，p 221，医学書院，2016 より〕

13-3)．

②迅速検査

　最近は，咽頭や鼻腔のぬぐい液，糞便を用いた迅速検査が，特に小児の感染症診療分野で普及してきている．新型コロナウイルス，インフルエンザウイルス，RS ウイルス，ノロウイルス，マイコプラズマなどを対象とした多数の迅速診断キットがあり，陽性時には患者の治療と，感染拡大防止の対策が素早く開始できるメリットがある．しかし陰性時に本当に感染なしと判断してよいのかなど〔感染しているのに陰性と出ること（偽陰性）は実際多い〕，解決すべき問題は多い．

8 感染症の予防

a 感染症予防の原則

(1) 感染経路の遮断

　病原体と接触するリスクをできるだけ減らすために，感染経路を遮断する．国内に存在しない感染症が，海外から持ち込まれないように，空港や港で行う検疫，また感染流行地へ渡航する際に行う対策（たとえば，現地で蚊に刺されないようにするマラリア対策）がこれに相当する．

(2) 個体の抵抗性増加

　病原体と接触しても，個体の抵抗性を増加させて感染症発症を抑制する対策である．ワクチンの接種（予防接種）がこれに相当する．また本来治療薬であるものを，病原体と接触した可能性が高い段階で予防内服する方法もある．抗インフルエンザ薬や抗マラリア薬の予防内服がこれに相当するが，感染症発症と薬物の副作用によるリスクを総合的に判断して用いる必要がある．

(3) 感染者の隔離・拡大防止

　感染症が発生してしまったときに，狭い範囲に感染者をとどめ拡大防止を図る対策である．感染者の隔離は，人権尊重に基づき行われなければならない．結核など，感染力が強く人体に重大な影響を与える感染症は，感染症法（感染症の予防及び感染症の患者に対する医療に関する法律）に基づいて対処される．

b 院内感染対策

　病院外で感染をおこす市中感染に対して，病院内で新たに感染がおきた場合を院内感染と呼ぶ．病院などの医療機関は，多様な病原体に感染した

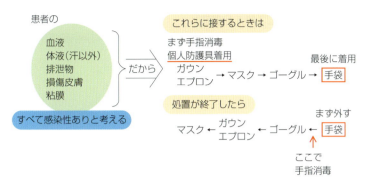

▶図13-4　標準予防策と個人防護具の着脱手順

患者が集まる場所である．また薬剤耐性菌を含むさまざまな病原体が存在しやすい場所でもある．さらに，疾患や治療によって抵抗力が減弱した人も多いため，病院内では通常とは異なる感染がおきやすく，その対策が必要である．

(1) 標準予防策（▶図13-4）

標準予防策（standard precaution）は，患者の感染症の有無にかかわらず，患者の血液，体液（唾液を含む），分泌物（汗は除く），排泄物，傷のある皮膚，粘膜には感染性があると考えて行う予防策である．

①**手指衛生**：感染防止に対して最も大きな役割を果たすのが手指衛生である．アルコールを主成分とした製品による手指消毒を行うが，目に見える汚れがある場合は，石鹸と流水で手洗いをする．手指衛生を行うタイミングは，①患者に触れる前，②清潔・無菌的な処置の前，③体液に曝露された可能性のある場合，④患者に触れた後，⑤患者周囲の物品に触れた後，である．

②**個人防護具の使用**：個人防護具の正しい着脱手順を身につけることは重要である．

着け方：まず手指消毒をしてから，①ガウン・エプロン，②マスク，③ゴーグル，④手袋

外し方：①手袋を外したら手指消毒，②ゴーグル，③ガウン・エプロン，④マスク

着けるときは最後が手袋であること，外すときは最初が手袋であることが特に重要である．また，マスクは原則現場で外すが，空気感染対策が必要な場合は，現場を離れたら（部屋を出たら）すぐに外す．

(2) 経路別感染予防策

すべての患者を対象に標準予防策を行ったうえで，さらに特定の感染や保菌がある患者に対しては，その感染症の伝播経路に応じた，経路別予防策を加える．

①**接触感染対策**：院内感染で最も頻度の高い感染経路である．適切に手指衛生しなかった医療者の手や，患者の体液に汚染された医療器具を介して感染が拡大してしまうことを阻止しなければならない．多くの薬剤耐性菌が接触感染で拡大するため，免疫力が低下した患者に接するときは，特に厳格で慎重な対策が求められる．具体的な対策は，手指衛生の遵守，患者やその周囲に触れる際には手袋・ガウンを着用すること．医療器具はその患者専用とするか，使用後に十分な消毒をする．

②**飛沫感染対策**：咳やくしゃみによる飛沫は1m程度飛散する．患者に近づくときはサージカルマスクを着用する．新型コロナウイルスやインフルエンザが飛沫感染対策を必要とする代表であるが，飛沫は患者のベッド柵やテーブルにも付着している可能性が高いため，接触感染対策も必要となる．

③**空気感染対策**：飛沫の水分が蒸発して空気中に浮遊したものを飛沫核と呼ぶため，飛沫核感染ともいう．N95微粒子用マスクまたはそれ以上の

▶表 13-4 感染症法による分類（2023 年 5 月現在）

	主な感染症	法で定められた実施可能な対応（措置）	分類の考え方
一類感染症	エボラ出血熱，ラッサ熱，ペスト，ほか	・入院 ・消毒等の対物措置 ・立ち入りや交通の制限	ヒトからヒトに感染する疾病で，総合的観点からみた危険性の程度に応じて分類
二類感染症	結核，鳥インフルエンザ（H5N1, H7N9），ほか	・入院 ・消毒等の対物措置	
三類感染症	腸管出血性大腸菌感染症，ほか	・就業制限 ・消毒などの対物措置	
四類感染症	マラリア，日本脳炎，鳥インフルエンザ（H5N1, H7N9 以外），デング熱，ほか	・媒介動物への措置 ・消毒等の対物措置	一類～三類以外で，主に動物が媒介する感染症
五類感染症	新型コロナウイルス感染症（COVID-19），インフルエンザ，感染性胃腸炎，風疹，破傷風，ほか	・発生動向調査	国民の健康に影響を与えるおそれがある感染症
新型インフルエンザ等感染症	新型インフルエンザ，再興型インフルエンザ	・入院，外出自粛要請 ・消毒などの対物措置 ・政令により一類感染症相当の措置	国民が免疫を獲得していない新しいインフルエンザ
指定感染症	※過去に，鳥インフルエンザ（H7N9），中東呼吸器症候群（MERS）が指定された	一類～三類に準じた措置	対策を一時的に強化する必要がある既知の感染症
新感染症	※過去に，重症呼吸器症候群（SARS）が指定された	一類感染症相当の措置	ヒトからヒトに感染する未知の感染症で，危険性の高いもの

高レベル呼吸器防護具を着用する．結核が空気感染対策を必要とする代表で，排菌している患者は独立空調で陰圧管理された特別な部屋で治療を行う．麻疹や水痘も空気感染対策が必要であるが，感染歴やワクチン接種によって免疫を獲得しているスタッフが対応する場合には，標準予防策のみでよい．

Ｃ 法律による感染症対策

（1）感染症法（▶表 13-4）

わが国の感染症対策は，感染症法（感染症の予防及び感染症の患者に対する医療に関する法律）に基づいている．この法律では，感染力や重篤度などからみた危険度により一類～五類に分類（一類が最も危険度が高い）されており，診断した医療機関に届け出を義務付けることで情報を収集し，感染症情報を国民に公表すること，患者・感染者の人権を尊重しながら感染拡大のための措置をすることが特徴となっている．

分類は一類～五類に加え，指定感染症，新感染症，新型インフルエンザ等感染症の項目がある．「指定感染症」は，既知の感染症であっても，ウイルスの変異などで感染力や毒性が高まった場合に，政令で定め対策が強化されるものである．2020 年 2 月に新型コロナウイルス感染症（COVID-19）が指定されたが，2023 年 5 月に五類感染症に変更されている．また過去に鳥インフルエンザが指定されたことがある．「新感染症」は，ヒトからヒトに伝染する未知の感染症で危険度が高いものである．「新型インフルエンザ等感染症」は，国民が免疫を獲得していない新しいインフルエンザや，以前流行したものであっても，長期間経過し国民の大部分が免疫を獲得していない再興型インフルエンザへの対策である．なお，既知の毎年流行するインフルエンザは五類に分類されており，定点把握（定められた医療機関が報告）されることで，流行の開始や拡がりを国民は知ることができる．

（2）検疫法

検疫法は，国内に常在しない感染症で，持ち込

▶表 13-5　定期予防接種の対象疾患（2024 年 1 月現在）

	ワクチン	対象疾患
A類疾病	Hib	インフルエンザ菌 b 型感染症（細菌性髄膜炎，急性喉頭蓋炎など）
	小児肺炎球菌	
	B 型肝炎	
	ロタウイルス	感染性胃腸炎
	四種混合（DPT-IPV）二種混合（DT）	ジフテリア（D），百日咳（P），破傷風（T），ポリオ（IPV）
	BCG	結核
	MR 混合	麻疹（M），風疹（R）
	水痘	水痘帯状疱疹ウイルス
	日本脳炎	
	子宮頸癌予防	ヒトパピローマウイルス（HPV）感染症
B類疾病	インフルエンザ	
	肺炎球菌	

まれると流行するおそれが強い輸入感染症の侵入を防ぐために，海外からの船舶，航空機を対象に行われる検疫措置について規定した法律である．国際保健規則（IHR）に準拠したもので，対象とする感染症の種類，検査方法が細かく定められている．

(3) 予防接種法

　予防接種法は，伝染のおそれがある疾病の発生と拡大を予防するために予防接種を行うとともに，予防接種による健康被害の迅速な救済を図ることを目的とした法律である．

　予防接種法に定められた定期予防接種は，▶表 13-5 のとおりである（2024 年 1 月現在）．A 類疾病は乳幼児と学童を対象としたもの，B 類疾病は高齢者を対象としたものである．

(4) 学校保健安全法

　学校保健安全法は，学校における児童生徒等及び職員の健康の保持増進を図るための法律である．予防すべき感染症の種類と出席停止期間の基準を▶表 13-6 に示す．

B 感染症各論

　感染症を各論として分類する場合，原因となる病原微生物から論じる方法と，感染症をおこす臓器（器官）・組織から論じる方法がある．本章では，それぞれの微生物の特徴を解説するために前者の方法をとるが，実臨床においては後者の方法で，疾患ごと（たとえば肺炎，尿路感染症）の原因となりうる微生物を整理して理解しておくことも必要となる．

1 細菌感染症

　細菌感染症が疑われる場合，まずグラム染色による塗抹検査で起炎菌を推定する（▶表 13-7）．ほかに，破傷風菌，ガス壊疽菌などの嫌気性菌（酸素が生存環境に存在すると増殖できない）や結核菌の可能性も念頭におく．

a グラム陽性球菌感染症

(1) ブドウ球菌感染症

　ブドウ球菌（*Staphylococcus*）は，グラム染色すると球状の細菌がブドウの房状に集まっている．黄色ブドウ球菌（*S. aureus*）と表皮ブドウ球菌（*S. epidermidis*）は皮膚や鼻腔に常在するが臨床的な問題をおこす．なかでも黄色ブドウ球菌が最も病原性が強い．皮膚感染症（毛囊炎，皮下膿瘍，蜂窩織炎など）のほか，肺炎，心内膜炎，骨髄炎，尿路感染症も引き起こす．通常膿瘍を形成するが，産生される毒素により，食中毒や毒素性ショック症候群を生じる．

　ブドウ球菌は抗菌薬に耐性を示すことが多く，MRSA（メチシリン耐性黄色ブドウ球菌）は，院内感染の代表的起因菌である．バンコマイシン塩酸塩が有効とされてきたが，バンコマイシン耐性株（VRSA）も出現している．

①黄色ブドウ球菌食中毒　傷のある手指で調理した際に，傷で増殖した黄色ブドウ球菌が食品に付

330 ● 第13章：感染症

▶表13-6　学校における予防すべき感染症の種類および出席停止の期間（文部科学省，2023年5月現在）

	対象疾患	出席停止の期間
第1種	エボラ出血熱，クリミア・コンゴ出血熱，痘瘡，南米出血熱，ペスト，マールブルグ病，ラッサ熱，ポリオ，急性灰白髄炎，ジフテリア，重症急性呼吸器症候群（SARSに限る），中東呼吸器症候群，鳥インフルエンザ（H5N1に限る），新型インフルエンザ	完全に治癒するまで
第2種	インフルエンザ〔鳥インフルエンザ（H5N1）および新型インフルエンザを除く〕	発症後5日を経過し，かつ，解熱後2日（幼児は3日）を経過するまで
	新型コロナウイルス感染症	発症後5日を経過し，かつ症状が軽快した後1日を経過するまで
	百日咳	特有の咳の消失または5日間の適正な抗生物質の治療終了まで
	麻疹	解熱後3日を経過するまで
	流行性耳下腺炎（おたふくかぜ）	耳下腺，顎下腺または舌下腺の腫脹発現後5日経過し，かつ，全身状態が良好になるまで
	風疹	発疹が消失するまで
	水痘（みずぼうそう）	すべての発疹が痂皮化するまで
	咽頭結膜熱（プール熱）	主要症状消退後2日を経過するまで
	結核，髄膜炎菌性髄膜炎	病状により学校医その他の医師が感染のおそれがないと認めるまで
第3種	コレラ，細菌性赤痢，腸管出血性大腸菌感染症，腸チフス，パラチフス，流行性角結膜炎，急性出血性結膜炎，その他の感染症	病状により学校医その他の医師が感染のおそれがないと認めるまで
	条件によって出席停止の措置が必要と考えられる疾患：溶連菌感染症，ウイルス性肝炎，手足口病，伝染性紅斑（りんご病），ヘルパンギーナ，マイコプラズマ感染症，流行性嘔吐下痢症，アタマジラミ，水いぼ（伝染性軟疣腫），伝染性膿痂疹（とびひ）	

▶表13-7　グラム染色による細菌の分類

グラム陽性球菌	ブドウ球菌，溶連菌，肺炎球菌
グラム陽性桿菌	結核菌
グラム陰性球菌	髄膜炎菌，淋菌
グラム陰性桿菌	大腸菌，緑膿菌，サルモネラ，インフルエンザ菌，腸炎ビブリオ，（嫌気性菌），レジオネラ

着する．すると付着した細菌は食品内で増殖し毒素を産生する．毒素は加熱しても分解されず，原因食品を食べてから3時間程度で突然の嘔気・嘔吐，腹痛，下痢を発症する．

（2）連鎖球菌感染症

連鎖球菌（*Streptococcus*）は，グラム染色すると球状の多数の細菌が一列に並んでいる．

連鎖球菌に分類される細菌は多数あるが臨床現場でよく遭遇するのは，肺炎球菌，溶連菌である．

肺炎球菌（*Pneumococcus*）は，小児の鼻腔や咽頭に常在する．抵抗力が低下した高齢者が小児と接触したときに感染し，肺炎や髄膜炎をおこす．高齢者を対象にワクチン接種が推奨されている．

溶連菌はA群β溶血性連鎖球菌の略語で，小児の咽頭扁桃炎や皮膚感染症の起炎菌となる．また，感染後数週間で浮腫，血尿，高血圧をおこす溶連菌感染後急性糸球体腎炎（**第11章「腎・泌尿器疾患」➡281頁参照**）や，関節痛や心炎をおこすリウマチ熱を発症することがある．

①劇症型溶血性連鎖球菌感染症　溶連菌による感染症で，起炎菌は小児の咽頭扁桃炎をおこす溶連菌と同じである．健康であった人が，24時間以

内に急速に進行して，壊死性筋膜炎，敗血症から毒素性ショックを引き起こし，30％が死に至る恐ろしい疾患である．

b グラム陰性桿菌感染症

(1) 大腸菌感染症

大腸菌（*Escherichia coli*）は腸内の常在菌である．病原性のある大腸菌の感染により食中毒や腸炎を生じる．しかし，腸管以外（尿路や肺）では腸内で病原性がない大腸菌も感染症を引き起こす．

①**腸管出血性大腸菌感染症**　志賀毒素（ベロ毒素ともいう）を産生する腸管出血性大腸菌（enterohemorrhagic *E. coli*：EHEC）による腸炎で，毒素によって重篤な合併症である溶血性尿毒症症候群（溶血性貧血，血小板減少，急性腎不全が3徴）をおこすことがある．腸管出血性大腸菌感染症を引き起こす代表的な病原性大腸菌がO-157である．

患者の糞便に汚染されたものを口にすることで感染する．時にハエが大腸菌を媒介する．潜伏期間が4～8日と長い．激しい腹痛と下痢で発症し，下痢は次第に血液が混じるようになる．大腸菌は75℃以上で1分間以上加熱すれば死滅するため，食品を十分に加熱することが予防になる．

(2) サルモネラ腸炎

サルモネラ（*Salmonella*）は，ヒトやペット・家畜（ブタ，ニワトリ，ウシ）を含む動物の消化管内に生息する細菌で，サルモネラに汚染されたものを口にすることで感染する．腸炎ビブリオとならぶわが国の代表的な食中毒菌である．汚染された調理器具や，ペットに触れた手から感染することもある．潜伏期間8～48時間で，嘔気・嘔吐，腹痛，下痢をおこす．肉と他の食品の調理器具を分けること，十分な加熱処理が予防になる．

(3) 腸炎ビブリオ腸炎

腸炎ビブリオ（*Vibrio parahaemolyticus*）は，海岸沿いの海水中や海泥中に生息し，塩分を好む細菌である．腸炎ビブリオを含む海水に汚染され

た魚介類を生食することで感染するが，調理器具や手指を介した二次汚染でも食中毒がおこる．海水中の腸炎ビブリオが増える夏場に多く発生する．潜伏期間は8～24時間で，腹痛，水様下痢，発熱，嘔吐をおこす．塩分を含まない真水で魚介類をよく洗うこと，十分に加熱することが予防になる．

(4) 緑膿菌感染症

緑膿菌（*Pseudomonas aeruginosa*）はヒトの腸管を含め，自然環境に広く存在する常在菌である．創傷感染したときに，緑色色素を産生し，しばしば膿が緑色になるため緑膿菌と名づけられた．栄養分の少ないところでも増殖できるため，蛇口の根本に溜まった水のなかで増殖していることがある．そのため院内感染対策においては，洗面台の水はねを手洗いごとにふき取ることが大切である．

緑膿菌は弱毒菌で，免疫力が低下した人に感染をおこす（日和見感染）．緑膿菌は消毒薬や抗菌薬に対して抵抗力が強いため，病院などの医療機関で増殖しやすく，尿道や気管，血管へのチューブ（カテーテル），褥瘡や外傷などで皮膚の防御機構が失われた部位から感染することが多い．最近は，さらに薬剤耐性が強くなった多剤耐性緑膿菌（MDRP）が問題となっている．

(5) レジオネラ肺炎

レジオネラ肺炎は，レジオネラ・ニューモフィラ（*Legionella pneumophila*）によっておこる肺炎で，米国の在郷軍人大会における集団感染の原因となったことから「在郷軍人病」とも呼ばれる．レジオネラ属菌は自然界の土壌や淡水に広く生息しているが，クーラーの冷却塔や水の貯蔵タンクのなかで生育することがあり，これらの設備から発生するレジオネラ菌を含むエアロゾルを吸入することで感染する．ヒトからヒトに直接感染することはない．

高熱，咳，頭痛，筋肉痛などの症状で発症するが，しばしば重症化する．市中肺炎で選択されることが多い抗菌薬は無効で，診断の遅れから適切

な抗菌薬投与が遅れた場合の致死率は高い．マクロライド系，ニューキノロン系の抗菌薬が有効である．

c グラム陰性球菌感染症

(1) 淋病

淋菌（*Neisseria gonorrhoeae*）による感染症で，性感染症の代表疾患である．男性では，尿道炎により強い排尿時痛が生じ，尿道から膿が出てくる．細菌が上行して精管や精巣上体に達すると，男性不妊の原因になる．女性では，無症状のことも多いが，卵管炎や卵巣炎をおこし不妊症の原因になる．また，出産時に母体から感染し，新生児結膜炎をおこすこともある．

d 結核

結核（tuberculosis）は，結核菌（*Mycobacterium tuberculosis*）によって引き起こされる感染症である．わが国は，現在でも2万人程度が毎年新規に発病しており，決して過去の病となったわけではない．

感染様式は空気感染で，結核患者からの咳，くしゃみ，唾の飛沫が乾燥し，空気中に浮遊したもの（飛沫核）を吸入することで感染する．好発部位は肺で80%以上であるが，肺以外にもリンパ節，骨，髄膜，腎など全身に結核病巣ができることがある．

肺結核の発症はおだやかで，全身倦怠感，微熱，2週間以上続く咳がおこる．症状が弱いため，診断や治療が遅れてしまうと，その間に感染が大きく拡がる危険がある．診断は，胸部X線やCTで炎症所見を確認するが，確定診断は結核菌の侵入を証明する必要がある．菌量が多い場合は，喀痰の塗抹検査で特殊な染色をして，直接結核菌を観察して診断するが，現在は検査技術の進歩により，より少ない菌量でも迅速に結核感染を診断できるようになった．治療は，抗結核薬を投与するが，耐性菌の出現が問題となっているため，多剤併用の薬物療法が基本である．

結核菌を排菌している患者，または結核が疑われている患者に接するときは，厳格な空気感染対策が必要である．N95微粒子用マスクまたはそれ以上の高レベル呼吸器防護具の使用，独立空調で陰圧管理された部屋で治療を行う．

e 嫌気性細菌感染症

増殖に酸素を必要としない（酸素があると増殖できない）細菌を嫌気性細菌という．

(1) 破傷風

破傷風（tetanus）は，土壌に生息する破傷風菌（*Clostridium tetani*）が，皮膚の傷口から体内に侵入して感染をおこす．破傷風菌は，世界中の土壌に広く分布している．わが国では，予防接種法で，混合ワクチン（ジフテリア・百日咳・破傷風・ポリオ）による定期予防接種が行われている．患者数は激減したが，それでも毎年100名近い患者が発生している．

破傷風菌は神経毒と溶血毒を産生する．神経毒によって，開口障害や嚥下困難で発症し，進行すると強直性痙攣をおこすようになる．破傷風免疫グロブリンを投与し，全身集中管理が行われるが致死率は現在でも50%以上である．

リハビリテーションにおいては，筋緊張が高く，関節機能の維持を図る必要がある．しかし他動運動などの弱い刺激でも，強直性痙攣がおきることもあり，理学療法・作業療法の方針決定が特に難しい感染症である．

(2) ボツリヌス中毒

ボツリヌス菌（*Clostridium botulinum*）は，土壌中に広く存在する．真空保存された食品にボツリヌス菌が付着していると増殖し，産生する毒素に汚染された食品によって食中毒がおきる．中毒症状は，消化器症状に続き，めまい，頭痛，視力低下や複視などが生じ，その後，自律神経障害や四肢麻痺，呼吸筋麻痺をきたす．治療は，抗毒素ウマ血清が使われる．

ボツリヌス菌そのものは，成人の腸管では増殖することができない．しかし，腸内細菌叢が未発

達の乳児では，腸内でボツリヌス菌が増殖し産生した毒素によって麻痺症状をおこすことがあり，乳児ボツリヌス症という．はちみつが原因食品となりうるため，1歳未満の乳児には，はちみつを与えてはならない．

なお，ボツリヌス毒素は，毒素の筋弛緩作用を応用して，脳血管障害，脊髄損傷，脳性麻痺などの痙縮治療に用いられている．

(3) クロストリディオイデス・ディフィシル腸炎（抗菌薬関連腸炎）

クロストリディオイデス・ディフィシル（*Clostridioides difficile*）は，土壌などの環境中に広く存在し，10％程度の健康成人の腸管にも無症候性に保菌されている．保菌者に抗菌薬が投与されると，腸内細菌のバランスが崩れ，ディフィシル菌の異常増殖と毒素産生によって下痢などの消化器症状をおこすのが，抗菌薬関連腸炎である．一定の割合で保菌者がおり，抗菌薬が必要な入院患者が多数いる以上，ディフィシル菌による抗菌薬関連腸炎の散発的発生は防ぎようがない．治療は原因となった抗菌薬の使用を中止し，症状が軽快するまで対症療法をしながら，感染拡大を防止することが第一である．バンコマイシンを投与することもある．

ディフィシル菌は嫌気性菌であるが，芽胞と呼ばれる状態では酸素に対し耐性があり，乾燥しても死滅しないため，下痢便に含まれた芽胞が病室を汚染し，接触感染による感染拡大がおきる．そのため，適切な接触感染対策をしないと，元々保菌者でなかった患者にまで細菌が伝播し，次々に抗菌薬関連腸炎が発生してしまう事態を招く．通常患者は個室管理され，理学療法・作業療法の内容も全身状態や感染対策のために，制限せざるを得なくなることが多い．また，芽胞はアルコール消毒が無効であるため，手指衛生は石けんと流水での手洗いを行う．

f その他の細菌感染症

(1) 梅毒

梅毒（syphilis）は梅毒トレポネーマ（*Treponema pallidum*）という，らせん状の形態をした細菌による感染症である．性感染症（STI）の代表であるが，母子感染や輸血も感染経路となる．症状は感染部位のしこり（初期硬結）から始まり，ゆっくりと進行し10年以上の経過で全身に病変が及ぶ．最近，患者数は増加傾向であるが，初期の段階で抗菌薬治療が行われることが多いので，進行した梅毒は稀である．スクリーニング検査として梅毒血清反応（STS）やトレポネーマ抗原法（TPHA）が用いられる．梅毒患者に対する感染対策は，標準予防策のみでよい．

(2) ヘリコバクター・ピロリ感染症

ヘリコバクター・ピロリ（*Helicobacter pylori*）は，らせん形の細菌で，胃のなかでも生存できる特殊な細菌である．胃炎や胃潰瘍，十二指腸潰瘍，萎縮性胃炎，胃癌などを引き起こす．また，免疫性血小板減少症（➡224頁参照）に対して，ピロリ菌の除菌治療が有効で，疾患とピロリ菌感染とに関連があると考えられている．

ピロリ菌の除菌は，プロトンポンプ阻害薬と2種類の抗菌薬を組み合わせた多剤併用療法によって行われる．

(3) マイコプラズマ感染症

マイコプラズマ感染症は，マイコプラズマ・ニューモニエ（*Mycoplasma pneumoniae*）による肺炎や気管支炎で，小児に多いとされているが，成人にもおこる．一般的な市中肺炎に用いる抗菌薬が無効で，マクロライド系の抗菌薬が第1選択薬である．

(4) ハンセン病

ハンセン病（Hansen's disease）は，かつてらい病ともいわれ，癩菌（*Mycobacterium leprae*）によって生じる感染症で，皮膚と神経に症状をおこす．抗菌薬によって治癒できる疾患であるが，重度で特徴的な皮膚病変から歴史的に差別の対象

となったことがある.

2 真菌症

真菌症（mycosis）は，真菌による感染症で，表皮や粘膜面に病変が限局する表在性真菌症と表皮や粘膜よりも深く侵入し臓器などに感染症をおこす深在性真菌症に分類される．表在性真菌症は健常者にもおこるが，深在性真菌症の大半は，免疫力が低下した者におこる日和見感染症である．

(1) 表在性真菌症

白癬菌（*Trichophyton*）とカンジダ属が表在性真菌症をおこす．

①白癬症

白癬症は，感染部位によって俗称があり，足白癬は水虫，陰部白癬はいんきんたむし，頭部白癬はしらくもと呼ばれる．抗真菌薬の外用や内服にて治療する．理学療法士・作業療法士が関わることが増えたフットケアにおいては，足白癬や爪白癬の管理が重要である．特に，糖尿病患者の足白癬が悪化すると，趾間の亀裂などから細菌が侵入し，蜂窩織炎から下肢切断に至るケースも存在する．

②カンジダ症

カンジダ属はヒトの皮膚，口腔，消化管，腟に常在する．皮膚炎の多くは，*Candida albicans* が原因菌で，易感染性状態の人に日和見感染し，表在性カンジダ症としては，乳幼児や高齢者のおむつ内皮膚に好発する．また栄養状態不良の乳幼児に，口腔咽頭カンジダ症（鵞口瘡）がおこる．また食道カンジダ症，腟カンジダ症をおこす．深在性真菌症もおこし，カンジダ血症から全身にカンジダ感染が波及する（播種性カンジダ症）．

(2) 深在性真菌症

カンジダ症，アスペルギルス症，クリプトコッカス症，ムコール症がわが国の主な深在性真菌症である．また，AIDS 患者に多い日和見感染で，ニューモシスチス肺炎がある．

免疫不全状態の患者が発熱し，抗菌薬への反応が不十分なときに深在性真菌症が疑われる．培養検査，β-D-グルカン（真菌の細胞壁の構成成分），アスペルギルス抗原（GM 抗原）の測定が診断を補助する．治療は抗真菌薬を投与する．

血液疾患など強力な化学療法が行われる場合には，骨髄抑制による好中球減少がおきる期間に合わせて，抗真菌薬を予防投薬することもある．

3 ウイルス感染症

a 感冒症状をおこすウイルス

(1) かぜ症候群

かぜ症候群は，上気道の急性炎症による症状をおこす感染性疾患群である．健常者もしばしば発症するが，1 週間以内に自然に治癒する．原因微生物は，80% 以上がウイルスで，ライノウイルス，コロナウイルスが多い．RS ウイルス，パラインフルエンザウイルス，アデノウイルスによってもおこる．細菌ではマイコプラズマ，クラミドフィラが原因となる．RS ウイルスは，年齢を問わずかぜ症候群をおこすが，乳幼児では重症化する傾向がある．

治療は，対症療法を行いながら自然治癒を待つ．抗菌薬はウイルスに対しては無効なため，細菌による二次感染が明らかな場合を除き，原則投与しない．安静，水分，栄養補給，保温によってウイルスに対する免疫力を高めることが重要である．

(2) インフルエンザ

インフルエンザウイルス（influenza virus）による感染症である．インフルエンザウイルスには A 型，B 型，C 型がある．大流行し猛威を振るうのは A 型で，またヒト以外（ブタやトリ）のインフルエンザウイルスが変異して，ヒトからヒトへの感染をおこすのも A 型である．同じ A 型インフルエンザウイルスであっても，抗体の攻撃対象となる構造（抗原性）が，毎年変化するため，季節性インフルエンザを発症し免疫を獲得して

も，翌年再び季節性インフルエンザを発症することになる．さらに全く新しい抗原性の変化（新型インフルエンザ）がおきると，世界中のすべての人が免疫をもっていないインフルエンザが大流行することにもなる．

B型はA型より症状が軽いとされるが，毎年のように流行し，重症化することもある．C型は6歳以下の小児に感染するが，変異が少なく成人までに免疫が獲得されるため，成人や高齢者に流行することはない．

1〜2日の潜伏期間ののちに，かぜ症状の出現とともに，急激な高熱で発症することが多い．頭痛，関節痛，腰痛，筋肉痛や，腹痛，下痢，嘔吐など消化器症状を伴うこともある．

また5歳以下の小児ではインフルエンザ脳症，高齢者や基礎疾患（慢性呼吸器疾患など）をもつ人はインフルエンザ関連肺炎の合併がおこり，重症化しやすいためハイリスク群と呼ばれる．

診断は，鼻腔ぬぐい液による迅速検査が普及しており，A型B型の判定も可能である．しかし，発症後12時間以内では感度が低い（感染しているのに陰性となることが多い）ため，注意を要する．治療は，抗インフルエンザ薬を投与する．また，小児・未成年者では，インフルエンザ脳症とは別に，発熱後2日以内に異常行動がみられることがあり，高所からの転落死が報告されている（抗インフルエンザ薬の服用の有無によらない）．小児・未成年者をインフルエンザと診断したときは，突然の異常行動に備え，玄関や部屋の窓を施錠し，患者を1人にしないよう指導する．また，解熱後も数日間はウイルスを排菌するため，学校保健安全法では，解熱後2日間は出席停止と定めている．

理学療法・作業療法をしている入院患者がインフルエンザを発症した場合の対応で決まったものはなく，それぞれの病院・施設で定めた方法を確認し従う．リハビリテーションの必要性が高い患者にのみ，十分な感染対策をしたうえでリハビリテーションを実施しているところが多い．感染対策によって，他患者への伝播，そして理学療法士・作業療法士自身への感染も防がなければならない．

(3) コロナウイルス感染症（COVID-19を含む）
①新型コロナウイルス以外のコロナウイルス

コロナウイルスには多くの種類があるが，そのうちの7種類がヒトに感染する．4種類は，かぜ症候群の病原体として人類に蔓延している．

ヒトに日常的に感染する4種類のコロナウイルスは，風邪症候群の10〜15%を占める．ヒトは何度も感染し軽度のかぜ症状を引き起こす．

あとの3種類は2002〜2003年に流行した重症急性呼吸器症候群（SARS），2012年に流行した中東呼吸器症候群（MERS），そして2019年より世界的な大流行を起こした新型コロナウイルス感染症（COVID-19）である．

②新型コロナウイルス感染症（COVID-19）

新型コロナウイルス感染症（COVID-19）は，2019年12月に中国武漢市で発生し，その後急速に全世界に拡大しパンデミック状態となった．COVID-19は重症急性呼吸器症候群コロナウイルス2（SARS-CoV-2）が原因ウイルスでアルファ，デルタ，オミクロン株などに置き換わりながら流行している．

新型コロナウイルスは飛沫・エアロゾルの吸入が主な感染経路である．潜伏期間2〜7日，感染可能期間は5〜10日である．上気道症状（咽頭痛，鼻汁・鼻閉）に加え，発熱，倦怠感などの全身症状が生じる．WHOが2020年1月末に緊急事態を宣言し最高度の警戒を呼び掛けたにもかかわらず，世界のほぼ全地域に拡がった．この感染症は，無症状であったり，ごく軽症の感染者が多く，有症状者のみを隔離してもウイルス封じ込めが不可能なため，感染拡大阻止は極めて難しかった．一方で，高齢者や基礎疾患をもつ人は重症化しやすく，死に至ることすらあるという特徴をもつ．現在も新型コロナウイルス陽性者への理学療法・作業療法は，厳格な感染対策下に行われている．

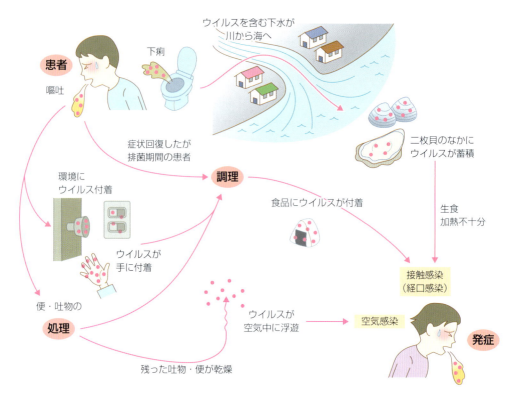

▶図13-5 ノロウイルスの感染経路

　検査には抗原検査や特異度の高いPCR（ポリメラーゼ連鎖反応）が用いられ確定診断される．
　COVID-19は肺のみでなく脳症，味覚・嗅覚障害，深部静脈血栓症など種々の症状を引き起こし，罹患後も疲労感，関節痛，筋肉痛，持続する咳・痰，記憶障害，集中力障害，睡眠障害など種々の障害を残すことが知られている．
　感染法の分類も当初二類であったが2023年5月に五類となり，パンデミック状態からやや落ち着きつつある．重症化リスクの低い軽症患者は解熱鎮静剤や鎮咳薬などの対症療法で自然に軽快することが多い．高齢者など重症化リスクの高い患者は早期に抗ウイルス薬などを投与して重症化を予防することが期待される．

■ 感染性胃腸炎をおこすウイルス

　感染性胃腸炎は，ウイルス，細菌など病原微生物による胃腸炎の総称である．原因ウイルスには，ノロウイルス，サポウイルス，ロタウイルス，ほか多数あり，原因微生物によって症状の特徴も異なる．

(1) ノロウイルスによる感染性胃腸炎

　ノロウイルスによる感染性胃腸炎患者の糞便や嘔吐物には，大量（100万〜10億/g）のウイルスが含まれる．感染力は非常に強く，100個以下の少量のウイルスでも感染するため，感染が拡大しやすい．ノロウイルスの感染経路を▶図13-5に示す．
　ノロウイルスに感染すると24〜48時間で，下痢・嘔吐，腹痛が2〜3日続くが，その後速やかに回復する．治療は対症療法で，特に脱水，電解質異常に注意しながら回復を待つことであるが，下痢・嘔吐が激しく，環境を汚染してしまうことが多い．消毒にアルコールは無効で，次亜塩素酸

ナトリウムを用いる.

リハビリテーション室で，患者や家族，時に職員が嘔吐し，吐物処理および清掃を理学療法士・作業療法士が行わなければならないこともある．嘔吐物のなかには，常にノロウイルスが存在すると考えて処理することが大切である．

ⓒ その他のウイルス感染症

(1) 流行性耳下腺炎（おたふくかぜ）

流行性耳下腺炎（mumps）はムンプスウイルス（mumps virus）により小児期に好発する．発熱，耳下腺腫脹で発症し，3～4日でゆっくり消退する．頻度は少ないが，難聴が後遺症として残ることもある．思春期以降に発症すると，精巣炎や卵巣炎を合併し，不妊症の原因になることもある．

(2) 麻疹（はしか）

麻疹（measles）は，麻疹ウイルス（measles virus）により生じる．感染力は極めて強く，1～2週間の潜伏期ののち，発熱，上気道炎症状（カタル期），その後発疹が全身に出現（発疹期）を経て，回復する（回復期）．1,000人に1人の割合で麻疹肺炎や麻疹脳炎によって死亡するため，わが国では定期予防接種として2回接種が行われている．

麻疹発症後，4～8年経過後におこる重篤な合併症に，亜急性硬化性全脳炎（subacute sclerosing panencephalitis；SSPE）がある．知能障害，運動障害が徐々に進行し全介助状態に至る．

医療機関の職員や実習生は，予防接種歴・罹患歴・抗体価を把握し，麻疹感染を予防することが求められる．特にワクチン接種が1回のみの人で抗体値が低いことがあり，ワクチン接種の追加が推奨されている．

(3) 風疹（三日ばしか）

風疹（rubella）は，風疹ウイルス（rubella virus）により生じる．顔から全身へ拡がる発疹，発熱，頸部リンパ節腫脹がおこるが，3日程度で軽快する．

21週までの妊娠早期に妊婦が風疹に感染すると，胎児に**先天性風疹症候群**（congenital rubella syndrome；CRS）と呼ばれる先天性心疾患，難聴，白内障などの障害を引き起こす．そのため，妊娠する可能性のある女性とそのパートナーは，妊娠前にワクチン接種を受けることが推奨されている（定期接種を含め合計2回以上，妊娠中は禁忌）．

(4) 水痘・帯状疱疹ウイルス感染症

水痘・帯状疱疹ウイルス（varicella-zoster virus）による感染症で，初回感染では水痘（水ぼうそう）を発症し，全身に発疹が出現する．症状は消失するが，ウイルスは脊髄後根神経や三叉神経の神経節に潜伏感染し，疲労やストレスなどによる免疫低下時に再活性化し，帯状疱疹をおこす．

帯状疱疹は，左右どちらかの神経の走行に沿って，帯状に赤い発疹と小水疱が生じ，同部に強い疼痛がおこる．好発部位は胸背部だが，四肢・頭部顔面を含めた全身におこる．抗ウイルス薬の内服により症状が消失することが多いが，長く疼痛が残ることがあり，帯状疱疹後神経痛（postherpetic neuralgia；PHN）という．

顔面神経の膝神経節に潜伏感染していた水痘・帯状疱疹ウイルスが再活性化し，片側性の末梢性顔面神経麻痺をおこしたものを，ラムゼイ・ハント（Ramsay Hunt）症候群という．

(5) 単純ヘルペスウイルス感染症

単純ヘルペスウイルス感染症（herpes simplex virus infection）をおこすヘルペスウイルスは，1型と2型の2種類ある．

1型は口唇ヘルペスやヘルペス口内炎，ヘルペス角膜炎，2型は性器ヘルペスの原因になることが多いとされるが，はっきりと区分されるものではない．帯状疱疹と同様に，神経節に潜伏感染し，疲労やストレスなどによる免疫力低下時に再活性化して何度も水疱やびらんなどの症状を引き起こす．また単純ヘルペスウイルスは，脳炎，髄膜炎を引き起こすこともある．抗ウイルス薬の外

用と内服で治療する.

（6）後天性免疫不全症候群（AIDS）

ヒト免疫不全ウイルス（HIV）の感染により，免疫細胞が破壊され免疫不全をおこす（➡319頁参照）.

（7）伝染性単核球症

伝染性単核球症（infectious mononucleosis）は，エプスタイン・バー（Epstein-Barr）ウイルス（EBウイルス）による急性感染症で，唾液を介して感染する. 有痛性咽頭炎，発熱，全身のリンパ節が腫脹する. 肝脾腫がみられ，末梢血ではリンパ球増加があり異型リンパ球が出現する.

予後は良好であるが，脾腫がある場合は破裂を予防するため，消失するまで力仕事や接触の激しいスポーツは禁止する. 一部で感染後に慢性疲労症候群や線維筋痛症との関連があることが指摘されている.

4 原虫感染症

単細胞の寄生虫を原虫といい，病原性をもつ原虫によって原虫感染症がおこる.

（1）赤痢アメーバ症

赤痢アメーバ症（amebiasis）は，熱帯地域で，飲料水や生野菜などから赤痢アメーバ（*Entamoeba histolytica*）に感染し消化器症状をおこす.

（2）マラリア

マラリア（malaria）は，蚊（ハマダラカ）の吸血によって，マラリア原虫が伝播されることで，周期的な高熱が現れる. アフリカを中心に年間60万人以上（2022年WHO推計）がマラリアで死亡している.

（3）トキソプラズマ症

トキソプラズマ症（toxoplasmosis）は，トキソプラズマ（*Toxoplasma gondii*）による原虫感染症で，ネコの糞便などを介して経口感染する. 多くは不顕性感染または軽症であるが，原虫は完全に排除されず，シストと呼ばれる形で潜伏感染する. シストは免疫機能が低下したときに再活性

化する. AIDSの末期にトキソプラズマによる脳炎，肺炎などがおこる.

また妊婦がトキソプラズマに初めて感染すると，胎盤を通して原虫が胎児に垂直感染することがあり，先天性トキソプラズマ症という.

（4）腟トリコモナス症

腟トリコモナス症（trichomoniasis）は，トリコモナス原虫を原因とし，性感染症（STI）の1つである. 腟炎，子宮頸管炎，尿道炎をおこす.

5 寄生虫病

生物に寄生する動物によって引き起こされる感染症を寄生虫病（parasitic disease）という. 体表面（主に皮膚）に寄生する外部寄生虫と，体内に寄生する内部寄生虫に分類される.

外部寄生虫には，ノミ，シラミ，ダニがあり，皮疹とかゆみをきたす.

内部寄生虫には，回虫，蟯虫，フィラリアなどがある.

（1）疥癬

疥癬（scabies）は，ヒゼンダニによる寄生虫病である. ヒトからヒトに感染し，病院や高齢者施設で集団発生することがある. ヒゼンダニは皮膚に寄生し，皮内でトンネル（疥癬トンネル）を掘り進めながら卵を産む. 皮膚のかゆみは強く，疥癬トンネル部の皮膚片からダニの成虫や卵の顕微鏡観察で診断する. 治療は疥癬に対する外用薬と内服薬がある.

疥癬は通常疥癬と角化型疥癬に大別されるが，寄生するヒゼンダニに違いはない. 患者の免疫力が低下しているときに，ダニの数が100万匹以上（通常疥癬は1,000匹以下）に増え，強い皮膚症状をおこして角化型疥癬となる. 肥厚した皮膚が剝がれた落屑に多数のダニが含まれているため，落屑を介した感染が拡がりやすい.

院内に1人でも疥癬患者が発生したときは，他患者にも拡がっている可能性を念頭において，理学療法・作業療法を実施することが求められる.

6 プリオン病

　プリオン病は，神経細胞を保護する役割が推定されている蛋白質（正常プリオン）が，何らかの理由で異常プリオン蛋白に変化し，主に脳内に蓄積することで，神経細胞が急速に死滅して死に至る疾患である．クロイツフェルト・ヤコブ病（Creutzfeldt-Jakob disease；CJD）が代表疾患である．CJDでは症状出現から1〜2年で急速に認知症が進行し死に至る．

　プリオンには感染性があり，硬膜移植による医原性の感染が報告されている．脳組織や脳脊髄液の取り扱いには注意が必要であるが，接触感染や性交感染の報告はない．

C 理学療法・作業療法との関連事項

　理学療法士・作業療法士は，さまざまな感染症を発症している患者，感染のリスクが高い患者の両方を対象にしなければならない．そのため，感染症をおこす病原体の特徴を理解し，適切な感染対策を行いながら，必要な理学療法・作業療法を実施することが求められる．また，自分自身を感染から守ることは，自身のためだけでなく，自身から拡大する感染を未然に防ぐという責任を果たすことでもある．

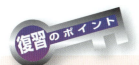

- 主な感染症をおこす原因微生物と感染部位を整理しなさい．
- 院内感染防止のための標準予防策について説明しなさい．
- 環境を介する感染経路と経路別の予防策について説明しなさい．

第14章 リハビリテーションに必要な栄養学

学習目標
- リハビリテーションにかかわる栄養学の必要性と栄養素の働きを理解する．
- リハビリテーションに必要な栄養素の必要量を求めることができる．
- 種々の代替栄養法について説明できる．

A 栄養，栄養素

　リハビリテーションを効率よく展開するためには，筋力の維持向上や生活の活力向上，そして治療と並行して栄養を改善するための栄養学の知識は重要である．

　生物が外界から食物を摂取し身体を構成し，生命活動を保ち続ける身体の営みを**栄養**といい，その栄養の源になる物質を**栄養素**という．炭水化物（糖質），蛋白質，脂質を**三大栄養素**，さらにミネラルとビタミンを加えたものを**五大栄養素**という．栄養素の働きは3つに分けることができる（▶図14-1）．

①**エネルギー源となる**：生命活動を維持するためにはエネルギーが必要になる．主なエネルギー源は糖質と脂質である．この2つで不十分なときは蛋白質もエネルギー源となる．

②**身体の構成成分となる**：主に蛋白質，ミネラル，一部脂質が骨，筋肉，血管，臓器などの身体を構成する成分となる．成長過程の小児では大量の構成成分が必要になるが，成人でも身体のさまざまな部分が古くなると壊され，新しいものに作り直すことで新陳代謝を行っている．新しいものに置き換わるとき，成分の多くは再利用されるが，一部は皮膚剝離や尿・便として体外へ排出されるため，身体の構成成分の原料となる栄養素は常に一定量必要となる．

③**身体の調子を整える**：主に蛋白質，ビタミンとミネラルがもつ働きである．身体内で生じる化学反応を酵素や補酵素などで調節する．

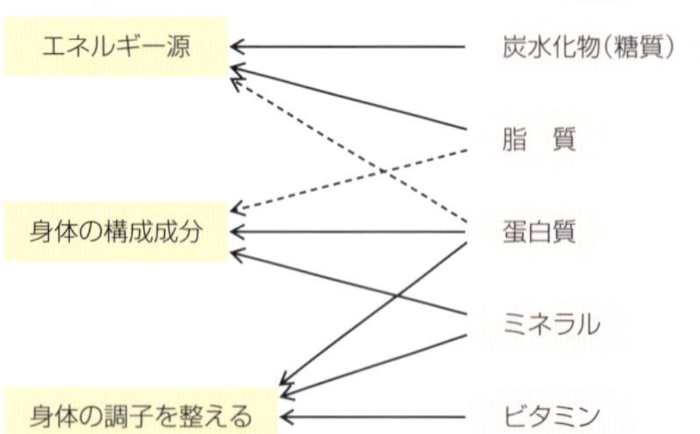

B 食物の消化吸収と代謝

1 食物の消化吸収（第6章➡149頁参照）

　食物は，嚥下機能および消化管のぜん動運動によって口腔，咽頭，食道，胃，小腸（十二指腸，空腸，回腸）へと運搬される．その過程において，唾液，胃液，胆汁，膵液，腸液に含まれる**消化酵素**によって，小腸粘膜から吸収可能な状態に

▶図14-1　栄養素の働き

分解される．炭水化物（糖質）はブドウ糖（グルコース）や果糖（フルクトース）に，蛋白質はアミノ酸，中性脂肪は遊離脂肪酸とグリセロールに分解されて吸収される．

小腸粘膜で吸収された栄養素のうち，**糖質と蛋白質**は，小腸絨毛の毛細血管に取り込まれ，門脈を経由して肝臓へ運ばれる．**脂質**（遊離脂肪酸）は主に，小腸絨毛の乳糜管に取り込まれ，胸管を経由して大静脈から血液循環に入り肝臓へ運ばれる．

2 三大栄養素の代謝 （第9章➡230頁参照）

取り込まれた栄養素は，肝臓に運ばれて**代謝**される．代謝は**異化**（catabolism）と**同化**（anabolism）の2つに分けられる．異化は物質を分解することでエネルギーを得る過程であり，同化は細胞や組織を大きくしたり，作り直したりするために，小さな分子を組み合わせて大きな分子を作っていく過程である．蛋白質を材料として，筋肉を肥大させ筋力増強させることは同化の代表であるが，同化を促進するためにはエネルギーが必要で，別の物質を異化しなければならない．つまり，筋力トレーニングによって筋肉を肥大させ筋力増強させるには，材料となる蛋白質だけでなく，同化を進めるためのエネルギー源の両方が必要となる．

a エネルギー源としての ATP

ヒトが生命を維持し活動していくすべての営みにはエネルギーが必要である．このときに用いられる主なエネルギー源は，**アデノシン三リン酸**（adenosine triphosphate；ATP）という物質によって供給される．しかし，体内の ATP 貯蔵量は少なく，強い運動を行えばすぐになくなってしまう．そのため，運動を継続するためには，ATP を補給する必要がある．

ATP は，細胞内に存在するミトコンドリア（mitochondria）という細胞内小器官で作られる．

肝細胞にはミトコンドリアが豊富にあるため，肝臓は吸収した栄養素の重要な代謝の場となる．

b ATP の補給

糖質と脂質代謝の概略を▶図 14-2 に示す．

（1）糖質のエネルギーへの変換

糖質の分解過程で ATP ができる．主な材料はグルコースや，筋肉・肝臓に蓄えられている**グリコーゲン**（glycogen）である．解糖の過程は，酸素が必要かどうかで，大きく2つに分けられる．

酸素が必要でない解糖の過程は，**嫌気的代謝**といわれ，ミトコンドリアの外で行われる．グルコースやグリコーゲンを分解し，ピルビン酸を経て乳酸が合成される過程で ATP がつくられる．その特徴として，酸素が使われずに素早く ATP が作られるが，その産生効率が悪い．

一方，酸素が使われる過程は，ミトコンドリア内で行われる．解糖系の途中で生じたピルビン酸が，十分な酸素の供給があると，アセチル CoA（補酵素 A；コエンザイム A またはコー A と読む）となってトリカルボン酸（tricarboxylic acid；TCA）サイクルに入り，最終的には水と二酸化炭素に分解される過程でエネルギーが作られる．1 g の糖質から 4 kcal のエネルギーが得られる．

（2）脂質のエネルギーへの変換

エネルギー源となる代表的な脂質が**中性脂肪**（トリグリセリド：triglyceride；TG）である．TG はリパーゼによって分解され，グリセロールと脂肪酸になる．グリセロールは糖質で，解糖系に入り代謝される．脂肪酸は，ミトコンドリア内で β 酸化と呼ばれる代謝過程を経て，アセチル CoA が合成される．アセチル CoA は，TCA サイクルに入り，最終的には水と二酸化炭素に分解される．β 酸化の過程で多くのエネルギーが作られる．1 g の脂質からは 9 kcal のエネルギーが得られる．

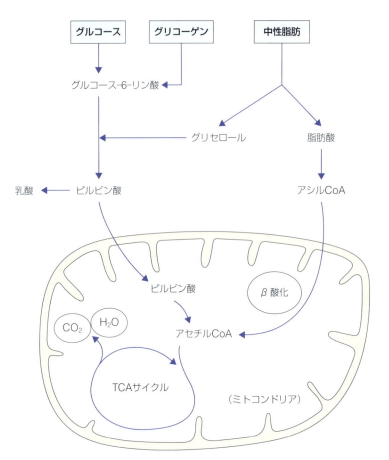

▶図 14-2　糖質と脂質代謝の概略

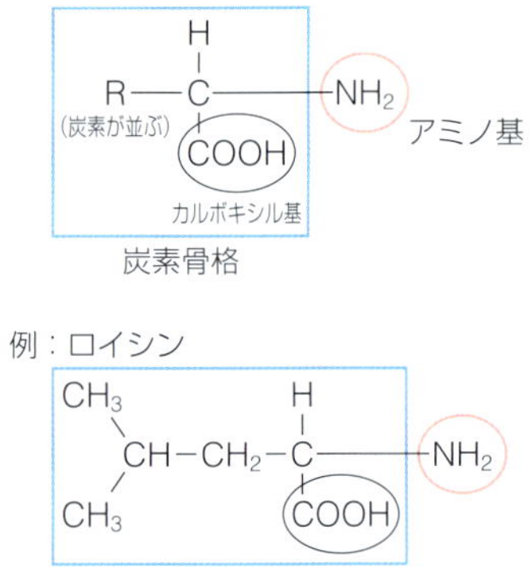

▶図 14-3　アミノ酸の基本構造

(3) アミノ酸のエネルギーへの変換（➡235 頁参照）

アミノ酸は，エネルギー源として糖質や脂質ほど使われない．身体の構成成分や酵素の材料として必要な蛋白質を作り出す意義のほうが大きい．しかし，他の栄養素を使ってもエネルギー不足になるときにはエネルギー源として用いられることがある．

アミノ酸は，炭素骨格（カルボキシル基を含む）とアミノ基からできている（▶図 14-3）．アミノ基は，肝細胞内で尿素に合成され，腎臓から排泄される．炭素骨格は，最終的に TCA サイクルに入り代謝される．1gのアミノ酸からは 4 kcal のエネルギーが得られる．

C 体内で合成できない栄養素

体内の物質には，体内で作ることができるものと，作れないものがある．必要量が微量であっても，体内で作れないものは，必ず体外から取り込む必要がある．

1 必須アミノ酸

蛋白質は，複数のアミノ酸が結合したものである．ヒトを含めた生物の蛋白質を構成するアミノ酸は 20 種類あるが，そのうちの 9 種類は，ヒトが体内で合成できないものであり，**必須アミノ酸**と呼ばれる（▶表 14-1）．必須アミノ酸のなかの

▶表 14-1　蛋白質を構成する 20 種類のアミノ酸

必須アミノ酸（9 種類）		その他のアミノ酸（11 種類）
バリン		チロシン
ロイシン	BCAA	システイン
イソロイシン		アスパラギン酸
リジン		アスパラギン
メチオニン		セリン
フェニルアラニン		グルタミン酸
トレオニン（スレオニン）		グルタミン
トリプトファン		プロリン
ヒスチジン		グリシン
		アラニン
		アルギニン

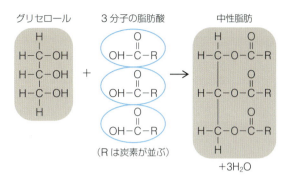

▶図 14-4　中性脂肪の構造

バリン，ロイシン，イソロイシンは，**分岐鎖アミノ酸**（branched chain amino acid；BCAA）と呼ばれ，肝硬変患者のアミノ酸バランスを整える治療に用いられてきたが，最近では，運動や筋肉との関連が筋肉量増加などに関連したリハビリテーションで注目されている．

2 必須脂肪酸

脂肪酸にも，ヒトの体内で合成できないものがあり，**必須脂肪酸**と呼ばれる．中性脂肪の構造を▶図 14-4 に示す．中性脂肪は糖質のグリセロールと脂肪酸よりできている．脂肪酸の分類と構造を▶図 14-5 に示す．脂肪酸は，炭素がたくさん並んだ構造をしているが，炭素と炭素の結合が水素で満たされているものを**飽和脂肪酸**と呼ぶ．**不飽和脂肪酸**は，炭素と炭素の結合の一部が水素で満たされておらず，二重結合している部分がある脂肪酸で，二重結合が 1 個の脂肪酸を単価不飽和脂肪酸といい．二重結合が 2 個以上のものを多価不飽和脂肪酸といい，二重結合の位置によって n-6 系（オメガ 6 系），n-3 系（オメガ 3 系）に分類される．多価不飽和脂肪酸は，体内で合成できない必須脂肪酸である．

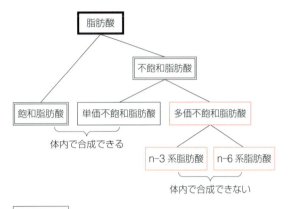

▶図 14-5　脂肪酸の分類

3 ビタミン，ミネラル（第 9 章➡239 頁参照）

ビタミンは，ヒトの生理機能を維持するための必要量は微量であるが，体内で合成できない，あるいはできても十分でないため，食物などから栄養素として取り込まなければならない．ミネラルのうち，生体内濃度が鉄よりも少ないものを**微量**

344 ● 第14章：リハビリテーションに必要な栄養学

▶表14-2　リハビリテーション実施中に必要な栄養

①生命を維持するための栄養
②疾患や外傷と闘うための栄養
③リハビリテーションを含めた活動のための栄養
④活動に必要な身体の構造を作るための栄養
⑤その他

〔瀬田拓：リハビリテーションに必要な栄養学．前田眞治
（編）：標準理学療法学・作業療法学 専門基礎分野 内科学 第4
版．p.336, 医学書院，2020 より〕

元素と呼ぶ．栄養摂取が長期間十分でないとビタ
ミンやミネラルの不足をおこす．
　ビタミンとミネラルは過剰症もあるので，むや
みな補充も危険なことがあり注意すべきである．
詳細は第9章を参照されたい．

D 必要栄養量の決定

　摂取された栄養素により，①エネルギー源とな
る，②身体の構成成分となる，③身体の調子を整
える，の3つの働きを果たし機能するには，必要
な栄養素を均一にとることが大切である．医療の
現場で必要栄養量を決定する際は，健常人の必要
栄養量に加え，疾患や外傷と闘い，リハビリテー
ションによって回復していくために筋力増強や神
経機能改善に必要な栄養素とその栄養量も加えた
ものを検討しなければならない（▶表14-2）．

1 必要なエネルギー

　適切な摂取栄養量を求める際，まず必要なエネ
ルギー量の推定から行う．

a 基礎代謝量

　ヒトが覚醒している状態で，安静状態における
生命維持のために使われる必要最小限のエネル
ギー消費量を基礎代謝量（basal metabolic rate）
という．必要エネルギー量を求める際には，ま
ず，この基礎代謝量を測定または推定する．

▶表14-3　基礎代謝量の推定方法

①Harris-Benedict 式を用いた計算

男性：66.47＋13.75×W＋5.00×H－6.76×Y
女性：655.1＋9.563×W＋1.85×H－4.676×Y
Wは体重（kg），Hは身長（cm），Yは年齢

②食事摂取基準の年代別基礎代謝基準値による推定

50歳以上男性：21.8 kcal/kg/日
50歳以上女性：20.7 kcal/kg/日

▶表14-4　活動係数とストレス係数の目安

活動係数		ストレス係数	
寝たきり	1.0	飢餓状態	0.6～1.0
ベッド上安静	1.2	手術後	1.1～1.8
ベッド外活動	1.3	骨折	1.1～1.4
入院中のリハビリ	1.3～1.5	感染症	1.2～1.5
軽労働	1.5	熱傷	1.2～2.0
中労働～	1.7～	癌	1.1～1.3

【必要エネルギー量】
　＝【基礎代謝エネルギー量】×【活動係数】×【ストレス係数】

（1）エネルギー消費の測定方法

　測定法は直接熱量測定法と間接熱量測定法があ
る．直接熱量測定法は，専用の大きな実験室でヒ
トから発生した熱量を，直接測定で水によって発
生した熱量で変化した水温の差から算出する方法
である．間接熱量測定法は，吸気と呼気の酸素量
を測定し体内で消費された酸素量から，エネル
ギーを呼気ガス分析によって算出する方法であ
る．エネルギー消費量の測定方法は一般的に間接
熱量測定法が用いられる．

（2）基礎代謝量の推定

　基礎代謝量は，年齢・性別が同じであれば体表
面積にほぼ比例するが，体表面積の測定は困難な
ので，身長・体重などからの推定式がいくつかあ
る（▶表14-3）．

b 活動係数，ストレス係数

　「活動するためのエネルギー（活動係数）」と
「疾患や外傷と闘うためのエネルギー（ストレス
係数）」を考慮して必要エネルギー量を決定する．
活動係数とストレス係数の目安を▶表14-4に示す．

2 必要な蛋白質量

　日本人の食事摂取基準2025年度版（案）では，1日に必要な蛋白質の推奨量は，成人男性60〜65g，成人女性50gとなっている．

　栄養療法の主な目的は，身体を構成する蛋白質を効率よく合成して，生体機能を向上・維持することである．そのため必要な蛋白質投与・摂取量を決めることは重要である（▶表14-5）．実際には，食事摂取基準を参考に初期の蛋白質投与量を決め，栄養状態の経過をみて，投与量を増減させ調整していく．まず，最初の蛋白質投与量が，食事摂取基準が推奨する摂取エネルギーの13〜20%（50〜64歳14〜20%，65歳以上15〜20%）の範囲にあるかを確認する．さらに，NPC/N比（非蛋白カロリー/窒素比，蛋白質に対して炭水化物，脂質などのエネルギー素材がどの程度用いれば効率的であるかという指標，▶表14-6）を確認することも役に立つ．一般的に，NPC/N比が150〜200程度で，投与した蛋白質が生体を構成する蛋白質として効率よく利用される．以前は，急性期の全身状態が悪化して異化が亢進している場合に，蛋白質（アミノ酸）を投与しても利用されないので必要なしとされてきたが，近年，急性期こそ十分な蛋白質の投与が必要であると考えられるようになり，急性期・侵襲時のNPC/N比は100以下が適当という意見が多くなってきている．しかし，NPC/N比が低すぎた場合は，投与された蛋白質がエネルギー源として分解され，蛋白質を分解する際に生じる窒素（アミノ基）の代謝が，臓器に負担をかけることに配慮する必要がある．目安として重症な熱傷・外傷で80〜100，中等症以下の外傷で100〜150，腎不全では200以上といわれている．

　計算から得られた投与量が機能しているのか，投与後に確認し経過観察することも重要である．投与後1週間で栄養評価を行い，栄養状態を確認して，栄養投与量の調整を行う．さらに，尿中尿

▶**表14-5　蛋白質投与量の決定のプロセス**

初期設定	①食事摂取基準による推奨量を目安にする 成人男性60〜65g，成人女性50g ②蛋白質と他の栄養素の割合は適切か確認する ・蛋白質によるエネルギーが全体の13〜20%（50〜64歳14〜20%，65歳以上15〜20%） ・NPC/N比（▶表14-6参照）が病態に適しているか？
投与量調整	①全般的な栄養再評価によって調整 ②窒素平衡（▶表14-7参照）の結果によって調整

〔瀬田拓：リハビリテーションに必要な栄養学．前田眞治（編）：標準理学療法学・作業療法学 専門基礎分野 内科学 第4版．p.337，医学書院，2020より〕

▶**表14-6　NPC/N比（非蛋白カロリー/窒素比）の計算方法**

$$NPC/N = \frac{（総エネルギー量）-（蛋白質によるエネルギー量）}{（蛋白質重量）\times 0.16^*}$$

*蛋白質の分子構造に含まれる窒素の重量の平均が約16%．

素窒素排泄量と投与蛋白質の窒素量から計算する**窒素平衡**（nitrogen balance；NB，▶**表14-7**）の確認も役立つ．

　健常成人では適切に栄養摂取していれば，生体の窒素は平衡状態（窒素摂取量＝窒素排泄量）が維持される．侵襲時は異化が亢進するので，窒素平衡は負（窒素摂取量＜窒素排泄量）となるが，栄養投与によって窒素平衡を正（窒素摂取量＞窒素排泄量）にして，消耗した生体を回復させ，蛋白質生成による組織修復を進めることが急性期・侵襲時の栄養療法である．

3 必要な脂質量

　日本人の食事摂取基準2025年度版（案）では，1日の総脂質の総エネルギーに占める割合が20〜30%になることが推奨されている．

　エネルギーの源となる主な栄養素は，糖質と脂質である．

　脂質は9kcal/gとほかの栄養素よりエネルギーが効率よく得られるので，脂質を少なくしすぎると，エネルギー不足に陥りやすくなる．ま

▶表 14-7　窒素平衡（nitrogen balance；NB）の算出方法

理論的な NB
　NB（g/日）＝【窒素摂取量】－【（尿中＋糞便中＋剥脱皮膚
　　　　　　　　　　　　　＋その他）の窒素量】
臨床的な NB 算出
　①NB（g/日）＝【投与蛋白質量×0.16】
　　　　　　　　－【尿中尿素窒素排泄量×（5/4）】*
　②NB（g/日）＝【投与蛋白質量×0.16】
　　　　　　　　－【尿中尿素窒素排泄量＋（3.5～4.0 g）】**

*尿中窒素排泄量の約 80％ が尿素窒素として排泄される.
**尿素窒素以外の測定困難な尿中窒素排泄量を 3.5～4.0 g と
　推定.

た, n-3 系と n-6 系の多価不飽和脂肪酸は, 体内で合成できない必須脂肪酸であるため, これらが不足すると, 皮膚炎などの欠乏症が生じることがある. また, 極端な低脂質食は脂溶性ビタミン（特にビタミン A やビタミン E）の吸収が悪くなる.

4 その他必要な栄養素

（1）ビタミン, ミネラル

　ほとんどのビタミンは, 体内で合成できないため, 必ず摂取しなければならない. ビタミンは生体内でおこる化学反応や酵素活性などを調整する働きをもつため, 欠乏すると免疫力低下や代謝異常などが生じる. ミネラルは骨の基質となるカルシウムや, 赤血球の重要な構成要素となる鉄のように, 比較的多く必要なものもあるが, 多くのミネラルの 1 日必要量はごく微量である. それでも, 生体内でおこる化学反応に必要な酵素など活性物質の調整に重要な構成成分であるため, 不足すると種々の欠乏症が生じる.

　個々のビタミン, ミネラルの働きについては, 第 9 章を参照してほしい（➡239 頁）.

　必要量摂取の際の注意点は, 経口摂取であれば, 偏食に注意し, 種々の食品を摂取すれば, ビタミン, ミネラルの不足や過剰は起こりにくい. しかし, 経管栄養などの代替栄養法の場合は, ビタミン, ミネラルの量に留意する. 多くの栄養製剤（経腸栄養, 静脈栄養）には, ビタミンとミネラルがバランスよく混合されて便利になっており, エネルギー量として 1 日 1,500～2,000 kcal を投与したときに, ビタミン・ミネラルが適量に摂取できるようになっている場合が多い. そのため, 1 日 1,500 kcal 以下のような少量の栄養製剤しか投与できない場合には, ビタミン・ミネラルが欠乏してくる可能性があるので注意が必要である.

5 必要量の再評価

　必要栄養量がわかったら, 栄養投与量を徐々に増やし, 必要栄養量の全量投与をめざす. 目標量の投与ができたら, 次に現時点での再評価を行う. 栄養投与により, 栄養状態が改善しているか確認し, 栄養投与量の調整を行う. また全身状態の改善に伴い, 活動の向上・拡大があれば, 活動係数やストレス係数の再評価をして栄養量を調整する.

E 栄養評価・診断と栄養サポート

1 栄養スクリーニング

　栄養スクリーニングは, 簡易な評価法で低栄養状態の可能性のある人を早期発見することが目的である. 主観的包括的栄養評価（Subjective Global Assessment；SGA）は, 検査や特別な器具や装置なしに, 病歴と触診などから得られる身体所見のみでスクリーニングできるため, 臨床現場でよく用いられる（▶図 14-6）. 図中の「A. 病歴」と,「B. 身体所見」の結果から, 実施者の主観で栄養状態を良好・中等度の栄養不良・高度の栄養不良の 3 段階で評価する.

E　栄養評価・診断と栄養サポート　●　347

A.　**病歴**

1.　体重変化
　　過去 6 か月間の体重減少：減少量＝#＿＿＿＿＿＿＿kg：％減少率＝#＿＿＿＿＿＿
　　過去 2 週間の体重変化：＿＿＿＿＿＿増加
　　　　　　　　　　　　　＿＿＿＿＿＿変化なし,
　　　　　　　　　　　　　＿＿＿＿＿＿減少

2.　食事摂取状況の変化（通常時と比較）
　　＿＿＿＿＿＿変化なし,
　　＿＿＿＿＿＿変化あり＿＿＿＿＿持続期間＝#＿＿＿＿＿週,
　　　　　　　　　　　　　　タイプ：＿＿＿＿＿適正レベルに近い液体食,＿＿＿＿＿完全液体食
　　　　　　　　　　　　　　　　　　＿＿＿＿＿低カロリー液体食,＿＿＿＿＿絶食

3.　消化器症状（2 週間以上持続）
　　＿＿＿＿＿なし,＿＿＿＿＿悪心,＿＿＿＿＿嘔吐,＿＿＿＿＿下痢,＿＿＿＿＿食欲不振

4.　身体機能
　　＿＿＿＿＿機能不全なし,
　　＿＿＿＿＿機能不全あり＿＿＿＿＿持続期間＝#＿＿＿＿＿週,
　　　　　　　　　　　　　　タイプ：＿＿＿＿＿労働制限,
　　　　　　　　　　　　　　　　　　＿＿＿＿＿歩行可能,
　　　　　　　　　　　　　　　　　　＿＿＿＿＿寝たきり

5.　基礎疾患と栄養必要量の関係
　　初期診断＿＿＿＿＿＿＿＿＿＿＿＿＿＿＿＿＿＿＿＿＿
　　代謝亢進に伴うエネルギー必要量/ストレス）：＿＿＿＿＿なし,＿＿＿＿＿軽度,
　　　　　　　　　　　　　　　　　　　　　　　　＿＿＿＿＿中等度,＿＿＿＿＿高度

B.　**身体所見**（スコアによる評価：0＝正常, 1+＝軽度, 2+＝中等度 3+＝高度）
　　#＿＿＿＿＿皮下脂肪の減少（上腕三頭筋, 胸部）
　　#＿＿＿＿＿筋肉量の減少（大腿四頭筋, 三角筋）
　　#＿＿＿＿＿くるぶしの浮腫
　　#＿＿＿＿＿仙骨部の浮腫
　　#＿＿＿＿＿腹水

C.　**主観的包括的栄養評価**（1 つ選択）
　　＿＿＿＿＿A＝栄養状態良好
　　＿＿＿＿＿B＝中等度の栄養不良
　　＿＿＿＿＿C＝高度の栄養不良

▶ **図 14-6　主観的包括的栄養評価（SGA）**

適切なカテゴリーを選び✓を入れ，"#"には数値を記入する.
〔AS Detsky, et al：What is subjective global assessment of nutritional status? JPEN J Parenter Enteral Nutr. 11（1）：8-13, 1987 を一部改変〕

2 栄養アセスメント

　栄養スクリーニングで栄養状態が不良と評価した場合，次に栄養アセスメントを行う．主な栄養アセスメントは，身体計測・身体所見・臨床検査項目で構成される．実際の臨床では，現場の負担を考慮して，可能な限り多くの情報を集め総合的に判断している．

　身体計測で最も重要と思われるのは身長と体重で，BMI（body mass index）を算出するのに必要である．臥床状態で身長計測が困難な例では，臥位でも下腿など測定可能な部位を計測し計算で身長を推定することもできる．体重が増加している場合は，栄養改善していると通常は考えられるが，栄養状態悪化時に低蛋白血症などによる浮腫で体重が増加することもあるので注意しなければならない．また，皮膚の性状や筋肉の状態などもみて，得られる数値以外の客観的身体所見から栄養状態を推測することも重要である．

　主な栄養アセスメント項目を▶表 14-8 に示す.

　従来アルブミン値が代表的な血液検査の指標とされてきたが，血中半減期が約 20 日と長く，急

激な栄養状態の変化を捉えにくい．そこで急性期医療の栄養療法の効果判定は，半減期の短いRTP（rapid turnover protein）と呼ばれる蛋白質を参考にすることが推奨されている．代表的なRTPは，プレアルブミン（トランスサイレチン）で半減期は約2日であり，短い期間で栄養状態を把握できる．

3 低栄養の診断と重症度判定

世界の主な臨床栄養学会が協力して成人の**低栄養診断基準**（GLIM基準）が2018年に提唱された．この基準は最初に栄養のスクリーニング検査を行い，低栄養者を抽出する．次に「表現型基準」3項目と「病因基準」2項目の両者から，それぞれ1項目以上が該当した場合に低栄養と診断する．さらに，表現型基準の「意図しない体重減少」「低BMI」「筋肉量減少」3項目で，1つでも基準値を超えると重度低栄養と判定され，1つも該当しなければ中等度低栄養と判定し，重度・中等度の2段階で判定される（▶図14-7）．

▶表14-8 主な栄養アセスメント項目

身体計測	身長，体重	BMI，体重減少率，％理想体重，％平常時体重
	体脂肪	上腕三頭筋皮下脂肪厚
	骨格筋	上腕筋周囲長，下腿周囲長
身体所見	皮膚，爪	皮膚や爪の状態観察
	筋肉	筋肉の付き方，握力
	舌	舌の外観，舌圧
臨床検査	血液・生化学	アルブミン，ヘモグロビン，コレステロール，総リンパ球数
		RTP*（プレアルブミン，トランスフェリン）
	尿検査	窒素平衡
	その他	血中ビタミン，微量元素

*RTP：rapid turnover protein.

〔瀬田拓：リハビリテーションに必要な栄養学．前田眞治（編）：標準理学療法学・作業療法学 専門基礎分野 内科学 第4版．p.340，医学書院，2020より〕

①栄養スクリーニング
すべての対象者に対して栄養スクリーニングを実施し，栄養リスクのある患者を特定

栄養リスクあり

②低栄養診断

表現型基準（フェノタイプ基準)			病因基準（エチオロジー基準)	
意図しない体重減少	低BMI	筋肉量減少	食事摂取量減少/消化吸収能低下	疾病負荷/炎症
□＞5％，過去6か月以内 □＞10％，過去6か月以上	□＜18.5，70歳未満 □＜20，70歳以上	□筋肉量の減少 CT，DEXA法，サルコペニア診断基準	□1週間以上，必要栄養量の50％以下の食事摂取量 □2週間以上，さまざまな程度の食摂取量減少 □消化吸収に悪影響を及ぼす慢性的な消化管の状態	□慢性疾患や外傷による炎症 □慢性疾患による炎症
それぞれの項目で1項目以上に該当			それぞれの項目で1項目以上に該当	

表現型と病因基準の両者から1項目以上該当

低栄養と診断

③重症度判定

	意図しない体重減少	低BMI	筋肉量減少
重度低栄養と診断される項目	□＞10％，過去6か月以内 □＞20％，過去6か月以上	□高度な減少	□高度な減少

表現型基準の3項目で，より高度な基準値を超えたものが1つでもある場合は重度低栄養と判定され，1つも該当しない場合は中等度低栄養と判定

▶図14-7 GLIM基準による低栄養診断のプロセス

F 代替栄養法

栄養アセスメントを行った結果，必要な栄養素を通常の食事で口から十分に摂取することが困難な場合に，**代替栄養法**（補助栄養法ともいう）による栄養投与が行われる．

1 代替栄養法の倫理的問題

摂食嚥下障害などで経口摂取が困難な状態が永続すると推測される場合，代替栄養法を開始するか否か慎重に判断する必要がある．終生代替栄養法を行っていくことが，その人の価値観や人生観に合わず，本人の意思と異なった場合，倫理的な問題があることがある．

関連する医療を行う場合の**倫理4原則**を ▶**表14-9** に示す．たとえば，重度摂食嚥下障害のため経口摂取への改善が困難と推測され，その患者が代替栄養法を望まないとする．その患者に代替栄養法を実施しないとすると，代替栄養による栄養投与で延命可能な生命が維持できなくなるという倫理的問題がある．一方，患者の意思を無視して希望していない代替栄養法を実施することにも倫理的問題がある．この相反する倫理的問題をさまざまな立場の人たちで総合的に検討するのが，**臨床倫理カンファレンス**である．さまざまな背景因子を確認しながら検討し，合意が得られた方針で進められる．

治療効果が期待できず，延命も望まない場合，適切な臨床倫理カンファレンスによって，倫理的矛盾を検討する過程を踏むことで，代替栄養法を行わないという選択がなされることもある．

逆に，治療効果が期待できるにもかかわらず，代替栄養法（胃瘻栄養など）を望まない患者もまれではあるが存在する．医療者としては，充実した栄養管理のもとにリハビリテーションを進めたいところである．このような場合，倫理原則の自律尊重原則と恩恵原則や無危害原則の間に大きな

矛盾（ジレンマ）が生じることになる．患者と一緒によく話し合い，双方にとってよい方向に進めていくべきと考えられる．

2 投与ルートの決定

代替栄養法を実施することになったら，どこから投与するかその投与ルートを検討する．投与ルートには，消化管に直接投与する**経腸栄養**と血管内に投与する**経静脈栄養**に分けられるが，消化管が利用できるときは，経腸栄養を選択することが原則である．経静脈栄養は，消化管が利用できない状態のとき，あるいは経腸栄養のみでは十分な栄養投与が困難な場合の補助として行うものである．経腸栄養が推奨される理由を ▶**表14-10** に示す．

経腸栄養の種類を ▶**表14-11** に示す．代表的な方法は，**NG法**（経鼻経管栄養法）と **PEG**（胃瘻栄養法）である．**IC法**（間欠的経管栄養法）はあまり普及していないが，方法の1つとして考慮したい．IC法は，栄養投与の時だけ口や鼻からチューブを挿入し，栄養投与が終了したら抜去してしまう方法である．NG法のように留置したチューブが嚥下運動を妨げることがないので，栄養投与以外の時間を使って効率的な摂食嚥下リハビリテーションが行える利点がある．

米国静脈経腸栄養学会のガイドラインを参考に

▶表14-9　医療倫理4原則

①Autonomy 自律尊重原則
患者は治療上の決定を下すために必要な情報が開示され，自己決定することができる． 患者の自律的な自己決定は尊重されなければならない．
②Beneficence 恩恵（善行）原則
患者の利益のために医療行為をすべきである．
③Non-maleficence 無危害原則
患者に危害を加えない，危害のリスクを負わせてはならない．
④Justice 公正・正義
利益と負担を公平に配分しなければならない．

▶表 14-10　経腸栄養が推奨される理由

① 中心静脈栄養の問題点
- 長期投与による腸管の廃用性萎縮
- 敗血症のリスクが高い
- 代謝性の合併症を起こしやすい

② 経腸栄養の利点
- 中心静脈栄養と比べ安価である
- 腸管の構造と機能を維持できる
- 生体防御機能の維持に有効である

▶表 14-11　経腸栄養の種類

① 代表的な方法
- 経鼻経管栄養法（NG法）
- 胃瘻栄養法（経皮内視鏡的胃瘻造設術：PEG）

② その他の方法
- 間欠的経管栄養法（IC法）
- 腸瘻
- 経皮経食道的胃管（PTEG）
- 経胃瘻的または経鼻的に挿入したカテーテルを空腸に留置

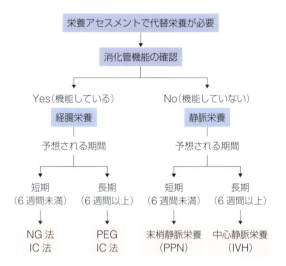

▶図 14-8　栄養法選択のアルゴリズム
PPN：peripheral parenteral nutrition.
IVH：intravenous hyperalimentation.

した代替栄養法の選択のアルゴリズム（手順）を▶図 14-8 に示す．実際には明確な基準で選択しているわけではなく，各患者の状態に応じて判断している．NG法，PEG，IC法の特徴を▶表 14-12 に，それぞれのイメージ図を▶図 14-9 に示す．

3　可能な範囲の経口摂取

　重度な摂食嚥下障害では，経口摂取を禁止し，すべて代替栄養法で必要な栄養を投与しなければならないこともあるが，代替栄養法の開始に際しては，常に可能な経口摂取の範囲が少しでもないか，その可能性を検討すべきである．嚥下検査など行い，食形態や姿勢，食べる方法など安全に食べられる方法を検討することも必要である．

　たとえ少量であっても経口摂取が行えることは，患者の食べる楽しみなどQOLが向上が得られるが，それだけでなく自然に行う経口摂取には嚥下による口腔咽頭の清浄作用や消化管運動の改善などの効果も期待できる．

4　嚥下機能の再評価

　たとえ嚥下機能の改善が難しいと判断されて代替栄養法を行っている場合でも，定期的な嚥下機能の再評価を行うべきである．適切な栄養管理を行っていると，全身状態の改善から，予想外の嚥下機能改善が認められることがある．また，改善に伴い病院から在宅や施設に移る場合があるが，環境の変化によって，生活活動が高まり，安定した精神状態が得られ，それに伴い嚥下機能も改善することがある．長期の安定した栄養管理が可能な胃瘻栄養は，他の代替栄養法よりも合併症が少ないが，栄養管理が安定化したところで，生活機能変化に伴う嚥下機能の再検討を行うべきである．安定した代替栄養を行っていると，治療効果が期待できる可能性があるにもかかわらず見落としてしまい，漫然と同様の栄養投与を継続することがあるが，これは避けるべきである．

▶表 14-12　代表的な経腸栄養法の特徴

NG 法（経鼻経管栄養法）		PEG（胃瘻栄養法）		IC 法（間欠的経管栄養法）	
利点	欠点	利点	欠点	利点	欠点
• 手技が普及している • 低コスト	• 鼻咽頭粘膜の損傷 • 唾液などを誤嚥しやすい • 鼻咽頭の違和感 • 自己抜去のリスク • 誤挿入のリスク • 審美的な問題	• 嚥下訓練を妨げない • 自己抜去が少ない • 肺炎リスクが NG 法より低い	• 手術（内視鏡的）が必要 • 瘻孔のケアが必要 • 定期的な交換が必要 • 交換時の偶発的合併症 • 自己抜去時の合併症	• 注入時以外はチューブフリー • 注入時間を短縮できる • 胃食道逆流・下痢の減少 • 肺炎リスクの低下 • 低コスト • 挿入が嚥下訓練になる	• 手技が普及していない • 挿入困難例がある • 介護者の手間

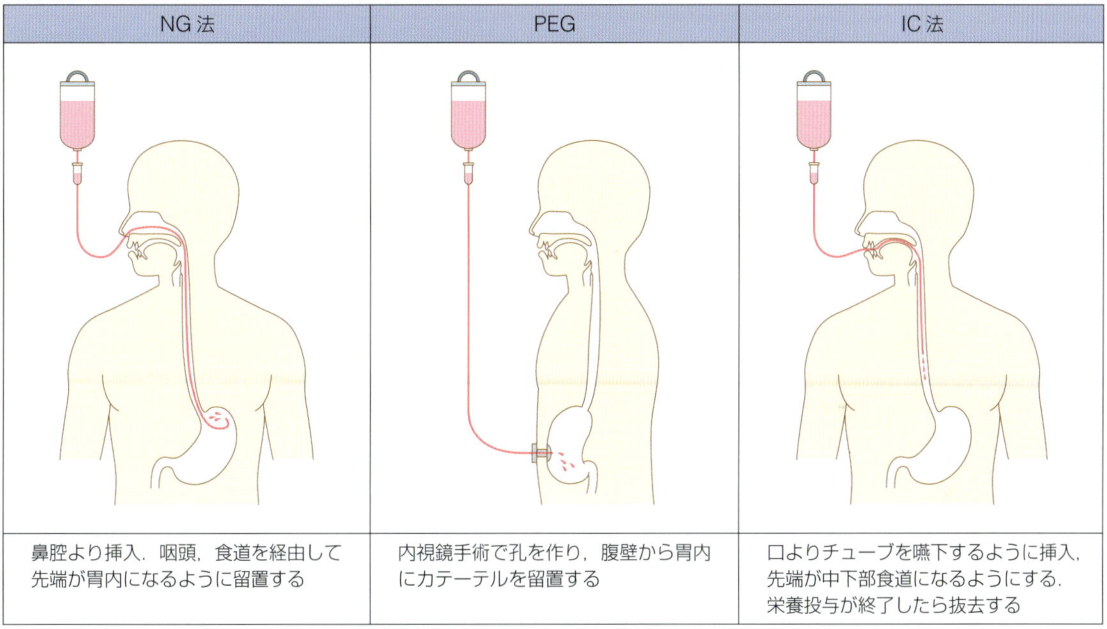

NG 法	PEG	IC 法
鼻腔より挿入．咽頭，食道を経由して先端が胃内になるように留置する	内視鏡手術で孔を作り，腹壁から胃内にカテーテルを留置する	口よりチューブを嚥下するように挿入，先端が中下部食道になるようにする．栄養投与が終了したら抜去する

▶図 14-9　代替栄養法のイメージ図

G 理学療法・作業療法との関連事項

　近年，リハビリテーションにおける栄養管理は積極的に行われるようになり，疾病や外傷による損傷後の筋力増強や，がんなどの手術前からの機能低下を防ぎ，術後の早期回復，早期社会復帰を目指すことができるようになっている．適切な栄養評価に基づく栄養管理によって，リハビリテーション対象者の在院日数短縮，合併症減少，死亡率減少が認められている．理学療法士・作業療法士が，栄養学を理解し栄養管理することは基本的事項であり，効率的なリハビリテーションを進めるための重要な要素である．

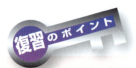

- □ 五大栄養素のはたらきを説明しなさい.
- □ 糖質・脂質・アミノ酸のエネルギーへの変換について説明しなさい.
- □ 必要エネルギー量の求め方について説明しなさい.
- □ 必要な蛋白質量の求め方について説明しなさい.
- □ 代替栄養法の種々の方法について説明しなさい.

付録

救命救急の知識

学習目標
- 理学療法・作業療法中に起こりうるアクシデントにはどのようなものがあるか理解する.
- 救急処置で行うべきことを学ぶ.
- 心肺停止時の対応について学習し実践できるようにする.
- 窒息時の対応についても実践できるようにする.

A リハビリテーションで必要な救急処置

リハビリテーションは本質的にハイリスクの分野である. 対象者の多くは運動器や移動能力の障害を有しており, 全身的な合併症のある人も少なくない. また, 認知症などの知的機能低下や高次脳機能障害を呈する場合には本人によるリスク管理が困難なことも多い.

一方, 転倒や合併症のリスクを恐れてリハビリテーションを行わないと廃用に陥る可能性がある.

リハビリテーション中に起こりうるアクシデントには▶表1のようなものがある. これらのアクシデントが生じた場合, 重度なときには命にかかわることもあり, 救急救命処置が必要となることがある. 院内で生じた場合, 病院の状況にもよるが, ▶表2のような対応をするとよい. また訪問時や施設などで生じた場合には, 大声で周囲の人に伝え協力を得るようにし, 救急処置を行う.

意識障害の評価として Japan Coma Scale（3-3-9度方式）を使うと便利である（**第3章➡47頁, 表3-10**）.

心肺停止の場合, 救命処置として通常の ABCD を行う（▶**表3**）.

▶表1 リハビリテーション中に起こりうるアクシデント

①心停止
②バイタルサインの急激な変調や自覚症状の出現
　胸部痛や腹痛, てんかん発作, 低血糖発作, 意識消失, 気分不快, 血圧低下, 不整脈, 強い関節痛や筋肉痛
③転倒・転落・打撲・その他の外傷
④接続チューブなどのはずれによる薬物投与不良
⑤治療機器による熱傷, 感電, 疼痛, 外傷
⑥誤嚥・悪心・嘔吐

▶表2 急変が院内で生じた場合の対応

①周囲のスタッフの協力を求め, 院内緊急コールを発信する.
　できる限り人数を集める. 可能な救命処置を開始する.
救命処置が必要ない場合は, 担当医などに連絡, 指示を仰ぐ.
②バイタルサインの監視を開始する.
③医師・看護師へ引き継ぐ.
　状況に応じ病棟や処置室などへの搬送を行う.
④上司への報告.
⑤発生時の状況などを記録する.

▶表3 救命処置（通常の ABCD）

A：Airway	気道確保（頭部挙上, 顎先挙上）	
B：Breathing	呼吸確保（人工呼吸）	
C：Circulation	循環（胸骨圧迫：心臓マッサージ）	
D：Defibrillation	除細動（AED, ショック1回すぐに心臓マッサージ）	

①呼名反応の有無の確認
　バイタルサインの測定, 神経学的所見チェック
②反応がない場合は, 自発呼吸の有無を確認
③自発呼吸がなければ, 速やかに気道確保
④自発呼吸が回復しなければ, 人工呼吸を開始
⑤脈拍の有無を頸動脈で確認. 脈拍が触れれば, 人工呼吸継続
⑥脈拍が触れない場合は, 心臓マッサージ開始

内科学に関連する心停止の原因には，心臓由来のもの（心筋梗塞，不整脈，心弁膜症）や心臓以外の疾患（肺炎や気管支喘息などによる低酸素脳症，肺塞栓，緊張性気胸，脳幹出血やくも膜下出血などの重篤な脳血管障害，高カリウム血症，アナフィラキシーショックなど）がある．

呼吸数からは ▶表4 のような疾患が考えられる．

呼吸状態で最も重篤なのが無呼吸であり，ただちに人工呼吸を行う．

B 具体的な救急救命処置

病院内や在宅などでリハビリテーションを行っていて，心肺停止となった場合の基本的な処置〔BLS（Basic Life Support）一次救命処置（日本蘇生協議会：JRC 蘇生ガイドライン 2020 に基づく）〕を以下に述べる．

BLS は，心肺停止時に特別な器具を用いないでどこでも行える心肺蘇生法（cardiopulmonary resuscitation；CPR）で，倒れた人を見たら以下の順で救命処置を行う．

1 倒れた人を見たら

a 意識の確認

安全確認後，倒れた人に大声で呼びかけ，肩などをたたいて反応をみる．

（1）正常な反応がある場合

回復体位（▶図1）にして，さらにまわりの人を呼んで協力を要請する．

（2）反応がない場合

大声でまわりの人に助けを呼ぶ．「誰か来てください」（院内ではドクターコール）．

呼吸・循環状態を確認しながら心肺蘇生を行い，人が集まってきたら，「119番通報お願いし

▶表4　呼吸の観察から考えられる疾患

頻呼吸	25回/分以上	心不全，発熱時，尿毒症
徐呼吸	9回/分以下	気道閉塞，脳圧亢進
その他の異常呼吸	チェーン・ストークス呼吸（➡20頁）	脳血管障害，尿毒症，心不全
	クスマウル呼吸（➡48頁）	尿毒症，尿毒症性アシドーシス
	ビオー呼吸（➡20頁）	重篤な脳圧亢進

回復体位にするのは，気道確保と嘔吐による誤嚥防止のためである．
脳卒中などの場合は嘔吐するものと考え回復体位をとるようにする．なお薬物などの中毒なども考えた場合は，胃の内容物が胃から小腸に移動しないように，左下の体位をとる．以下は左下の体位とするが右下でもよく，その場合は逆になる．
①仰臥位であれば左腕を横に伸ばし，右腕の肘を曲げ右手を左の頬にあてる．
②右膝と股関節を曲げる．
③倒れた人の左側から右膝と右肘を引っ張って回旋し側臥位にする．
④倒れた人の顎を軽く引いて気道確保をしながら，右手の上に左頬をのせる．
⑤嘔吐したら口を開けさせ吐物を排出する．
⑥呼吸状態が不十分な場合は仰臥位に戻しCPRを行う．

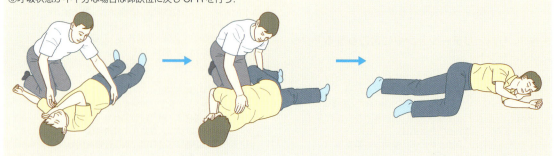

▶図1　回復体位のとらせ方

ます」「AED を持ってきてください」などの依頼を行う.

b 呼吸状態の確認と気道確保

(1) 呼吸状態の確認
救助者は自分の耳を倒れた人の鼻先に近づけ，呼吸音や息の感知，胸郭の動きを確認する（▶図2）.

(2) 気道確保
呼吸が微弱あるいはないときには，頭部を後屈させ，もう一方の手で顎先を挙上する.

この操作で舌根が挙上し，意識障害に伴う舌根沈下が防げる（▶図3-①〜③）.

→気道確保だけで正常呼吸…回復体位で経過観察

→呼吸機能改善なし→CPR 開始

脈拍の確認

気道確保の際，脈拍の確認を同時に行うとよい．その場合，脈が微弱なこともあるので，頸動脈，大腿動脈，橈骨動脈などで確認するとよい（▶図4）．もし触れなければ，ただちに胸骨圧迫を行う.

脈拍数により頻脈（100 回/分以上：心不全，発熱，尿毒症など），徐脈（60 回/分以下：脳圧亢進，高度貧血など），不整脈（期外収縮，ブロック）などに分けられる.

(3) 胸骨圧迫（心臓マッサージ），CPR 開始
呼吸がなければ，ただちに胸骨圧迫を開始する．胸骨圧迫の場所は胸骨の下半分の位置で（▶図 5a），約 5 cm 程度胸骨が沈み（▶図 5b），速く（100〜120 回/分），絶え間なく行う．両肘を

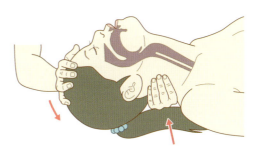

▶図 3-① 頭部後屈と首の挙上による気道確保

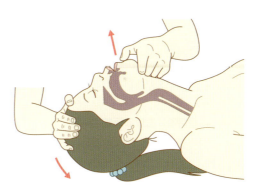

▶図 3-② 頭部後屈と手による下顎挙上による気道確保

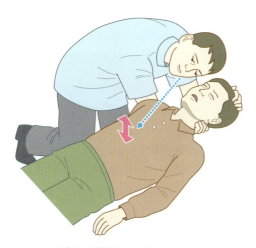

▶図 2 呼吸の確認のしかた

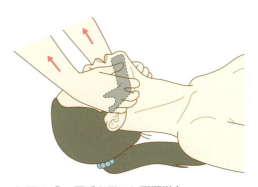

▶図 3-③ 両手を用いた下顎挙上

伸ばし胸の真上から垂直に体重をかけるように行う（▶図5c）．その際，圧迫と圧迫の間に胸を膨らませるために胸壁に力がかからないようにする．

院内であれば，さらなる救急蘇生が可能な外来や病棟にいち早く搬送し，医師や看護師に申し送る．自宅や院外であればCPRを救急隊が到着するまで行い，救急隊に申し送る．

（4）人工呼吸と胸骨圧迫

救助者に人工呼吸の技術があれば，胸骨圧迫30回と人工呼吸2回の組合せで繰り返す．人工呼吸を行う場合は気道確保を行う必要があり，確保は頭部後屈顎先挙上で行い，胸の上がりが確認できる程度の呼気吹込みを約1秒かけて行う．

口対口人工呼吸では，可能であれば感染防護具の使用を考慮すべきである．近くにアンビューバッグがあれば用いるようにする（▶図6）．

体動・呼吸の出現があれば回復体位とする．体動や呼吸なし，あるいは，AEDの装着，救急隊への交代となるまで，上記を繰り返す．

（5）AED装着

胸骨圧迫を続けながらAED装着を依頼する．あるいは胸骨圧迫を交代してAED装着を行う（▶図7）．

AED装着は電源を入れると，通常音声ガイドで指示してくれるので，それに従って行うこと（▶図8）．

（6）引継・申し送り

外来・病棟，救急隊などに引き継ぎ，申し送る．

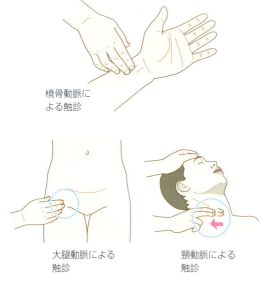

▶図4　救急処置における脈拍の確認

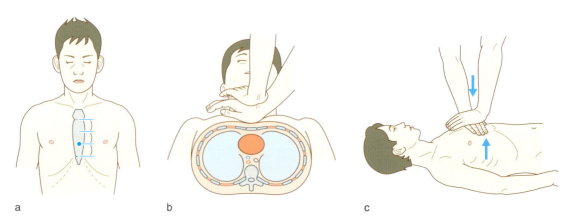

▶図5　胸骨圧迫
a：胸骨圧迫の位置：胸骨下半分の位置を圧迫する．
b：約5cm沈み込むように胸骨を圧迫する．
c：胸の真上から体重がかかるように圧迫する．

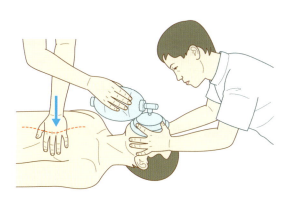
▶図6 アンビューバッグを用いた人工呼吸と胸骨圧迫

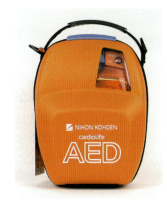
▶図7 AED
普段からどこに設置されているのか確認しておくこと.

①AEDの電源スイッチを入れる（フタを開けるだけで電源が入る機種もある）.
②胸骨圧迫を中断して，対象者の胸を出し，AEDのパッドを，右鎖骨の下と左側胸部に心臓をはさむようにしっかり貼り付ける.
③パッドのリード線をAED本体に接続する（前もって接続されている場合もある）.
　→自動的に心電図の解析が始まる.
　→音声指示に従う.
　「心電図を解析中です」
　1)「除細動は必要ありません」のメッセージであれば，胸骨圧迫30回，人工呼吸2回を5回繰り返し，心電図再診断を行う.
　2)「除細動が必要です」→「充電中です」などのメッセージが流れる.
　→対象者から全員が離れ，誰も触れていないことを確認して「除細動スイッチ」を押す.
④除細動後，ただちに胸骨圧迫30回＋人工呼吸2回を5回繰り返し，再度AEDによる心電図解析を繰り返す.
　→体動のみの場合：人工呼吸を繰り返す.
　→正常な呼吸が出現したら，回復体位として経過観察.
　→心停止に再度なったらCPRを繰り返す.
　→救急隊が到着したらAEDを装着したままで申し送る.
　→院内の場合は可能な限り早期に外来や病棟など救急蘇生ができるところに搬送する.

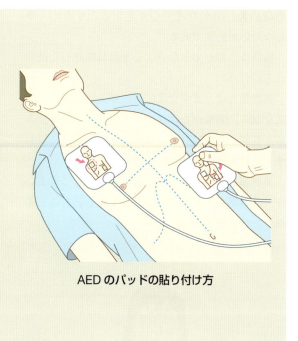
AEDのパッドの貼り付け方

▶図8 AEDの使用手順

C 窒息時の対応

病棟や在宅でリハビリテーションを行うときに，高齢者，神経疾患，筋疾患，要介護者では嚥下の際に食物を口にほおばったまま一気に飲み込むことがあり，嚥下反射も弱く咳などによる排出能力も低下している場合があり，気道につまって窒息することがある．

窒息時の症候は，①のどを伸ばし両手でつかもうとするチョークサイン（▶図9），②喉が閉塞されているために静かな咳しかできず，③呼吸音が減弱し，④次第にチアノーゼが生じ，意識が障害され心停止に至る．完全閉塞の場合2分程度で意識消失，10分程度で心停止をきたすため，早急な対応が必要である．

処置は，息ができないことを尋ね確認した後に直ちに行う．

異物除去は，まず背部叩打法や上腹部突き上げ法を試み，効果がなければハイムリック法を試みる．妊婦や乳児に対してはハイムリック法は行わず，背部叩打法を行う．

異物が口腔内にあり出せる場合は出してもよいが，手や箸などを使うとかえって押し込むことがあり，注意を要する．

1 背部叩打法（▶図10）

頭を低く下げ，背部を叩打する．

2 上腹部突き上げ法（▶図11）

仰臥位の場合は，顔を横に向け，正面から斜め上方に上腹部・胸郭下部を圧迫する．

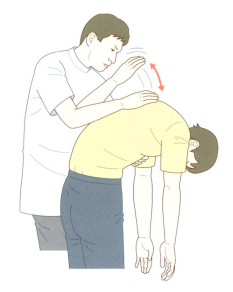

▶図10　背部叩打法

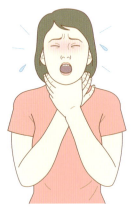

▶図9　窒息時のチョークサイン

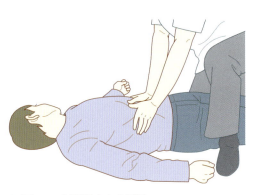

▶図11　上腹部突き上げ法

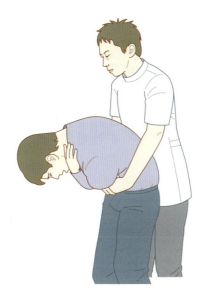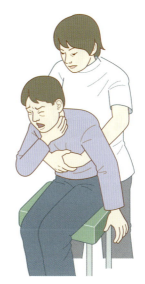

▶図12　ハイムリック法による気道内異物除去
立位でも座位でもよい．

3 ハイムリック法（▶図12）

立位あるいは座位で，背中側から両手を回し上腹部に片手の握りこぶしを当て，もう一方の手でその手をつかみ，腕全体で上方に引き絞るようにして，横隔膜を上げ胸郭を絞め，胸腔内圧を上げるようにして，異物を排除する．

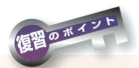

- リハビリテーション中に事故が生じたときの対応をまとめなさい．
- 実際に心肺停止の人を見たときには，具体的にどのようにしたらよいかをまとめなさい．
- 窒息時の対応をまとめなさい．

付録

リハビリテーションで必要な薬剤の知識

学習目標
- 薬剤の投与方法や剤形による薬物の血中濃度の推移について学習する．
- さまざまな疾患に対する薬剤の種類・作用機序と注意点を学習する．
- 加齢に伴う薬剤起因性老年症候群と主な原因薬剤を学習する．

内科的治療の主となるのは薬剤による治療である．薬剤には，疾患を治癒・改善・増悪予防する効果がある反面，さまざまな副作用も存在しうる．薬剤の副作用は合併症の誘因となる場合があり，安全にリハビリテーションを進めるためには，薬剤の使用状況とその副作用に関する知識が必要となる．薬剤の使用状況から，疾患の治療方針や患者の全身状態をある程度把握することも可能である．また，薬剤の副作用はリハビリテーションの阻害因子となる場合がある．このように，リハビリテーション治療の計画や実施に当たっては，薬剤の知識は必須である．

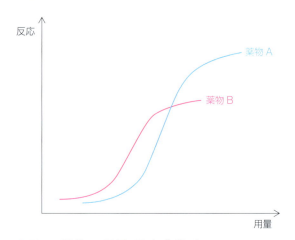

▶図1 薬物の用量-反応曲線（dose-response curve）
〔眞野成康，村井ユリ子：薬物療法の基本．上月正博，編：リハビリスタッフに求められる薬・栄養・運動の知識―内部障害のケアのために．p.22，南江堂，2010より〕

A 薬の種類と効き方

1 薬理作用

薬が生体に及ぼす作用を**薬理作用**という．一般に薬理作用は薬剤の用量が増すと大きくなり，ある程度で頭打ちになるＳ字曲線で示される（▶図1）．薬が作用する部位を**作用点**といい，今日用いられている薬の代表的な作用点は，種々の酵素や薬物受容体である．

2 剤形

薬剤は同じ成分でも投与方法や使用目的に応じて異なる形のものが用いられることがある（▶表1）．この薬剤の形を薬の**剤形**という．剤形は，投与経路により内用剤，外用剤，注射剤に大別される．舌下錠は舌の下に挟んで，口腔用スプレー剤は口腔内にスプレーして有効成分を口腔粘膜から吸収させる．即効性なので発作時に用いられる．製剤学的には，消化管吸収されるよう設計さ

▶表1　薬剤の投与方法と剤形

投与経路	適応する剤形
脈管内	注射剤
経口	錠剤，カプセル，散剤，顆粒剤，液剤，シロップ剤，経口ゼリー剤
直腸	坐剤，注腸剤，直腸用半固形剤
口腔内	舌下錠，口腔用スプレー剤，口腔用半固形剤
気管支・肺	吸入剤
鼻	点鼻剤
皮膚（全身作用）	貼付剤
目	点眼剤，眼軟膏剤
腟	腟錠，腟用坐剤
皮膚（局所作用）	外用固形剤，外用液剤，スプレー剤，軟膏剤，クリーム剤，ゲル剤，貼付剤，テープ剤，パップ剤

〔阿部誠也，ほか：薬剤の基礎知識．宮越浩一，編：リハに役立つ治療薬の知識とリスク管理．p.22，羊土社，2019より一部改変〕

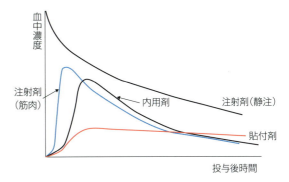

▶図2　剤形による薬物の血中濃度推移の差異
〔眞野成康，村井ユリ子：薬物療法の基本．上月正博，編：リハビリスタッフに求められる薬・栄養・運動の知識―内部障害のケアのために．p.25，南江堂，2010を改変〕

れた薬剤が内用剤であり，舌下錠は外用剤に分類される．貼付剤は皮膚に貼ると有効成分が皮膚から吸収されて（経皮吸収），全身作用を示す．

　最近の製剤技術の進歩により，有効成分が徐々に放出される徐放剤や，胃酸により有効成分が分解されないよう表面がコーティングされた腸溶剤などもある．また，錠剤の内服が困難な患者に対して工夫された錠剤として，口腔内で速やかに溶解または崩壊させて服用できる口腔内崩壊錠（OD錠）がある．

　経口投与が不可能で，胃や腸，鼻などの管からの投与が必要な患者の場合，簡易懸濁法という方法がある．簡易懸濁法とは，錠剤粉砕や脱カプセルをせずに，錠剤・カプセル剤をそのまま温湯（55℃）に崩壊懸濁させて，胃や腸，鼻などの管から投与する方法である．以前は慣習的に錠剤が粉砕されてきたが，薬剤は消化管内において錠剤であれば崩壊，カプセル剤であれば溶解するように製造されている．簡易懸濁法により，錠剤の粉砕やカプセルの開封によるリスクを回避することができる．

3 体内動態

　種々の薬剤の効果は，作用部位での薬理作用の強さによる．したがって，薬剤の効果は薬物動態に大きく依存することになる．薬剤には治療に適した血中濃度の範囲がある．これを**治療域**と呼び，それより濃度が低く効果が表れない濃度域を**無効域**，逆にそれより濃度が高く副作用や中毒症状が生じる濃度域を**中毒域**と呼ぶ．

　一般に薬剤の作用部位における濃度は，血液中の濃度と相関するため，その高低と薬剤の効果の強弱とは比例することになる．すなわち，薬剤の血中濃度は，薬の効果の目安になる場合が多い．剤形による一般的な血中濃度の経時変化の違いを▶図2に示した．剤形の溶けやすさなども薬物動態に影響する．

　内用剤を服用すると，薬剤の成分は小腸から吸収され，門脈，肝臓に流れる（▶図3）．肝臓には薬物代謝酵素シトクロムP450（cytochrome P450の名前からCYPと略する）はじめ多くの代謝酵素が存在するために，薬剤によっては代謝され不活性化されるものがある（初回通過効果）．すなわち，初回通過効果による不活性化が強く起こる薬剤では，生物学的利用能（バイオアベイラビリティ）が著しく低下する．

その後，全身循環によって各組織に移行して作用部位に達して薬理効果を発揮する．その後，多くの薬剤は肝臓を通るたびに代謝されて薬効を失う（つまり解毒される）．こうして体内を循環した薬やその代謝体は，腎臓などから徐々に体外に排泄される．この吸収・分布・代謝・排泄を**薬物動態**という（▶図3）．

薬物によっては，ほとんど代謝されずに，腎臓から排泄されて体内から消失するものがある．このように体内での薬効の消失の大部分が腎臓排泄による薬を**腎排泄型の薬**と呼び，一方，肝臓での代謝の寄与の大きい薬を**肝代謝型の薬**と呼ぶことがある．腎機能が低下している患者に腎排泄型の薬を用いると，体内から薬がなかなか消失しないため，服用を続けると薬物血中濃度が上昇し，副作用が生じる可能性がある．したがって腎機能低下の認められる患者には，同じ薬効をもつ薬の中から肝代謝型のものを選ぶほうがよい．同様の理由で，肝機能の低下している患者には腎排泄型の薬の投与が勧められる（▶表2）．

CYPは基質特異性が低く複数の薬物を代謝できる．CYPの主なものには10種類以上の分子種が存在するので，多種多様な薬剤や化学物質を代謝することができる．しかし，1分子種のCYPによって代謝される薬物が2種共存すると，競合が起こり，その分子種に対して高親和性の薬物が

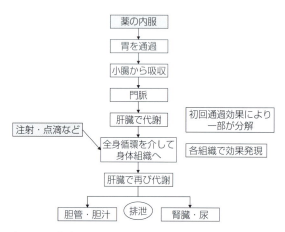

▶図3　体内での薬物の流れ
〔長岡功：薬物の代謝．藤原俊之（監），高橋哲也（編）：理学療法 NAVI 理学療法にすぐに役立つ薬の知識．p.296-299，医学書院，2021より〕

▶表2　代表的腎排泄型薬剤

薬効分類	薬物名
抗菌薬	フルオロキノロン系抗菌薬（レボフロキサシン，ほか），バンコマイシン塩酸塩，アミノグリコシド系抗菌薬（ゲンタマイシン硫酸塩），ほか
抗ウイルス薬	バラシクロビル塩酸塩，アシクロビル，オセルタミビルリン酸塩，ほか
H$_2$受容体拮抗薬	ファモチジン，シメチジン，ラフチジン，ほか
糖尿病治療薬	メトホルミン塩酸塩，シタグリプチンリン酸塩水和物，アログリプチン安息香酸塩，ほか
不整脈治療薬	シベンゾリンコハク酸塩，ジソピラミド，ピルシカイニド塩酸塩，ほか
抗凝固薬	ダビガトランエテキシラートメタンスルホン酸塩，リバーロキサバン，ほか
高尿酸血症治療薬	アロプリノール
強心配糖体	ジゴキシン，メチルジゴキシン，ほか
精神・神経疾患治療薬	炭酸リチウム，スルピリド，リスペリドン，アマンタジン塩酸塩，メマンチン塩酸塩，ほか

〔厚生労働省：高齢者の医薬品適正使用の指針（総論編）（2018年6月）より．〔https://www.mhlw.go.jp/content/11121000/kourei-tekisei_web.pdf〕（2023年10月閲覧）〕

低い親和性の薬物の代謝を阻害することがある. すなわち, 多剤併用時に, 薬効や毒性が増強されて発現する場合があるので, 薬物相互作用に注意を要する. たとえば, 抗真菌薬のイトラコナゾールは, Ca 拮抗薬のニフェジピンやフェロジピンなどの CYP3A4 (CYP の 1 分子種) を介した代謝を阻害して, それらの血中濃度を上昇させることがある. また, グレープフルーツに含まれるフラノクマリン誘導体が CYP3A4 を阻害して, Ca 拮抗薬の血中濃度を上昇させることが知られている.

4 投与量

薬剤の作用や副作用の発現は, 年齢, 性別, 体重, 肝機能, 腎機能などの多くの因子によって左右される. 薬剤は製造販売承認時に標準的な用法・用量が定められており, 医薬品添付文書に記載された「用法・用量」に従って服用する必要がある. 抗がん剤などでは, 体表面積あたりの用量が定められていることが多い. 腎機能を指標にして減量基準が設けられている場合もある.

医師はさまざまな要因を考慮し, それぞれの患者に合わせて薬剤を処方する. また, 処方せんを受け取った薬剤師は疑問があれば処方医に対して疑義照会し, 疑問を晴らしてから調剤する.

5 医薬品添付文書

医薬品添付文書は, 患者の安全を確保し医薬品の適正使用を図る公的文書である. 医薬品を使用する際の用法・用量, 適応疾患, 併用薬の注意項目や副作用情報などが記載されている.

a 薬剤処方内容の確認

リハビリテーションを進めるにあたって, 疾患の治療状況を把握することが必要である. 使用されている薬剤から疾患の治療状況を知るようにする (▶表3). すなわち, 現在活性性のある疾患

▶表3 薬剤の処方状況と疾患の治療状況

薬剤の処方状況	解釈
カルテに病名があり, 関連する薬剤が処方されている	・疾患の活動性があり, 治療が必要な状態.
カルテに病名があるが, 関連する薬剤は処方されていない場合	・疾患は安定しており, 治療が不要な状態.
新しく処方された薬剤がある場合	・新規に発症した疾患がある. ・疾患の増悪や再燃がある.
薬剤が増量された場合や追加された場合, 薬効の強い薬剤に変更された場合	・疾患の増悪や再燃がある. ・薬剤の効果が不十分と判断された.
薬剤が減量された場合や薬効の弱い薬剤に変更された場合	・疾患が改善傾向にある. ・薬剤の副作用が疑われる.
薬剤が中止された場合	・疾患が治癒したと判断された. ・薬剤の副作用があった.

〔宮越浩一：なぜ薬剤の知識が必要なのか？　宮越浩一 (編)：リハに役立つ治療薬の知識とリスク管理. p.17, 羊土社, 2019 を一部改変〕

▶表4 薬剤の副作用による症状変化や合併症

分野	合併症
循環器系	不整脈・動悸, 血圧低下, 血圧上昇, 心不全, 浮腫
呼吸器系	呼吸困難, 肺塞栓症, 肺炎
中枢神経系	けいれん, 意識障害, 錐体外路症状 (転倒や嚥下障害)
内分泌・代謝系	低血糖, 高血糖, 電解質異常
運動器系	骨萎縮・骨折
その他	アレルギー (アナフィラキシー, 薬疹)

〔宮越浩一：なぜ薬剤の知識が必要なのか？　宮越浩一 (編)：リハに役立つ治療薬の知識とリスク管理. p.19, 羊土社, 2019 を一部改変〕

なのか, 治癒に向かっている疾患なのか, 副作用のリスクはどの程度なのかなどを確認したうえで, リハビリテーションプログラムを作成・実行することになる.

b 薬剤の副作用とリハビリテーションへの影響

薬剤による副作用はさまざまな症状変化や合併症の誘因となる (▶表4). 薬剤の副作用がリハ

▶表5　加齢に伴う生理学的変化と薬物動態の変化

	加齢に伴う 生理学的変化	一般的な薬物動態の変化
吸収	消化管運動機能低下 消化管血流量低下 胃内 pH 上昇	最高血中濃度到達時間延長 （薬剤によっては血中濃度上昇 あるいは低下）
分布	体脂肪率増大	脂溶性薬物の分布容積増大 （血中半減期延長）
	体内水分量減少	水溶性薬物の分布容積減少
	血漿中アルブミン濃度 低下	酸性薬物の蛋白結合率低下
代謝	肝重量減少 肝血流量低下 薬物代謝酵素活性低下	肝クリアランス低下 ※相互作用の影響も重要
排泄	腎血流量低下 糸球体濾過量低下 尿細管分泌低下	腎クリアランス低下 ※高齢者で特に影響が大きい

〔厚生労働省：高齢者の医薬品適正使用の指針（総論編）（2018年6月）より．[https://www.mhlw.go.jp/content/11121000/kourei-tekisei_web.pdf]（2023年10月閲覧）〕

▶表6　薬剤起因性老年症候群と主な原因薬剤

症候	薬剤
ふらつき・転倒	降圧薬（特に中枢性降圧薬，α遮断薬，β遮断薬），睡眠薬，抗不安薬，抗うつ薬，てんかん治療薬，抗精神病薬（フェノチアジン系），パーキンソン病治療薬（抗コリン薬），抗ヒスタミン薬（H₂受容体拮抗薬含む），メマンチン
記憶障害	降圧薬（中枢性降圧薬，α遮断薬，β遮断薬），睡眠薬・抗不安薬（ベンゾジアゼピン），抗うつ薬（三環系），てんかん治療薬，抗精神病薬（フェノチアジン系），パーキンソン病治療薬，抗ヒスタミン薬（H₂受容体拮抗薬含む）
せん妄	パーキンソン病治療薬，睡眠薬，抗不安薬，抗うつ薬（三環系），抗ヒスタミン薬（H₂受容体拮抗薬含む），降圧薬（中枢性降圧薬，β遮断薬），ジギタリス，抗不整脈薬（リドカイン，メキシレチン），気管支拡張薬（テオフィリン，アミノフィリン），副腎皮質ステロイド
抑うつ	中枢性降圧薬，β遮断薬，抗ヒスタミン薬（H₂受容体拮抗薬含む），抗精神病薬，抗甲状腺薬，副腎皮質ステロイド
食欲低下	非ステロイド性抗炎症薬（NSAIDs），アスピリン，緩下剤，抗不安薬，抗精神病薬，パーキンソン病治療薬（抗コリン薬），選択的セロトニン再取り込み阻害薬（SSRI），コリンエステラーゼ阻害薬，ビスホスホネート，ビグアナイド
便秘	睡眠薬，抗不安薬（ベンゾジアゼピン），抗うつ薬（三環系），過活動膀胱治療薬（ムスカリン受容体拮抗薬），腸管鎮痙薬（アトロピン，ブチルスコポラミン），抗ヒスタミン薬（H₂受容体拮抗薬含む），αグルコシダーゼ阻害薬，抗精神病薬（フェノチアジン系），パーキンソン病治療薬（抗コリン薬）
排尿障害・尿失禁	抗うつ薬（三環系），過活動膀胱治療薬（ムスカリン受容体拮抗薬），腸管鎮痙薬（アトロピン，ブチルスコポラミン），抗ヒスタミン薬（H₂受容体拮抗薬含む），睡眠薬・抗不安薬（ベンゾジアゼピン），抗精神病薬（フェノチアジン系），トリヘキシフェニジル，α遮断薬，利尿薬

〔厚生労働省：高齢者の医薬品適正使用の指針（総論編）（2018年6月）より．[https://www.mhlw.go.jp/content/11121000/kourei-tekisei_web.pdf]（2023年10月閲覧）〕

ビリテーションの阻害因子となっている場合，その薬剤の副作用は長期化するのか，改善する可能性はあるのか，副作用の少ない薬剤への変更は可能なのか，なども医師に確認しておくことがリハビリテーションを遂行するうえで重要である．合併症は機能予後を不良とし，在院日数を長期化する可能性があるからである．

　特に高齢者では▶表5に示すような生理学的変化があり，薬物動態が変化し，薬剤の副作用や相互作用の弊害が生じる可能性が大きくなる．高齢者では，薬物有害事象が医療や介護・看護を要する高齢者に頻度の高い症候（**老年症候群**）（▶表6）として表れることも多く，見過ごされがちであることに注意が必要である．

　転倒はふらつき，傾眠傾向，起立性低血圧，筋弛緩，錐体外路症状，頻尿を生じる薬剤で誘発される．抗血栓薬など出血傾向を生じる薬剤が併用されている場合，転倒すると頭蓋内出血を生じるなど，重篤な結果となることがある．

　老年症候群を含めて薬剤との関係が疑わしい症状・所見があれば，処方をチェックし，中止・減量をまず考慮する．それが困難な場合，より安全

な薬剤への切り換えを検討する．特に，患者の生活に変化が出たり，新たな症状が出現したりする場合には，まず薬剤が原因ではないかと疑ってみる．理学療法士や作業療法士などのリハビリテーションスタッフは比較的長時間にわたって患者と接しているため，患者の訴えや身体所見を詳細に把握することができる．薬剤の副作用を疑わせる

所見が得られたら，すみやかに医師や看護師に報告し，合併症や事故の防止に努めるべきである．

また，高齢者においては，さまざまな疾患の治療目標が青壮年と異なることも重要である．たとえば，高齢者糖尿病では安全性を十分に考慮した治療が求められる．特に75歳以上やフレイル・要介護では認知機能や日常生活動作（ADL），サポート体制を確認したうえで，認知機能やADLごとに高齢者の血糖コントロール目標（HbA1c値）が設定される．非ステロイド性抗炎症薬（NSAIDs）は上部消化管出血や腎機能障害，心血管障害などの薬物有害事象のリスクを有しており，高齢者に対して特に慎重な投与を要する薬剤の1つである．

点滴ラインのある患者では，そのラインの種類，投与されている薬剤の内容などを知っていることも求められる．点滴ラインは，末梢静脈ラインと中心静脈ラインに分類できる．薬剤が点滴から投与されている場合，体動による事故抜去や皮下漏出にも注意する．中心静脈ラインではライン切断や接続部の外れにより静脈内に空気が流入し，空気塞栓症を生じる場合もある．空気塞栓症は重篤な結果になる場合もあり，特に注意が必要である．皮下漏出により，軟部組織の壊死など重大な結果となる薬剤もある．危険性の高い薬剤を投与されている時間帯の練習は避けるなど，予防策が必要となる．

c ジェネリック医薬品

ジェネリック医薬品とは，先発医薬品の特許期間満了後，先発医薬品と効き目が同等であることを証明する規格試験，安定性試験，生物学的同等性試験を実施し，厚生労働省の承認を得て製造・販売する医薬品である．薬剤の開発費用が少ないぶん，薬価が低く設定されることが多い．有効成分は同じであっても，添加物などの副成分は先発医薬品と異なることもある．

▶表7　アドヒアランスをよくするための工夫

服用薬剤数を減らす	・力価の弱い薬剤を複数使用している場合は，力価の強い薬剤にまとめる．
	・配合剤の使用．
	・対症療法的に使用する薬剤は極力頓用で使用する．
	・特に慎重な投与を要する薬物のリストの活用．
剤形の選択	・患者の日常生活動作（ADL）の低下に適した剤形を選択する．
用法の単純化	・作用時間の短い薬剤よりも長時間作用型の薬剤で服用回数を減らす．
	・不均等投与を極力避ける．
	・食前，食後，食間などの服用方法をできるだけまとめる．
調剤の工夫	・一包化．
	・服薬セットケースや服薬カレンダーなどの使用．
	・剤形選択の活用（貼付剤など）．
	・患者に適した調剤方法（分包紙にマークをつける，日付をつけるなど）．
	・嚥下障害患者に対する剤形変更や服用方法（簡易懸濁法，服薬補助ゼリー等）の提案．
管理方法の工夫	・本人管理が難しい場合は家族などの管理しやすい時間に服薬をあわせる．
処方・調剤の一元管理	・処方・調剤の一元管理を目指す（お薬手帳等の活用を含む）．

〔厚生労働省：高齢者の医薬品適正使用の指針（総論編）（2018年6月）より．[https://www.mhlw.go.jp/content/11121000/kourei-tekisei_web.pdf]（2023年10月閲覧）〕

d コンプライアンスとアドヒアランス

薬剤は処方どおりに使用されることで良好な治療効果が発揮される．また不適切な使用により，副作用の出現リスクは大きくなる．高齢者では，処方薬剤数の増加に伴い処方が複雑化したり，高齢で服用管理能力が低下したりすると，服薬遵守率が低下する．

服薬遵守はコンプライアンス，アドヒアランスともよばれる．「コンプライアンス（compliance）」は「患者が医療従事者の指示どおり治療を受ける」ことである．一方，「アドヒアランス（adherence）」とは「患者が治療方針の決定に賛

同し積極的に治療を受ける」ことである．コンプライアンスは医療従事者から患者への一方的な指導関係であるのに対し，アドヒアランスは医療従事者と患者の相互理解をもとにした関係である．患者自身が積極的に参加し，その決定に沿って治療を受けることで，患者が自身の病気を理解し，治療に対しても主体的に関わることになり，より高い治療効果が期待できる．そのため近年ではコンプライアンスという概念よりも，アドヒアランスという考え方が重視されてきている．

アドヒアランスをよくするための工夫を▶表7に示す．

e ポリファーマシー

ポリファーマシーとは，多剤服用の中でも害をなすものをいう．高齢者の薬物有害事象の増加にかかわるポリファーマシーは，単に服用する薬剤数が多いということではなく，それに関連して薬物有害事象のリスク増加，服薬過誤，服薬アドヒアランス低下などの問題につながる状態である．何剤からポリファーマシーとするかについて厳密な定義はなく，患者の病態，生活，環境により適正処方も変化するが，薬物有害事象は薬剤数にほぼ比例して増加し，6種類以上が特に薬物有害事象の発生増加に関連するとされている．

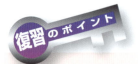

- □ 剤形による薬物の血中濃度の推移の違いを説明しなさい．
- □ 主な薬剤の投与目的・作用機序と注意点について説明しなさい．
- □ 加齢に伴う生理学的変化と薬物動態の変化について説明しなさい．

主な薬剤の作用・適応と注意点 ● 367

主な薬剤の作用・適応と注意点

領域	薬剤の種類	目的・作用機序	注意点
急性心不全	利尿薬	尿量を増加させ，肺うっ血や浮腫などの心不全症状を軽減する．前負荷を減らし，左室拡張末期圧を低下させる．	脱水症状，めまい，ふらつきに注意．
	血管拡張薬	静脈拡張薬：心臓の前負荷を軽減．動脈拡張薬：心臓の後負荷を軽減．	頭痛や血圧低下といった副作用あり．血圧の変化に注意．
	強心薬・昇圧薬	血圧の上昇，末梢循環・血行動態の改善．	投与量の増減による状態の変化に注意．特に長期投与患者は不整脈，心筋虚血，心筋障害などのリスクがあり注意が必要．
慢性心不全	利尿薬	尿量を増加させ，肺うっ血や浮腫などの心不全症状を軽減する．前負荷を減らし，左室拡張末期圧を低下させる．	うっ血や浮腫の症状の管理が必要．低K血症をきたしやすく，不整脈や筋力低下に注意する．また脱水症状の有無にも注意を払う．
	アンジオテンシン変換酵素阻害薬（ACE阻害薬）	アンジオテンシンの変換酵素を阻害し，血圧を下げる．	腎機能低下がある場合，高K血症を生じる可能性がある．電解質異常がないか注意．ACE阻害薬では副作用として空咳が出現することがある．
	アンジオテンシンⅡ受容体拮抗薬（ARB）	アンジオテンシンⅡが作用する受容体を選択的に阻害し，血圧を下げる．	腎機能低下がある場合，高K血症を生じる可能性がある．電解質異常がないか注意．
	β遮断薬	心筋収縮力の低下，心拍数の減少により，心筋の酸素消費量を下げる．	導入時や増量時に運動負荷強度や運動量を増やさないように注意．リハビリテーションを行う際には運動強度を上げ過ぎないように注意が必要．
	強心薬	心筋機能の改善，心不全症状の軽減．	治療に対する有効域（適切な治療効果を得るための一般的な目標血中濃度の範囲）が狭く，中毒域と有効域が接近しているため，薬剤が適切に効いているかなどを血液中の薬剤の濃度を測定する．濃度が高い場合は，消化器症状，視覚症状，精神神経系症状，不整脈などの副作用に注意．
	抗アルドステロン薬	アルドステロンの働きを阻害し，血圧を下げる．	電解質異常（高K血症），脱力感，不整脈，悪心，嘔吐，女性化乳房に注意が必要．
高血圧	カルシウム（Ca拮抗薬）	冠動脈および末梢血管拡張作用．心収縮力の抑制作用，刺激伝導系の抑制作用による降圧効果．	動悸，頭痛，浮腫，便秘などの副作用が認められる．バイタルサインの変動を確認しながらリハビリテーションをすすめる．
	レニン・アンジオテンシン系阻害薬	血管収縮や体液貯留，交感神経活性を抑制することによる降圧効果．	腎臓病や糖尿病を合併した高血圧患者に使用されることが多い．これらの基礎疾患を念頭にリハビリテーションプログラムを作成することが必要．
	利尿薬	循環血液量を減少させ，末梢血管抵抗を低下させることによる降圧効果．	電解質異常や脱水症状に注意が必要．高齢者や長期臥床患者にリハビリテーションを行う際には，起立性低血圧に注意．糖代謝や尿酸代謝にも影響するため，糖尿病や痛風の患者が服用している場合にも注意が必要である．
	β遮断薬	心拍数減少，心収縮力抑制による心拍出量の低下，腎臓でのレニン産生の抑制，中枢での交感神経抑制作用などによる降圧効果．	投与初期には心拍出量減少による心不全をきたすことがある．糖や脂質代謝異常をきたす場合もある．運動時の血圧や脈拍上昇反応が抑制される可能性があるため，運動時の血圧，脈拍の上限を確認したうえでリハビリテーションを行う．
不整脈	ナトリウム（Na）チャネル遮断薬	心筋細胞の異常な伝導や興奮を抑制し，心拍数を減少させる．	催不整脈作用があるため十分な注意が必要．運動によって不整脈が出現することもあるため，心電図モニターやバイタルサイン，自覚症状を確認しながらリハビリテーションを行う．心房細動で抗凝固薬を併用している場合は，転倒などでおこる出血にも注意．
	β遮断薬	心筋収縮力の低下，心拍数の減少により，心筋の酸素消費量を下げる．	徐脈や血圧低下などの副作用に注意．運動負荷による心拍数や血圧の上昇が抑圧されるため，運動強度が過度にならないように注意．

368 ● 付録　リハビリテーションで必要な薬剤の知識

領域	薬剤の種類	目的・作用機序	注意点
不整脈	カリウム（K）チャネル遮断薬	他剤が無効な心房細動や心室性不整脈に使用. 心室頻拍などの致死的不整脈の再発予防を目的に植込み型除細動器（ICD）と投薬を併用することがある.	ICDに負荷のかからない動作や生活指導が必要. 運動による不整脈の出現や心拍数の変化にも注意.
	Ca拮抗薬	心拍数を減少させ，房室伝導や心収縮力の抑制にも作用.	動悸や胸部不快感などの症状が出ることがある. 心拍数やバイタルサインを確認しながらリハビリテーションをすすめ，万が一，運動中に発作が出現した場合にはすぐに中止する.
	ジギタリス製剤	洞結節自動能と房室伝導能を抑制する.	過度な徐脈を引き起こすことがある．心不全や呼吸状態などの合併症に注意.
COPD	気管支拡張薬	気管支の収縮を抑制，拡張を促す．肺機能，呼吸困難を改善.	運動中に低酸素血症をきたすことがある．頭痛，吐き気などの副作用もある．呼吸困難感，呼吸状態，SpO_2などのモニタリングを行ないながらリハビリテーションを実施. 認知機能や摂食嚥下障害が低下している患者には貼付剤が処方されていることもあり，認知機能，摂食嚥下機能を考慮したリハビリテーションを行う.
	吸入ステロイド配合剤	COPDと喘息を合併する場合に用いられる．気管支の炎症を抑制.	喘息症状の出現に注意しながらリハビリテーションをすすめる.
	喀痰調整薬	痰の成分を分解，気道の分泌物を増加させるなどして喀痰しやすくする.	痰の貯留による呼吸困難や低酸素血症に注意が必要. 聴診，呼吸困難感，呼吸パターン，SpO_2のモニタリングを行いながらリハビリテーションを実施する. 痰の喀出が困難な場合は，体位ドレナージや排痰介助など呼吸理学療法の手技を併用する.
	抗菌薬	原因菌の増殖を抑え，死滅させる.	気道分泌物の貯留による低酸素血症に注意. 痰の喀出が困難な場合は，体位ドレナージや排痰介助など呼吸理学療法の手技を併用する.
肺炎	抗菌薬	原因菌の増殖を抑え，死滅させる.	アナフィラキシーショック，薬疹，高熱，下痢などの副作用が出現する可能性があるため注意. 呼吸状態や全身状態を確認し，慎重にリハビリテーションを実施する.
	副腎皮質ホルモン	炎症を抑制する.	感染症の誘発，消化性潰瘍，糖尿病，せん妄や精神障害，ステロイド筋症，骨粗鬆症，ミオパチー，血栓症などの副作用があり，これらに注意する. 間質性肺炎患者では運動誘発性低酸素血症を招く可能性があるので注意.
消化器疾患	消化性潰瘍・胃炎治療薬	胃・十二指腸潰瘍，胃炎の治療.	ヒスタミンH_2受容体拮抗薬：せん妄の副作用がある. 抗コリン薬：認知機能低下がおきる場合がある. せん妄や認知機能低下に伴う危険行動や転倒などの事故に注意.
	便秘治療薬	便秘の改善.	急性の便秘は重篤な基礎疾患が隠れている場合があるので注意する. 便秘による愁訴，排便状況を確認しながらリハビリテーションをすすめる.
	止痢薬・整腸薬	下痢の改善.	高度な下痢が続いている場合，脱水や電解質異常を生じている可能性がある. 口渇，皮膚の乾燥，傾眠傾向などの脱水症状を確認しリハビリテーションを行う．便の回数，性状なども確認する.
	鎮痙薬・鎮痛薬	胃腸の過度な緊張やけいれんを緩和し，過剰に分泌された胃酸を抑制.	胃痛，腹痛，疝痛，胸焼けなどの症状が強い場合には，リハビリテーションを中止して主治医に報告する.
	過敏性腸症候群治療薬	過敏性腸症候群の治療.	患者の主訴を十分に把握してからリハビリテーションを実施し，主訴・主症状の変化に注意する．下痢が続く場合には脱水にも注意する．抑うつが強い場合には，患者の訴えに傾聴する.

主な薬剤の作用・適応と注意点 ● 369

領域	薬剤の種類	目的・作用機序	注意点
消化器疾患	消化管運動機能改善薬	胃・腸の症状改善，消化作用薬は消化の補助．	胃痛，胸焼け，胃もたれ，食欲不振などの愁訴に注意．長期投与の場合，高マグネシウム（Mg）血症，低K血症，腎結石，尿路結石などの副作用がでることもある．栄養状態も確認してリハビリテーションを行う．
肝臓疾患	肝庇護薬	慢性肝疾患や薬物性肝障害における肝細胞の保護．	血圧上昇，浮腫，低K血症などの副作用がある．血圧測定をしながらリハビリテーションを行う．運動の開始前，開始後に持続的な血圧上昇がみられる場合はリハビリテーションを中止し，主治医に報告する．
	副腎皮質ホルモン	自己免疫性肝炎や重症アルコール性肝炎に対して炎症の抑制や免疫抑制など．	倦怠感，発熱，関節痛などの症状に注意を払う．症状の増悪が認められる場合は，いったんリハビリテーションを中止する．
	インターフェロン製剤	B型慢性肝炎における抗ウイルス作用．免疫調節蛋白の誘導．	抑うつ，発熱，筋肉痛，関節痛，頭痛，食欲不振，悪心，嘔吐，下痢，口内炎，脱毛，発疹，痒みなどに注意が必要．
	B型肝炎ウイルス核酸アナログ製剤	B型肝炎ウイルスの増殖を抑制．	頭痛，倦怠感などの副作用に注意．薬剤によってはまれに腎障害や急性膵炎などがおこる可能性がある．
	C型肝炎直接型抗ウイルス薬	C型慢性肝炎またはC型代謝性・非代謝性肝硬変におけるウイルス排除．	痒み，発疹，紅斑，蕁麻疹，悪心，嘔吐，便秘，下痢，頭痛，不眠，めまい，発熱，白血球減少，血小板減少などに注意が必要．
	肝不全治療薬	高アンモニア血症や低アルブミン血症の改善．	悪心，嘔吐，食欲不振などがあらわれる可能性がある．
	利尿薬	肝性浮腫，腹水の軽減．	電解質異常，脱水症状，血圧低下，めまい，ふらつきに注意が必要．
慢性腎臓病・腎不全	球形吸着炭	尿毒素の吸着，尿毒症症状の改善．	他の薬物の効果を低減させる可能性があり，同時服用を避けて適切なタイミングで内服できているかを確認．血清クレアチニン値や尿毒症症状の変化を定期的に観察してリハビリテーションを行う．
	活性型ビタミンD製剤	小腸でのCa吸収促進，二次性副甲状腺機能亢進症による低Ca血症による骨量減少予防．	血清Ca上昇を伴う急性腎障害（AKI）を呈することがあり，血清Ca値と腎機能の変化を観察する必要がある．腎不全を示唆する所見・症状がないか確認しながらリハビリテーションをすすめる．
	Ca受容体作動薬	透析療法下での二次性副甲状腺機能亢進症の治療，血清副甲状腺ホルモンやCa濃度低下．	血清Ca濃度の低下の有無を確認．心電図上でQT延長など不整脈の出現がないかを観察する．グレープフルーツはこの薬の作用を増強するため，注意が必要．
	高リン（P）血症治療薬	リンを吸着して排泄することで症状を改善．	副甲状腺ホルモン，リン，Ca管理状況を確認してリハビリテーションをすすめる．
	赤血球造血刺激因子製剤	透析未導入患者および透析患者の腎性貧血改善．	血圧上昇，シャント閉塞などの合併症を認める可能性がある．ヘマトクリット値，ヘモグロビン濃度，K濃度などの管理状況を定期的に確認しつつリハビリテーションをすすめる．
	鉄剤	鉄分の補充による鉄欠乏性貧血の改善．	悪心，嘔吐，便秘，下痢，胸焼けなどの消化器症状を引き起こすことがある．鉄剤の内服状況を確認する．
糖尿病	ビグアナイド薬	主に肝臓における糖新生抑制による血糖下降作用．	低血糖に注意．重篤な副作用として乳酸アシドーシスがある．その他，服薬開始時や薬剤増量時に腹部膨満感，便秘，下痢などの腹部症状が出現することがある．悪心，嘔吐，腹痛，食欲不振，下痢などの腹部症状の有無を確認する．
	チアゾリジン誘導体	主に骨格筋・脂肪組織のインスリン抵抗性改善による血糖降下作用．	低血糖に注意．浮腫，体重増加を招く可能性がある．骨折の頻度が増加するとの報告がある．浮腫，呼吸困難感の有無を確認し，骨折予防のため転倒に注意を払う．

領域	薬剤の種類	目的・作用機序	注意点
糖尿病	スルホニル尿素薬	インスリンの基礎分泌, 追加分泌促進による血糖下降作用.	低血糖に注意. 空腹感, 冷や汗, 動悸, 手指の震え, 脱力感, 疲労感, めまいなど, 低血糖症状がないかを確認してからリハビリテーションを行う.
	速効性インスリン分泌促進薬	インスリンの追加分泌を促進して食後の高血糖を改善.	
	DPP-4 阻害薬	インクレチンの分解抑制によるインスリン分泌促進. グルカゴン分泌抑制による血糖降下作用.	運動による血糖降下作用を確認するため, 運動の前後で血糖値の変化を確認する.
	α-グルコシダーゼ阻害薬	消化管における二糖類分解酵素の阻害による糖の消化・吸収遅延作用.	低血糖に注意. 低血糖を起こした場合には単糖類を摂取させる必要がある. 腹痛, 腹部膨満感, 便秘, 下痢, 放屁などの腹部症状を呈することが多い. 消化管手術歴のある患者では腸閉塞を起こす可能性があり, 注意が必要.
	SGLT2 阻害薬	腎でのグルコースの再吸収を抑制し, 尿糖排泄による血糖下降作用.	脱水をきたす可能性がある. 口渇感を感じにくい高齢者や利尿薬を併用している患者には注意が必要.
	GLP-1 受容体作動薬	インスリン分泌促進, グルカゴン分泌抑制, 胃内容物排泄遅延, 食欲抑制による血糖降下作用. 心・腎保護作用.	投与初期には, 悪心, 嘔吐, 腹部膨満感などの腹部症状が強くでる可能性があり, 注意が必要である.
	インスリン（注射薬）	不足したインスリンの追加分泌, 基礎分泌を補うことによる血糖降下作用.	低血糖に注意. 空腹感, 冷や汗, 動悸, 手指の震え, 脱力感, 疲労感, めまいなど, 低血糖症状がないかを確認してからリハビリテーションを行う. 運動による血糖降下作用を確認するため, 運動の前後で血糖値の変化を確認する.
脂質異常症	HMG-CoA 還元酵素阻害薬（スタチン）	コレステロール合成の抑制, 低比重リポ蛋白（LDL）受容体の合成促進.	免疫介在性壊死性ミオパチー（近位筋の有意な筋力低下, 著しい筋痛, CK 上昇など）の副作用の報告がある. 合併症や副作用に注意する必要がある.
	レジン（陰イオン交換樹脂）	コレステロールの胆汁酸への異化の促進.	便秘, 腹部膨満感などの消化器症状の副作用がある. 消化器症状に注意しながら, バイタルサインの確認などを行いつつ, リハビリテーションを実施する.
	小腸コレステロールトランスポーター阻害薬	コレステロール吸収の抑制.	まれにミオパチー様の症状が出現する. 抗血栓薬のワルファリンと併用すると作用が増強することがあり, 易出血となるため注意が必要. 内出血などがみられた場合には医師に報告する.
	フィブラート系薬	トリグリセリド（TG）分解の亢進, TG 産生減少.	腎機能障害がある場合に使用すると副作用として横紋筋融解症が起こりやすい. 運動中は負荷に見合わない筋痛や脱力などがないか注意する.
	ニコチン酸系薬	リポ蛋白合成の抑制, アポ蛋白 A-I 異化の抑制.	副作用として瘙痒感, 末梢血管拡張による顔面紅潮などがみられる. インスリン抵抗性を悪化させる可能性があり, 糖尿病合併の場合には注意が必要. 運動中の低血糖症状に気をつけ, 異常があれば医師に報告する.
	多価不飽和脂肪酸	VLDL 合成の抑制.	下痢などの消化器症状や出血傾向などの副作用がある. これらの副作用に注意しながらリハビリテーションを実施する.

領域	薬剤の種類	目的・作用機序	注意点
集中治療中の敗血症	血管作動薬	ショックの治療，臓器血流維持，血圧調節．	バイタルサインの変化や異常な他覚所見を注意深く観察する．
	抗不整脈薬	不整脈治療．	リハビリテーションを行う場合は，心拍数低下や心リズムの変化，循環動態の破綻がないかを確認した後に行うべきである．
	鎮静薬	侵襲的処置による苦痛，不安，不快感，ストレスなどの軽減．	鎮静深度，呼吸循環動態，身体機能などに応じたリハビリテーションプログラムを立案する．
	鎮痛薬	各種処置に伴う疼痛緩和・軽減．	バイタルサインや自覚症状の変化の有無を評価しながらリハビリテーションを実施する．
	抗菌薬	感染症の治療．	アナフィラキシーショックなどに注意．初回投与開始直後のリハビリテーションは回避するのが望ましい．
	胃粘膜保護薬	ストレス潰瘍の予防．	下痢，便秘，悪心などの消化器症状に留意しながらリハビリテーションを実施する．
	抗凝固薬	血栓塞栓症の予防・治療．	出血のリスク，貧血の重症度を評価してリハビリテーションプログラムを立案する．
	輸血用血液製剤	貧血，外科手術に伴う輸血，血小板減少，出血傾向，出血予防．	蕁麻疹，発熱，呼吸困難，アナフィラキシーショック，輸血関連循環過負荷，輸血関連急性肺障害などの副作用を生じるリスクがある．血液成分製剤投与直後のリハビリテーションは避けるべきである．
	血漿分画製剤	熱傷，ショック，重症感染症の治療，免疫機能低下予防．	自覚症状やバイタルサインを確認しながらリハビリテーションを行う．

索引

①用語の配列は完全五十音方式による.
②「──」でつないだ用語はすぐ上の用語につなぐものである.また「──,」でつないだ用語は逆引きである.

和文

あ

アイゼンメンゲル症候群　85
アイソトープ検査　36
亜鉛（Zn）　241
亜急性硬化性全脳炎　337
亜急性甲状腺炎　264
亜急性連合脊髄変性症　213
悪性関節リウマチ　309
悪性胸膜中皮腫　142
悪性高血圧　285
悪性腎硬化症　285
悪性中皮腫　135
悪性貧血　212
悪性リンパ腫　175, 219
悪玉コレステロール　238
朝のこわばり　306
アシドーシス　293, 294
亜硝酸薬の効果　79
アスパラギン酸アミノトランスフェ
　ラーゼ　186
アスベスト　135, 142
アセスメント　11
アセトン臭　48
アダムス・ストークス症候群
　　　　　　　　　　　　　64, 83
アディポサイトカイン　248
アデノシン三リン酸　341
アドヒアランス　365
アトピー性皮膚炎　304
アドレナリン　260
アナフィラキシー　55
アナフィラキシーショック
　　　　　　　　　　　　　56, 303
アニオンギャップ　295
アミノ酸の代謝　235
アミラーゼ　154, 189
アミロイドーシス　221, 252
アメンチア　48
アラニンアミノトランスフェラーゼ
　　　　　　　　　　　　　　　186
アルカリホスファターゼ　186
アルカローシス　293, 294

アルゴンプラズマ凝固法　165
アルドステロン　273
アルブミン　187, 204
アレルギー　300
アレルギー疾患　297, 301
アレルギー性鼻炎　303
アレルギーテスト, 気管支喘息の
　　　　　　　　　　　　　　　131
アレルゲン免疫療法　303
アンジオテンシンⅡ　273
安静時疼痛　99
安定狭心症　78, 79
アンモニア臭　48

い

胃　151
異化　230, 341
胃潰瘍　167
胃癌　169
易感染性宿主　324
異型狭心症　78, 79
医原性肺炎　133
胃酸分泌の経路　151
意識障害　47
　──, 肝不全による　181
意識レベルの評価　47
萎縮性胃炎　167
萎縮性過形成性胃炎　167
萎縮性化生性胃炎　167
異常 Q 波　68, 80
異常呼吸　143
異食症　212
移植片対宿主病　217
胃切除後症候群　170
胃相　152
一次止血障害　222
一次性気胸　141
一次性食欲不振　43
一次性頭痛　53
一次性リンパ節炎　54
一次性レイノー症候群　52
溢水　293
一側散瞳　49
逸脱酵素　186
一般細菌検査　116

胃底腺　151
異物除去　358
胃ポリープ　174
　── の肉眼分類　174
医薬品添付文書　363
医療・介護関連肺炎　123
医療面接　7
胃瘻栄養法　349
インスリノーマ　247
インスリン　184, 233
インスリン依存型糖尿病　242
インスリン抵抗性改善薬　246
インスリン非依存型糖尿病　242
インスリン分泌促進作用薬　245
インスリン療法　246
陰性 T 波　68
陰性 U 波　70
咽頭炎　117
咽頭結膜熱　117
インドシアニングリーン（ICG）試
　験　188
院内感染対策　326
院内肺炎　122
インフルエンザ　117, 334
インフルエンザ迅速診断キット
　　　　　　　　　　　　　　　117

う

ウィスコット・オールドリッチ症候
　群　319
ウイルス検査　30
ウィルソン病　252
ウィルヒョウの3因子　101
ウィルムス腫瘍　288
ウィンドケッセル効果　61
植込み型除細動器　90
ウェルニッケ脳症　251
ウェンケバッハ型　66
ウォルフ-パーキンソン-ホワイト症
　候群　95
右冠動脈　59
右脚ブロック　68
右心室　59
右心不全　88
　── の治療　96

373

右心不全症状　84
右心房　59
うっ血性心不全の診断基準　87
運動性貧血　212
運動耐容能　88
運動負荷試験　70, 127
　── の禁忌　70
運動負荷心電図の虚血判定基準　71
運動療法, 糖尿病の　247
運動療法の中止基準　71, 147

え

エイズ（AIDS）　46, 125, 319, 338
栄養アセスメント　347
栄養学　340
栄養サポートチーム（NST）による治療　247
栄養スクリーニング　346
栄養性浮腫　51
栄養素　340
易感染性　45
易疲労感　42
エコー　35
エコノミークラス症候群　228
エステラーゼ　190
エストロゲン　260
壊疽　99
エプスタイン・バーウイルス　218
エリスロポエチン　206, 273
嚥下　150
嚥下障害　159
嚥下痛　212
炎症反応　325
エンドクリン　254
エントリー基準, 全身性エリテマトーデスの　314

お

横隔膜　109
　── の平低化　127
横隔膜ヘルニア　142
横隔膜麻痺　142
黄色腫　17
黄色ブドウ球菌食中毒　329
黄疸　182
嘔吐　43, 156
　── の鑑別診断　45
　── を生じる疾患　44
嘔吐中枢　44
嘔吐反射　44

オウム病　123
オートクリン　254
オーバーフロー蛋白尿　275
悪心　43, 156
オッディ括約筋　183
オリゴ糖　232
音声振盪　27

か

回帰性リウマチ　310
開胸肺生検　116
ガイスベック症候群　215
疥癬　338
咳嗽　110
外側の副腎皮質　258
回腸　152
回転性めまい　49
回復期, 急性腎不全の　279
回復体位　354
外分泌腺, 肝臓の　184
潰瘍　167
潰瘍形成のメカニズム　168
潰瘍性大腸炎　173
解離性大動脈瘤　62, 97
下顎呼吸　143
化学受容体引金帯　44
化学的熱生成　40
化学療法　37, 46
過換気　20
過換気症候群　143
核医学検査　36, 72
顎下腺　150
拡散　109, 115
喀痰　111
喀痰検査　116
喀痰塗抹検査　125
拡張型心筋症　82
拡張期血圧　61
下肢挙上　51
加湿器肺　134
下垂体　257
下垂体機能低下症　261
下垂体疾患　261
下垂体前葉の機能欠損　262
下垂体前葉の機能亢進　261
下垂体前葉ホルモン単独欠損症
　　　　　　　　　　　　　262
下垂体ホルモン　258
ガストリン　152
かぜ症候群　116, 334

画像検査, 転移性肺腫瘍の　138
画像診断　30
脚気　251
喀血　111
学校保健安全法　329
褐色細胞腫　267
活性化因子, 血液凝固系　223
活性型ビタミン D_3　273
活性化部分トロンボプラスチン時間（APTT）　208, 209
活動係数　344
合併症, 石綿肺の　135
カテコールアミン　260
果糖　232
過粘稠度症候群　220
過敏性腸症候群　159
過敏性肺炎　134
下部食道括約筋　165
カプラン症候群　310
花粉症　302
カリウム（K）　240
ガリウムシンチグラム　36
カリウム代謝の異常　290
顆粒球　205
カルシウム（Ca）　241
カルシウム代謝の異常　291
カルチノイド　175
カルチノイド症候群　175
カルテ　6
カルボーネンの式　104
肝炎ウイルスマーカー　189
肝癌　196
肝管空腸吻合術　199
換気　109
換気過多　20
換気障害の分類　114
間欠性跛行　99
間欠的経管栄養法　349
間欠熱　41
肝硬変症　195
肝細胞　178
肝細胞癌　196
環軸椎関節亜脱臼　306
カンジダ症　334
間質性肺炎　132
肝腫大　194
肝腫瘍マーカー　188
冠循環　59
桿状核球　205
眼症状, サルコイドーシスの　131

管状腺癌　170
肝小葉　178
肝腎症候群　183
冠性 T 波　81
肝性昏睡　48, 182
肝性脳症　182, 193
肝性浮腫　51
眼性めまい　50
癌性リンパ管症　137
関節炎　314
関節外病変，関節リウマチの　308
関節内出血　224
間接熱量測定法　344
間接ビリルビン　181, 209
関節リウマチ　306
　―― の亜型　309
　―― 分類基準　307
肝線維化マーカー　188
感染経路　322
感染症　321
　―― の診断　325
　―― 予防の原則　326
感染症法　328
感染性胃腸炎　336
感染性腸炎　172
感染性肺疾患　116
感染性微熱　42
感染部位　322
　―― の特定　325
感染防御機構　45
肝臓　178
乾燥・湿潤，皮膚の　18
肝代謝型の薬　362
肝胆膵疾患　178
肝・胆道機能検査　186
肝動注化学療法　197
肝動脈　178
冠動脈　59
肝動脈系　178
冠動脈疾患　78
冠動脈造影　71, 72
冠動脈バイパス術　81
陥入爪　19
肝膿瘍　197
肝不全　181
貫壁性梗塞　80
鑑別診断　6
顔貌　16
ガンマグルタミルトランスペプチ
　ダーゼ　186

顔面紅潮　17
肝門部腸吻合術　199
肝門脈系　60
冠攣縮性狭心症　78, 79
関連痛　156

き

起炎菌の同定　325
期外収縮　94
機械的イレウス　172
機械的腸閉塞　160
気管　107
気管支　107
気管支拡張症　126
気管支鏡　112
気管支血管系　109
気管支喘息　130, 302
気管支透亮像　122
気管支肺胞洗浄液（BALF）　112
　――，過敏性肺炎の　135
　――，サルコイドーシスの　131
気管支肺胞洗浄法（BAL）　116
気胸　141
気腔　107
起座呼吸　20, 62
器質性便秘　158
寄生虫病　338
偽性副甲状腺機能低下症　266
基礎体温　40
基礎代謝量　344
　―― の推定方法　344
気道　106
気道確保　355
機能性ディスペプシア　159
機能性便秘　157
機能的イレウス　172
機能的残気量　114
逆流性食道炎　163
救急処置　49
吸収　149
急性胃炎　166
急性ウイルス性肝炎　191
急性冠症候群　78
急性感染性胃炎　166
急性呼吸促迫症候群　145
急性呼吸不全　145
急性骨髄性白血病　216
急性糸球体腎炎　281
急性腎盂腎炎　286
急性腎不全　278

急性膵炎　200
急性単純性胃炎　166
急性腸炎　172
急性転化　217, 218
急性尿細管壊死　278
急性肺水腫　62
急性肺性心　96
急性白血病　216
急性腹症　156
急性副腎皮質機能低下症　268
急性腹膜炎　202
急性腐食性胃炎　166
急性リンパ性白血病　216
急性リンパ節炎　218
吸息筋　109
急速進行性糸球体腎炎　281
吸入誘発テスト　302
救命救急の知識　353
教育計画　11
胸腔鏡下肺生検　116
凝固系検査　28
胸骨圧迫　355, 356
狭心症　62, 78
強心薬　51
胸水検査　116
胸水貯留　140
胸水の鑑別法　116
強直性脊椎炎　310
胸痛　62, 111
強皮症　52, 314
胸部 CT（computed tomography）
　検査　112
胸部 MRI（magnetic resonance
　imaging）検査　112
胸部 X 線，COPD の　127
胸部単純 X 線検査　30, 112
胸膜　109
胸膜中皮腫　135
巨核芽球　207
巨核球　207
巨核球系細胞　207
局所性浮腫　51
虚血性心疾患　62, 78
虚血性大腸炎　175
巨赤芽球性貧血　212
巨舌　221
キラー T 細胞　299
起立性低血圧　77
近位尿細管　271
菌交代現象　324

筋性防御 156
緊張性頭痛 53
緊張度，皮膚の 18

く

クインケ浮腫 51
クヴォステク徴候 266, 291
空気感染対策 327
空腸 152
空調病 134
クームス試験 208
クエン酸回路 231
クスマウル呼吸 48
クッシング症候群 266
クッシング病 262
クッパー細胞 178
くも状血管腫 194
苦悶状顔貌 16
クラミジア肺炎 123
クラミドフィラ（クラミジア）・
　ニューモニエ 123
グラム染色 325
クリアランス試験 277
クリーゼ 268
グリコーゲン 179, 233, 341
グリコーゲン病 251
グリソン鞘 178
クループ 117
グル音 161
グルコース 232
クレアチニン（Cr） 276
クレチン症 265
クロイツフェルト・ヤコブ病 339
クロール代謝の異常 292
クローン病 173
クロストリディオイデス・ディフィ
　シル 333
グロブリン 204
クロンカイト・カナダ症候群 174
群発頭痛 53

け

経気管支肺生検 116
経口内視鏡的筋層切開術 166
軽鎖 299
憩室炎 172
形質細胞性骨髄腫 220
経静脈栄養 349
経腸栄養 349

経動脈カテーテル肝動脈塞栓療法
　　　　　　　　　　　　　197
珪肺 135
珪肺結核 135
珪肺結節 135
経鼻経管栄養法 349
経皮経管血管形成術 100
経皮経心房中隔僧帽弁交連切開術
　（PTMC） 84
経皮的エタノール注入療法 197
経皮的冠動脈インターベンション
　　　　　　　　　　　　　81
経鼻的持続気道内陽圧呼吸 144
経皮的心肺補助装置 89
経皮内視鏡的胃瘻造設術 160
経皮肺生検 116
傾眠 47
稽留熱 41
痙攣性イレウス 172
痙攣性便秘 158
経路別感染予防策 327
劇症型溶血性連鎖球菌感染症 330
劇症肝炎 193
下血 157
血圧 61
血液 203
　── による化学的緩衝系 294
　── の生理 203
血液凝固因子 222
血液凝固の機序 223
血液検査 28
　──，気管支喘息の 131
血液細胞の分化 205
血液所見 314
血液生化学検査 276
血液製剤による感染 323
血液・造血器疾患 203
血液透析 280
血液分布異常性ショック 56
結核 332
結核菌 124, 332
結核菌検査 116
血管拡張 17
血管雑音 24
血管神経性浮腫 51
血管性ショック 55
血管の収縮反応 222
血球数算定 208
血算 28, 208
血漿 203

血漿蛋白 203
血小板 203, 205
　── の止血作用 222
血小板数 188
血小板無力症 224
血清 203
血清検査 29
血性痰 111
血清蛋白 187
血清鉄 210
血清電解質濃度 276
血清ビリルビン 187
結節性紅斑 131
結節性多発動脈炎 315
血栓形成傾向 208
血栓症の発症 227
血栓性血小板減少性紫斑病（TTP）
　　　　　　　　　　　　　224
血栓性素因 226
血中尿素窒素（BUN） 276
血中薬物濃度時間曲線下面積 38
結腸 154
結腸ヒモ 154
結腸膨起 154
血糖値を下降させるホルモン 233
血糖値を上昇させるホルモン 233
血尿 275
血餅 203
結膜炎 311
血友病 224
血友病関節症 224
解毒に関する機能，肝臓の 181
下痢 158
ケルクリング皺襞 152
牽引性気管支拡張像 133
検温 40
嫌気的代謝 233, 234, 341
検査所見
　──，間質性肺炎の 133
　──，原発性肺高血圧症の 139
　──，サルコイドーシスの 131
　──，肺腫瘍の 137
顕性感染 321
原虫感染症 338
原尿 271
原発性アルドステロン症 267
原発性（先天性）免疫不全症 318
原発性肺癌 135
原発性肺高血圧症 139
原発性肺胞低換気症候群 144

原発性貧血　210
原発性副甲状腺機能亢進症　265
原発性マクログロブリン血症　220
原発性免疫不全　46
顕微鏡的血尿　275
顕微鏡的多発血管炎　315

こ

抗 HIV 薬による多剤併用療法　320
抗 RANKL 抗体　250
抗インフルエンザ薬　118
好塩基球　205
口蓋垂　150
口蓋垂軟口蓋咽頭形成術　145
高カリウム血症　290
硬化療法　101
高カルシウム血症　221, 292
後期ダンピング症候群　171
好気的代謝　231
後期糖化生成物　228
抗菌薬　3
　──による腎障害　285
抗菌薬関連腸炎　333
口腔　149
高クロール血症　293
高血圧　48
　──の分類　75
高血圧症　73, 228
抗結核薬治療　3
抗原提示　46
膠原病　305
　──と類縁疾患　297
膠原病性間質性肺炎　133
抗好中球細胞質抗体　315
交差適合試験　208
好酸球　205
好酸球増加症　131
高脂血症　248
鉱質コルチコイド　259
抗受容体抗体型アレルギー　301
抗腫瘍薬による腎障害　285
甲状腺　257
甲状腺機能亢進症　263
甲状腺クリーゼ　264
甲状腺疾患　263
甲状腺腫，甲状腺機能異常を伴わない　265
甲状腺腫瘍　265
光線力学的治療　165
拘束性換気障害　114

拘束性肺疾患　132
高体温　48
好中球　205
好中球アルカリホスファターゼ陽性指数　218
好中球減少症　215
高張性脱水症　293
後天性血栓性素因　228
後天性免疫不全症候群（AIDS）
　　　　　46, 125, 319, 338
喉頭蓋　150
高度徐脈　93
口内炎　162
高ナトリウム血症　290
高二酸化炭素血症　115
高尿酸血症　248
高熱　41
高比重リポ蛋白（HDL）　237
後負荷　61
後腹膜臓器　185
項部硬直　49
高プロラクチン血症　262
高マグネシウム血症　292
肛門括約筋　154
肛門管　154
絞扼性イレウス　172
抗リウマチ薬・疾患修飾性抗リウマチ薬　309
抗利尿ホルモン不適合分泌症候群
　　　　　263
高リン血症　292
抗リン脂質抗体症候群　228, 315
抗リン脂質抗体陽性　314
高齢者の訴え　8
高齢者の薬物有害事象　366
誤嚥性肺炎　123
鼓音　25, 26
呼吸器疾患　106
呼吸機能検査　113, 127
呼吸筋　109
呼吸困難　20, 62, 111
呼吸性アシドーシス　115, 294
呼吸性アルカローシス　115, 295
呼吸性調節，酸塩基平衡の　293
呼吸調節　110
呼吸不全　145
呼吸補助筋　109
呼吸リハビリテーション　146
国際頭痛分類　52
五大栄養素　340

骨シンチグラム　36
骨髄　205
骨髄異形成症候群（MDS）　216
骨髄検査　209, 212
骨髄生検　217
骨髄穿刺　209, 213
骨髄低形成による貧血　213
骨粗鬆症　250
骨代謝　250
ゴットロン徴候　312
骨融解　221
ゴナドトロピン欠損　263
コバラミン　251
孤立結節影　136
コリンエステラーゼ　187
コルチゾールの過剰状態　266
コレステロール　237
コロトコフ音　65
コロナウイルス感染症　335
混合性結合組織病　52, 316
混合性微熱　42
昏睡　48
　──，低血糖あるいは高血糖性の
　　　　　244
コンプライアンス　365
昏迷　47

さ

再灌流療法　81
細菌尿　275
剤形　360
最高血圧　61
再生不良性貧血　213
在宅酸素療法　128, 145
最低血圧　61
サイトカイン　324
細胞外液　289
細胞間コミュニケーション　254
細胞傷害性細胞　299
細胞診　116
細胞性免疫　300
細胞毒性型アレルギー　300
細胞内液　289
細胞融解型アレルギー　300
細網異形成症　318
左冠動脈　59
左脚ブロック　68
匙状爪　212
左心室　59
左心不全　87

左心不全症状 84
左心房 59
サプレッサーT細胞 299
作用点 360
サルコイドーシス 131
サルモネラ 331
サルモネラ腸炎 331
酸塩基平衡の異常 293
残気率 114
残気量 114
三尖弁 59
三尖弁閉鎖不全症 85
三尖弁弁膜症 85
酸素投与 96
三大栄養素 230, 340
三大合併症, 糖尿病の 243

し

シェーグレン症候群 163, 316
シェーンライン・ヘーノホ紫斑病
　　　　224
ジェネリック医薬品 365
痔核 176
耳下腺 150
志賀毒素 331
弛緩性便秘 157
敷石像 173
色素沈着 17, 194
子宮頸管炎 311
糸球体 271
　── の疾患 281
糸球体性蛋白尿 274
糸球体濾過値 277
刺激伝導系 59
止血機構 221
指指打診法 25
脂質 230, 236, 341
　── の代謝 238
脂質異常症 228, 248
思春期早発症 261
視床下部 256
視床下部症候群 261
視床下部性性腺機能低下症 261
視床下部ホルモン 257
視診 13
持続する微熱 41
市中肺炎 121
弛張熱 41
失外套症候群 47
失血性ショック 55

湿潤, 皮膚の 18
失神 48, 64
湿性ラ音 24, 129
指定感染症 328
自転車エルゴメータ 70
脂肪肝 195
脂肪酸 237
脂肪代謝 179
脂肪の消化 154
斜位撮影 112
若年性特発性関節炎 310
周期熱 41
重鎖 299
収縮期血圧 61
重症急性呼吸器症候群（SARS）
　　　　335
重症急性呼吸器症候群コロナウイル
　　ス2 118
重症複合免疫不全症 318
縦走潰瘍 173
十二指腸 152
十二指腸潰瘍 167
十二指腸乳頭 183
絨毛 153
主観的包括的栄養評価 346
手掌紅斑 17, 194
出血傾向 207
出血性疾患 221
出血性素因 207
腫瘍性発熱 217
腫瘍マーカー 30
循環血液量減少性ショック 55
小胃症状 170
消化 149
消化管疾患 149
消化管出血 156, 182
消化管の解剖 149
消化管のホルモン調節 155
消化管ポリポーシス 174
消化酵素 152, 340
消化性潰瘍 167
上・下腸間膜静脈 178
上気道感染 116
症候学 40
症候性キャリア 192
小細胞癌 136
上室期外収縮 94
小循環 60
小循環系 108
症状, 強皮症の 314

小水泡性ラ音 134
脂溶性ビタミン 239
小腸 152
小腸腫瘍 174
上腹部突き上げ法 358
漿膜炎 314
静脈血栓症 101
静脈性浮腫 51
静脈瘤 100
静脈瘤抜去術 101
小網 185
小葉間隔壁の肥厚 133
小葉中心性粒状影 129
ジョーンズ診断基準, リウマチ熱
　　　　311
初回通過効果 361
職業アレルギー 305
職業歴 9
食思不振 42
食事療法, 糖尿病の 247
触診 27
食道 150
食道アカラシア 165
食道癌 164
食道静脈瘤 163
食道裂孔ヘルニア 163
食物アレルギー 304
食物の消化吸収 340
食物の摂取過程 149
食欲中枢 43
食欲不振 42
　── を呈する疾患 43
ショック 55
　── の診断基準 55
　── の臨床症状 55
蔗糖 233
除脳肢位 48
除皮質肢位 48
徐脈 48, 64
シリング試験 213
痔瘻 176
腎移植 281
心陰影の評価 33, 34
腎盂 270
腎盂腫瘍 287
心エコー図 71
心音図 73
心外閉塞・拘束性ショック 56
心外膜 58
腎芽細胞腫 288

新型コロナウイルス感染症　　118, 335

新感染症　328
腎機能検査　276
心胸郭比　30, 71
心筋炎　83
真菌感染　162
心筋梗塞　62, 78, 80
　――　のリハビリテーション　104
心筋症　81
真菌症　334
心筋層　58
心腔　59
神経性ショック　55, 56
神経内分泌腫瘍　201
腎血管系　270
腎血管性高血圧　74
腎血漿流量　277
腎血流量　272
心原性ショック　56
人工呼吸　89, 356
腎後性急性腎不全　278
深昏睡　48
深在性真菌症　334
腎細胞癌　287
心雑音　23
診察法　12
心室期外収縮　94
心室細動　93
腎（実質）性急性腎不全　278
腎実質性高血圧　74
心室性不整脈　83
心室中隔欠損症　86
心室頻拍　93
腎周囲膿瘍　286
心周期　60
腎小体　271
腎錐体　270
腎生検　278
新生児メレナ　225
真性赤血球増加症　215
心性浮腫　50
腎性浮腫　51
腎前性急性腎不全　278
腎前性蛋白尿　275
心臓　58
　――　の解剖　58
　――　の生理　60
腎臓　270
　――　による緩衝作用　294

　――　の生理　272
　――　の内分泌機能　273
心臓移植　90, 92
心臓カテーテル検査　71
心臓再同期療法　90
心臓超音波検査　71
心臓壁　58
心臓マッサージ　355
心臓リハビリテーション　102
腎臓リハビリテーション　295
身体診察　10
心濁音界　25
診断　6
診断計画　11
腎柱　270
心電図　65
　――, 心筋梗塞の　80
浸透圧性下痢　158
振動病　52
心内膜　58
心内膜下梗塞　80
腎乳頭　270
腎・尿路系疾患の検査　275
腎膿瘍　286
塵肺　135
心肺運動負荷試験　70, 88
腎排泄型の薬　362
心肺蘇生法　354
心拍出量　61
心拍出量低下による症状　84
心拍数　61
腎・泌尿器疾患　270
腎病変　314
深部静脈血栓症　101
心不全　87
腎不全　278
心不全治療アルゴリズム　90
心房期外収縮　94
心房細動　94
心房粗動　94
心房中隔欠損症　85
心膜　58
心膜腔　58
心膜摩擦音　23
腎門　270
診療録　6

す

膵逸脱酵素　189
髄外造血　205

膵外分泌機能検査　190
膵管　183
膵癌　201
膵機能検査　189
推算 GFR　277
膵腫瘍マーカー　190
膵臓　184
水痘・帯状疱疹ウイルス　337
膵内分泌系腫瘍　201
膵分泌性トリプシンインヒビター　　190
水分量の異常　293
水泡音　24
睡眠時無呼吸症候群　144
水溶性ビタミン　239
頭蓋内出血　225
スクラーゼ　154
スクラッチテスト　302, 305
スクロース　233
スタンフォード分類, 大動脈解離の　　97
頭痛　52
　――, 非血管性頭蓋内疾患による　　54
　――　の特徴　53
　――　の分類　52
スティーブンス・ジョンソン症候群　　162
ステロイドホルモン　254, 256
ストリッピング手術　101
ストレス係数　344
ストレス赤血球増加症　215
ストレス多血症　215
スパイロメータ　113
スフィンゴリピド　237
スプーン状爪　19

せ

清音　25
生活習慣病　228
生活歴　10
性感染症　323
正球性正色素性貧血　213
正常心音　22
正常体温　40
成人 T 細胞白血病・リンパ腫　219
精神神経症状　314
成人発症スチル病　310
性腺　260

性腺刺激ホルモン（ゴナドトロピン）欠損　263
成長ホルモン（GH）欠損　262
生物学的利用能　361
性ホルモン　260
清明　47
生理的狭窄部位　150
生理的蛋白尿　274
脊椎関節症　311
咳反射　111
石綿　142
石綿肺　135
赤痢アメーバ症　338
咳レセプター　110
セクレチン　152
セクレチン試験　190
舌炎　162
舌下腺　150
舌癌　162
赤血球　203, 204
赤血球系細胞　206
赤血球系の疾患　210
赤血球指数　210
赤血球増加症　214
――の分類　215
摂食異常　261
接触感染対策　327
摂食中枢　43
セルロース　233
セレン（Se）　241
線維素　204
線維束性攣縮　19
腺癌　136, 170
閃輝暗点　53
潜血　276
潜在性甲状腺機能低下症　265
全身倦怠感　42
全身症状　314
全身性アミロイドーシス　252
全身性エリテマトーデス
　　　　　　　　52, 284, 313
全身性硬化症　314
全身性浮腫　50, 63
全身性リンパ節腫脹　55
善玉コレステロール　238
先端巨大症　261
先端巨大症顔貌　262
疝痛発作　198
前庭神経炎　49
先天性 P 波　66

先天性胸腺無形成症　319
先天性血栓性素因　228
先天性心疾患　85
先天性代謝疾患　251
先天性胆道拡張症　199
先天性胆道閉鎖症　199
先天性風疹症候群　337
先天性免疫不全症　318
全肺気量　114
前白血病状態　217
前負荷　61
潜伏感染　321
全末梢血管抵抗　61
喘鳴　111
　――，気管支喘息の　130
せん妄　48
線溶系　223
線溶亢進　223
前立腺癌　288
前立腺肥大症　288

そ

造影 X 線 CT　36
造影検査　35
造影剤による腎障害　286
総肝管　183
早期ダンピング症候群　171
造血　205
造血幹細胞　205
　――の分化　205
巣状分節性糸球体硬化症　282
臓側板　58
臓側腹膜　184
相対的赤血球増加症　215
総胆管　183
総鉄結合能（TIBC）　209
総ビリルビン値　187
僧帽性 P 波　66, 84
僧帽弁　59
僧帽弁狭窄症　83
僧帽弁閉鎖不全症　84
即時型アレルギー　300
即時型喘息反応　302
続発性（二次性）糖尿病　242
続発性（二次性）貧血　214
　――をおこしやすい疾患　214
続発性副甲状腺機能亢進症　266
続発性免疫不全　46
足部動脈圧の比　99
側面撮影　112

鼠径ヘルニア　201
組織因子　222
組織鉄　210

た

第Ⅰ音　22
第Ⅱ音　22
第Ⅲ音　22
第1斜位　112
第1度房室ブロック　66
第2斜位　112
第2度房室ブロック　66
第3度（完全）房室ブロック　66, 93
ダイアベティス　242
体液性免疫　300
体温異常　261
体温調節　40
体外限外濾過法　89
体外衝撃波破砕術　198
大細胞癌　136
代謝　230, 341
代謝異常関連脂肪肝　195
代謝性アシドーシス　294
代謝性アルカローシス　295
代謝性疾患　230
体循環　60
大循環　60
大循環系　109
帯状疱疹後神経痛　337
耐性菌　324
体性痛　156
代替栄養法　349
大腸　154
大腸癌　175
大腸菌　331
大腸菌感染症　331
大腸ポリープ　174
大動脈炎症候群　96, 98
大動脈解離　97
大動脈内バルーンパンピング　89
大動脈弁　59
大動脈弁狭窄症　84
大動脈弁閉鎖不全症　85
大動脈瘤　96
体内で合成できない栄養素　342
大網　185
唾液腺　149
唾液分泌減少症　162
高安動脈炎　98
濁音　25, 26

打診　25
脱水症　293
多糖類　233
多尿　274
多発血管炎性肉芽腫症　131
多発性筋炎　311
多発性骨髄腫　209, 220
多発性神経炎　221
樽状胸　20, 126
胆管　183
胆管癌　200
単球　205
胆汁　180
胆汁うっ滞　183
胆汁酸の腸肝循環　180
胆汁酸溶解療法　198
単純 X 線 CT　36
単純性イレウス　172
単純性紫斑病　224
単純ヘルペスウイルス　162
単純ヘルペスウイルス感染症　337
弾性ストッキング　51
胆石症　197
断続性ラ音　24, 129
胆道　183
胆道酵素　186
単糖類　232
胆囊　183
胆囊炎　198
胆囊管　183
胆囊癌　199
蛋白異常　220
蛋白質　230, 234, 341
　── の機能　235
　── の消化　154
蛋白質代謝　180
蛋白尿　274
ダンピング症候群　171

ち

チアノーゼ　17, 63
チェーン・ストークス呼吸
　　　　　　　　20, 48, 143
遅延型アレルギー　301
致死性不整脈　93
窒息時の対応　358
窒素平衡　345
腟トリコモナス症　338
遅発型喘息反応　302
虫垂　154

虫垂炎　172
中枢型無呼吸症候群　144
中枢神経系白血病　217
中枢性嘔吐　44
中枢性めまい　50
中性脂肪　154, 180, 236, 341
中東呼吸器症候群（MERS）　335
中等度発熱　40
中毒域　361
中毒血中濃度　38
中毒性巨大結腸症　174
腸液　152
腸炎ビブリオ腸炎　331
超音波検査　35
腸管運動の異常による下痢　158
腸管出血性大腸菌　331
腸管出血性大腸菌感染症　331
腸肝循環　154
腸間膜　185
徴候　40
聴診　21
聴神経腫瘍　50
腸腺　152
腸蠕動音　160
腸相　152
超低比重リポ蛋白　237
腸閉塞　172
チョークサイン　358
直接熱量測定法　344
直接ビリルビン　181
直腸性便秘　158
貯蔵鉄　210
治療
　──, 拡張型心筋症の　83
　──, 急性心不全の　89
　──, 狭心症の　80
　──, 高血圧の　76
　──, 静脈血栓症の　102
　──, 静脈瘤の　101
　──, 心筋炎の　83
　──, 心筋梗塞の　81
　──, 心室中隔欠損症の　86
　──, 心房中隔欠損症の　86
　──, 僧帽弁狭窄症の　84
　──, 僧帽弁閉鎖不全症の　84
　──, 大動脈解離の　98
　──, 大動脈弁狭窄症の　85
　──, 大動脈弁閉鎖不全症の　85
　──, 大動脈瘤の　97
　──, 肥大型心筋症の　82

　──, ファロー四徴症の　87
　──, 不整脈の　92
　──, 閉塞性動脈硬化症の　100
　──, 慢性心不全の　89
　──, 慢性肺性心の　96
治療域　361
治療計画　11
鎮痛薬による腎障害　286

つ

対麻痺　221
痛風　248
ツベルクリン反応検査　125
爪白癬　19

て

手足の麻痺　49
低栄養診断基準　348
低カリウム血症　290
低カルシウム血症　291
低クロール血症　293
低血圧　48
低血圧症　77
　── の治療　78
低血糖発作　244
低酸素血症　115
ディジョージ症候群　319
ディスペプシア　159
低体温　48
低張性脱水症　293
低ナトリウム血症　290
低二酸化炭素血症　115
低比重リポ蛋白（LDL）　237
ティフノー曲線　113
低マグネシウム血症　292
低リン血症　292
滴状心　127
テストステロン　260
テタニー　266, 291
鉄（Fe）　241
鉄欠乏性貧血　162, 211
　── の原因　212
鉄動態　210
デューク法, 出血時間　208
転移性腫瘍　54
転移性肺腫瘍　138
電解質代謝の異常　289
伝染性単核球症　218, 338
澱粉　233

と

銅（Cu）　241
同化　230, 341
動悸　62
糖吸収・排泄調節薬　246
洞結節　59
糖原病　251
糖質　230, 232, 341
　――　の消化　154
糖質コルチコイド　259
同種造血幹細胞移植　217
洞徐脈　95
糖新生　236
糖代謝　179
糖蛋白　233
等張性脱水症　293
疼痛
　――　の持続時間　79
　――　の性質　79
　――　の部位　79
糖尿病　228, 242
　――　の治療　244
　――　のリハビリテーション　247
糖尿病性ケトアシドーシス　244
糖尿病性昏睡　244
糖尿病性細小血管症　283
糖尿病性糸球体硬化症　283
糖尿病性神経障害　243
糖尿病性腎症　243, 283
糖尿病性網膜症　243
糖の構造　232
逃避屈曲　48
洞頻脈　95
洞不全症候群　93
動物由来感染症　322
動脈血ガス分析　115
動脈血酸素分圧　115
動脈血二酸化炭素分圧　115
動脈硬化巣　228
動脈拍動減弱　99
投与量，薬剤の　363
トキソプラズマ症　338
特異的感染防御機構　46
特発性間質性肺炎　132
特発性肺線維症　133
特発性副甲状腺機能低下症　266
特発性浮腫　51
吐血　111, 156
閉ざされた質問　7

突発性難聴　50
吐物　45
ドベーキー分類　97
トランスアミナーゼ　186
トランスフェリン　210
鳥飼病　134
トリグリセリド　154, 180, 236, 341
トリプシン　154, 190
努力肺活量　113
トルソー徴候　291
トレッドミル　70
トロンビン　223
トロンボテスト　188
貪食　205

な

ナイアシン　251
内科学　2
　――　の専門分化　2
内科的診断　6
内科的治療　37
内呼吸　232
内視鏡検査　112
内視鏡的食道静脈瘤結紮術　163
内視鏡的食道静脈瘤硬化療法　163
内視鏡的粘膜下層剥離術　165
内視鏡的粘膜切除術　165
内臓性胸痛　112
内臓痛　156
内側の副腎髄質　258
内分泌検査　30, 260
内分泌疾患　254
内分泌性高血圧　75
内分泌性浮腫　51
内分泌腺，肝臓の　184
ナチュラルキラー細胞　299
夏型過敏性肺炎　134
ナトリウム（Na）　239
　――　代謝の異常　289

に

肉眼的血尿　275
二酸化炭素ナルコーシス　115, 128
二次止血障害　222
二次性気胸　141
二次性高血圧症　74
二次性食欲不振　43
二次性頭痛　53
二次性（続発性）貧血　210
二次性低血圧症　77

二次性糖尿病　242
二次性リンパ節炎　54
二次性レイノー症候群　52
二相性喘息反応　302
二糖類　232
日本人のGFR推算式　277
乳酸脱水素酵素（LDH）　186, 209
乳糖　233
乳頭腺癌　170
ニューモシスチス肺炎　334
尿検査　275
尿細管　271
　――　での再吸収と分泌　273
尿細管糸球体フィードバック機構
　　　　　　　　　　　　272
尿細管性蛋白尿　274
尿酸　276
尿失禁　47, 274
尿臭　48
尿蛋白検査　275
尿沈渣　276
尿糖検査　275
尿の性状の異常　274
尿比重　276
尿閉　273, 274
尿・便検査　30
尿崩症　263
尿量の異常　273
尿路感染症　286
尿路系疾患の検査　275
尿路結石症　287
妊娠高血圧症候群　285

ね

ネガティブフィードバック　254
熱型　41
ネフローゼ症候群　282
ネフロン　271
粘液水腫　51, 265
捻髪音　24, 133, 134
粘膜皮膚症状　314

の

脳幹網様体賦活系　47
脳心血管リスク層別化　76
脳相　151
膿尿　275
農夫肺　134
ノルアドレナリン　260
ノロウイルス　336

は

肺
 ── の解剖　106
 ── の循環系　108
 ── の生理　109
肺炎　121
肺炎球菌　330
バイオアベイラビリティ　361
肺拡散能力　115
肺活量　113
肺化膿症　124
肺肝境界　25
肺胸膜　109
肺結核　121, 124
肺血管系　108
肺血管撮影　112
敗血症　55, 325
敗血症性ショック　56, 325
肺血栓塞栓症　101, 138
肺高血圧の病理像　139
肺コンプライアンス　114
肺実質　107
肺腫瘍　135
肺循環　59
肺循環系　109
肺シンチグラフィ　112
肺性 P 波　66
肺生検　116
肺性心　95, 133
肺塞栓症　95, 228
肺動脈弁　59
梅毒　96, 333
梅毒トレポネーマ　333
排尿痛　274
排尿の異常　274
肺年齢　114
肺囊胞　135
背腹方向〔posteroanterior（PA）〕
 撮影　112
背部叩打法　358
排便　149
肺胞換気量　113
肺胞気動脈血酸素分圧較差
 （A-aDo$_2$）の開大　139
肺胞上皮細胞　107
肺胞低換気症候群　143
肺胞マクロファージ　108
肺胞領域　107
ハイムリック法　359

肺葉　106
培養検査　30
ハウストラ　154
麦芽糖　232
白色爪　19
白癬菌　334
白癬症　334
はしか　337
橋本病　265
播種性血管内凝固症候群（DIC）
       202, 224, 225
破傷風　332
破傷風菌　332
ばち状指　19, 133
白血球　203, 205
白血球系細胞　206
白血球系の疾患　215
白血球増加症　216
白血病　216
白血病裂孔　217
パッチテスト　305
発熱　40, 207
 ── の治療　42
鳩胸　20
ハプトグロビン（Hp）　209
パラクリン　254
パラトルモン　258
汎下垂体機能低下症　263
半月弁　59
パンコースト腫瘍　137
半昏睡　48
ハンセン病　333
ハンター舌炎　19, 162, 212
反跳痛　156
半透膜　186

ひ

非アルコール性脂肪性肝疾患　195
ヒアルロン酸　188
ビオー呼吸　20
非回転性めまい　50
皮下出血　18, 224
非感染性腸炎　172
非感染性微熱　42
非乾酪性類上皮細胞肉芽腫　173
非結核性抗酸菌（NTM）の検査
        116
脾腫　207
微絨毛　153
微小血管障害　243

微小変化群　282
脾静脈　178
尾状葉　178
ヒス束　59
非ステロイド性抗炎症薬　309
肥大型心筋症　81
ビタミン　239, 343, 346
ビタミン A 欠乏症　250
ビタミン B$_1$ 欠乏症　251
ビタミン B$_{12}$　209
 ── 欠乏症　251
 ── 欠乏性貧血　213
ビタミン K 欠乏症　225
ビタミン過剰症　251
左第 1 弓　34
左第 2 弓　34
左第 3 弓　34
左第 4 弓　34
ピックウィック症候群　144
必須アミノ酸　235, 342
必須脂肪酸　237, 343
必要な脂質量　345
必要な蛋白質量　345
非特異的感染防御機構　45
ヒト免疫不全ウイルス　319
泌尿器疾患　270
微熱　40
 ── の分類　42
皮膚筋炎　311
皮膚蒼白　16
皮膚の視診　48
皮膚病変, サルコイドーシスの
        131
非抱合型ビリルビン　181
非ホジキンリンパ腫　219
飛沫感染対策　327
肥満症　228
肥満性低換気症候群　144
びまん性汎細気管支炎　128
ヒュー・ジョーンズ分類　111
表在性胸痛　112
表在性真菌症　334
標準予防策　327
表層性胃炎　166
日和見感染　45, 324
開かれた質問　7
微量元素　343
ビリルビン代謝　181
非淋菌性尿道炎　311
疲労感　42

貧血　171, 207
　—— による症状　212, 216
　—— の鑑別診断　209
　—— の判定基準　210
頻尿　274
頻脈　48, 64

ふ

ファーター乳頭　152, 183
ファロー四徴症　86
ファンコーニ貧血　213
不安定狭心症　78, 79
フィックの法則　115
フィッシュバーグ濃縮試験　276
フィブリノゲン　203, 204
フィブリン　204
風疹　337
風疹ウイルス　337
フーバーサイン　126
フェニルケトン尿症　252
フェリチン　209
フェルティ症候群　310
不応性貧血　217
フォン・ヴィレブランド病　225
不穏状態　47
フォンテイン分類　99
付加基準, 全身性エリテマトーデス
　　314
不完全房室ブロック　66
腹腔動脈　178
副甲状腺　257
副甲状腺疾患　265
副甲状腺ホルモン　257
副腎　258
副腎疾患　266
副腎髄質ホルモン　260
副腎性器症候群　267
副腎皮質刺激ホルモン（ACTH）
　　欠損　262
副腎皮質ホルモン　258
副腎皮質ホルモン薬　309
腹水　182
腹痛　156
腹部腫瘤　27
腹部単純 X 線　35
腹部の聴診　24
腹膜　184
腹膜透析　89, 281
服薬遵守　365
不顕性感染　321

浮腫　50, 63
不整脈　64, 92
　—— の種類　92
普通感冒　117
ブドウ球菌感染症　329
ブドウ糖　232
不飽和脂肪酸　237, 343
不飽和鉄結合能（UIBC）　209
不明熱　42
ブラ　135
プラーク　228
プラスミノゲン　223
プラスミン　223
プランマー・ヴィンソン症候群
　　212
プリオン病　339
プリックテスト　302, 305
ブリンクマン指数　136
プルキンエ線維　59
フルクトース　232
ブルンベルグ徴候　27, 156
ブレブ　135
フローボリューム曲線　114
プロゲステロン　260
プロトロンビン　223
プロトロンビン時間（PT）
　　188, 208, 209
プロトンポンプ阻害薬　163
分岐鎖アミノ酸　343
分時換気量　113
分節核球　205
分泌型 IgA　45, 150
分泌酵素　187
分泌刺激試験　260
分泌性下痢　158
分泌抑制試験　260
糞便　154
噴門　151

へ

平滑筋肉腫　175
平均赤血球血色素濃度（MCHC）
　　208, 210
平均赤血球血色素量（MCH）　208
平均赤血球容積（MCV）　208, 210
米国心臓協会のセグメント分類　59
閉塞型無呼吸症候群　144
閉塞性換気障害　113, 114
閉塞性血栓血管炎　100
閉塞性動脈硬化症　99

閉塞性肥大型心筋症　82
ベーチェット病　96, 316
壁側腹膜　184
ヘテロ多糖類　233
ペプシン　154
ペプチド検査　30
ペプチドホルモン　254
ヘマトクリット　203
ヘモグロビン　204
ヘモグロビン尿　275, 276
ペラグラ　251
ヘリオトロープ疹　312
ヘリコバクター・ピロリ　168
ヘリコバクター・ピロリ感染症
　　333
ペル・エブスタイン熱　41
ヘルニア門　201
ヘルパー T 細胞　299
ベロ毒素　331
ベンス・ジョーンズ蛋白　220, 275
片頭痛　53
ヘンダーソン・ハッセルバルヒの式
　　294
扁桃　150
便秘　157
扁平胸　20
扁平上皮癌　136, 162
弁膜症　83
ヘンレ係蹄　271

ほ

ポイツ・ジェガース症候群　174
膀胱炎　287
抱合型ビリルビン　181
膀胱腫瘍　287
傍糸球体装置　271
房室結節　59
房室接合部期外収縮　94
房室弁　59
放射アレルゲン吸着剤試験　302
放射線肺炎　134
放射免疫吸着試験　302
蜂巣肺　133
乏尿　273
乏・無尿期, 急性腎不全の　278
法律による感染症対策　328
飽和脂肪酸　237, 343
ボーマン嚢　271
ポール・バンネル反応　218
ボールマン分類　170

母子感染　323
ホジキンリンパ腫　219
ポジトロン CT（PET），転移性肺
　　腫瘍の　138
補助栄養法　349
補助人工心臓　89
補体　314
発作性上室頻拍　94
発作性夜間呼吸困難　62
発疹，皮膚の　17
ボツリヌス菌　332
ボホダレク孔ヘルニア　142
ポリソムノグラフィ　144
ポリファーマシー　366
ホルネル症候群　137
ポルフィリン症　252
ホルモン　254
　―― の作用機構　255
　―― の分泌調節機構　254
本態性高血圧症　74
本態性低血圧症　77

ま

マイコプラズマ感染症　333
マイコプラズマ・ニューモニエ
　　　　　　　　　　123, 333
マイコプラズマ肺炎　123
巻き爪　19
膜性腎症　282
マグネシウム（Mg）　241
マグネシウム代謝の異常　292
マクロファージ　46, 204, 299
麻疹　337
マスター二階段試験　70
マックバーニー点　27
末梢血管疾患　99
末梢静脈疾患　100
末梢性（反射性）嘔吐　44
末梢動脈疾患　99
麻痺性イレウス　172
麻痺性腸閉塞　161
マラリア　338
マルターゼ　154
マルチスライス CT　72
マルトース　232
マルファン症候群　96
マロリー・ワイス症候群　164
マンガン（Mn）　241
慢性胃炎　166
慢性肝炎　194

慢性甲状腺炎　265
慢性呼吸不全　145
慢性骨髄性白血病　217
慢性糸球体腎炎　282
慢性腎盂腎炎　286
慢性腎臓病　279
慢性腎不全　279
慢性心不全のリハビリテーション
　　　　　　　　　　　　　　90
慢性膵炎　200
慢性頭痛　54
慢性肺性心　96
慢性腹膜炎　202
慢性閉塞性肺疾患　126
慢性リンパ節炎　218
満腹中枢　43

み

ミオグロビン尿　275, 276
右第 1 弓　34
右第 2 弓　34
水・電解質代謝　289
三日ばしか　337
ミトコンドリア　341
ミネラル　239, 343, 346
脈圧　61
脈拍　64

む

無顆粒球症　215
無機質　239
むくみ　50
無効域　361
無呼吸　20
無呼吸低呼吸指数　144
無酸素的な解糖過程　233
無症候性キャリア　192
無痛性甲状腺炎　264
無痛性リンパ節腫脹　219
無動無言　47
無尿　273
無尿期，急性腎不全の　278
ムンプスウイルス　337

め

メタボリックシンドローム　248
メタリックサウンド　160
メチシリン耐性黄色ブドウ球菌
　　　　　　　　　　　　　123
メドゥーサの頭　195

メニエール病　49
めまい　49
　――，失神を主症状とする　50
免疫　297
免疫グロブリン
　　　　　45, 188, 204, 297, 299
免疫グロブリン検査　30
免疫検査　30
免疫性血小板減少症（ITP）　224
免疫担当細胞　297
免疫複合体病　301
免疫不全症　297, 317
免疫不全症候群，悪性腫瘍による
　　　　　　　　　　　　　320
免疫不全症候群，薬による　320

も

盲係蹄症候群　212
毛細血管拡張性運動失調症　318
網赤血球　206
盲腸　154
もうろう状態　48
モビッツ I 型　66
モビッツ II 型　66
モルガーニ孔ヘルニア　142
問題志向型診療録　8
問題志向型方式　7
門脈圧亢進症　195
門脈系　178

や

夜間尿　274
薬物性肺炎　134
薬物性浮腫　51
薬物動態　37, 362
薬物の用量-反応曲線　360
薬物療法　37
薬理作用　360

ゆ

有害で治療を要する不整脈　94
有効肺胞換気量　113
有酸素運動　234
有酸素的な酸化反応　233
誘導脂質　237
有熱顔貌　16
幽門　151
幽門腺　151
遊離脂肪酸　341

よ

葉　178
溶血性尿毒症症候群（HUS）　224
溶血性貧血　214
葉酸　209
葉酸欠乏症　251
葉酸欠乏性貧血　213
陽電子放射断層撮影　36
ヨード（I）　241
予後影響因子　75
横方向帯状白線　19
予備呼気量　114
予防接種法　329

ら

ライター症候群　311
癩菌　333
ラ音　24
ラクターゼ　154
ラクトース　233
ラジオアイソトープ　72
ラッセル音　24
ランゲルハンス島　184
ランツ点　27

り

リード・ステルンベルク細胞　219
リー・ホワイト法　209
リウマチ性疾患　317
リウマチ熱　311
リゾチーム　45, 150
利尿期，急性腎不全の　279
利尿薬　51
リパーゼ　190
リハビリテーション　4
リポ蛋白　237
　── の代謝経路　238
流行性耳下腺炎　337
粒状影　135
流涎症　162
良性胸膜中皮腫　141
良性腎硬化症　284
良性発作性頭位めまい　49
両側散瞳　49
緑膿菌　331
リン（P）　241
　── 代謝の異常　292
淋菌　332
リン脂質　237

輪状影　129
臨床症状，ネフローゼ症候群の
　　　　　283
臨床倫理カンファレンス　349
リンパ球　205
リンパ球減少症　215
リンパ性白血病　55
リンパ性浮腫　51
リンパ節腫脹　54, 207, 219
リンパ節生検　209
リンパ節転移，ウィルヒョウの　55
リンパ脈管筋腫症　130
淋病　332
倫理 4 原則　349

る

類洞内皮細胞　178
ループス腎炎　284

れ

レイノー現象　51
レイノー病　52
レジオネラ・ニューモフィラ　331
レジオネラ肺炎　331
レジスタンストレーニング　105
レチノール　250
裂肛　176
レニン　273
連鎖球菌　330
連続性ラ音　24

ろ

労作性狭心症　79
労作性呼吸困難　62
漏斗胸　20
老年症候群　364
ローゼンシュタイン徴候　27
ローン分類　94
濾過率　277
肋骨横隔膜角　33
肋骨胸膜　109

数字・欧文

数字・記号

%1 秒量　114
%FEV$_1$　114
%VC　113
% 肺活量　113

I 音　22
I 型アレルギー　300
I 型呼吸不全　145
I 型肺胞上皮細胞　107
II 音　22
II 型アレルギー　300
II 型呼吸不全　145
II 型肺胞上皮細胞　107
III 音　22
III 型アレルギー　301
IV 型アレルギー　301
IV 型コラーゲン　188
V 型アレルギー　301
1 回拍出量　61
1 斜位　112
1 型糖尿病　242
1 度房室ブロック　66
1 秒率　113
1 秒量　113
1 秒量（FEV$_1$）および 1 秒率
　（FEV$_1$%）　113
2 型糖尿病　242
2 斜位　112
2 度房室ブロック　66
3-3-9 度方式　47, 353
3 度房室ブロック　66, 93
6 分間歩行試験　88

ギリシャ文字

γ-GTP　186
γ グロブリン　188

A

A 型肝炎ウイルス（HAV）　191
A 型急性肝炎　191
ABO 式血液型検査　208
acidosis　293
acquired immune deficiency
　syndrome（AIDS）
　　　　　46, 125, 319, 338
acquired thrombophilia　228
acromegaly　261
ACTH 欠損　262
acute abdomen　156
acute adrenocortical insufficiency
　　　　　268
acute coronary syndrome　78
acute gastritis　166
acute glomerulonephritis　281
acute leukemia　216

索引 ● 387

acute lymphadenitis 218
acute lymphocytic leukemia
  (ALL) 216
acute myeloid leukemia (AML)
  216
acute pancreatitis 200
acute peritonitis 202
acute pulmonary edema 62
acute pyelonephritis 286
acute renal failure (ARF) 278
acute respiratory distress syn-
  drome (ARDS) 145
acute tubular necrosis (ATN)
  278
acute viral hepatitis 191
Adams-Stokes 症候群 64, 83
ADA 欠損症 318
Addison 病 268
adenocarcinoma 136, 170
adenosine triphosphate (ATP)
  341
adherence 365
adrenal cortex 258
adrenal gland 258
adrenal medulla 258
adrenaline 260
adult T-cell leukemia/lymphoma
  (ATLL) 219
advanced glycation endproducts
  (AGE) 228
AED 装着 356
AED の使用手順 357
afterload 61
agranulocytosis 215
AHA のセグメント分類 59
AHI 144
AIDS 46, 125, 319, 338
airway 106
akinetic mutism 47
albumin 187, 204
alkalosis 293
allergic rhinitis 303
allergy 300
allogeneic hematopoietic stem cell
  transplant (allo-HSCT) 217
ALP 186
ALT 186
alveolar hypoventilation syndrome
  143
amebiasis 338

amentia 48
anabolism 230, 341
anal fissure 176
anal fistula 176
anal sphincter 154
anaphylactic shock 303
anasarca 63
anemia 171, 207
angina pectoris 62, 78
anion gap (AG) 295
ankle brachial pressure index
  (ABI) 99
ankylosing spondylitis (AS) 310
anorexia 42
anti-phospholipid antibody syn-
  drome (APS) 228, 315
antibiotics-induced nephrotoxicity
  285
antineutrophil cytoplasmic anti-
  body (ANCA) 315
antireceptor antibody type allergy
  301
anuria 273
aortic aneurysm 96
aortic dissection 97
aortic regurgitation (AR) 85
aortic stenosis (AS) 84
aortitis syndrome 98
apallic state 47
aplastic anemia 213
apparent infection 321
appendicitis 172
APTT 208, 209
aptyalism 163
area under the curve (AUC) 38
argon plasma coagulation (APC)
  165
arrhythmia 64, 92
arteriosclerosis obliterans (ASO)
  99
ascites 182
aspiration pneumonia 123
assessment 11
AST 186
ataxia telangiectasia 318
atlanto-axial dislocation 306
atopic dermatitis 304
ATP 341
atrial fibrillation (Af) 94
atrial flutter (AFL) 94

atrial septal defect (ASD) 85
atrophic gastritis 167
atrophic hyperplastic gastritis
  167
atrophic metaplastic gastritis 167
AUC 38
autocrine 254
AV junctional contraction 94

B

B 型肝炎ウイルス (HBV) 192
B 型急性肝炎 192
B 細胞 (B cell) 297
bacteriuria 275
BALF 112
――, 過敏性肺炎の 135
――, サルコイドーシスの 131
barrel chest 126
basal body temperature (BBT)
  40
basal metabolic rate 344
Basedow 病 263
basic life support (BLS) 354
basophil 205
BCAA 343
Behçet 病 96, 316
Bence Jones 蛋白 220, 275
benign nephrosclerosis 284
benign pleural mesothelioma 141
benign prostatic hyperplasia
  (BPH) 288
beriberi 251
bile duct 183
bile duct cancer 200
Biot 呼吸 20
bleeding tendency 207
blind loop syndrome 212
blood pressure (BP) 61
Blumberg 徴候 27, 156
Bockdalek 孔ヘルニア 142
body mass index (BMI) 347
bone marrow 205
Borrmann 分類 170
Bowman 嚢 271
brain stem reticular activating
  system 47
branched chain amino acid
  (BCAA) 343
Brinkman 指数 136
bronchial asthma 130, 302

bronchiectasis 126
bronchogram 122
bronchoscope 112
Buerger 病 100
BUN 276

C

C 型急性肝炎 193
C 反応性蛋白 325
Ca 241
Candida albicans 334
Caplan syndrome 310
carcinoid 175
cardia 151
cardiac failure 87
cardiac muscle 58
cardiac output（CO） 61
cardiac rehabilitation（CR） 102
cardiac resynchronization therapy
　（CRT） 90
cardio thoracic ratio 71
cardiomyopathy 81
cardiopulmonary exercise testing
　　　　　　　　　　　　　　 70
cardiopulmonary resuscitation
　（CPR） 354
catabolism 230, 341
catecholamine 260
celiac artery 178
cellular immunity 300
cellulose 233
central sleep apnea syndrome
　（CSAS） 144
ChE 187
chemoreceptor trigger zone 44
chemotherapy 37
chest pain 111
Cheyne-Stokes 呼吸 20, 48, 143
chlamydia pneumonia 123
Chlamydophila pneumoniae 123
cholecyst 183
cholecystitis 198
cholelithiasis 197
chronic gastritis 166
chronic glomerulonephritis（CGN）
　　　　　　　　　　　　　 282
chronic hepatitis 194
chronic kidney disease（CKD）
　　　　　　　　　　　　　 279
chronic lymphadenitis 218

chronic myelogenous leukemia
　（CML） 217
chronic obstructive pulmonary
　disease（COPD） 126
chronic pancreatitis 200
chronic peritonitis 202
chronic pyelonephritis 286
chronic renal failure（CRF） 279
Chvostek 徴候 266, 291
clear 25
closed question 7
Clostridioides difficile 333
Clostridium botulinum 332
Clostridium tetani 332
CML 217
CNS leukemia 217
CO_2 narcosis 115, 128
cobblestone appearance 173
coin lesion 136
cold shock 56
colicky pain 198
collagen disease 305
colon cancer 175
colon polyp 174
common bile duct 183
common cold syndrome 116
common hepatic duct 183
community-acquired pneumonia
　（CAP） 121
compliance 365
compromised host 324
computed tomography 36
congenital biliary atresia 199
congenital biliary dilatation 199
congenital heart disease 85
congenital P 66
congenital rubella syndrome
　（CRS） 337
constipation 157
continued fever 41
Coombs 試験 208
cor pulmonale 95
coronary angiography（CAG） 72
coronary care unit（CCU） 81
coronary circulation 59
coronary heart disease（CHD） 78
costal pleura 109
cough 110
cough receptor 110
COVID-19 118, 335

CPA 33
Cr（クレアチニン） 276
Creutzfeldt-Jakob disease（CJD）
　　　　　　　　　　　　　 339
crisis 268
Crohn's disease 173
Cronkhite-Canada 症候群 174
CRP 値 325
CT 検査 36, 112
CTR 30, 71
CTZ 44
Cu 241
Cushing 症候群 266
Cushing 病 262
cyanosis 17, 63
cystic duct 183
cystitis 287

D

DeBakey 分類 97
deep vein thrombosis（DVT） 101
dehydration 293
delayed type allergy 301
dermatomyositis（DM） 311
diabetes insipidus 263
diabetes mellitus（DM） 242
diabetic glomerulosclerosis 283
diabetic microangiopathy 283
diabetic nephropathy 243, 283
diabetic retinopathy 243
diagnosis 6
diaphragma 109
diarrhea 158
diastolic pressure 61
differential diagnosis 6
diffuse panbronchiolitis（DPB）
　　　　　　　　　　　　　 128
diffusion 109, 115
DiGeorge 症候群 319
dilated cardiomyopathy（DCM）
　　　　　　　　　　　　　 82
disaccharide 232
disease-modifying antirheumatic
　drugs（DMARDs） 309
dissecting aneurysm of aorta 97
disseminated intravascular coagu-
　lation（DIC） 202, 225
disturbance of consciousness 47
diverticulitis 172
dizziness 50

dose-response curve 360
drug-induced pneumonitis 134
dual asthmatic response（DAR）
　　　　　　　　　　　302
dullness 25
dumping syndrome 171
duodenal papilla 183
duodenal ulcer 167
dyslipidemia 248
dyspnea 20, 62, 111

E

easy infectiveness 45
EB ウイルス 218, 338
ECG 65
echocardiogram 71
economy class syndrome 228
edema 50, 63
effective alveolar ventilation
　　volume 113
Eisenmenger 症候群 85
electrocardiogram（ECG） 65
endocardium 58
endocrine 254
endoscopic injection sclerotherapy
　　（EIS） 163
endoscopic mucosal resection
　　（EMR） 165
endoscopic submucosal dissection
　　（ESD） 165
endoscopic variceal ligation（EVL）
　　　　　　　　　　　163
Entamoeba histolytica 338
enterohemorrhagic *E. coli*
　　（EHEC） 331
eosinophil 205
epicardium 58
epiglottis 150
Epstein-Barr ウイルス 218
erythrocyte 204
erythrocytosis 214
erythropoietin（EPO） 206, 273
Escherichia coli 331
esophageal achalasia 165
esophageal cancer 164
esophageal varices 163
esophagus 150
estrogen 260
exertional dyspnea 62

expiratory reserve volume（ERV）
　　　　　　　　　　　114
extracellular fluid（ECF） 289
extracorporeal shock wave litho-
　　tripsy（ESWL） 198
extracorporeal ultrafiltration
　　method（ECUM） 89
extrasystole 94

F

Fab 部分 299
facial flush 17
Fanconi 貧血 213
fasciculation 19
fatty liver 195
Fe 241
Felty syndrome 310
$FEV_1\%$ 113
fever 40, 207
fever of unknown origin（FUO）
　　　　　　　　　　　42
fibrinogen 203, 204
Fick の法則 115
filtration fraction（FF） 277
fine crackles 133, 134
finger-finger percussion 25
Fishberg 濃縮試験 276
flow volume curve 114
focal segmental glomerulosclerosis
　　（FSGS） 282
Fontaine 分類 99
food allergy 304
forced expiratory volume per
　　second（FEV_1） 113
fructose 232
fulminant hepatitis 193
functional dyspepsia（FD） 159
functional residual capacity（FRC）
　　　　　　　　　　　114
FVC 113

G

gallbladder cancer 199
gastric cancer 169
gastric polyp 174
gastric ulcer 167
general fatigue 42
general malaise 42
GFR 277
Glasgow Coma Scale（GCS） 47

GLIM 基準 348
Glisson 鞘 178
globulin 204
glucocorticoid 259
glucose 232
glycogen 233, 341
glycogen storage disease（GSD）
　　　　　　　　　　　251
glycoprotein 233
GOT 186
Gottron papule 312
gout 248
GPT 186
graft versus host disease（GVHD）
　　　　　　　　　　　217
granulocyte 205
granulomatosis with polyangiitis
　　（GPA） 131
Graves 病 263
greater circulation 60
greater omentum 185
gross hematuria 275

H

H. pylori 168, 333
H 鎖 299
H_2 受容体拮抗薬 163
Hansen's disease 333
HAV 191
HBV 192
HDL 237
headache 52
heart 58
heart failure 87
heart rate 61
heavy chain 299
Helicobacter pylori 168, 333
heliotrope rash 312
helper T cell 299
hematemesis 111
hematocrit（Ht） 203
hematopoiesis 205
hematuria 275
hemodialysis（HD） 280
hemoglobin（Hb） 204
hemolytic anemia 214
hemolytic uremic syndrome
　　（HUS） 224
hemophilia 224
hemoptysis 111

hemorrhoids 176
Henderson-Hasselbalch の式 294
Henle 係蹄 271
hepatic arterial system 178
hepatic artery 178
hepatic coma 182
hepatic encephalopathy 182
hepatic failure 181
hepatic portal system 60
hepatocellular carcinoma（HCC）
196
hepatorenal syndrome 183
hereditary thrombophilia 228
hernia of diaphragm 142
herpes simplex virus infection
337
hetero-polysaccharide 233
hiatal hernia 163
hiatus leukemicus 217
highly active anti-retroviral
therapy（HAART） 320
His 束 59
HIV 319
Hodgkin リンパ腫 219
home oxygen therapy（HOT）
128, 145
Hoover サイン 126
hormone 254
Horner 症候群 137
hospital-acquired pneumonia
（HAP） 122
Hp 209
HTLV-I 219
Hugh-Jones 分類 111
human immunodeficiency virus
（HIV） 319
human T-cell leukemia virus type
I 219
humoral immunity 300
Hunter's glossitis 19
Hunter 舌炎 162, 212
HUS（hemolytic uremic syn-
drome） 224
hypercalcemia 292
hypercapnia 115
hyperchloremia 293
hyperkalemia 290
hyperlipidemia 248
hypermagnesemia 292
hypernatremia 290

hyperphosphatemia 292
hyperprolactinemia 262
hypersensitivity pneumonitis 134
hypertension 73
hypertensive disorders of pregnan-
cy（HDP） 285
hypertrophic cardiomyopathy
（HCM） 81
hypertrophic obstructive cardio-
myopathy（HOCM） 82
hyperuricemia 249
hyperventilation syndrome 143
hypocalcemia 291
hypocapnia 115
hypochloremia 293
hypokalemia 290
hypomagnesemia 292
hyponatremia 290
hypophosphatemia 292
hypopituitarism 261
hypotension 77
hypothalamus 256
hypoxemia 115

I

I（ヨウ素） 241
iatrogenic pneumonitis 133
IC 法 349
ICG 試験 188
icterus 182
idiopathic interstitial pneumonias
（IIPs） 133
idiopathic pulmonary fibrosis
（IPF） 133
IgA 299
IgA 欠損症 319
IgA 腎症 282
IgD 299
IgE 131, 300
IgG 299
IgM 299
ileum 152
ileus 172
immediate asthmatic response
（IAR） 302
immediate type allergy 300
immune complex disease 301
immune thrombocytopenia（ITP）
224
immunodeficiency 318

immunoglobulin（Ig）
45, 188, 204, 297, 299,
implantable cardioverter defibrilla-
tor（ICD） 90
inapparent infection 321
incontinence 47
infectious disease 321
infectious enteritis/colitis 172
infectious mononucleosis（IM）
218, 338
influenza 117
influenza virus 334
insulin-dependent diabetes melli-
tus（IDDM） 242
insulinoma 247
intermittent claudication 99
intermittent fever 41
internal medicine 2
interstitial pneumonia 132
intestinal gland 152
intra-aortic balloon pumping
（IABP） 89
intracellular fluid（ICF） 289
iron deficiency anemia 211
irritable bowel syndrome（IBS）
159
ischemic heart disease（IHD）
62, 78
Ivy 法 208

J

Japan Coma Scale（JCS） 47, 353
jaundice 182
jejunum 152
Jones 診断基準 311
juvenile idiopathic arthritis（JIA）
310
juxtaglomerular apparatus（JGA）
271

K

K（カリウム） 240
Karvonen の式 104
Kerckring 皺襞 152
kidney transplantation 281
killer cell 299
Korotkoff 音 65
Kussmaul 呼吸 48

L

L 鎖　299
lactose　233
Langerhans 島　184
Lanz 点　27
large cell carcinoma　136
large intestine　154
late asthmatic response（LAR）
　　　　　　　　　　　　302
latent infection　321
Lateral 撮影　112
LDH　186, 209
LDL　237
left anterior oblique　112
left atrium（LA）　59
left bundle branch block（LBBB）
　　　　　　　　　　　　68
left coronary artery（LCA）　59
left ventricle（LV）　59
Legionella pneumophila　331
leiomyosarcoma　175
lesser circulation　60
lesser omentum　185
leukemia　216
leukocyte　205
leukocytosis　216
life style-related disease　228
light chain　299
liver　178
liver abscess　197
liver cancer　196
liver cirrhosis　195
lobe　178
longitudinal ulcer　173
lower esophageal sphincter（LES）
　　　　　　　　　　　　165
Lown 分類　94
lupus nephritis　284
lymph node swelling　207
lymphangioleiomyomatosis（LAM）
　　　　　　　　　　　　130
lymphocyte　205
lymphocytopenia　215

M

M 蛋白　209
M 蛋白血症　220
　── による症状　221
macrophage　46, 204, 299

magnetic resonance imaging
　　　　　　　　　　　36, 112
malaria　338
malignant lymphoma（ML）
　　　　　　　　　　　175, 219
malignant nephrosclerosis　285
malignant pleural mesothelioma
　　　　　　　　　　　142
malignant rheumatoid arthritis
　　（MRA）　309
Mallory-Weiss 症候群　164
maltose　232
Marfan 症候群　96
McBurney 点　27
MCH　208
MCHC（平均赤血球血色素濃度）
　　　　　　　　　　　208, 210
MCTD　52
MCV（平均赤血球容積）　208, 210
measles　337
measles virus　337
mechanical ileus　160
medicine　2
megakaryocyte　207
megaloblastic anemia　212
membranous nephropathy（MN）
　　　　　　　　　　　282
MERS　335
mesenteric vein　178
mesentery　185
metabolic acidosis　294
metabolic alkalosis　295
metabolic dysfunctionassociated
　　fatty liver disease（MAFLD）
　　　　　　　　　　　195
metabolic syndrome　248
metabolism　230
metastatic lung tumor　138
methicillin-resistant Staphylococcus
　　aureus　123
Mg　241, 292
microangiopathy　243
microbial substitution　324
microscopic hematuria　275
microscopic polyangiitis（MPA）
　　　　　　　　　　　315
microvillus　153
mineralocorticoid　259
minor glomerular abnormalities
　　　　　　　　　　　282

mitochondria　341
mitral P　66, 84
mitral regurgitation（MR）　84
mitral stenosis（MS）　83
mixed connective tissue disease
　　（MCTD）　316
Mn　241
Mobitz Ⅰ・Ⅱ型　66
monocyte　205
monosaccharide　232
Morgagni 孔ヘルニア　142
morning stiffness　306
MRI 検査　36, 112
multi detector row computed
　　tomography（MDCT）　72
multiple myeloma（MM）　220
mumps　337
mumps virus　337
muscular defense　156
Mycobacterium leprae　333
Mycobacterium tuberculosis
　　　　　　　　　　　124, 332
Mycoplasma pneumoniae　123, 333
mycoplasma pneumonia　123
mycosis　334
myelodysplastic syndrome（MDS）
　　　　　　　　　　　216, 217
myocardial infarction　62, 80
myocarditis　83

N

N95 微粒子用マスク　327
Na　239
NAP スコア　218
nasal CPAP（nasal continuous
　　positive airway pressure）　144
nausea　43
negative feedback　255
Neisseria gonorrhoeae　332
nephroblastoma　288
nephron　271
nephrotic syndrome　282
neuroendocrine neoplasm（NEN）
　　　　　　　　　　　201
neutropenia　215
neutrophil　205
New York Heart Association
　　（NYHA）の新分類　88
NG 法　349
NHL　219

nitrogen balance（NB）345
NK 細胞　299
nocturia　274
non-Hodgkin-lymphoma　219
non-infectious enteritis/colitis　172
non-insulin-dependent diabetes
　　mellitus（NIDDM）242
nonalcoholic fatty liver disease
　　（NAFLD）195
nonsteroidal anti-inflammatory
　　drugs（NSAIDs）309
noradrenaline　260
NPC/N 比　345
NTM　116
nursing and healthcare-associated
　　pneumonia　123
nutrition support team（NST）
　　　　　　　　　　　　247
NYHA の新分類　88

O

obesity hypoventilation syndrome
　　　　　　　　　　　　144
Oddi 括約筋　183
oligosaccharide　232
oliguria　273
open question　7
opportunistic infection　45, 324
oral cavity　149
orthopnea　20, 62
OSAS　144
osteoporosis　250
over hydration　293

P

P（リン）241
P 波の異常　66
PA インヒビター（PAI）-1　223
PA 撮影　112
PaCO$_2$　115
pain on voiding　274
palatine uvula　150
pale　16
palindromic rheumatism　310
palpitation　62
Pancoast 腫瘍　137
pancreas　184
pancreatic carcinoma　201
pancreatic duct　183

pancreatic neuroendocrine tumor
　　（panNET）201
panhypopituitarism　263
PaO$_2$　115
papillary adenocarcinoma　170
paracrine　254
paralysis of diaphragm　142
paralytic ileus　161
parasitic disease　338
parathormone　258
parathyroid gland　257
parathyroid hormone；PTH　257
parietal peritoneum　184
parotid gland　150
paroxysmal nocturnal dyspnea　62
paroxysmal supraventricular
　　tachycardia（PSVT）94
Paul-Bunnell 反応　218
PEG　160, 349
Pel-Ebstein 熱　41
peptic ulcer　168
percutaneous cardiopulmonary
　　support（PCPS）89
percutaneous coronary interven-
　　tion（PCI）81
percutaneous endoscopic gastrosto-
　　my（PEG）160
percutaneous ethanol injection
　　（PEI）197
percutaneous transluminal angio-
　　plasty（PTA）100
performance status（PS）137
perinephric abscess　287
peripheral arterial disease（PAD）
　　　　　　　　　　　　99
peripheral vascular disease　99
peripheral vein disease　100
peritoneal dialysis（PD）281
peritoneum　184
pernicious anemia　212
peroral endoscopic myotomy
　　（POEM）166
PET 検査　36
PET, 転移性肺腫瘍の　138
Peutz-Jeghers 症候群　174
pH, 尿の　276
Ph^1 染色体　218
pheochromocytoma　267
phlebothrombosis　101
phospholipid　237

photodynamic therapy（PDT）
　　　　　　　　　　　　165
physical examination　10
pituitary gland　257
plasma　203
plasma protein　203
plasmacytoma　220
plasminogen activator（PA）223
platelet　205
pleura　109
Plummer-Vinson 症候群　212
Pneumococcus　330
pneumoconiosis　135
pneumonia　121
pneumothorax　141
pollakisuria　274
pollinosis　302
polyarteritis nodosa（PAN）315
polycythemia vera　215
polymyositis（PM）311
polyposis of gastrointestinal tract
　　　　　　　　　　　　174
polyuria　274
portal system　178
positron emission tomography
　　　　　　　　　　36, 138
postgastrectomy syndrome　170
postherpetic neuralgia（PHN）
　　　　　　　　　　　　337
PQ 時間の異常　66
precocious puberty　261
preload　61
premature atrial contraction
　　（PAC）94
premature ventricular contraction
　　（PVC）94
primary aldosteronism　267
primary alveolar hypoventilation
　　syndrome　144
primary hyperparathyroidism
　　　　　　　　　　　　265
primary lung cancer　135
primary pulmonary hypertension
　　（PPH）139
problem-oriented medical record
　　（POMR）8
problem-oriented system（POS）
　　　　　　　　　　　　7
progesterone　260
prostate cancer　288

protein 234
proteinuria 274
proton pump inhibitor（PPI） 163
Pseudomonas aeruginosa 331
PT 188, 208, 209
PTH related protein（PTHrP）
　　　　　　　　　　　　292
ptyalism 162
pulmonary angiography 112
pulmonary asbestosis 135
pulmonary circulation 59, 109
pulmonary embolism 95
pulmonary failure 145
pulmonary lobe 106
pulmonary P 66
pulmonary scintigraphy 112
pulmonary silicosis 135
pulmonary suppuration 124
pulmonary thromboembolism
　（PTE） 101, 138
pulmonary tuberculosis 121, 124
pulse 64
pulse pressure（PP） 61
Purkinje 線維 59
purpura simplex 224
pylorus 151
pyuria 275

Q

QRS の異常 67
QRS 波の減高 68
QT 時間
　―― の異常 69
　―― の延長 69
　―― の短縮 70
Quincke 浮腫 51

R

R 波の増高 67
radiation pneumonitis 134
radioisotope（RI） 72
rapidly progressive glomerulone-
　phritis（RPGN） 281
RAST（radio allergo sorbent test）
　　　　　　　　　　　　305
Raynaud's disease 52
red blood cell（RBC） 204
Reed-Sternberg（RS）細胞 219
reflux esophagitis 163
rehabilitation 4

Reiter syndrome 311
relative erythrocytosis 215
remittent fever 41
renal abscess 286
renal blood flow（RBF） 272
renal cell carcinoma 287
renal failure 278
renal pelvic tumor 287
renal plasma flow（RPF） 277
renin 273
residual volume（RV） 114
residual volume capacity 114
respiratory acidosis 115, 294
respiratory alkalosis 115, 295
respiratory failure 145
respiratory minute volume（$\dot{V}_E$）
　　　　　　　　　　　　113
restlessness 47
reticular dysgenesis 318
rheumatic disease 317
rheumatic fever（RF） 311
rheumatoid arthritis（RA） 306
RI 検査 36
right anterior oblique 112
right atrium（RA） 59
right bundle branch block（RBBB）
　　　　　　　　　　　　68
right coronary artery（RCA） 59
right ventricle（RV） 59
Rosenstein 徴候 27
rubella 337
rubella virus 337

S

salivary gland 149
Salmonella 331
sarcoidosis 131
SARS 335
SARS-CoV-2 118
scabies 338
Schilling 試験 213
Schönlein-Henoch 紫斑病 224
scintillating scotoma 53
scleroderma 314
Se 241
Secondary Raynaud's syndrome
　　　　　　　　　　　　52
secondary anemia 214
secondary hyperparathyroidism
　　　　　　　　　　　　266

sepsis 325
septic shock 325
serum 203
severe combined immunodeficien-
　cy（SCID） 318
sex hormone 260
sexually transmitted disease
　（STD） 323
sexually transmitted infection
　（STI） 323
SIADH 263
sign 40
sign & symptom 40
sinus bradycardia 95
sinus tachycardia 95
Sjögren 症候群 163, 316
SLE 52, 284, 313
　―― 自己抗体 314
　―― 分類基準 314
sleep apnea syndrome（SAS） 144
small cell carcinoma 136
small intestine 152
small pouch syndrome 170
SOAP 11
specific activity scale 88
sphingolipid 237
spirometer 113
splenic vein 178
splenomegaly 207
spoon nail 212
sputum 111
squamous cell carcinoma 136, 162
ST 上昇 69, 80
ST 低下 69
ST の異常 69
standard precaution 327
Stanford 分類 97
starch 233
sternomastoid breathing 143
Stevens-Johnson 症候群 162
stomach 151
Streptococcus 330
stroke volume（SV） 61
subacute sclerosing panencephali-
　tis（SSPE） 337
Subjective Global Assessment
　（SGA） 346
sublingual gland 150
submandibular gland 150
sucrose 233

superficial gastritis 166
supraventricular premature beat
  (SVPB) 94
swallowing 150
symptom 40
syncope 64
syndrome of inappropriate secre-
  tion of ADH (SIADH) 263
syphilis 333
systemic circulation 60
systemic lupus erythematosus
  (SLE) 52, 284, 313
systemic sclerosis (SSc) 314
systolic pressure 61

T

T 細胞 (T cell) 46, 298
T 波増高 68
T 波の異常 68
t-PA 223
Takayasu's arteritis (TA) 98
TCA 回路 231
testosterone 260
tetanus 332
tetralogy of Fallot 86
third degree atrioventricular block
  (AV block) 93
thrombasthenia 224
thromboangiitis obliterans (TAO)
  100
thrombophilia 208, 226
thrombotic thrombocytopenic
  purpura (TTP) 224
thyroid gland 257
thyroid tumor 265
TIBC 209
Tiffeneau 曲線 113
tissue factor (TF) 222
TNM 分類 137
tonsil 150
total lung capacity (TLC) 114
total peripheral resistance (TPR)
  61
toxic megacolon 174
Toxoplasma gondii 338
toxoplasmosis 338
transcatheter arterial embolization
  (TAE) 197

transcatheter arterial infusion
  (TAI) 197
transferrin 210
Treponema pallidum 333
trichomoniasis 338
Trichophyton 334
tricuspid regurgitation (TR) 85
tricuspid valvular disease 85
triglyceride (TG) 180, 236, 341
Trousseau 徴候 266, 291
TSH 単独欠損症 263
TT 188
tuberculosis 332
tubular adenocarcinoma 170
tumor fever 217
tumor of small intestine 174
tympanitic resonance 25, 26
type A acute hepatitis 191
type B acute hepatitis 192
type C acute hepatitis 193

U

U 波増高 70
U 波の異常 70
u-PA 223
UIBC 209
UICC 病期分類 137
ulcer 167
ulcerative colitis 173
ultrasound cardiography (UCG)
  71
urinary bladder tumor 287
urinary incontinence 274
urinary retention 274
urinary tract infection (UTI) 286
urolithiasis 287
uvulopalatopharyngoplasty
  (UPPP) 145

V

valvular heart disease 83
varicella-zoster virus 337
varicose vein 100
vascular spider 194
vasospastic angina 79
Vater 乳頭 152, 183
venous thrombosis 101

ventilation 109
ventricular assist system (VAS)
  89
ventricular fibrillation (Vf) 93
ventricular septal defect (VSD)
  86
ventricular tachycardia (VT) 93
vertigo 49
Vibrio parahaemolyticus 331
villus 153
Virchow の 3 因子 101
visceral layer 58
visceral peritoneum 184
visceral pleura 109
vital capacity (VC) 113
vitamin 239
vitamin A deficienc 250
VLDL 237
vomiting 43
vomiting center (VC) 44
von Willebrand disease 225

W

Waldenström's macroglobulinemia
  (WM) 220
warm shock 56
Wenckebach 型 66
wheezes 111
white blood cell (WBC) 205
Wilms tumor 288
Wilson 病 252
Windkessel 効果 61
Wiskott-Aldrich syndrome
  (WAS) 319
Wolff-Parkinson-White (WPW)
  症候群 95

X

X-linked agammaglobulinemia
  319
X 線単純撮影 30, 112
X 連鎖無γグロブリン血症 319
xanthoma 17

Z

Zn 241